有料 有趣 有用 有互动
一网尽扫 学习无忧

U0347960

护理专业微信教学平台

请打开手机微信，直接"扫一扫"上面的二维码，或者查找公众号"护理专业资源库"添加关注即可。

传 医护领域最新资讯动态

融 职业教育护理专业国家级资源库教学内容

汇 护理专业多门主干课程

集 护理专业主要知识点、技能点

聚 微课、图片、动画、视频、虚拟仿真等全媒体资源

智 能题库系统，支持护考自测、错题汇总、智能出题

创 新资源配套方式，全面支持移动学习与翻转课堂教学要求

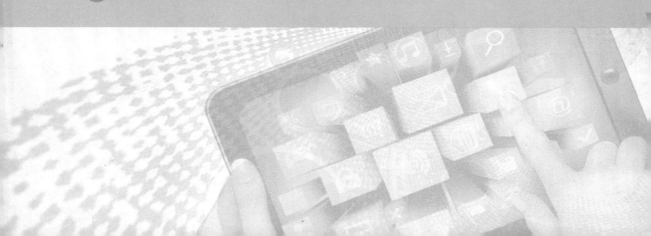

"十二五"职业教育国家规划教材

经全国职业教育教材审定委员会审定

WAIKE HULI

外科护理

（第2版）

黄秋学　陈伟　主编

高等教育出版社·北京

内容提要

本书为"十二五"职业教育国家规划教材。

本书采用整体化护理的模式阐述了外科常见疾病及护理。本书内容结合护士执业资格考试大纲要求，重点突出；并尽可能达到与医院护理工作"零距离"，实践性强。

本书共分28章，包括水、电解质和酸碱失衡，休克，麻醉病人的护理；心肺复苏；围术期病人和手术室护理；多系统器官衰竭、肿瘤、外科感染、营养失调、损伤病人的护理，以及神经外科、甲状乳腺外科、心胸外科、普外科、泌尿外科、骨科和血管外科等病人的护理。

本书适用于高职高专院校护理专业的学生使用，也可供在职护理人员参考。

图书在版编目（ＣＩＰ）数据

外科护理 / 黄秋学，陈伟主编. --2版 .-- 北京：高等教育出版社，2015.8

ISBN 978-7-04-043430-9

Ⅰ. ①外… Ⅱ. ①黄… ②陈… Ⅲ. ①外科学 – 护理学 – 高等职业教育 – 教材 Ⅳ. ①R473.6

中国版本图书馆 CIP 数据核字（2015）第 163869 号

策划编辑 肖 娴	责任编辑 陈鹏凯	封面设计 李小璐		版式设计 于 婕
责任校对 刘春萍	责任印制 张泽业			

出版发行	高等教育出版社	网 址	http://www.hep.edu.cn
社 址	北京市西城区德外大街4号		http://www.hep.com.cn
邮政编码	100120	网上订购	http://www.landraco.com
印 刷	三河市华骏印务包装有限公司		http://www.landraco.com.cn
开 本	787mm×1092mm 1/16		
印 张	28	版 次	2010年1月第1版
			2015年8月第2版
字 数	670千字		
购书热线	010-58581118	印 次	2015年8月第1次印刷
咨询电话	400-810-0598	定 价	48.00元

《外科护理》第 2 版编写人员

主　编　黄秋学　陈　伟

副主编　张志勇　王利平　闫春梅　穆万丹　杨　洁

编　委　（按姓氏拼音排序）

陈明慧　六盘水职业技术学院

陈　伟　黔西南民族职业技术学院

董会娟　唐山市妇幼保健院

郭文成　中国人民解放军第 306 医院

黄秋学　唐山职业技术学院

蒋　源　韶关学院医学院

李雪涛　重庆医药高等专科学校

穆万丹　雅安职业技术学院

王利平　成都大学医护学院

吴秀荣　滨州职业技术学院

闫春梅　山东医学高等专科学校

杨　洁　华北理工大学附属医院

张婉君　贵州工商职业学院

张志勇　廊坊卫生职业学院

朱珍玲　邵阳医学高等专科学校

出版说明

教材是教学过程的重要载体,加强教材建设是深化职业教育教学改革的有效途径,推进人才培养模式改革的重要条件,也是推动中高职协调发展的基础性工程,对促进现代职业教育体系建设,切实提高职业教育人才培养质量具有十分重要的作用。

为了认真贯彻《教育部关于"十二五"职业教育教材建设的若干意见》(教职成〔2012〕9号),2012年12月,教育部职业教育与成人教育司启动了"十二五"职业教育国家规划教材(高等职业教育部分)的选题立项工作。作为全国最大的职业教育教材出版基地,我社按照"统筹规划,优化结构,锤炼精品,鼓励创新"的原则,完成了立项选题的论证遴选与申报工作。在教育部职业教育与成人教育司随后组织的选题评审中,由我社申报的1 338种选题被确定为"十二五"职业教育国家规划教材立项选题。现在,这批选题相继完成了编写工作,并由全国职业教育教材审定委员会审定通过后,陆续出版。

这批规划教材中,部分为修订版,其前身多为普通高等教育"十一五"国家级规划教材(高职高专)或普通高等教育"十五"国家级规划教材(高职高专),在高等职业教育教学改革进程中不断吐故纳新,在长期的教学实践中接受检验并修改完善,是"锤炼精品"的基础与传承创新的硕果;部分为新编教材,反映了近年来高职院校教学内容与课程体系改革的成果,并对接新的职业标准和新的产业需求,反映新知识、新技术、新工艺和新方法,具有鲜明的时代特色和职教特色。无论是修订版,还是新编版,我社都将发挥自身在数字化教学资源建设方面的优势,为规划教材开发配备数字化教学资源,实现教材的一体化服务。

这批规划教材立项之时,也是国家职业教育专业教学资源库建设项目及国家精品资源共享课建设项目深入开展之际,而专业、课程、教材之间的紧密联系,无疑为融通教改项目、整合优质资源、打造精品力作奠定了基础。我社作为国家专业教学资源库平台建设和资源运营机构及国家精品开放课程项目组织实施单位,将建设成果以系列教材的形式成功申报立项,并在审定通过后陆续推出。这两个系列的规划教材,具有作者队伍强大、教改基础深厚、示范效应显著、配套资源丰富、纸质教材与在线资源一体化设计的鲜明特点,将是职业教育信息化条件下,扩展教学手段和范围,推动教学方式方法变革的重要媒介与典型代表。

教学改革无止境,精品教材永追求。我社将在今后一到两年内,集中优势力量,全力以赴,出版好、推广好这批规划教材,力促优质教材进校园、精品资源进课堂,从而更好地服务于高等职业教育教学改革,更好地服务于现代职教体系建设,更好地服务于青年成才。

高等教育出版社

2015年6月

第 2 版前言

《外科护理》第 2 版是以教育部和国家卫生和计划生育委员会联合制定的"护理专业领域培训指导方案"为基本依据,以 2010 年编写的《外科护理》为基础,在高等教育出版社组织下编写而成的。

本书根据整体化护理的模式编写而成,主要阐述了外科常见的疾病及其护理,并根据我国的实际情况,力求突出专业特色、专业能力和实践技能,从实用、实践、实际的角度出发,充分体现了"与人的健康为中心"的现代护理理念和整体护理的科学内涵。

本书坚持"三基""四新""五性"的编写原则,结合护士执业考试大纲的要求,尽可能达到与医院护理工作"零距离"。

在广泛征求和收集了多所院校师生对《外科护理》的意见后,本书增加了心血管疾病病人的护理一章,并对旧的知识进行了更新,如对休克护理的分类、心肺复苏的内容进行了修改和调整,以适应外科学及外科护理的发展。同时由于各种原因对编写人员也进行了调整。

本书共分 28 章,编写分工如下:黄秋学:水、电解质和酸碱平衡失调;休克病人的护理;心肺复苏;围手术期护理。陈明慧:麻醉病人的护理;手术室护理;肝外科疾病病人的护理。蒋源:多系统器官衰竭病人的护理。闫春梅:肿瘤病人的护理。王利平:外科感染病人的护理。张志勇:营养失调病人的护理;损伤病人的护理;腹外疝病人的护理;急性腹膜炎与腹部损伤病人的护理。穆万丹:颅内压增高病人的护理;颅脑损伤病人的护理;骨、关节和运动功能障碍病人的护理。吴秀荣:甲状腺功能亢进症病人的护理;乳房疾病病人的护理。陈伟:胸部疾病病人的护理;周围血管功能障碍病人的护理。董会娟、杨洁:心血管系统疾病病人的护理。李雪涛:肠疾病病人的护理。朱珍玲、张婉君:胃、十二指肠溃疡疾病病人的护理;直肠与肛管疾病病人的护理。施学锋:胆道疾病病人的护理、胰腺疾病病人的护理。张婉君:泌尿系统及男性生殖系统疾病病人的护理。在此一并表示感谢。

由于时间仓促和编写水平有限,书中肯定由不足之处,望广大老师和同学发现问题,并恳请及时更正,以便于提高我们的水平,谢谢。

黄秋学　陈　伟

2015 年 5 月

第1版前言

《外科护理》是以教育部、卫生部联合制定的"护理专业领域技能型紧缺人才培养培训指导方案"为基本依据,根据全国职业教育工作会议精神,在高等教育出版社组织下编写而成的。

《外科护理》是护理专业的骨干课程,本书是为了适应高等卫生职业教育的发展变化,体现以服务为宗旨,以岗位需求为导向的高等卫生职业教育办学方针而编写。在编写过程中,我们力求突出专业特色,突出能力和技能,从实用、实际、实践的角度出发,以外科常见疾病的整体护理为重点,充分体现"以人的健康为中心"的现代护理理念和整体护理的科学内涵。

本书坚持"三基"、"四新"、"五性"的编写原则,强调全书结构体例的规范、编写风格的统一、编写内容的科学严谨。本书内容全面丰富、知识先进、实践性强、图文并茂、格式新颖、通俗易懂,结合护士执业资格考试大纲要求,尽可能达到与医院护理工作"零距离"。

本书由10省市兄弟院校具有丰富教学和临床经验的教师共同编写。编写分工如下:黄秋学:水、电解质和酸碱平衡失调;休克病人的护理;心肺复苏;围术期病人的护理。陈伟:胸部疾病病人的护理、周围血管功能障碍病人的护理。叶国英:颅内压增高病人的护理;颅脑损伤病人的护理。芮炳峰:麻醉病人的护理;手术室护理;肝外科疾病病人的护理。王利平:外科感染病人的护理。成艳明:营养失调病人的护理;损伤病人的护理;腹外疝病人的护理;急性腹膜炎与腹部损伤病人的护理。侯明亮:肿瘤病人的护理。蒋源:多系统器官衰竭病人的护理;断肢再植病人的护理。吴秀荣:乳房疾病病人的护理;甲状腺亢进病人的护理。李雪涛:肠疾病病人的护理。施学锋:胆道疾病病人的护理;胰腺疾病病人的护理。朱珍玲:胃、十二指肠疾病病人的护理;直肠与肛管疾病病人的护理。在此对他们表示感谢。

本书在编写过程中得到编者所在学校的大力支持,尤其是唐山职业技术学院、黔西南民族职业技术学院,本教材的图表绘制更是得到黔西南民族职业技术学院龙军老师的帮助,在此一并表示感谢。

黄秋学　陈　伟

2009 年 10 月

目 录

第一章 水、电解质和酸碱平衡失调病人的护理

【知识要点】

1. 概念 显性失水、低钾血症、高钾血症、代谢性酸中毒、液体疗法、水中毒、非显性失水、第三间隙液。
2. 熟悉水、电解质分布及酸碱平衡正常代谢和调节。
3. 掌握缺水、低钾血症和代谢性酸中毒病人的病因、临床表现和治疗原则。
4. 了解水、电解质和酸碱平衡的护理评估、护理问题。
5. 熟练掌握缺水、低钾血症和代谢性酸中毒的护理措施。
6. 了解水、电解质和酸碱平衡失调病人的健康指导。

第一节 概　述

体液在人体代谢中起着重要作用,正常成年人男性体液占全身体重的 60%(女性为 55%),分为细胞内液(也称第一间隙液)、细胞外液(也称第二间隙液)和潴留在组织间隙或体腔的液体(称为第三间隙液)。

细胞内液占体重 40%,是细胞进行物质代谢的场所。细胞外液占体重 20%,是人体的内环境,具有迅速平衡水、电解质的作用。潴留在组织间隙或体腔的第三间隙液仅占体重的 1%~2%,对体液平衡的调节作用极小且慢,在病理情况下可扩大。各种因素破坏内环境的恒定,引起代谢失调,可导致疾病,甚至危及生命。

一、水平衡

水的正常代谢是摄入与排出动态平衡,摄入的多少与排泄密切相关。如果水摄入少为负平衡,摄入多则为正平衡(表 1-1)。

表 1-1　正常成年人每日进出水

摄入途径	摄入量(ml)	排出途径	排出量(ml)
饮水	1 000	尿量	1 500
食物	1 200	皮肤蒸发	600
代谢内生水	300	肺呼出	300
		粪便	100
总量	2 500	总量	2 500

1. 尿液　每天成年人产生固体代谢物质为 $35 \sim 40$ g（600 mmol），而尿的溶解度是 7%，即 1 g 固体代谢物质需要 15 ml 尿，因此排出每天的固体代谢产物至少需要尿量 500 ml，才能排出代谢的有毒物质，此时肾负担很重，正常成年人每日尿量维持在 1 500 ml 左右。

2. 粪便　正常每天胃肠消化液分泌 8.2 L，多数被胃肠道吸收，仅有 100 ml 由粪便排出，消化液中有大量水、电解质和酸碱物质，如胃液呈酸性，含有 H^+、Cl^-、K^+，丢失大量胃液则造成缺水、低氯及低钾性碱中毒。其他消化液呈碱性，含 Na^+、Cl^-、HCO_3^- 等，丢失大量肠液、胆汁、胰液可导致缺水、低钠和酸中毒。

3. 无形失水　皮肤和呼吸蒸发的水是在不知不觉中进行故称为非显性失水；高温下出汗则为显性失水。体温每升高 1℃ 每日每千克体重将增加失水 $3 \sim 5$ ml；气管切开病人呼吸蒸发水是正常呼吸的人蒸发的 $2 \sim 3$ 倍；大面积烧伤病人和肉芽创面病人失水更为严重。

4. 内生水　机体代谢过程中产生 300 ml 水，正常可忽略不计，但在急性肾衰竭时要严格控制入水量，故应把内生水计算在内。

二、电解质平衡

细胞外液主要阳离子是钠，血清正常值为 $135 \sim 145$（平均 142）mmol/L，它决定细胞外液的晶体渗透压，钠离子浓度的增减决定和影响细胞外液的容量，细胞外液阴离子有氯离子和碳酸氢根离子。细胞内液主要阳离子是钾，血清正常值为 $3.5 \sim 5.5$ mmol/L，阴离子有蛋白质和磷酸根等，正常血浆主要电解质的平均含量见表 1-2。

表 1-2　正常血浆主要电解质平均含量（mmol/L）

阳离子	含量	阴离子	含量
Na^+	142	Cl^-	103
K^+	4	HCO_3^-	27
Ca^{2+}	2.5	HPO_4^-	1
		蛋白质	0.8
		SO_4^{2-}	0.5
Mg^{2+}	1.5	有机酸	5

正常成年人每日需要钠 $5 \sim 9$ g，相当于生理盐水 $500 \sim 1\ 000$ ml，钠离子代谢是多吃多排，少吃少排，不吃不排。成年人每日需要钾 $2 \sim 3$ g，相当于 10% 氯化钾 $20 \sim 30$ ml，钾离子代谢是多吃多排，少吃少排，不吃也排，肾调节作用很小。镁离子、氯离子和碳酸氢根在代谢中也起一定的作用。体液平衡的调节主要依赖神经和激素。肾是水和电解质代谢平衡调节的主要器官，主要通过抗利尿激素和醛固酮来调节。

三、酸碱平衡

人体血液的 pH 维持在 $7.35 \sim 7.45$，血液中的缓冲系统、肺的呼吸和肾的调节共同维持酸碱平衡。血液中的缓冲系统对酸碱的调节是迅速而短暂的，最主要的缓冲对是 HCO_3^-/H_2CO_3，正常人血中 HCO_3^- 含量为 27 mmol/L，H_2CO_3 为 1.35 mmol/L，二者之比维持在 20∶1；肺主要通过加速和减慢呼出 CO_2，通过二氧化碳分压来调节；肾是调节酸碱平衡的重要器官，通过排

H^+和NH_3^+,吸收Na^+和HCO_3^-来调节,排出固定酸和过多的碱性物质,来维持血浆HCO_3^-浓度的稳定。上述三种形式相互配合,共同发挥调节和代偿作用。此外,酸碱中毒时,H^+向细胞内外的移动,也有利于调节酸碱平衡。

第二节 水、电解质代谢和酸碱平衡失调

水代谢失调主要有细胞外液缺水和水中毒,细胞外液缺水分为高渗性缺水(亦称原发性缺水)、低渗性缺水(亦称继发性缺水或慢性缺水)、等渗性缺水(亦称急性缺水或混合性缺水)。水中毒主要原因是水潴留过多和排出少引起,临床上造成细胞水肿,导致脑水肿和肺水肿。

电解质代谢失调临床上常见低钾血症,主要原因是摄入少排出多;高钾血症则正相反。部分严重病人有低钙血症和低镁血症。

酸碱平衡失调主要有代谢性酸中毒、代谢性碱中毒、呼吸性酸中毒和呼吸性碱中毒。需要根据不同病因采取措施,并对症治疗,达到维持平衡的目的。

一、水钠平衡失调

水钠代谢失调分为高渗性缺水、低渗性缺水、等渗性缺水和水中毒(图 1-1,图 1-2)。

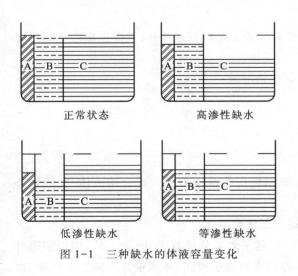

图 1-1 三种缺水的体液容量变化

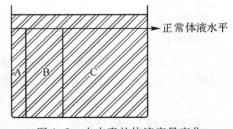

图 1-2 水中毒的体液容量变化

(一) 高渗性缺水

高渗性缺水是指人体以缺水为主,缺钠较少。

【病因】

1. 主要原因是水摄入不足 如高温环境下饮水不足、长期禁食、上消化道梗阻、昏迷等情况。

2. 水分排出过多 如气管切开或应用渗透性利尿药、高热、呼吸增快,烧伤暴露疗法。

3. 器质性病变　如肾衰竭和糖尿病酸中毒及尿崩症。

【病理生理】　高渗性缺水由于丢失水多于丢失钠,细胞外液缺水而溶质多造成高渗状态,细胞内液水分向细胞外液转移,导致细胞内液继发缺水,同时细胞外液渗透压升高,反射性引起抗利尿激素增多,肾小管加强重吸收水,导致尿少和尿相对密度增高。

【临床表现】　临床上主要和最早表现是口渴,晚期出现皮肤弹性差、黏膜干燥和眼窝凹陷,严重时出现发热、昏迷、惊厥等神经系统症状。实验室检查高渗性缺水尿相对密度增高,尿相对密度在1.025以上,血钠浓度>150 mmol/L,血浆渗透压>310 mmol/L,血液浓缩,血尿素氮和肌酐升高。根据缺水多少高渗性缺水可分为轻、中、重三度(表1-3)。

表1-3　缺水程度的判断

程度	主要症状	缺水占体重之比(%)
轻度	口渴	2~4
中度	严重口渴,皮肤弹性差,眼窝凹陷,尿少且相对密度高,精神委靡	4~6
重度	除以上症状外,有神志不清、高热、惊厥、躁动、抽搐、昏迷	>6

【治疗原则】

(1)去除病因,防继续丢失液体。

(2)轻度缺水可口服水,以弥补所缺的水。

(3)中度缺水以上需要静脉补充液体,可根据临床表现和体重补充,或根据血清钠的测定值来决定补液量。

(4)补充成分有5%葡萄糖溶液或0.45%氯化钠溶液。

(二) 低渗性缺水

低渗性缺水是指病人以缺钠为主,缺水较少。

【病因】

(1)主要原因是剧烈呕吐、腹泻、肠瘘或大面积烧伤等慢性丢失大量含钠液体,在液体补充过程中只给水和葡萄糖溶液而未给钠盐。

(2)利尿药应用,导致细胞外液丢失钠而造成低渗性缺水。

【病理生理】　低渗性缺水早期渗透压降低,抗利尿激素分泌减少,尿量不减,加重细胞外液的丢失,尿相对密度在1.010以下,但由于细胞内液渗透压较高,体液量并不减少。晚期,血容量减少,抗利尿激素和醛固酮增多,尿量减少。

【临床表现】　低渗性缺水缺钠多于缺水,主要特点是较早出现周围循环衰竭,如直立性低血压甚至休克,无口渴,尿量早期正常或增多,后期尿少,缺水征明显。低渗性缺水尿相对密度在1.010以下,血清钠<135 mmol/L(缺钠性低血钠),血浆渗透压<290 mmol/L(正常值为290~310 mmol/L),血液稀释,红细胞、血红蛋白、血尿素氮均下降。根据血清钠值判断缺钠程度(表1-4)。

表 1-4 缺钠程度的判断

程度	临床表现	血清钠（mmol/L）	缺氯化钠（g/kg 体重）
轻度	疲乏、头晕、直立性晕倒，尿量正常或增多，尿相对密度低	130~135	0.5
中度	除上述症状外，皮肤弹性差，眼窝和小儿囟门凹陷、食欲减退、恶心、呕吐、表情淡漠、血压下降、脉压小、尿量减少但相对密度仍低	120~130	0.5~0.75
重度	以上症状加重，并有休克、抽搐、昏迷、少尿	<120	0.75~1.25

【治疗原则】

（1）积极处理原发性疾病。

（2）补充血容量和纠正细胞外液低渗状态，轻度患者可以给盐溶液，重度患者需纠正休克改善组织微循环和器官灌注，晶、胶体液均可应用。

（三）等渗性缺水

等渗性缺水是指人体缺水和钠比例大致相等，是外科临床最常见的缺水。

【病因】

1. 急性丢失体液　是其主要原因，如急性腹膜炎、急性肠梗阻、大面积烧伤早期和肠瘘等造成大量体液丢失。

2. 液体潴留　液体潴留在第三间隙和水钠摄入不足。

【病理生理】　缺水和缺钠丢失相等，细胞内外渗透压无大的变化。早期主要是细胞外液丢失，晚期细胞内液也相应地丢失。

【临床表现】　既有缺水的表现，又有缺钠表现，如口渴、尿少、乏力、恶心、头晕、血压下降等。实验室检查示等渗性缺水血清钠基本正常，血生化检查示血液浓缩，尿相对密度增高。

【治疗原则】

（1）去除病因，防止水钠继续丢失。

（2）输注等渗盐水和平衡盐液，常用的平衡盐液有乳酸钠和复方氯化钠溶液，碳酸氢钠和等渗盐水溶液。

（四）水中毒

水中毒是指各种病理原因导致水在体内积聚，细胞外液稀释，导致低钠血症，同时水向细胞内转移而引起细胞内水肿。

【病因】

（1）肾、心、肝功能不全，排水障碍，即停止排出水分者。

（2）输液过多和过快或大量清水洗胃和灌肠。

（3）应激状态下抗利尿激素增多,造成非电解质溶液增多。

【病理生理】 水中毒使细胞外液胶体渗透压降低,稀释性低血钠,造成晶体渗透压降低,水向细胞内移动,造成细胞内水肿。由于细胞外液量增多,抗利尿激素下降,尿多排钠也多,血清钠进一步降低。

【临床表现】 有急性和慢性之分。

1. 急性水中毒 主要导致脑细胞水肿,病人头痛、意识不清、躁动、昏迷、肺水肿、颅内高压,严重者造成脑疝,导致心搏呼吸骤停。

2. 慢性水中毒 有体重增加、下肢凹性水肿、乏力、嗜睡等症状。水中毒时血生化检查有血液稀释,血清钠降至 120 mmol/L 以下。三种缺水的临床表现见表 1-5。

表 1-5 高渗、低渗、等渗性缺水的临床表现

临床表现	高渗性缺水	低渗性缺水	等渗性缺水
口渴	严重	无	不明显
黏膜	干燥	正常	干
皮肤弹性	尚可	极差	差
尿量	极少,高相对密度	正常(晚期少),相对密度低	少,相对密度高
脉搏	稍快	细速	快

二、电解质平衡失调

钾代谢失调主要包括低钾血症和高钾血症。钾离子 98% 存在于细胞内,血清钾的正常值为 3.5~5.5 mmol/L,血清钾浓度 <3.5 mmol/L 称为低钾血症;血清钾 >5.5 mmol/L 为高钾血症。

（一）低钾血症

【病因】

1. 丢失多 严重呕吐、腹泻、长期应用糖皮质激素和利尿药、持续胃肠减压、肠瘘、急性肾衰竭多尿期、糖尿病酸中毒等。

2. 摄入少 长期禁食水和不能进食的病人。

3. 体内钾转移 大量应用葡萄糖和蛋白质、静脉高营养、输入冷冻的红细胞,导致钾离子向细胞内移动,血钾降低。

4. 碱中毒 细胞内外 H^+-K^+ 交换造成细胞外液低钾。另外肾排钾增多也造成低钾。

【病理生理】 低钾时细胞内液渗透压降低和造成低钾性碱中毒,合成糖原减少,神经-肌肉组织的兴奋性降低和心肌的电生理紊乱。

【临床表现】

（1）神经-肌肉兴奋性降低症状:肌无力是最早出现的症状,严重时呼吸困难、软瘫甚至抬头翻身困难,腱反射减弱或消失。

（2）中枢神经抑制症状：早期烦躁，严重时神志淡漠或嗜睡或意识不清。

（3）消化道症状：恶心、呕吐、腹胀、肠鸣音减弱或消失。

（4）循环系统症状：心悸、心动过速、心律失常、血压下降，严重时发生室颤甚至心搏骤停。心电图特征 ST 段降低，T 波变平或倒置，QT 间期延长，严重者 U 波出现。

（5）代谢性碱中毒：碱中毒时，细胞外低钾，钾离子外移，使 H^+ 降低，其次远曲肾小管钠-钾 Na^+-H^+ 交换增加，H^+ 排出增加，发生低钾性碱中毒。

（6）泌尿系统：严重低钾导致尿潴留。

（7）实验室：血清钾<3.5 mmol/L。

【治疗原则】

（1）去除病因，采取措施防止钾的继续丢失，尽早恢复进食水。

（2）补钾过程中应观察呼吸、脉搏、血压、尿量，及时做血清钾测定和心电图检查，警惕循环功能衰竭或心室纤颤的发生。

（3）及时补钾，最自然补充钾的方法是口服钾及给含高钾的食物，如蛋、肉、牛奶和新鲜水果，一般口服 10% 氯化钾，但口服有消化道反应，故常从静脉补钾，静脉补钾要注意以下几点：

1）观察尿量：要注意肾功能，当尿量>30 ml/h 或每日尿量>500 ml 方可补钾。

2）掌握浓度：静脉滴注液含钾浓度不超过 0.3%，即 1 000 ml 液中加入 10% 氯化钾不超过 30 ml，钾浓度过高可抑制心肌，造成心搏骤停，且对静脉刺激性大，病人不能忍受，有引起血栓性静脉炎的可能。

3）控制速度：氯化钾进入血液，约经 15 h 达到细胞内外平衡，所以成年人静脉滴入速度每分钟不超过 60 滴。

4）限制总量：一般禁食水病人而无其他额外损失钾者，每日补充生理需要量的氯化钾 2~3 g；缺钾病人可给予 4~5 g；严重缺钾病人如严重腹泻、急性肾衰竭多尿期等特殊情况，每日补充氯化钾也不宜超过 6~8 g。

另外，补钾时严禁静脉推注，如需要大剂量补钾，应在心脏监视器监护下进行，有情况及时采取措施。

（二）高钾血症

【病因】

1. 摄入过多　静脉补钾过快、过浓、过量。

2. 排出减少　急性肾衰竭和大剂量使用抗利尿剂，肾上腺皮质功能减退和醛固酮分泌减少。

3. 酸中毒　钾细胞内外移动可引起高钾血症。

4. 钾体内转移　组织细胞大量破坏时，细胞内释放大量钾离子，如挤压综合征、溶血、大面积烧伤、输大量库存血、胰岛素缺乏等。

【病理生理】　细胞内液渗透压升高和造成代谢性酸中毒，可消耗葡萄糖和胰岛素，造成神经肌肉组织的兴奋性降低和心肌的电生理紊乱，尤其是造成心脏骤停这一危险并发症。

【临床表现】

（1）病人肌无力、手足麻木和异常感觉、腱反射消失，严重者呼吸困难和软瘫，因为低钾时细胞膜超级化抑制，高钾时细胞膜去极化抑制，二者均表现神经-肌肉抑制症状。

（2）皮肤苍白、湿冷、血压改变（早期升高、晚期下降）。

（3）神志淡漠和意识不清。

（4）高钾血症抑制心肌，可造成心搏徐缓和心律失常。

（5）心电图出现高而尖 T 波。

（6）实验室检查血清钾>5.5 mmol/L。

【治疗原则】

（1）控制病因。

（2）禁止给钾：停输一切含钾药物如青霉素钾盐，禁食含钾高的食物。

（3）药物抗钾：可用 10% 葡萄糖酸钙加等量 5% 葡萄糖溶液缓慢静脉注射，因钙有拮抗高钾抑制心肌的作用。可重复使用，但钙与碱性液不应同时应用，因可造成沉淀。

（4）细胞内外转移钾：碱化细胞外液，输入 5% 碳酸氢钠溶液，一是增加肾小管排钾，二是使钾离子向细胞内转移；促进糖原合成，输入葡萄糖、胰岛素、氯化钾极化液，消耗钾离子。一般用 10% 葡萄糖溶液 500 ml 或 25% 葡萄糖溶液 200 ml+胰岛素 12.5 U 静脉滴注（4 g 葡萄糖+1 U 胰岛素）；注射丙酸睾酮或苯丙酸诺龙加速蛋白质的合成，或给高糖、高维生素、高植物油饮食，降低血清钾。

（5）经肠道和肾排钾：应用阳离子交换树脂聚磺苯乙烯口服或灌肠，每日 4 次，每次 15 g，可从消化道携带走大量的钾离子。同时口服甘露醇和山梨醇导泻，防止发生肠梗阻，也可用 10% 葡萄糖溶液 200 ml 保留灌肠。但最有效的方法是血液透析。

三、酸碱平衡失调

过多的酸或碱超过人体的调节能力，导致酸碱失调。血 pH<7.35 为酸中毒，血 pH>7.45 为碱中毒。按其发生原因可分为代谢性和呼吸性，因代谢因素使体内酸碱过多或过少，造成血中 HCO_3^- 原发性增高或降低，称为代谢性碱中毒或酸中毒；因呼吸功能的变化导致血中 H_2CO_3 原发性增高和降低，称为呼吸性酸中毒或碱中毒。按其发展阶段分为代偿性和失代偿性，此外在疾病发展过程中还有酸碱失调的混合型。由于原因不同，临床表现各异，诊断主要依靠病因、临床表现和实验室检查（表 1-6）。处理原则是去除病因等。

表 1-6　常见酸碱失调的实验室检查及其临床意义

指标	检测项目	正常值	代谢性		呼吸性		临床意义
			酸中毒	碱中毒	酸中毒	碱中毒	
共用指标	血 pH	7.35~7.45	<7.35	>7.45	<7.35	>7.45	反映血液酸碱度
	二氧化碳结合力	23~31 mmol/L	下降	上升	代偿性上升	代偿性下降	间接反映血浆 HCO_3^- 中 CO_2 量

续表

指标	检测项目	正常值	代谢性		呼吸性		临床意义
			酸中毒	碱中毒	酸中毒	碱中毒	
代谢性指标	标准碳酸氢盐（SB）（HCO_3^-）	22~27 mmol/L	明显下降	明显上升			标准状态下测得的 HCO_3^- 量表示体内碱储备的增减
	碱剩余（BE）	-3~+3 mmol/L	明显下降	明显上升			
	缓冲碱（BB）	45~55 mmol/L	明显下降	明显上升			血中 HCO_3^-、HPO_4^-、蛋白质及血红蛋白等缓冲物总和
呼吸性指标	二氧化碳分压（PCO_2）	35~45 mmHg	代偿略下降	代偿略升高	明显上升	明显下降	正常物理状态下溶解于血浆中的 CO_2 量

（一）代谢性酸中毒

【病因】

1. 体内酸性物质产生过多　主要有缺水、高热、饥饿、休克、糖尿病等。
2. 体内碱性物质丢失过多　肠梗阻、肠瘘、腹泻等丢失大量碱性液。
3. 肾排酸减少　急性肾衰竭。
4. 酸性物质摄入多　食入过多酸性物质，或输注酸性药物多。

【病理生理】　酸中毒直接或间接引起 HCO^- 减少，造成血浆 H_2CO_3 相对过多，H^+ 浓度增加，机体出现呼吸代偿反应，高浓度的 H^+ 刺激呼吸中枢，使呼吸加深加快，排出更多的 CO_2，$PaCO_2$ 降低，HCO^-/H_2CO_3 比值接近 20：1，维持血液的 pH 在正常范围。同时肾小管上皮细胞的碳酸酐酶和谷氨酰胺酶活性增加，加快 H^+ 和 NH_3 结合，形成 NH_4^+ 排出体外，H^+ 排出多而 H^+ 浓度降低，而 $NaHCO_3$ 的再吸收也增加但有限。

【临床表现】

（1）呼吸代偿：呼吸加深加快（Kussmaul 呼吸），有时呼吸有烂苹果味或酮味，因发热、饥饿、糖尿病等体内脂肪氧化不全产生过多酮体所致。

（2）对心血管功能影响：酸中毒时 H^+ 浓度升高，抑制 Ca^{2+} 与肌钙蛋白的钙受体结合，K^+ 浓度也高，二者都可抑制心肌收缩。病人心率快、心音弱、血压低。H^+ 浓度升高可使毛细血管扩张，口唇呈樱红色，面部潮红。休克病人导致的酸中毒，因缺氧口唇发绀。

（3）对中枢神经系统的影响：酸中毒导致脑中 γ-氨基丁酸生成增多，对中枢神经系统有抑制作用，病人有头晕、头痛、嗜睡等症，严重者可昏迷。

（4）可出现腱反射减弱或消失。

（5）实验室检查：血 pH<7.35，二氧化碳结合力（CO_2CP）降低，BE 负值增大，血中 HCO_3^- < 23 mmol/L，血清钾高造成高钾血症，尿呈酸性。

【治疗原则】

（1）积极治疗原发病，去除酸中毒的病因。

（2）一般酸中毒只要去除病因，补液，纠正缺水，常可自行纠正，不必给予碱性药物。

（3）对重度酸中毒，血中 HCO_3^-<10 mmol/L，则在补液同时给予碱性药物。常用5%碳酸氢钠。

（4）酸中毒时，病人血清中 Ca^{2+} 和 K^+ 增多，化验 Ca^{2+} 和 K^+ 正常，当酸中毒被碱性溶液纠正后，血清化验显示低钙血症和低钾血症，应密切观察，以便及时纠正。

（二）代谢性碱中毒

【病因】

1. 酸性物质丢失过多　长期禁食、呕吐、胃肠减压，导致 K^+、Na^+ 丢失过多，体内 HCO_3^- 增高，导致低钾低氯性碱中毒。

2. 碱性物质输入多　如输入过量的碳酸氢钠，输血和全胃肠道营养等。

3. 应用某些利尿药　长期或大量使用呋塞米等利尿药，Cl^- 排出多于 Na^+，Na^+ 和 HCO_3^- 增多，导致低氯性碱中毒。

4. 低钾血症　细胞内外 H^+-K^+ 交换，降低 H^+ 浓度，导致低钾性碱中毒。

【病理生理】　机体内 H^+ 浓度降低，刺激呼吸中枢，呼吸浅而慢，排出 CO_2 减少，使 $PaCO_2$ 升高，HCO_3^-/H_2CO_3 比值接近正常，维持血液的 pH 在正常范围。同时肾小管上皮细胞的碳酸酐酶和谷氨酰胺酶活性降低，使 H^+ 排泌和 NH_3 形成减少。HCO_3^- 重吸收减少，经尿排出增多，体内 HCO_3^- 更少。

【临床表现】

1. 呼吸系统　因抑制呼吸中枢，呼吸浅而慢。

2. 循环系统　出现心律失常、心率加快。

3. 神经肌肉应激性　因 Ca^{2+} 减少，致肌张力增高、手足抽搐、腱反射亢进。

4. 中枢神经系统　因脑细胞代谢障碍，导致焦虑、激动、头晕、谵妄、嗜睡和昏迷等。

5. 实验室检查　动脉血 pH>7.45，血浆 HCO_3^- 增高，CO_2CP 增高，尿呈碱性。但低钾性碱中毒出现反常性酸性尿。

【治疗原则】

（1）积极处理和控制原发病。

（2）病情较轻病人，如因丢失大量胃液而引起的碱中毒，则补充0.9%氯化钠溶液（生理盐水）和氯化钾即可改善症状，能及时纠正低钾低氯性碱中毒。

（3）对严重病人，口服氯化铵1~2 g，每日3次，不能口服者，给予静脉滴注0.1 mol/L盐酸。

（4）纠正碱中毒不要过于迅速，也不必到完全纠正为止。每4~6 h测定 K^+、Na^+、Cl^- 和 CO_2CP 一次。并根据病人情况，随时调整方案。

（三）呼吸性酸中毒

【病因】

（1）由于呼吸功能障碍造成体内 CO_2 积聚过多引起高碳酸血症，见于胸外伤、手术，术后并发症肺炎,呼吸道梗阻等。

(2) 呼吸中枢性疾病。

(3) 麻醉过深,镇静剂过量,呼吸机使用不当。

【病理生理】 机体对呼吸性酸中毒的代偿是通过血液缓冲系统进行调节的,血液中的 H_2CO_3 与 Na_2HPO_4 结合,形成 Na_2HCO_3 和 $Na_2H_2PO_4$,而 $Na_2H_2PO_4$ 则经尿液排出,造成 H_2CO_3 减少,而 HCO^- 增多,达到代偿。还可通过肾代偿,肾小管上皮细胞的碳酸酐酶和谷氨酰胺酶的活性升高,使 H^+ 和 NH_3 形成增加。H^+ 与 Na^+ 交换,H^+ 和 NH_3 形成 NH_4^+,$NaHCO_3$ 的再吸收也增加,H^+ 排出增加,但机体这些代偿过程慢而弱。

【临床表现】

(1) 主要有呼吸困难、乏力、胸闷、气促、发绀、头晕、头痛甚至谵妄和昏迷,有时合并高钾血症。

(2) 脑缺氧可致脑水肿、脑疝,直至呼吸骤停。

(3) 实验室检查:急性期动脉血 $pH<7.35$,血 $PaCO_2$ 增高,CO_2CP 由于肾的代偿作用略增高,但血浆 HCO^- 正常,慢性者动脉血 pH 降低不明显,血 $PaCO_2$ 增高,血浆 HCO^- 也升高。

【治疗原则】

(1) 治疗原发病,去除致病因素。

(2) 保证呼吸道通畅保证通气,解除气管痉挛,吸痰,必要时气管切开。

(3) 改善肺换气功能,吸氧,呼吸兴奋药,呼吸机的应用。

(4) 纠正酸中毒:可直接应用中和碳酸的药物,如氨基丁三醇(THAM)。

(5) 吸氧浓度调节在 $60\%\sim70\%$,既保证供氧,又不导致氧中毒。

(四) 呼吸性碱中毒

【病因】

(1) 休克、疼痛、高热、癔症等。

(2) 由于应用辅助呼吸使呼吸过多,CO_2 排出过多,造成低碳酸血症。

(3) 中枢神经性疾病如脑损伤等引起的过度换气。

【病理生理】 呼吸性碱中毒血 $PaCO_2$ 降低,则抑制呼吸中枢,使得呼吸变浅变慢,CO_2 排出过少,造成血中 H_2CO_3 代偿性升高。此外肾小管泌 H^+ 减少,HCO^- 重吸收减少导致血中 HCO^- 降低,使得 HCO^- / H_2CO_3 比值接近正常,维持 pH 在正常范围。

【临床表现】

(1) 呼吸急促、胸闷、表情淡漠、头昏和晕厥。

(2) 手足和面部肌肉麻木、震颤,有时抽搐。

(3) 危重病人发生急性呼吸性碱中毒,提示预后不良或将要发生呼吸窘迫综合征。

(4) 实验室检查动脉血 $pH>7.45$,血中 $PaCO_2$ 降低,CO_2CP 由于代偿略降低。

【治疗原则】

(1) 积极治疗原发病,去除致病因素。

(2) 增加呼吸无效腔,减少二氧化碳呼出:纸罩盖住口鼻减少 CO_2 的排出量,或吸入 CO_2

含量高的气体,如 5%CO_2 的含氧气体。

(3)处理手足抽搐:必要时静脉推注 10%葡萄糖酸钙。

第三节　水、电解质代谢和酸碱失衡病人的护理

【护理评估】

1. 健康史　了解病人的年龄、性别、体重、生活习惯,尤其是进食水情况。了解病人所患疾病是否与水、电解质代谢和酸碱平衡失调有关。了解病人是否有造成或加重水、电解质、酸碱平衡失调的因素。

2. 身体状况

(1)生命体征

1)体温:高温可致大汗淋漓,易致缺水、缺钠,严重者可造成血容量和电解质紊乱。

2)脉搏:脉搏快而弱常是缺水造成的血容量不足的表现;脉搏不规则则与低钾和低镁有关。

3)呼吸:呼吸深而快或呼出气体有酮味是由于代谢性酸中毒引起;呼吸急促或呼吸困难、头痛等,是由于体液过多造成的水中毒,导致肺水肿和脑水肿。低钾也可以造成呼吸无力。

4)血压:血压下降多为血容量不足所致,低渗性缺水也可以导致。严重者可造成休克。

(2)精神、神经表现

1)表情淡漠、嗜睡,甚至昏迷等。

2)手、足和口周有针刺感、麻木感,肢体乏力、麻痹、腱反射减弱,甚至消失;肌肉疼痛甚至抽搐。

(3)皮肤和黏膜

1)由于缺水皮肤弹性差,粗糙,黏膜干燥和色泽变化,皮肤干湿度及温度变化,这些均是体液不足或代谢性酸中毒的表现。

2)下肢水肿是水中毒的表现;眼窝凹陷或上眼睑上翻是明显缺水的表现。

(4)出入液量

1)入液量包括摄入液体如口服、鼻饲、静脉补充等。

2)出液量包括各种尿液、消化液、汗液、引流液等。尿量是观察缺水的一个重要指标。

(5)心血管系统

1)心率增快是缺水或水中毒的一个表现,低钾血症或酸中毒也可以导致。

2)心律失常是高钾血症和代谢性酸中毒的表现。

3)心搏骤停是高钾血症的一个危险并发症。

4)心电图示 T 波低平或倒置,ST 段降低,QT 间期延长,出现 U 波是低钾表现。T 波高而尖、PR 间期延长是高钾表现。

(6)消化系统

1)腹胀、腹肌软弱无力、恶心、呕吐是低钾表现,也可以是低钠。

2)口渴是高渗性缺水的典型表现。

(7)泌尿系统

1）尿少是缺水导致血容量不足的重要指标。

2）排尿困难是低钾或低钙所致。

3. 辅助检查

（1）了解电解质如 K^+、Na^+、Cl^-、Ca^{2+}、Mg^{2+} 情况。

（2）尿常规、心电图。

（3）血液渗透压、动脉血气分析等检测结果,判断病情。

4. 心理社会

（1）病人和家属对疾病的认知情况,反应能力和承受能力低下。

（2）对经济负担和疾病后果的担心。

【护理问题】

1. 体液不足　与体液丢失过多和液体摄入不足。病人由于缺水产生口渴,有强烈的饮水欲。

2. 体液量过多　水分摄入多,水潴留,造成体重增加,下肢水肿或脑水肿、肺水肿。

3. 电解质紊乱　与电解质丢失或摄入多有关。

4. 缺水造成皮肤完整性受损　失液性休克,心排血量减少,尿量减少,影响心肾功能。

5. 表情淡漠、乏力、腹胀　脑细胞代谢障碍致表情淡漠、眩晕、嗜睡,低钾引起骨骼肌神经肌肉应激性减低;引起胃肠平滑肌神经肌肉应激性减低。

6. 心排血量减少　酸中毒导致高钾血症,造成心律失常。H^+浓度升高,抑制心肌收缩力有关。

7. 低效性呼吸型态　与呼吸深快有关。

8. 有受伤的危险　与肌肉无力、眩晕、意识恍惚有关。

9. 潜在并发症　心搏骤停是由于室颤或心律失常,尿潴留是由于膀胱肌肉无力。水中毒导致脑水肿、肺水肿。缺水可造成休克或中暑热,意识障碍。

10. 有关知识缺乏　缺乏水、电解质、酸碱平衡方面的知识。

11. 焦虑与恐惧　与担心疾病后果、经济负担重、躯体不适等有关。缺水可造成烦躁不安、焦虑或恐惧感。

【护理目标】　去除病因,恢复水、电解质和酸碱平衡。维持正常呼吸和循环,中枢神经系统恢复正常。无意外伤害的发生。无潜在并发症发生。

【护理措施】

1. 配合医生去除和控制各种病因,及时处理原发疾病。

2. 补液护理　液体疗法是指通过补液来防治体液平衡失调和供给营养物质的方法。对于水、电解质紊乱的病人,应根据病人的临床表现、实验室结果,初步判断体液失调的类型、程度,最后给予及时、正确的液体疗法。液体疗法主要包括 4 个方面:液体总量（补多少）、液体种类（补什么）、补液方法（怎么补）、补液效果（补液疗效观察）。

（1）液体总量:病人住院 24 h 的补液量是纠正体液失调的关键,一般包括三部分。

1）日需量:指每日生理需要量,成年人每日需要量为 2 000～2 500 ml。

2）失调量:亦称累积损失量。指病人从发病到入院时已经丧失的体液量。对高渗性缺水、等渗性缺水病人临床上根据病情和实验室结果,按轻、中、重缺水程度来评估所缺体液量。如一 70 kg 体重的病人,中度缺水,失水量占体重的 5%,则失水量约为 70 kg×5% = 3.5 kg（3 500 ml）。对低渗性缺水病人,按轻、中、重度缺钠程度评估缺盐量。计算出缺钠量,再转换成生理盐水。如一 60 kg 体重的病人,中度缺钠,则缺钠量是 60×0.6 g＝36 g(相当于 0.9%氯化钠溶液 4 000 ml)。由于机体本身有调节体液的能力,所以第一天补液时,一般补给估算总量的 1/2,其余 1/2 量在第二天酌情补给。

3) 继续损失量:亦称额外损失量,指治疗过程中继续丢失的体液量。如呕吐、高热、腹泻、瘘、渗液、出汗和各种管道引流液。额外损失量的补液原则是"丢多少,补多少",所以要严格记录各种液体丢失量。在临床工作中,继续损失量的补充一般在第二天补给。机体有一定的代偿能力,补液量的计算只能作参考,应边补液、边观察、边调整。

(2) 液体种类:根据体液失调的性质,选用电解质、非电解质、胶体和碱性溶液。

1) 日需量根据成人生理代谢情况合理补液:如一天成年人需要葡萄糖 100～150 g,钠 5～9 g,钾 2～3 g,则补生理盐水 500～1 000 ml,其余则补给 5%～10%葡萄糖溶液及 10%氯化钾溶液 20～30 ml。

2) 失调量根据缺水的性质补液:如高渗性缺水给 5%葡萄糖溶液为主,以后再给予电解质溶液如生理盐水,糖与盐水之比大约为 2:1。低渗性缺水以等渗性盐水为主,必要时给予高渗性盐水。为了维持细胞内外的渗透压平衡,一般情况下,晶:胶＝6:1 为宜。等渗性缺水补给生理盐水和葡萄糖各半量。如缺钾则补充氯化钾,酸中毒则谨慎给予碱性溶液,血容量不足则给予胶体溶液。

生理盐水渗透压和血浆的渗透压相同,但其 Cl^- 含量高于血浆,如大量输入生理盐水则导致高氯性酸中毒,所以目前以平衡盐液代替生理盐水,因为平衡盐液不但渗透压与细胞外液相同,而且离子数也相同,更符合生理需要。常用的平衡盐液有两种,一是碳酸氢钠等渗盐水;二是乳酸钠林格液,但此溶液在休克和肝功能不全时不宜使用,因易致乳酸在体内蓄积。

胶体溶液包括血浆、全血、人体白蛋白和右旋糖酐等,表 1-7 示常用补液的组成与用途。

表 1-7　常用补液的组成与用途

液体名称	用途	渗透压	非电解质	电解质(mmol/L)					
				钠	钾	钙	镁	氯	碳酸氢根
5%葡萄糖	补充水分和热量	等渗	50 g/L						
10%葡萄糖	补充水分和热量	高渗	100 g/L						
50%葡萄糖	补充水分、热量和盐水	高渗	50 g/L	154				154	
0.9%氯化钠溶液	补充水及钠盐	等渗		154				154	
林格溶液	补充水及多种电解质	等渗		146	4.6	2.5		155	
碳酸氢钠等渗盐水	扩容	等渗		152				102	50
乳酸钠林格液	扩容	等渗		130	4	1.8		110	27.8
10%氯化钾	防治低钾	高渗			13.4			13.4	
5%碳酸氢钠	纠正酸中毒	高渗		600					600
10%葡萄糖酸钙	纠正低钙	高渗				2.5			
10%硫酸镁	纠正低镁	高渗					4.05		
右旋糖酐	扩容	高渗		153				153	
全血和血浆	扩容、补充营养	等渗		142	5	2.5		103	27

继续损失量根据实际丢失的液体成分补充,气管切开和发热病人补充 5% 葡萄糖溶液。如消化液损失一般补充(表 1-8)平衡盐液,如果丢失大量消化液或持续时间长,应按丢失液的成分补给。

表 1-8 消化液丢失后液体配置比例(%)

丢失液体	生理盐水	5%葡萄糖溶液	等渗碳酸氢钠溶液	10%氯化钾
胃液	60	40		0.6~1.5
肠液	60	20	20	0.3~1.5
胆液	67		33	0.4~1.5
胰液	50		50	0.4~1.5

(3)补液方法:先计算好总量,安排好补液顺序,补液顺序:一般是电解质和非电解质、碱性溶液、胶体溶液、钾溶液。注意液体和药物之间的配伍禁忌。补液原则是"三先三后,两早一防":先盐后糖、先晶后胶、先快后慢,早期碱化,早期利尿,预防并发症。强调见尿补钾、液种交替,纠酸补碱,并根据病人的具体情况适当调整。

1)先盐后糖:一般情况下,先输入电解质溶液,后补葡萄糖溶液。因为电解质溶液属于晶体液,能维持细胞内外液的晶体渗透压和恢复细胞外液的容量。而葡萄糖被人体细胞利用,对人体体液渗透压意义不大。但对于高渗性缺水病人则应先输入葡萄糖溶液,立即降低细胞外液的渗透压。对于严重酸中毒病人,应及早使用碱性溶液。

2)先晶后胶:晶体溶液能稀释血液和具有扩容作用,可改善微循环,目前首选平衡盐液。胶体溶液能够维持胶体渗透压,也能够稳定血容量。但早期输入胶体液,容易造成血液黏稠,形成微血栓,对微循环不利。如果是急性大出血而造成的低血容量性休克,则应及早使用全血、血浆和右旋糖酐等胶体溶液。

3)先快后慢:明显缺水的病人,早期补液要快,以便迅速补充体内所缺的水和钠,缺水情况好转后应减慢补液速度,以免加重心肺负担。对于紧急抢救的休克病人应开放两条静脉输液通道,必要时加压输液。对于心肺肾功能不全的病人、静脉输入特殊药物(钾、利多卡因、普萘洛尔、血管活性药物)、静脉滴注高渗盐水时速度不可过快。另外,输入葡萄糖溶液要掌握量和时间的关系,因为成人每小时每千克体重葡萄糖最高利用率是 0.5 g,如输入 10% 葡萄糖每小时不应超过 250 ml,约每分钟 60 滴,超过此数值则产生渗透性利尿。生理需要量的液体应在 8~12 h 之内均匀输入。

4)见尿补钾:尿量达到 30 ml/h 才可补钾,以免肾功能障碍引起高钾血症的危险。但在手术后和严重创伤的病人,因组织细胞的破坏,细胞内释放大量的 K^+,一般 2~3 日内不需补充钾,虽然尿量正常。

5)液种交替:液体种类和量多时,各类液体要交替输入,如盐类、糖类、胶体类、酸碱类等,有利于人体的代偿和调节,以免较长时间输入一种液体,人为地造成体液失调。但对于临床特殊需要者除外,如高渗性缺水需早期持续补充葡萄糖溶液,低渗性缺水需早期补充生理盐水。

(4)补液观察:在补液过程中,护理人员不但要对输入量、种类和速度心中有数,而且要严密注意不良反应和观察治疗效果,及时报告医生以调整补液方案。静脉补液过程中要巡视

观察的项目如下:

1) 输液时间、速度和量:根据病情及时调整速度,或根据血、尿常规,血生化检查,心电图及中心静脉压来调整速度和量。

2) 液体出入量:记录液体24 h的出入量是调整补液方案的重要依据。入量包括口服和静脉输入量;出量包括大小便量、呕吐量和各种引流管引出量。

3) 输液是否顺利:输液管道保持通畅。

4) 输液穿刺部位:有无肿胀、疼痛、液体外溢、出血等。

5) 输液反应:输注过程中如出现寒战、发热,可能是输液反应,应减慢或停止输液,告知医生采取措施,如静脉注射地塞米松10 mg,必要时对液体和输液器具进行检验。对发生过敏性休克者按休克处理。

(5) 静脉补液治疗效果:主要观察下列指标。

1) 精神状态:由躁动变安静,乏力、萎靡变精神,嗜睡、昏迷变清醒等说明补液有效。

2) 缺水征象:口渴、口腔黏膜干燥、眼窝内陷、皮肤弹性、小儿前囟凹陷等是否好转。

3) 血容量是否恢复:血压上升稳定、脉搏呼吸减慢说明血容量恢复到正常。浅表静脉也能表示血容量的情况,如病人去枕仰卧颈静脉应充盈,血容量不足时则不充盈。

4) 尿量:尿量增加一般到30~40 ml/h;尿相对密度降低,维持在1.010~1.030,说明血容量恢复。

5) 生命体征及心肺功能:如发现病人呼吸急促,心率增快,咳嗽,咳血性泡沫样痰,颈静脉怒张,两肺有湿性啰音等,考虑有心力衰竭和肺水肿的可能,应减慢或停止输液。

6) 辅助检查:包括血常规、尿常规、生化及血气分析、心电图和中心静脉压等指标的检测。

(6) 补液途径:一般是周围浅静脉补液,但需要营养支持、补液时间长的病人可采用深静脉补液。

【健康指导】

(1) 对禁食水病人,应及时补充水和电解质,以免发生水、电解质和酸碱平衡紊乱。并应早进食,缺钾病人不能口服补钾者需静脉给予。药物引起的缺钾应及时补充。治疗过程中应宁酸勿碱。

(2) 各种原因导致缺水,应及时去除病因,补充液体。注意液体合理补充,防止人为造成体液失调。

(3) 说明水、电解质、酸碱平衡的重要性。

(4) 控制原发病,发生疾病及时诊治和处理,改善肾功能;保证病人有足够的营养和能量,防止机体蛋白质、糖原的过度分解而释放钾离子。受伤严重者,应彻底清创并抗感染,必要时采取措施预防高钾血症;不大量输库存血,补钾时严格遵守补钾原则。

(5) 尽早解除胃肠道梗阻,正确使用导泻药物。

(6) 保持呼吸道通畅,术后勤翻身、拍背和雾化吸入。

思 考 题

一、名词解释

1. 低钾血症　2. 等渗性缺水　3. 代谢性酸中毒　4. 水中毒　5. 高渗性缺水　6. 显性失水和非显性失水

二、填空题

1. 水代谢失调包括_____、_____、_____、_____。
2. 补液原则_____、_____、_____、_____、_____。
3. 第二间隙液是指_____。
4. 高渗性脱水尿相对密度高的原因是_____。
5. 判断机体酸碱平衡的最基本指标是_____。

三、单选题

1. 高渗性缺水的主要表现是(　　)。
   - A. 黏膜干燥　　　　　B. 尿量减少　　　　　C. 烦躁不安
   - D. 口渴　　　　　　　E. 无力
2. 属于等渗液体的是(　　)。
   - A. 2.5%碳酸氢钠溶液　B. 5%葡萄糖氯化钠溶液　C. 0.9%氯化钠溶液
   - D. 5%氨基酸溶液　　　E. 10%葡萄糖溶液
3. 体内挥发酸的主要器官是(　　)。
   - A. 肺　　　　　　　　B. 肝　　　　　　　　C. 肾
   - D. 心　　　　　　　　E. 皮肤
4. 低钾血症的病因不包括(　　)。
   - A. 碱中毒　　　　　　B. 长期禁食　　　　　C. 呕吐频繁、长期胃肠减压
   - D. 急性肾衰竭　　　　E. 输注大量葡萄糖溶液和胰岛素
5. 血清钠的正常值是(　　)。
   - A. 140~155 mmol/L　　B. 135~145 mmol/L　　C. 130~140 mmol/L
   - D. 125~135 mmol/L　　E. 120~130 mmol/L
6. 关于静脉补钾错误的是(　　)。
   - A. 尿量少于30 ml/h　　B. 血钾浓度低于0.3%　　C. 滴速在60滴/min以下
   - D. 严禁静脉推注　　　　E. 总量每日少于6~8 g
7. 低钾血症与高钾血症相同的症状是(　　)。
   - A. 乏力、软瘫　　　　　B. 心动过速　　　　　C. 呕吐、腹胀
   - D. 心电图T波低平　　　E. 心舒张期停搏
8. 高钾血症引起心律失常的首选药物是(　　)。
   - A. 5%碳酸氢钠　　　　B. 5%葡萄糖　　　　　C. 10%葡萄糖酸钙溶液
   - D. 10%葡萄糖溶液　　　E. 利尿药
9. 急性消化性失液的病人首先补充的液体是(　　)。
   - A. 5%葡萄糖溶液　　　B. 5%葡萄糖盐水　　　C. 10%葡萄糖溶液

D. 复方氯化钠溶液　　　E. 右旋糖酐液

10. 等渗性脱水见于(　　)。
　　A. 弥漫性腹膜炎　　　B. 高热大汗　　　C. 昏迷
　　D. 大面积烧伤创面慢性渗液　　　　　　E. 休克

11. 细胞内液主要阳离子是(　　)。
　　A. 钾离子　　　B. 钠离子　　　C. 氯离子
　　D. 镁离子　　　E. 氢离子

12. 酸碱中毒是指(　　)。
　　A. 酸碱积聚或丧失　　　B. 血钾离子升高或减低　　　C. 血糖低于或高于正常值
　　D. 碱储备过多　　　E. 血液 pH 大于或小于正常值

13. 体内代谢产物排出,至少需尿量(　　)。
　　A. 200 ml　　　B. 300 ml　　　C. 400 ml
　　D. 500 ml　　　E. 1 000 ml

14. 低钾血症可出现(　　)。
　　A. 血压下降　　　B. 腹胀　　　C. 肌肉无力
　　D. 呼吸困难　　　E. 心动过缓

15. 评估引起低渗性脱水的病因,错误的是(　　)。
　　A. 氯化钠摄取不足　　　B. 出汗过多　　　C. 使用利尿药,未补充足够的盐
　　D. 胃肠消化液的持续丧失　　　　　　　　E. 清水灌肠

四、简答题

1. 应从哪几个方面评估水和钠代谢失调?
2. 补液过程中应观察哪些内容?
3. 血气分析采血应注意的事项?

五、护理病例

一男性病人,持续性腹痛 1 天,伴恶心、呕吐、口渴。腹痛逐渐加重,呕吐 3 次,量中等。大便正常,尿少,乏力。查体:体温 38.5℃,皮肤黏膜干燥,弹性差,眼窝稍凹陷,表情淡漠,呼吸深而快,口唇发绀。心肺征阴性,腹稍胀,全腹均有压痛、反跳痛、肌紧张,移动性浊音阴性,肠鸣音弱。腹穿阴性。辅助检查:白细胞 $15×10^9$/L,中性粒细胞 85%,血清钠 125 mmol/L,钾 3.0 mmol/L,血 pH<7.35,二氧化碳结合力 18 mmol/L。尿相对密度升高。心电图示心率快,T 波低平或倒置、ST 段下降。B 超示腹腔有少量液体,余征阴性。医疗诊断:急性腹膜炎、中度缺水、低钾血症和代谢性酸中毒。请回答:

1. 病人为低钾血症,补钾应注意哪些事项?
2. 观察静脉补液反应的指标有哪些?
3. 对病人如何进行健康指导并且应该采取何种态度?

(黄秋学)

第二章　休克病人的护理

【知识要点】

1. 概念　有效循环血量、冷休克、暖休克。
2. 熟悉休克的定义、分类、病理生理、临床表现和急救。
3. 熟悉休克的护理评估、护理问题。
4. 掌握休克的护理措施。

第一节　概　述

休克是机体受到强烈致病因素的侵袭,有效循环血量锐减,全身器官组织中的微循环灌流不足,导致细胞缺氧和代谢紊乱而引起的一系列危急临床综合征。其典型表现为神志烦躁或淡漠、面色苍白、皮肤湿冷、脉搏细速、呼吸浅快、血压下降、尿量减少并有酸中毒。氧供给不足和氧需求增加是休克的本质,炎症介质的产生是休克的特征,保持正常的细胞功能和重新建立氧的供需平衡是治疗休克的关键。

【病因与分类】　外科休克的分类方法很多,尚无统一的分类。目前外科休克把失血性休克、失液性休克和创伤性休克划归低血容量性休克,故可分为低血容量性休克、感染性休克,心源性休克、过敏性休克和神经源性休克,其中以低血容量性休克和感染性休克最为常见。

1. 低血容量性休克(hypovolemic shock)

(1) 失血性休克:如各种原因引起的大出血,如上消化道出血、肝脾或心血管破裂等。成人急性失血达 500 ml,即可出现休克症状。

(2) 失液性休克:丢失大量体液引起,体液丢失如肠梗阻、大面积烧伤、严重呕吐和腹泻等。

(3) 创伤性休克(traumatic shock):原因复杂,包括创伤引起的失血、失液、剧烈疼痛、组织分解产物和坏死毒素的吸收。

2. 感染性休克(septic shock)　严重感染时病原菌释放的外毒素和内毒素,造成心肌损害;炎症介质造成血管扩张、通透性增强、血容量减少、血压下降;细胞损害直接引起代谢障碍,又称内毒素性休克。

3. 心源性休克(cardio shock)　多见于心脏病、心律失常、心包填塞。

4. 过敏性休克(allergic shock)　药物、输血和输液、接触物品引起。

5. 神经源性休克(neurogenic shock)　剧烈疼痛、高度精神紧张和强烈刺激。

【病理生理】　有效循环血量锐减、组织灌注不足及产生各类炎症介质是造成休克共同的病理生理基础,而有效循环血量锐减是其主要因素。有效循环血量是指单位时间内在心血管系统中运行的血液量,占全身血液量的80%~90%。维持有效循环血量依赖于三种因素:① 充足的血容量;② 有效的心排血量;③ 适宜的血管张力。三种因素中任一因素发生障碍均造成休克。

1. 微循环变化　如图2-1。

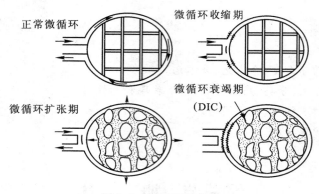

图2-1　微循环的变化

（1） 微循环收缩期:又称微循环缺血期,这一阶段称为休克代偿期,若去除病因休克易于纠正。毛细血管前括约肌收缩,微循环血量减少,只出不进,组织和细胞处于低灌注和缺血缺氧状态。

（2） 微循环扩张期:又称微循环淤血缺氧期,休克进一步发展,微循环由于大量开放动静脉短路和直接通道,使微循环灌注更加不足,流经毛细血管的血量进一步减少,组织细胞因严重缺血、缺氧而处于无氧代谢状态。同时血容量进一步减少,血压下降。此期若处理得当仍可纠正休克。

（3） 微循环衰竭期:又称弥散性血管内凝血(DIC),由于休克进一步发展,血流缓慢,血液浓缩,血液黏稠度增加,加之酸性环境中血液高凝状态,红细胞、血小板易于在血管内聚积成团形成微血栓,直至引起弥散性血管内凝血。在这一过程中,各种凝血因子大量消耗,纤维蛋白溶解系统被激活,可发生严重的出血倾向。由于缺血、缺氧,组织和细胞代谢呈无氧状态,加之能量缺乏,酸性产物和内毒素等共同作用,使细胞内溶酶体膜破裂,释放多种酸性水解酶,导致组织细胞自溶和死亡。

2. 代谢变化

（1） 儿茶酚胺释放:造成血糖水平增高,应激状态下脂肪分解是休克病人获取能量的主要来源。

（2） 抗利尿激素和醛固酮分泌增加:造成水钠潴留,以保证有效循环血量。

（3） 三磷腺苷减少:由于组织灌注不足和细胞缺氧,体内葡萄糖无氧酵解,三磷腺苷生成大大减少。细胞膜的钠-钾泵功能失调,细胞外钾离子不能进入细胞内,细胞外液和钠离子则能进入细胞内,导致细胞外液减少和细胞内肿胀及线粒体水肿,最终细胞死亡。

3. 炎症介质释放　休克、感染和严重创伤可以刺激机体释放大量炎症介质,包括白介素、集落刺激因子、肿瘤坏死因子、干扰素、血管扩张剂、一氧化碳等,形成连锁反应,氧自由基和活性氧代谢产物可造成脂质过氧化及细胞破裂。

4. 内脏器官继发性损害 休克持续时间超过 10 h,容易继发内脏器官损害。轻者功能障碍,重者功能衰竭,若同时或序贯发生两个或两个以上重要器官功能衰竭,则称为多系统器官功能衰竭(MSOF)。MSOF 是休克病人的主要死亡原因。

(1)肺:临床上病人出现进行性呼吸困难和缺氧,发生急性呼吸窘迫综合征(ARDS)。

(2)肾:休克时儿茶酚胺、抗利尿激素和醛固酮分泌增加,导致肾血管收缩,肾小管上皮细胞缺血,甚至死亡,引起急性肾衰竭(ARF)。

(3)心:休克导致的缺血、缺氧和酸中毒及高血钾等均可加重心功能不全或心力衰竭。

(4)脑:可导致继发性脑水肿和颅内压升高,甚至导致脑疝。

(5)肝及胃肠:休克可导致肝叶中心区坏死,发生肝功能障碍,病人有黄疸、转氨酶升高,严重者造成肝性脑病等肝衰竭表现。休克时缺血、缺氧可使胃肠道黏膜上皮细胞屏障功能损害,造成胃黏膜糜烂或急性胃黏膜病变,引起上消化道出血;肠的黏膜屏障结构和功能损害,细菌和毒素易于进入血液循环,导致全身感染和毒血症。

【临床表现】 休克的临床表现根据发病轻重缓急及采取措施的及时和正确,后果可能不一样,但一般均经过休克前期、休克期和休克后期。

1. 休克前期 即休克代偿期,临床上病人表现为精神兴奋、烦躁不安、皮肤湿冷、面色苍白、脉搏细速、血压变化不大、脉压缩小、尿量每小时<30 ml。如能及时采取有效措施,休克容易纠正。

2. 休克期 即休克失代偿期,病人表现精神由兴奋转为抑制、表情淡漠、感觉迟钝或神志不清,皮肤黏膜由苍白转为发绀或出现花斑,四肢厥冷,脉细而快,血压下降、脉压更小,呼吸急促。浅静脉萎陷、周围毛细血管充盈时间延长。尿量减少或无尿,出现代谢性酸中毒,碱储备减少,血细胞比容增高。病情较重,如能积极抢救,仍可转危为安。

3. 休克晚期 表现为神志不清、无血压、无脉搏、无尿及全身广泛出血倾向。皮肤出现瘀点、瘀斑,还出现呕血、便血、咯血、尿血。有心、肺、肾等器官的功能衰竭,甚至病人死亡。

休克严重程度的临床估计见表 2-1。

表 2-1 休克严重程度的临床估计

观察内容	轻度	中度	重度
神志及表情	清醒,稍激动	烦躁	淡漠,模糊,昏迷
唇颊、皮肤颜色	正常或苍白	口渴、苍白	灰暗,微发绀
毛细胞血管充盈时间	稍长	延长	显著延长
四肢浅静脉	轻度收缩	显著萎陷	萎陷如条索
脉搏	稍快、<100 次/min	细弱、100~120 次/min	120 次/min 以上或摸不清
肢端温度	稍冷	肢端厥冷	厥冷到膝肘,冰冷
动脉收缩压	稍高、正常或稍低。	80~90 mmHg	<60 mmHg 或测不出
脉压	20~30 mmHg	10~20 mmHg	<10 mmHg 或测不清
失血量(L/h)	1 左右	2 左右	2~3 或以上
估计血容量减少程度 (占全身血容量%)	20 左右	35 左右	>45

4. 休克的一般监测

（1）血压和脉搏：一般采取袖带测压方法，如收缩压<90 mmHg 或脉压<20 mmHg，且脉率增速、皮肤苍白，应警惕休克的发生。脉搏增快>100/min，排除心血管等因素也可考虑。休克指数=脉率/收缩压（mmHg），当休克指数为 0.5 说明无休克，1.0～1.5 说明有休克，>2.0 说明为严重休克。

（2）精神状态：可以反映脑组织血液灌注和全身血液循环状况。如病人由表情淡漠转为神志清楚说明血液循环转为正常。

（3）皮肤色泽、温度：反映体表血液灌流的标志。如病人由冷凉转为温暖，则是休克好转的表现。

（4）尿量：是反映肾血液灌注的有效指标，尿量减少是低血容量休克的最早和敏感征象，应置尿管监测。一般成人尿量>30 ml/h，如尿量<30 ml/h，说明休克未解除。

【辅助检查】

（1）测定血红蛋白、血细胞计数、血细胞比容：有助于了解血液浓缩和稀释的程度。

（2）动脉血气分析与呼吸监测：若 $PaCO_2$ 超过 45～50 mmHg（正常值 36～40 mmHg），且通气良好，示严重肺功能不全；若 $PaCO_2$ 超过 60 mmHg，经吸入氧气甚至纯氧仍不能改善症状，示有急性呼吸窘迫综合征。

（3）血小板和纤维蛋白原、凝血酶原时间测定：有助于 DIC 的判断。如血小板计数<80×10^9/L；凝血酶原时间比对照组延长 3 s 以上；血浆纤维蛋白原<1.5 g/L 或呈进行性降低；3P（血浆鱼精蛋白副凝）试验阳性；血涂片中破碎红细胞超过 2%。

（4）创伤病人应给予 X 线和 B 超检查，检查病人有无骨折和脏器损伤情况，必要时行 CT 和磁共振成像（MRI）检查。

（5）感染性休克病人应用 B 超可检查感染部位和有无脓肿、积液形成。

（6）动脉血乳酸值的测定（blood lactate，BL）：正常值为 1～1.5 mmol/L，血乳酸值是最佳和终末指标。如乳酸值持续升高，预示病情严重，预后很差。

（7）中心静脉压（CVP）（图 2-2）：是指右心房及胸腔内上、下腔静脉的压力，与血压结合共同反映病人的血容量、心功能、血管张力状况。正常中心静脉压为 5～10 cmH_2O，5 cmH_2O 以下示血容量不足，应快速补液；15 cmH_2O 以上且血压低，示心功能不全，应减慢输液。

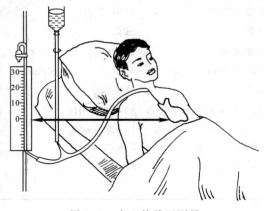

图 2-2　中心静脉压测量

（8）肺毛细血管楔压的测定（PCWP）：反映肺静脉、左心房和左心动脉功能。休克病人可测肺动脉压（PAP）和 PCWP，PAP 正常值为 10~22 mmHg，PCWP 正常值为 6~15 mmHg。

【治疗原则】 包括去除病因，是抗休克的根本措施；补充血容量，保证器官灌注和组织供氧，并注意强心和调节血管张力。

1. 一般紧急措施

（1）对因对症：处理和控制引起疾病的病因，对出血病人立即采取止血等措施，必要时使用休克裤。

（2）呼吸道通畅、吸氧，必要时行气管插管和气管切开。

（3）体位：头和躯干抬高 20°~30°，下肢抬高 15°~20°，减轻呼吸困难和增加回心血量。

（4）保暖：给病人盖被，减少活动和给予镇痛。

2. 补充血容量 快速补充液体，先晶后胶，判断补液效果。

3. 处理原发病 抗休克的同时，纠正酸中毒并积极处理原发病。

4. 应用血管活性药物 包括血管收缩药、血管扩张药、强心药等。

5. DIC 治疗、改善微循环 DIC 早期应用肝素、晚期应用氨基己酸、阿司匹林等药物。

6. 皮质激素及其他药物的应用 对严重休克、过敏休克、感染休克效果显著。

第二节 低血容量性休克

【病因与分类】 低血容量性休克由于机体大量出血或机体体液丢失，引起有效循环血量减少而引发。可分为失血性休克和创伤性休克。

1. 失血性休克 常见于外伤引起的出血、消化性溃疡出血、食管曲张静脉破裂、妇产科疾病所引起的出血等。

2. 创伤性休克 由损伤和各种大手术后引起血浆和全血丢失而发生。

失血后是否发生休克不仅取决于失血的量，还取决于失血的速度。休克往往是在快速、大量（超过人体总血量的 30%~35%）失血而又得不到及时补充的情况下发生的。

【处理原则】

（1）积极处理原发病，去除病因。

（2）止血：根据病因采用各种止血方法，如加压填塞包扎、手术止血、药物止血等。

（3）创伤性休克：止血同时镇痛、镇静，补足血容量。

第三节 感染性休克

【病因与分类】 严重感染特别是革兰阴性菌感染常可引起感染性休克。感染灶中的微生物及其毒素、胞壁产物等侵入血循环，激活宿主的各种细胞和体液系统；产生细胞因子和内源性介质，作用于机体各种器官、系统，影响其灌注，导致组织细胞缺血缺氧、代谢紊乱、功能障碍，甚至多器官功能衰竭，这一危重综合征即为感染性休克，微生物的毒力数量及机体的内环境与应答是决定感染性休克发展的重要因素。感染性休克根据血流动力学改变可分为高排低阻型（称为暖休克）和低排高阻型（称为冷休克），见表 2-2。

表 2-2 高排低阻型休克和低排高阻型休克比较

观察项目	高排低阻	低排高阻
血压	降低	降低
循环血量	正常	减少
中心静脉压	正常或偏高	偏低
心排血量	正常或偏高	减少
外周血管阻力	降低	升高
皮肤颜色	潮红→发绀	苍白→发绀
皮肤温度	温暖→湿冷	湿冷
尿量	减少	少尿或无尿
动静脉氧差	缩小	不定
发病机制	以肾上腺素能 β 受体兴奋为主,动静脉吻合支开放,毛细血管灌流减少	以肾上腺素能 α 受体兴奋为主,小动脉微动脉收缩微循环缺血

【处理原则】

（1）补充血容量：以平衡盐液为主。

（2）控制感染：给予合理有效的抗生素。

（3）心血管药的应用：常用的血管收缩药有去甲肾上腺素和间羟胺（阿拉明），适用于血压低于 50 mmHg，而又不能立即输液者或经充分扩容后血压仍低于 60 mmHg 者。血管扩张药常用的有多巴胺、山莨菪碱和苄胺唑啉,须在充分扩容的基础上使用。临床上常将多巴胺与间羟胺合并使用。

（4）纠正酸中毒：轻度酸中毒经早期补充血容量,改善微循环后多能自行纠正。严重休克、酸中毒症状明显者需补给碱性药物,常用于 5% 碳酸氢钠溶液。应注意防治高钾血症,一般不补钾,可酌情补充钠、钙、氯。

（5）皮质激素的应用：主要适用于感染性休克。

（6）营养和对症治疗。

（7）增强心肌收缩力：心功能不全无心律失常可用毛花苷 C,如有禁忌证或低血钾、尿少等增加洋地黄中毒因素时可用生脉注射液或胰高血糖素。

（8）抗凝治疗：应用肝素和双嘧达莫等药,使试管法凝血时间延长至 15～30 min,以阻止 DIC 的发展。

第四节 外科休克病人的护理

【护理评估】

1. 健康史

（1）休克外伤因素：外伤失血、脏器破裂、烧伤失液、疼痛剧烈等。

（2）感染因素：是局部还是全身感染,是革兰阳性菌还是革兰阴性菌感染,感染的部位与程度。

（3）过敏因素：是药物过敏还是生物毒素引起。

（4）医疗操作：手术中失血，麻醉过深等。

2. 身体状况　主要根据病人的局部、全身和辅助检查结果来判断休克的程度和重要器官的功能情况。

（1）生命体征。

（2）神志表情可反映脑供血量的情况。

（3）皮肤色泽和温度可反映体表血液循环的情况。

（4）判断肾血流量情况，如尿量。

（5）局部情况

1）观察受伤部位和程度，失血量的多少，有无伤口和骨折，以及脏器破裂征象。

2）观察局部皮肤红肿和因感染引起的疼痛情况，有无脓肿形成，脓肿有无波动感等症状。

3. 辅助检查

（1）血常规和血生化检查，血流动力学检测。

（2）B超和X线检查，必要时CT或核磁检查。

4. 心理社会

（1）休克病人突发、危急，病人紧张、恐惧甚至绝望。

（2）对家庭和经济有过重的负担。

（3）有生命危险的可能。

【护理问题】

1. 体液不足　丢失血液和体液。

2. 组织灌流量不足　有效循环血流量减少、微循环障碍。

3. 气体交换受损　异常呼吸和呼吸型态改变。

4. 有感染的危险　失血、失液，免疫力低下。

5. 心排血量减少　血容量不足，心功能下降。

6. 活动能力下降　机体无力，有受伤危险。

7. 体温过高　与感染有关。

8. 潜在的并发症　与DIC有关。

9. 尿量减少　与肾灌注不足有关。

【护理目标】　补充血容量，改善组织灌流量；维持心肺脑肾等重要器官功能，增加机体抵抗力；改善呼吸型态；预防感染；减轻不适和焦虑；纠正体温异常；消除并发症。

【护理措施】　休克属于危急综合征，应对病人进行特殊和重点护理。

1. 急救护理

（1）协助医生抢救病人。

（2）补液与药物应用，做好术前准备。

（3）防止继续损伤，防止并发症。

2. 一般护理

（1）病人体位和环境：一般采取平卧位，保证脑部血液供应。最佳体位是将头及上身抬高 20°~30°、下肢抬高 15°~20°（图 2-3）。

有条件和必要时应用休克裤,有利于呼吸和下肢静脉回流,改善组织器官的血液灌注。体位安置应注意病人的耐受性、舒适和有否痛苦,在没有特殊情况下,应少搬动病人,保持安静。

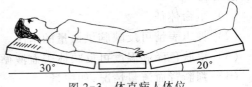

图 2-3 休克病人体位

（2）吸氧:休克病人常规吸氧,病人休克好转可间歇吸氧,氧流量每分钟 6~8 L。病人危重时面罩给氧,必要时气管插管、气管切开或使用呼吸机辅助呼吸,氧气的浓度要 40%~50% 才可预防组织血氧过低。

（3）维持正常体温:感染性休克病人持续高热应采取降温措施。

（4）镇静、镇痛、止血和抗过敏

1）对创伤性休克有疼痛的病人,必要时应镇痛;休克病人有烦躁不安,可给予镇静。

2）出血病人应止血和防再出血。

3）过敏体质病人免于再接触过敏原,并使用抗过敏药物。

4）对于感染引起的疼痛一般禁止使用镇痛药。

（5）加强基础护理:如高热、昏迷、气管切开和皮肤压疮的病人应加强护理,防止出现意外。

3. 病情观察和监测 护理人员观察休克病人时,应掌握一看神志、面色、呼吸和浅静脉,二摸脉搏和皮肤,三测血压和尿量,四了解监测血、心电图和中心静脉压的情况。

（1）神志:反映脑部血液灌注和脑细胞缺氧情况。休克代偿期,缺血、缺氧不严重,病人精神兴奋、烦躁不安;休克失代偿期,脑缺血、缺氧严重,病人由兴奋转为抑制,表情淡漠,反应迟钝;晚期病人可昏迷。如病人由烦躁转为安静、淡漠迟钝转为清醒,则说明微循环改善,休克好转。由表情淡漠、反应迟钝到昏迷,则预示休克严重。

（2）生命体征

1）血压、脉搏:血压、脉搏的变化是休克病人最早表现之一,休克病人血压常 <90 mmHg。脉搏快而弱,脉率常 >100/min,每 15 min 测一次,病情稳定后可每小时测一次,并记录。血压尤应注意脉压,脉压缩小（<20 mmHg）说明血管痉挛程度严重;脉压正常,血压正常,说明微循环恢复正常。休克病人的脉搏变化常比血压变化早,护士通过测脉搏能早期发现病情变化。血压是否在正常范围。

2）呼吸:① 应注意呼吸的频率、强弱、节律和保持呼吸道通畅,有无呼吸困难、口唇发绀、三凹征等。当呼吸频率 >30/min 且呼吸困难,虽经吸氧甚至加压辅助呼吸给氧仍不能改善血氧分压时,则预示有急性呼吸窘迫综合征（ARDS）,是休克病人死亡的主要原因之一。② 昏迷病人应防窒息和吸入性肺炎,在治疗休克过程中,要注意病人有无咳嗽、咳血性泡沫样痰,肺部有无湿性啰音,严防心力衰竭和肺水肿。

3）体温:一般休克病人体温降低。感染性休克体温升高,如果病人体温持续 40℃ 以上或突然降到常温以下,说明病人处于临终状态。

4）皮肤色泽、浅静脉充盈和肢端温度:包括:① 病人皮肤由苍白转为发绀,提示病人进入休克期。② 由发绀转为皮下瘀点、瘀斑,示弥散性血管内凝血。③ 皮肤由发绀转为红润、肢体皮肤干燥温暖,示微循环改善。④ 浅静脉充盈示血容量充足,微循环改善。浅静脉萎瘪示血容量不足,微循环未改善。

5) 尿量:尿量是观察休克重要而有效的指标。应做到:① 休克病人留置尿管记录每小时尿量。成人尿量要求>30 ml/h,如<17 ml/h,血压正常,表示有肾衰竭。② 当尿量维持在 30 ml/h,则说明休克好转。无尿或尿量减少说明休克未见好转。

6) 心电图:对心功能不全或钾代谢紊乱者,应经常监测。

7) 化验室检查:及时监测血常规、尿常规,生化检查和血气分析及凝血功能。测定乳酸值,它能表达机体无氧代谢的程度,判断休克的预后,若持续升高,则表示病情危重。

8) 中心静脉压:中心静脉压和血压常作为调整输液速度和输液量的指标。

4. 扩容疗法的护理

(1) 快速输液的护理:休克病人主要是有效循环血量锐减,抢救时保证快速、有效的补充血容量,是抢救休克最基本的措施。达到:① 要按照补液原则补液,晶胶按比例输,达到扩容和维持有效循环血量。② 要开放两条静脉通路,一路快速输液扩容;另一路保证药物输入。③ 记录24 h 液体出入量,严重病人随时小结。

(2) 输液注意事项:抗休克时输液量大,药物种类多,要注意药物间的配伍禁忌,药物浓度和速度,及时记录用药名称、输注时间。根据用药目的,正确执行医嘱。紧急情况下,应加压输液,大量快速输液最好是有中心静脉压监测,保证心肺正常功能,保证合理补液(见表 2-3)。

表 2-3 中心静脉压、血压变化的原因和处理原则

中心静脉压	血压	原因	处理原则
↓	↓	严重血容量不足	快速补液
↓	正常	轻度血容量不足	适当补液
↑	↓	心功能不全或血容量过多	强心利尿扩血管、吸氧、纠酸
↑	正常	容量血管收缩增强,肺循环阻力增加	扩张血管
正常	↓	血容量轻度不足或心功能不全	补液试验后*,再给处理

* 补液试验:在 15 min 内将 5% 葡萄糖等渗盐水 250 ml 快速输入,如中心静脉压升高而血压不变,示心功能不全;如血压升高中心静脉压不变示血容量不足

(3) 常用扩容液体

1) 电解质溶液:首选平衡盐液,它能扩容、减低血液黏稠度,降低酸中毒,碱性药物首选 5% 碳酸氢钠等渗盐水。

2) 右旋糖酐:中分子右旋糖酐输注后在血管内维持 5~7 h,可扩容 1 倍,如输入 500 ml 可扩容 1 000 ml,紧急情况下常规应用。低分子右旋糖酐输注后仅维持 2~4 h,既有扩容作用,也有减低血液黏稠度,改善微循环的作用。

3) 全血及血浆:全血是补充血容量的最佳胶体液,血浆不受血型的限制,保存时间长,尤其适用于野战急救。

5. 应用血管活性药物的护理 血管活性药包括血管收缩药、血管扩张药和强心药。血管活性药应在补足循环血量的基础上进行,尤其是扩血管药,否则会使血压下降。血管活性药可改善周围血管功能,恢复正常的微循环,保证心、肺、脑、肾重要器官的血供。对感染性休克病人,升压

是应用血管活性药的首要目标,理想的血管活性药是既升压,又改善组织和器官的血液灌注。

（1）扩血管药:以多巴胺为主,多巴胺对肾血管和肠系膜血管有选择性扩张作用,并能加强心肌收缩力。

（2）缩血管药:当收缩压<50 mmHg,重要器官灌注无法维持时,可采用血管收缩剂,维持生命器官的灌注,常用的血管收缩药物有间羟胺等。

护理:① 使用血管收缩药、血管扩张药应小量、慢速输注,根据血压调整药物浓度和滴速。② 密切观察病情并每15~30 min测量体温、脉搏、血压、呼吸一次,并详细记录。③ 缩血管药禁忌渗漏到血管外,以免引起组织坏死,如有发生应局部立即注射扩血管药如酚妥拉明或0.25%普鲁卡因,以缓解血管痉挛和组织坏死的可能。

（3）维持心功能药:有心功能不全时应给予毛花苷C等强心药物,首次可给0.2 mg,可重复给药,剂量一般一次不超过0.4 mg,最好应用监护仪。

6. 皮质类固醇应用的护理　皮质类固醇主要用于感染性休克,大量一般不超过1周,时间长者则应逐渐减量,不可突然停药。长期大量应用可使抗感染能力下降,影响伤口愈合,发生急性胃黏膜病变。因此使用皮质类固醇时,应同时应用抗生素、制酸剂,使用过程中密切观察病情变化。

7. 保护重要器官的护理

（1）补足液体:先快后慢,液体补足后应减慢输液速度和量,联合使用扩血管药,纠正酸中毒,防止发生心源性休克。

（2）维持呼吸功能,如病人出现呼吸困难,吸氧无效,应立即气管插管,使用呼吸机,选用呼气终末正压通气,使肺扩张,促进肺换气功能。清除口腔和气管分泌物,保证呼吸道通畅。

（3）维护肾功能:在快速补液的同时,观察尿量,不应<30 ml/h。

8. 防治感染

（1）严格无菌操作。

（2）加强各种留置管的护理。

（3）合理使用抗生素。

（4）预防各种原因导致的肺部感染。

（5）注意观察各种创面和伤口,及时更换敷料,保持创面和伤口清洁。

9. 弥散性血管内凝血病人的护理　是晚期休克病人最严重的情况之一,病死率高,应注意病情观察和正确使用抗凝药物。

（1）观察:最早发现抽血困难,血液异常黏稠易凝,严重病人皮肤出现瘀点和瘀斑,应想到弥散性血管内凝血,报告医生,同时还应注意呕血、便血、咯血、尿血等内脏出血表现及重要器官衰竭表现。

（2）抗凝疗法护理:常用抗凝药物有肝素、双嘧达莫、丹参、阿司匹林。应用肝素抗凝血必须是在早期,后期有加重出血的可能。酸中毒使肝素失活,pH<7.0失效,使用前应纠正酸中毒。肝素剂量每千克体重给100 U,每4 h静脉滴注一次,用药前必须测凝血时间。应用肝素应注意其不良反应,如出血和过敏反应。

10. 心理护理　对休克病人和家属给予心理支持,避免产生焦虑、恐惧和不安,护理人员应镇静,耐心解释各种治疗方法和措施,准确操作,关心、同情病人和家属,取得他们的合作和理解。随时查看病人,向病人和家属讲解各种监护仪器和各种管道的作用。对重症病人应守护在其床旁,防止发生意外,保证病人和家属情绪稳定。

【健康指导】

(1) 失血时应止血,外伤疼痛应镇痛,骨折应固定,避免活动防继续损伤。

(2) 急救和运送时稳定体位,尽早扩容包括应用口服,可穿休克裤。

(3) 手术病人应做好充分术前准备,提高手术耐力。

(4) 感染病人应尽早使用抗生素或采取其他外科措施。

(5) 要询问病人用药史,有过敏史者注意用药前做过敏试验并备好抢救药物,发生情况及时处理。

(6) 自救和他救相结合,增强自信心,发生休克时应就地平卧,积极抢救,家属协助给予支持。

实训　抗休克裤的使用

【目的】　通过使用休克裤,来了解休克裤在抢救休克中作用。

【物品准备】　准备休克裤若干,准备电源、压力表等。

【方法】　把同学分组,每个人都试穿一下休克裤,记录升压作用和效果。

【注意事项】　掌握好适应证和禁忌证,操作认真准确,态度端正,勿损伤器械和物品。

思　考　题

一、名词解释

1. 休克　2. 有效循环血量　3. 感染性休克　4. 低血容量性休克　5. 中心静脉压

二、填空题

1. 微循环衰竭三期有_____、_____、_____。

2. 感染性休克根据血流动力学改变可分为_____、_____。

3. 维持有效循环血量的三因素是_____、_____、_____。

4. 血管活性药包括_____、_____、_____。

三、单选题

1. 休克的最佳体位是(　　　)。

   A. 平卧位　　　　　　　　B. 侧卧位　　　　　　　　C. 头低位

   D. 头高位　　　　　　　　E. 仰卧中凹位

2. 中心静脉压的正常值是(　　　)。

   A. $5 \sim 6 \ cmH_2O$　　　　B. $5 \sim 8 \ cmH_2O$　　　　C. $5 \sim 10 \ cmH_2O$

   D. $6 \sim 12 \ cmH_2O$　　　E. $6 \sim 15 \ cmH_2O$

3. 严重休克的休克指数是(　　　)。

   A. 0.5　　　　　　　　　B. 1　　　　　　　　　　C. 1.5

   D. 1.8　　　　　　　　　E. >2.0

4. 休克时成年人的尿量应达到(　　　)。

   A. 5 ml/h　　　　　　　　B. 10 ml/h　　　　　　　　C. 15 ml/h

    D. 20 ml/h   E. 30 ml/h

5. 抗休克的基本措施是( )。

    A. 吸氧   B. 补充血容量   C. 应用血管活性药物

    D. 应用皮质激素   E. 纠正酸中毒

6. 休克的主要致死原因是( )。

    A. DIC   B. 心力衰竭   C. 肾衰竭

    D. MSOF   E. 肺水肿

7. 微血栓形成在( )。

    A. 休克早期   B. 休克晚期   C. 微循环痉挛期

    D. 微循环扩张期   E. 微循环衰竭期

8. 休克病人危重征象是( )。

    A. 血压过低   B. 心率过快   C. 神志淡漠

    D. 代谢性酸中毒   E. 皮肤出现瘀点、瘀斑

9. 休克经补液后 CVP 高、血压低,应( )。

    A. 补液试验   B. 快速补液   C. 扩血管药物

    D. 减慢输液强心利尿   E. 缩血管药物

四、简答题

1. 休克病人应观察和监测的项目有哪些?

2. 补液的护理包括什么?

五、护理病例

病人男,32 岁,左季肋部被汽车撞伤 20 min 来院。查体:病人面色苍白,呼吸急促,脉搏 110/min,血压 80/50 mmHg。睑结膜苍白,瞳孔正大等圆,耳鼻无异常分泌物,颈软,心肺征阴性,左季肋部压痛,腹平坦,全腹均有轻度压痛、反跳痛和肌紧张,以左上腹为主,移动性浊音阳性,肠鸣音活跃。腹腔穿刺抽出不凝固血液,血红蛋白 100 g/L,血细胞比容 30%,红细胞数 300 万/mm³。B 超示脾破裂,腹腔有积液。医疗诊断:脾破裂,失血性休克。请回答:

1. 该病人属于哪种类型的休克?

2. 列出护理问题。

3. 写出急救和一般护理措施。

(黄秋学)

第三章　麻醉病人的护理

【知识要点】

1. 概念　麻醉、局部麻醉、椎管内麻醉、局部浸润麻醉、阻滞麻醉。
2. 了解麻醉的意义、分类、方法及常用的麻醉药。
3. 熟悉麻醉病人的麻醉前准备、护理评估内容。
4. 了解麻醉病人的护理问题。
5. 掌握全身麻醉、椎管内麻醉、局部麻醉的护理措施。
6. 熟悉麻醉中和麻醉后常见并发症的护理措施。
7. 掌握手术后镇痛方法的护理措施。

第一节　概　　述

麻醉是应用药物或其他方法,使病人在手术时痛觉暂时消失,使其耐受手术的技术。现在,临床麻醉工作的内容,已经大大超出手术的镇痛范围,危重病人的监测治疗、急救复苏、疼痛治疗等都属于麻醉学的范畴。根据麻醉作用部位和所用药物不同,将麻醉分为两大类。

一、麻醉分类

1. 全身麻醉　全身麻醉指麻醉药作用于中枢神经系统,病人的意识和痛觉消失、肌肉松弛、反射活动减弱。包括吸入麻醉、静脉麻醉、复合麻醉。

2. 局部麻醉　局部麻醉指麻醉药作用于周围神经系统,使相应区域的痛觉消失、运动障碍。包括表面麻醉、局部浸润麻醉、区域阻滞麻醉、神经阻滞麻醉、椎管内阻滞麻醉。护理人员承担了麻醉期间、麻醉恢复期间及麻醉后的护理工作,因此,做好麻醉病人的护理工作,可以为手术和麻醉的顺利进行及术后恢复创造良好的条件。

二、麻醉前准备

1. 麻醉前常规准备

(1) 禁饮食:为预防麻醉下的呕吐和误吸,成年人择期手术,麻醉前 12 h 内禁食、4 h 内禁饮。婴儿于麻醉前 4 h 内禁饮和禁哺食。术前晚应灌肠或给缓泻药。急症手术亦应适当准备,饱胃病人在全麻下施行手术时,可先作清醒气管插管,以防止呕吐误吸。

(2) 局麻药过敏试验:对使用有致敏性局麻药的病人,应遵医嘱在麻醉前 24 h 内做皮肤过敏试验。

（3）麻醉前用药：麻醉前用药的目的是减轻病人的紧张、焦虑和恐惧，减少局麻药中毒；抑制呼吸道腺体分泌，减少唾液，保持呼吸道通畅，以防发生误吸；消除因麻醉或手术而引起的不良反射，特别是迷走神经反射，预防麻醉意外；提高病人的痛阈，减少麻醉药的剂量。

1）巴比妥类：常用苯巴比妥钠 0.1 g，麻醉前 30 min 肌内注射，适用于一切麻醉方法。

2）抗胆碱药：有阿托品和东莨菪碱。阿托品成年人用量为 0.5 mg，肌内或皮下注射；心动过速、甲状腺功能亢进、发热者用东莨菪碱 0.3 mg，肌内或皮下注射。

3）阿片类：哌替啶，成年人用量为 50~100 mg，肌内注射。

4）安定镇静药：常用地西泮，成年人口服量为 2.5~5 mg，静脉或肌内注射量为 5~10 mg，一般在手术前晚使用，以保证其良好的睡眠。

2. 提高对麻醉的耐受力　包括指导病人合理膳食，以摄取足够的营养，凡禁食、进食困难或营养不良者，应遵医嘱给予营养支持治疗。对有水电解质及酸碱代谢失衡、贫血、低蛋白血症者，应给予输液、输血、输白蛋白等处理。对患心、肝、肾、肺疾病及甲亢、糖尿病者，应采取相应的治疗和护理措施。

3. 心理安慰　根据病人和家属的心理状况，采取适当的措施。向病人和家属介绍麻醉的方法和实施过程、如何配合麻醉，告知在麻醉实施前尚需与麻醉师签署麻醉同意书。通过教育，使病人和家属对麻醉有正确的认识，减轻焦虑和恐惧，增强信心，以最佳心态接受并配合麻醉。

三、术前访视

1. 目的　了解病情，手术的部位、范围和手术的危险性，是否需要特殊麻醉，有无特殊物品的准备，与手术医生接洽或讨论，检查病人的化验结果是否齐全等。

2. 内容

（1）病史

1）个人史：包括烟酒史、药物史、体质问题。

2）过去史：有无心血管疾病、呼吸系统疾病、中枢神经系统疾病等。

3）既往史：包括手术史、麻醉史等。

4）家族史：家族中有无遗传病、过敏性疾病和其他疾病史。

5）治疗用药史：病人原有疾病长期服药，服用哪些药物，对麻醉及手术有无影响等。

（2）病人的全身情况：包括病人的体重、营养、精神，有无贫血、发热、脱水和缺氧等表现，判断病人的一般情况：① 生命体征是否平稳，意识、精神、面色、表情有无异常；② 有无心、肺、肝、肾、脑等重要脏器功能损害的表现；③ 有无贫血、营养不良、水电解质和酸碱代谢失衡的症状和体征；④ 牙齿有无缺少或松动，是否装有义齿；⑤ 有无脊柱畸形或骨折、椎间盘突出、穿刺部位感染灶等。

（3）脏器功能：根据化验结果，判断病人的脏器功能等。

（4）对麻醉耐受能力：为确保麻醉的安全及良好的效果，实施麻醉之前必须对病人的病情及机体状态有清楚的了解，并据此对病人对手术及麻醉的承受能力作出判断。

四、术前评估

评估标准多采用美国麻醉医师协会（ASA）分级法，将病情分为 5 级（表 3-1）。

临床常以 V 级分类对病人予以评估，并作为对麻醉及手术耐受能力的判定依据，其标准如下。

表 3-1　美国麻醉医师协会病情分级和围术期死亡率

分级	标　　准	死亡率（%）
I	体格健康，发育营养良好；各器官功能正常	0.06~0.08
II	除外科疾病外，有轻度并存病，功能代偿健全	0.27~0.40
III	并存病较严重，体力活动受限，但尚能应付日常工作	1.82~4.30
IV	并存病严重，丧失日常工作能力，经常面临死亡威胁	7.80~23.0
V	无论手术与否，生命难以续持24 h的濒死病人	9.40~50.7

I 级：病人的重要器官、系统功能正常，能很好耐受麻醉和手术。

II 级：病人的重要器官、系统有轻度病变，但代偿功能健全，能耐受一般麻醉和手术。

III 级：病人的重要器官、系统有明显病变，功能减退，常态下虽在代偿范围内，但对麻醉和手术耐受较差。

IV 级：病人的重要器官、系统有严重病变，常态下代偿功能不全，威胁生命安全，实施麻醉和手术均有较大危险。

V 级：病人病情危重，重要脏器几乎无代偿功能，濒临死亡，麻醉和手术异常危险。

急症手术在评级后加"急"或"E"字，表示风险及意外较择期手术增加。

第二节　麻醉方法的实施

一、局部麻醉

局部麻醉（简称局麻）是将局麻药只作用于周围神经的某个部位而产生麻醉作用的方法。此时病人清醒，而身体的某一部位的感觉神经传导功能被阻滞。局部麻醉操作简单、费用低、安全性好，为外科、眼科、耳鼻喉等浅表、局限手术常用的麻醉方法。

（一）根据麻醉药的作用部位分类

（1）表面麻醉。

（2）局部浸润麻醉。

（3）区域麻醉。

（4）神经阻滞麻醉：包括颈神经阻滞、臂丛神经阻滞等。

从广义来讲椎管内麻醉也属于局部麻醉，由于其解剖和操作的特殊性通常单独介绍。

（二）常用局麻药物

1. **酯类** 常用的有普鲁卡因、丁卡因等。此类药物在血浆内被胆碱酯酶分解,其代谢产物可成为半抗原,能引起过敏反应。

（1）普鲁卡因:成年人一次限量为 1 000 mg。

（2）氯普鲁卡因:不需过敏试验,最大用量可达 1 000 mg。

（3）丁卡因:又名地卡因,是一种强效、长时效的局麻药物。因其毒性大现在已经很少使用。

2. **酰胺类** 常用的有利多卡因、丁哌卡因、罗哌卡因等。此类药物在肝内被肝微粒体混合功能氧化酶和酰胺酶分解,不形成半抗原,故极少引起过敏反应,不需要术前皮试。

（1）利多卡因:成年人一次限量表面麻醉为 100 mg,局部浸润和神经阻滞为 400 mg。

（2）丁哌卡因:因其对心脏毒性作用较强,过量时复苏较困难,故有被罗哌卡因替代的趋势。成年人一次限量 150 mg。

（3）罗哌卡因:是一种新的酰胺类局麻药物,多用于神经阻滞和硬膜外腔阻滞。因其与血浆蛋白结合率高,故特别适用于分娩镇痛和硬脊膜外镇痛,成年人一次限量 150 mg。

（三）常用局麻方法

1. **表面麻醉** 是将穿透力强的局麻药施用于黏膜表面,使其透过黏膜阻滞黏膜下的神经末梢而使黏膜麻醉的方法。常用 2%～4%利多卡因,用于眼、鼻、咽喉等部位的手术,也可用于尿道、食管的内镜检查。

表面麻醉应使用浓度较高的局麻药,以保证快速而持久的麻醉作用,而眼内滴入或尿道灌注给药,则应选择浓度较低的局麻药,以防因局麻药物吸收过快而引起局麻药中毒。

2. **局部浸润麻醉** 是将局麻药注射于手术区域的组织内,阻滞其中的神经末梢的麻醉方法。常用 0.5%普鲁卡因、0.5%氯普鲁卡因或 0.25%～0.5%利多卡因。

局部浸润麻醉操作要点:① 分层注射,注射前先在皮内推注少许麻醉药液形成皮丘,再经皮丘刺入,分层注射麻醉药。② 注药前回吸,经抽吸证实无回血后方可继续注射给药。③ 为延缓局麻药物的吸收、延长作用时间、预防毒性反应、减少创面渗血,可在局麻药液内加入肾上腺素 2.5 μg/ml;但老年人、高血压患者,以及在四肢末梢不用,以防引起意外或组织坏死。

3. **区域阻滞** 是将局麻药注射在手术区域四周和底部,阻滞通入手术区的神经纤维而使手术区域麻醉的方法。使用局部浸润麻醉药,该法较适用于体表肿块(如乳房良性肿瘤)切除术、头皮手术、腹股沟疝修补术等。其具有避免穿刺肿瘤组织、不影响局部解剖层次辨认等优点。

4. **神经阻滞** 是将局麻药注入神经干、神经丛、神经节的周围,阻滞神经冲动的传导,使其支配区域产生麻醉的方法。常使用穿透力强的麻醉药,如 2%利多卡因和 1%罗哌卡因,临床常用于肋间、指(趾)神经干阻滞,颈丛、臂丛神经阻滞(图 3-1)。

（四）局麻药的毒性反应

局麻药短时间内进入血液循环超过机体的耐受极限,就可发生药物毒性反应。这是局麻药特有的反应。

1. 引起局麻药毒性反应的常见原因
① 一次用量超过病人的耐受量;② 误注血管内;③ 作用部位血供丰富,局部吸收过快;④ 药物浓度过高;⑤ 病人因体质衰弱、特殊体质等原因而耐受力降低。

2. 毒性反应的临床表现 眩晕、多言、寒战、惊恐不安,继而出现面部和四肢肌肉震颤、抽搐和惊厥。可导致呼吸困难、缺氧,因呼吸和循环衰竭而死亡。

3. 局麻药毒性反应的预防 ① 麻醉前镇静药的使用是预防局麻药中毒的关键;② 严格掌握一次限量;③ 注药前回吸,

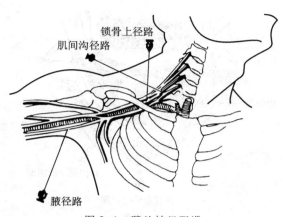

图 3-1 臂丛神经阻滞

防止注入血管;④ 血液循环丰富的部位,可在局麻药中加入肾上腺素 1∶（20 万~40 万）;⑤ 据病人具体情况或用药部位酌减剂量。

4. 毒性反应的处理 发生毒性反应后,应立即停止用药,吸入氧气,对轻度毒性反应病人可用地西泮 0.1 mg/kg 肌内注射或静脉推注,此药有预防和控制抽搐作用。如已发生抽搐或惊厥,静脉注射硫喷妥钠 1~2 mg/kg,控制抽搐和惊厥。

局麻药的使用过程中也可以出现过敏反应,两类局麻药中,以酯类发生机会多,酰胺类极罕见。过敏反应表现为使用很少量局麻药后出现荨麻疹、呼吸困难、面色潮红、低血压等。处理:立即皮下或肌内注射肾上腺素 0.5~1.0 mg,然后给予肾上腺糖皮质激素和抗组胺药物。预防过敏反应是用药前做药物皮内过敏试验。

二、椎管内麻醉

椎管内麻醉是将局麻药注入椎管内的蛛网膜下腔、硬脊膜外腔或骶管,阻断部分脊神经的冲动传导,使一定区域的感觉、运动及反射消失,伴肌肉松弛(图3-2)。椎管内麻醉时,病人保持清醒、镇痛效果确切、有一定的肌肉松弛,但可以引起血压下降、恶心、呕吐、呼吸抑制等不良反应。

（一）蛛网膜下腔阻滞

蛛网膜下腔阻滞（又称腰麻）是将局麻药注入蛛网膜下腔,阻滞部分脊神经的传导功能,使其所支配区域产生麻醉作用的方法。

1. 适应证 适用于下腹部、盆腔、下肢及肛门、会阴部手术。此麻醉方法为一次性注药维持时间较短,只适用于 2~3 h 的手术。

2. 禁忌证 ① 中枢神经系统疾病,如脑脊膜炎、颅内压增高;② 血容量明显不足;③ 穿刺部位皮肤感染或脓毒血症;④ 凝血机制障碍;⑤ 急性心力衰竭或冠心病发作,精神病或小儿等不合作的病人。

　　3. 麻醉方法　　腰麻常用的麻醉药为1%利多卡因、0.5%罗哌卡因。取低头、弓腰、抱膝姿势,使棘突间隙张开以利穿刺(图3-3),选择第三和第四腰椎(L$_3$~L$_4$)或第四和第五腰椎(L$_4$~L$_5$)间隙为穿刺点,在15 s左右,注入上述局麻药3 ml。

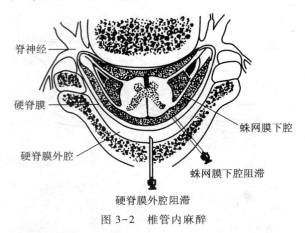

脊神经——
硬脊膜——
硬脊膜外腔——
　　　　　　　　蛛网膜下腔
　　　　　　蛛网膜下腔阻滞
硬脊膜外腔阻滞

图3-2　椎管内麻醉

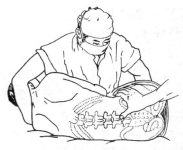

图3-3　蛛网膜下腔麻醉穿刺部位

(二) 硬脊膜外腔阻滞

　　硬脊膜外腔阻滞是将局麻药注入硬脊膜外腔,阻滞部分脊神经,使其支配区域内产生麻醉作用的方法(图3-4)。

　　1. 适应证　　因为此种麻醉方法不受时间限制,适用于除头部以外的任何手术,在临床上得到广泛的应用。常用于腹部及以下手术。

　　2. 禁忌证　　与腰麻相似。对中枢神经系统疾病、休克、穿刺部位皮肤感染、脊柱严重畸形或结核、凝血机制障碍等病人均列为禁忌证。对老年、妊娠、贫血、高血压、心脏病、血容量不足等病人,应谨慎应用,但是相对蛛网膜下腔麻醉影响较小。

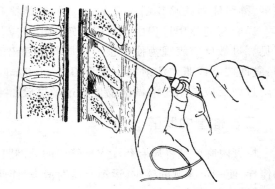

图3-4　硬脊膜外麻醉

　　3. 麻醉方法　　硬脊膜外腔阻滞常用的麻醉药为2%利多卡因、1%罗哌卡因、0.5%丁哌卡因。为延长麻醉时间,可在局麻药液内加入肾上腺素。根据手术的部位选择穿刺点,一般硬膜外阻滞的范围可达到5个脊神经的支配范围。取低头、弓腰、抱膝姿势,使棘突间隙张开以利穿刺。进入硬膜外腔后留置导管,退出穿刺针,麻醉中在导管中随时注药,所以麻醉时间不受限制。

三、全身麻醉

　　全身麻醉(简称全麻)是麻醉药物作用于中枢,暂时抑制中枢神经系统功能而产生麻醉作用的方法。全身麻醉时,病人意识消失、感觉消失、反射活动减弱、伴肌肉松弛,能满足全身各部位手术需要。全麻药对中枢神经的抑制作用是可控制、可逆转的,无时间限制,病人清醒后不留后遗症,与局部麻醉和神经阻滞比较,具有舒适、安全之优点,故适用于全身各个部位的手术。全身麻醉是目前最常用的麻醉方法。按全麻药进入体内的途径不同分为吸入麻醉和静脉麻醉。吸入麻醉是将气体或挥发性液体麻醉药经呼吸道吸入而产生全身麻醉作用的方法。静脉麻醉是将麻醉药静脉注射入体内,通过血液循环作用于中枢神经系统而产生全身麻醉作用的方法。

(一) 全身麻醉药物

1. 吸入全麻药 包括氧化亚氮,又称笑气;恩氟烷,又称安氟醚;异氟烷,又称异氟醚;七氟烷,又称七氟醚;地氟烷,又称地氟醚。

2. 静脉全麻药 包括氯胺酮、丙泊酚(异丙酚,普鲁泊福)、依托咪酯、羟丁酸钠等。

3. 全麻辅助用药 应用一些辅助药物以加强麻醉效能,其本身并无麻醉作用,但可减少麻醉药物的用量,从而使麻醉更平稳,安全性更强。常用药物有:地西泮(安定)、咪达唑仑(咪唑安定)、氟哌利多(氟哌啶)、吗啡、芬太尼等。

4. 肌肉松弛药 又称肌松药,是全麻用药的重要组成部分,使用肌松药便于手术操作,减少深麻醉对病人的生理影响。肌松药无镇静、镇痛作用,不能单独应用,应在全麻状态下辅助应用;使用肌松药后呼吸抑制,应进行气管内插管,并施行辅助或控制呼吸。常用肌松药:琥珀胆碱(司可林)、筒箭毒碱(管箭毒碱)、泮库溴铵(潘可罗宁)、维库溴胺(万可罗宁)、阿曲库铵(卡肌宁)等。

(二) 全身麻醉的实施

全麻维持期的主要任务是维持适当的麻醉深度以满足手术的要求,如切皮时麻醉需加深,开、关腹膜及腹腔探查时需良好肌松。

1. 吸入麻醉 经呼吸道吸入一定浓度的吸入麻醉药,以维持适当的麻醉深度。挥发性麻醉药的麻醉性能强,吸入后病人意识、痛觉消失,能单独维持麻醉,但肌松作用并不满意,因此,必要时可加用肌松药。全麻实施常规进行气管内插管,并施行辅助或控制呼吸(图3-5)。

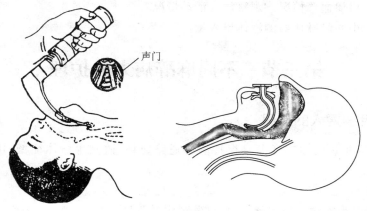

声门

图3-5 经口气管内插管

2. 静脉麻醉　为全麻诱导后经静脉给药维持适当麻醉深度的方法。目前所用的静脉麻醉药中,除氯胺酮外,多数都属于催眠药,缺乏良好的镇痛作用。因此,单一的静脉全麻药仅适用于全麻诱导和短小手术,而对复杂或时间较长的手术,多选择复合全身麻醉。

3. 复合全身麻醉　随着静脉和吸入全麻药品种的日益增多,麻醉技术的不断完善,复合麻醉在临床上得到越来越广泛的应用。

（1）全静脉复合麻醉:静脉麻醉诱导后,采用静脉镇静药、麻醉性镇痛药和肌松药复合应用。这样既可发挥各种药物的优点,又可克服其不良作用,具有诱导快、操作简便、可避免吸入麻醉药引起的环境污染等。

（2）静吸复合麻醉:全静脉麻醉的深度缺乏明显的标志,给药时机较难掌握。因此,一般在静脉麻醉的基础上,于麻醉减浅时,间断吸入挥发性麻醉药。这样既可维持相对麻醉稳定,又可减少吸入麻醉药的用量,且有利于麻醉后迅速苏醒。

四、麻醉病人的监护

（1）生命体征:常采用床旁 5 项监测仪。

（2）体温:常采用腋温、肛温、口温。

（3）脉搏:用电子传感器置于手指,监测脉搏的快慢和强弱。也可用手触摸法。

（4）呼吸:观察呼吸节律、频率和深度,是否通畅,有无口唇发绀,呼吸困难。

（5）监测血氧饱和度、氧分压、二氧化碳分压等。

（6）血压:采用袖套法,电子显示仪或多普勒监测仪。

（7）意识:是否清醒、嗜睡、昏迷等。

（8）水、电解质、酸碱平衡情况:液体是否多或少,输液是否快与慢,输液是否通畅等,有无输液反应。

（9）血常规及生化检查是否正常。

（10）心电图是否有特征性变化:如缺血和心律不齐等。

（11）皮肤色泽和温度:观察血容量的变化情况。

（12）尿量:观察尿的量与色泽,单位时间量和 24 h 总量。

（13）各种引流管:是否通畅和固定牢靠,接口是否密闭等。

（14）有无伤口渗血等情况。观察病人活动情况。

（15）必要时中心静脉压监测液体出入量。

第三节　不同麻醉病人的护理

一、局部麻醉病人的护理

局部麻醉病人护理的主要任务是保持静脉通路通畅,监测生命体征,密切观察局麻药中毒,保证病人安全。

【护理评估】

1. 心理状态　观察病人精神紧张、焦虑和恐惧的程度。

2. 麻醉前准备情况　了解病人局部麻醉药过敏史及药物过敏试验结果,是否按照要求禁饮食,是否接受了麻醉前用药。

3. 生命体征　测量脉搏、呼吸、血压等。

【护理问题】

1. 焦虑、恐惧　与面临麻醉风险和手术室的环境有关。

2. 潜在并发症　局麻药毒性反应、局麻药过敏反应等。

【护理目标】　病人焦虑或恐惧程度减轻。潜在并发症能被及时发现,并得到有效处理。

【护理措施】

1. 心理护理　观察病人对手术室陌生环境所产生的心理变化,以和蔼的态度接待病人,耐心询问和说明有关问题,让病人感到亲切可信,减轻其紧张、焦虑或恐惧。

2. 禁食水　麻醉前常规禁食,正确选择麻醉前用药,可以预防术中呕吐,减少局麻药中毒的发生。

3. 防止局麻药中毒　局麻药短时间内进入血液循环超过机体的耐受极限,就可发生药物的毒性反应。必须按规定限量使用局部麻醉药。普鲁卡因一次用量不超过 1 g,利多卡因不超过 0.4 g,丁哌卡因不超过 0.15 g;注射局部麻醉药之前应回抽,防止注入血管;血液循环丰富的部位,可在局麻药中加入肾上腺素 1:(20 万~40 万);根据病人具体情况或用药部位酌减局麻药的剂量。如出现中毒反应,应配合医生急救处理。应立即停止用药,吸入氧气,对轻度毒性反应病人用地西泮 20 mg 肌内注射或静脉注射,此药有预防和控制抽搐作用。

4. 防止局麻药的过敏反应　酯类发生机会多,酰胺类极罕见。出现荨麻疹、呼吸困难、面色潮红、低血压等。立即皮下或肌内注射肾上腺素 1 mg,然后给予肾上腺糖皮质激素和抗组胺药物。

二、椎管内麻醉病人的护理

椎管内麻醉在临床使用广泛,由于椎管内麻醉对病人的循环功能影响较大,因此必须做好椎管内麻醉病人的麻醉配合及护理工作。

【护理评估】

1. 心理状态　观察病人精神紧张、焦虑和恐惧的程度。

2. 麻醉前准备情况　了解病人是否按照要求禁饮食、是否接受了麻醉前用药、麻醉部位皮肤有无感染、脊柱有无畸形。

3. 生命体征　测量体温、脉搏、呼吸、血压等,尤其注意病人有无心脏病、体液失衡。

4. 麻醉或手术史　了解有无麻醉或手术史,注意局麻药过敏史。

【护理问题】

1. 心排血量减少　与麻醉后部分交感神经阻滞有关。

2. 低效性呼吸型态　与麻醉平面过高有关。

3. 尿潴留　与骶神经被阻滞后恢复较晚、腹部和会阴手术后切口疼痛、病人不习惯卧床排尿等有关。

4. 疼痛、头痛　腰穿时脑脊液漏出引起颅内压降低而导致。

5. 潜在并发症　有全脊髓麻醉的危险,硬脊膜外麻醉时麻醉药误入蛛网膜下腔所致。

【护理目标】 在麻醉苏醒期血压平稳,心排血量正常。呼吸得到有效的恢复。能自主排尿。头痛得到预防或有效地减轻。及时发现和处理全脊髓麻醉,避免严重后果。

【护理措施】

1. 术中观察和护理

(1) 严密切观察病情:协助麻醉师摆好体位,检查腰部皮肤是否有感染,脊柱有无畸形。在麻醉开始时,密切观察病人的血压、呼吸,一旦发现全脊髓麻醉的征象,立即配合麻醉师进行抢救,如给氧、辅助呼吸、给血管收缩药等,如发现心搏骤停,立即进行心肺复苏。

(2) 呼吸抑制:麻醉平面越高,麻醉深度越深,呼吸抑制越严重。其症状为胸闷、气短、咳嗽、乏力、说话费力,严重者可出现发绀。视程度给予面罩吸氧或辅助呼吸。一旦呼吸停止,应立即做气管内插管和人工呼吸进行急救。

(3) 血压下降:腰麻中血压下降的严重程度与麻醉平面密切相关。脊神经被阻滞后,麻醉区血管扩张,回心血量减少,造成血压下降。如病人有高血压或血容量不足等,本身代偿能力低下,则更易发生低血压。保持静脉输液通畅,血压降低时快速静脉输入 50% 葡萄糖溶液 100~200 ml,以扩充血容量;肌内注射麻黄碱 30 mg,收缩血管,提升血压;心动过缓者可静脉注射阿托品 0.3~0.5 mg。

(4) 恶心、呕吐:发生的原因包括低血压或呼吸抑制,造成脑缺氧而使呕吐中枢兴奋;牵拉腹腔内脏,迷走神经亢进;对术中辅用哌替啶的催吐作用较敏感。应针对原因采取治疗措施。如提升血压,吸氧,局麻药封闭腹腔神经,暂停手术牵拉等。

2. 术后观察和护理

(1) 体位:硬膜外麻醉手术后不需要去枕平卧,腰麻必须去枕平卧 6 h。

(2) 观察生命体征,尤其是呼吸和循环功能,出血情况,恶心、呕吐等情况。

(3) 引流管接通和伤口覆盖情况。

(4) 接送病人途中安全和其他情况。

3. 术后并发症护理

(1) 腰麻后头痛:多发生于腰麻后 1~3 d,发生率为 3%~30%,典型是穿刺术后 6~12 h,病人在坐起或站立时加重,平卧后减轻或消失。其主要原因是腰椎穿刺时刺破了蛛网膜,脑脊液从穿刺孔漏入硬膜外腔,致颅内压下降,颅内血管扩张而引起血管性头痛。防治:手术后去枕平卧 6 h,变换体位时动作宜缓慢。

(2) 尿潴留:是腰麻后较常见的并发症。主要是局麻药在支配膀胱的骶神经处潴留引起,常见于下腹或肛门会阴部手术;切口疼痛及病人不习惯在床上排尿,也是发生尿潴留的重要因素。治疗可针刺足三里、三阴交、关元等穴位,指导病人床上排尿,热敷下腹部膀胱区,新斯的明 0.3 mg 肌内注射,必要时导尿。

(3) 全脊髓麻醉:这是硬脊膜外麻醉中最危险的并发症,原因是误将过量的局麻药注入蛛网膜下腔,引起全脊髓包括脊神经根的阻滞,结果造成血压下降、呼吸抑制,进而呼吸和心搏停止。给药后密切观察病人的血压、呼吸。一旦发生全脊髓麻醉,应立即给氧和气管内插管,施行辅助呼吸或人工呼吸,提升血压。心搏停止时则应立即予心肺复苏处理。

(4) 局麻药中毒:严重者少,发现后及时给予麻黄碱和阿托品注射、吸氧等即可缓解病情。

（5）穿刺部位术后血肿等，要密切观察病人情况，术后随访有无问题，并及时和病房护士沟通。

（6）截瘫：由于神经损伤所致。病人可出现运动无力、感觉减退等表现。脊神经根损伤的治疗包括理疗，给予维生素B、激素等。

（7）硬膜外脓肿：其特点是背部疼痛，同时有神经根受刺激的放射性疼痛，脓肿部位的棘突有叩击痛和压痛，数日或数周后出现全身症状。

三、全身麻醉病人的护理

全麻过程中，麻醉药物对呼吸系统甚至全身的影响比较大，病人可能出现神经、循环、呼吸等方面意外。因此，全麻病人护理的主要任务是保持静脉通路通畅，与麻醉师密切配合，监测生命体征、尿量等变化，及时发现和协助处理异常情况，保证病人安全。

【护理评估】

1. 心理状态　观察病人有无精神紧张、焦虑和恐惧。

2. 麻醉前准备情况　了解病人是否按照要求禁饮食、是否接受了麻醉前用药、有无咳嗽、发热等情况。

3. 生命体征　测量体温、脉搏、呼吸、血压等。

【护理问题】

1. 有窒息的危险　由于麻醉前未禁食所致。

2. 心排血量减少　与麻醉前病人的血容量不足、体液平衡失调及麻醉过深等有关。

3. 体温过高或过低　与手术、麻醉和输液有关。

4. 有受伤的危险　与病人的意识障碍、躁动有关。

【护理目标】　保持呼吸道通畅，防止窒息发生。病人能摄入充足的液体。病人体温维持正常。避免意外损伤发生。

【护理措施】

1. 密切观察病情　由专人守护病人，每15～30 min测血压、脉搏、呼吸一次，直至病人完全清醒。

2. 维持呼吸功能

（1）呕吐与误吸：通常发生在麻醉诱导期和苏醒期，饱食后急症病人、肠梗阻病人、小儿更容易出现。术前严格禁食禁饮，使胃充分排空；肠梗阻或饱食病人，应插胃管吸除胃内容物；饱胃病人采用清醒气管插管。一旦发生误吸，应立即头低位，偏向一侧，防呕吐物进入呼吸道；清除口咽部的呕吐物。

（2）舌后坠：舌后坠病人可托起下颌或置口咽通气道。

（3）喉头水肿的病人遵医嘱静脉注入地塞米松，并用麻黄碱喉头喷雾。

（4）喉痉挛：应去除原因，经面罩加压给氧，严重者可经环甲膜穿刺给氧，在手术中可以加深麻醉或给肌松药，再行气管插管。

（5）肺不张：多见于上腹和胸腔手术病人，主要是术后咳痰困难，分泌物阻塞支气管引起，也可能是由于单侧支气管插管引起，或吸入麻醉药导致区域性肺不张有关。痰多而黏稠者应稀化痰液,并用吸痰器吸出痰液,术前给予抗胆碱药减少分泌物,及时吸除分泌物。术前戒烟,避免插管,术后镇痛,鼓励病人咳嗽和深呼吸等。

(6) 支气管痉挛:静脉给予氨茶碱或皮质激素,解除小支气管平滑肌痉挛;必要时行气管插管,控制呼吸。

(7) 肺梗死:见于老年人长期卧床,由于骨盆骨折和下肢骨折。病人多发生于麻醉后翻身时,血压急剧下降,心搏骤停,面色发绀等,多是静脉血栓脱落引起肺梗死,老年人要注意控制血黏稠度和血脂,麻醉诱导后勿翻身剧烈。

(8) 肺脂肪栓塞:多见于老年人骨髓内内钉固定或关节置换的病人,器械挤压骨髓,使脂肪滴入血,导致肺微血管广泛性阻塞。抢救以维持呼吸和循环功能,纠正低氧血症。

3. 维持循环功能

(1) 低氧血症:常见的原因有吸氧不足、通气不足、肺不张、支气管痉挛、肺水肿等。病人可出现出汗、心动过速、呼吸急促、发绀等表现。应增加吸入氧浓度;检查呼吸机管道是否脱落、堵塞;吸除口咽部分泌物;对有肺水肿者可强心,利尿,控制输液速度。

(2) 低血压和高血压:麻醉过深、失血过多、术中牵拉迷走神经均可以导致血压下降。应减浅麻醉,同时补充血容量。必要时监测尿量、监测中心静脉压来指导输血、输液。减少内脏牵拉,利多卡因封闭内脏神经。除高血压与病人原有疾病外,还与麻醉浅、镇痛药不足,从而未能控制手术刺激而引起强烈反应有关。应加深麻醉,应用降压药物和心血管药物。

(3) 心律失常:手术牵拉内脏因迷走神经反射导致心动过缓,严重时导致心搏骤停,应立即停止手术操作,药物治疗。

(4) 心搏骤停:心搏骤停的原因很多,如急性失血、麻醉过深、手术牵拉内脏、高碳酸血症、低钾血症和高钾血症等。一旦发生,即刻行人工呼吸,胸外心脏按压,在手术中可以开胸心脏按压。

4. 维持体温正常 常见于小儿麻醉。婴幼儿由于体温调节中枢尚未发育完善,体温极易受环境温度影响。如对高热不及时处理,可引起抽搐,甚至惊厥。所以小儿麻醉应注意体温监测,一旦体温升高,就应积极物理降温,头部加冰帽防止脑水肿。如发生抽搐,应立即吸氧,保持呼吸道通畅,并可静脉注射小剂量镇静药。注意保暖,体温过低时可用热水袋,高热病人采用物理降温。

5. 防止意外损伤 专人守护病人,躁动病人适当加以约束。

6. 恶心、呕吐 多见于吸入麻醉和部分麻醉药物引起,术后给予吸氧和一些药物可缓解。

7. 术后躁动与苏醒延迟 见于麻醉药吸入多,病人代谢低、低体温、镇痛不足和苏醒不完全等有关。正确应用肌松药、镇痛药,避免低体温,吸氧。

8. 麻醉恢复 麻醉病人能达到① 神志清醒,能辨认时间、人物的地点;② 血压、脉搏平稳维持30 min以上;③ 能做深呼吸和有效咳嗽,呼吸频率和幅度正常,$SPO_2 > 95\%$;④ 末梢循环良好,皮肤红润、温暖等,就可送返普通病房。

也可以采取麻醉恢复评分法评定病人的恢复情况(表3-2),评分达到7分以上者即可离开恢复室。

表 3-2 麻醉恢复评分表

项目	2分	1分	0分
意识	清醒,回答问题正确	可唤醒	呼唤无反应
呼吸	能呼吸并咳嗽	呼吸困难或间断	无自主呼吸
循环	与麻醉前基础血压相比收缩压变化率在20%以下	与麻醉前基础血压相比,收缩压变化率在20%~50%	与麻醉前基础血压相比,收缩压变化率在50%以上
活动	四肢都能活动	能活动两个肢体	不能自主活动肢体
皮肤色泽	面、口唇、指端色泽正常	苍白,灰暗等改变	明显青紫

第四节　手术后镇痛术及护理

一、手术后镇痛方法

疼痛是主观的感觉,疼痛具有保护性和防御性,同时具有痛苦和危害性,是病人最关切并急于解决的问题。近年来应用麻醉学技术治疗疼痛已收到良好的效果,所以护士了解和掌握有关疼痛病因、部位、程度的评估,疼痛的治疗及护理是非常必要的。

1. 传统药物镇痛方法　是最基本、最常用的方法,常用药物有解热镇痛药、麻醉性镇痛药、催眠镇静药。强力镇痛药一般有成瘾性,所以轻微疼痛,不用药或给予口服药为宜。严重疼痛给予注射药物,但一般在 12 h 之内不宜反复应用。常用方法是口服、肌内注射、皮下注射和静脉注射。缺点是镇痛效果差、镇痛不理想、不能个体化用药、抑制呼吸、心理依赖性、不灵活等。

2. 现代镇痛方法

（1）病人自控镇痛(PCA):由三部分组成,注药泵、自动控制装置、输注管道和防止反流的单向活瓣装置等。PCA 经静脉途径给药,称为病人自控静脉镇痛(PCIA);如通过硬膜外途径给药,则称为病人自控硬膜外镇痛(PCEA)。因 PCA 效果良好,目前是临床上常用的术后镇痛方法。

常用局麻药和麻醉性镇痛药复合使用,如丁哌卡因加小剂量的吗啡或者芬太尼,硬膜外吗啡镇痛属直接镇痛,低浓度的丁哌卡因与吗啡可产生协同镇痛效应,且不阻滞运动神经,先自硬膜外导管首次注入一个较大剂量,产生镇痛作用,然后依靠 PCA 泵自动持续少量给药,教会病人正确使用 PCA 泵。一般 PCA 泵导管保留 48 h 后拔除。使用镇痛泵可有局部感染,导管脱出、恶心、呕吐、呼吸抑制、嗜睡、尿潴留等并发症,应注意观察和处理。

（2）硬膜外镇痛:经留置于硬膜外腔的导管注药,可单次也可连续用药。硬膜外插管镇痛法是通过硬膜外插入的导管,向硬膜外隙内注入镇痛药(一般使用吗啡)来治疗疼痛。硬膜外腔的安全容积为 15 ml,故注药前先将药物用生理盐水稀释至 5~10 ml。起效较慢,大约需要 30 min,维持 6~24 h。

镇痛的好处是减轻焦虑和烦躁,增加舒适感,减轻机体应激反应,增加术后免疫和减少术后并发症,减轻分解代谢有利于伤口愈合和早期下床活动。虽然镇痛给病人带来舒适和减少痛苦,但这些药物也会给身体带来一些功能影响,如有些麻醉药物可引起恶心、呕吐,呼吸抑制、尿潴留、胃肠道功能恢复缓慢、皮肤瘙痒等不适,术后各脏器功能恢复慢等,尤其是腹部外科手术后易于造成肠梗阻。

（3）持续镇痛:以镇痛泵持续输入小剂量的镇痛药物。

二、护理

【护理评估】

1. 疼痛产生的原因

（1）应用麻醉药的药效作用消失。

（2）各种手术创伤所致切口疼痛和术后体位的变动。

（3）麻醉手术期间体位固定时间较长所致。

（4）皮肤伤口或体内脏器细菌感染产生疼痛。

（5）空腔脏器的管腔发生阻塞,造成梗阻所致的疼痛。

（6）组织缺血缺氧酸性代谢产物积聚引起的疼痛。

2. 疼痛的分类

（1）按程度分类可分为轻微、中等和剧烈疼痛。

（2）按疼痛性质分锐痛和钝痛。

（3）按病程分急性和慢性疼痛。

3. 疼痛程度的估计　应用疼痛程度的估计便于临床应用,便于医护患的沟通,便于专业管理和学术交流。

（1）视觉模拟评分方法:是最为可靠而常用的方法。方法是画一直线,长 10 cm,每厘米一点,从起点 0 到终点 10,0 点代表无痛,10 点代表严重疼痛。让病人在标有刻度的直线上标记,然后测量 0 到标记点的长度,这就是病人疼痛的评分值。

（2）5 点口述评分方法:0 级:无疼痛。1 级:轻微疼痛;2 级:中度疼痛;3 级:重度疼痛;4 级:剧烈疼痛;5 级:难以忍受的疼痛。

4. 心理状态　术后疼痛会引起焦虑、烦躁、甚至恐惧。同时,因个人心理、神经因素、大脑皮质对疼痛的反应不同,疼痛在不同人身上反应的敏感度不同。

【护理问题】

1. 有出血、渗血的可能　与切口创伤引起有关。

2. 有感染的危险　与导管置入有关。

3. 舒适的改变　与药物引起的副作用、尿潴留、麻醉和疼痛及体位受限有关。

4. 低效性呼吸状态　与主观和药物应用、咳嗽受限排痰不畅有关。

5. 恶心、呕吐　与麻醉镇痛药物和术后疼痛等引起有关。

6. 自伤的危险　对治疗失去信心、绝望、剧烈疼痛有关。

7. 睡眠形态紊乱　与疼痛和机体生理功能紊乱有关。

【护理目标】　无出血。免于感染。舒适感增强。能够正常咳嗽和排痰。疼痛减轻或消失。对治疗有信心。病人能安静入睡。

【护理措施】

1. 一般护理措施

（1）为病人提供舒适的休息条件：良好的环境、舒适的体位有利于病人的休息,减轻疼痛。

（2）解除病人的恐惧、焦虑心理：疼痛可因焦虑加剧,焦虑与疼痛反应呈显著正相关,因此,术后疼痛程度有随焦虑情绪增加而增强的趋势。护士对病人术后的恐惧、焦虑倾向应有足够认识,要主动关心病人,从稳定情绪入手,提供有针对性的、有效的心理护理。

（3）减少或消除引起疼痛的原因：如给予止血、包扎、固定处理伤口等措施,注意伤口和穿刺部位有无感染。

（4）指导病人有效排痰：术后疼痛的病人不愿咳嗽、深呼吸,易导致肺不张、肺感染。应对病人进行指导,使之学会深呼吸和有效咳嗽的方法,协助病人按压伤口后,鼓励病人咳嗽和深呼吸。

（5）松弛法：指导松弛局部肌肉,以减轻疼痛。

（6）物理治疗：是指利用各种物理能量作用于机体,通过神经反射作用和体液系统的调节作用,使致痛的化学介质迅速排出,因而减轻或消除疼痛。具体分为电疗法、温热疗法、超声波疗法、运动疗法、按摩疗法等。

（7）香薰治疗：通过阻止受损组织释放前列腺素,减轻或消除痛感;另外也可增加体内的内啡肽,阻止疼痛信号在神经细胞的传递。

2. 现代疗法的护理措施

（1）加强监护,定时观察,有情况及时与医生联系。

（2）告知病人多活动、翻身拍背、深呼吸和咳嗽等,促进脏器功能早日恢复;病人应积极主动地克服疼痛,不要依赖镇痛药。

（3）定时去除镇痛装置。

实训　参观麻醉室

【目的】　了解麻醉室的布局、麻醉室规章制度。识别麻醉基本设备,了解其用途。识别呼吸机、监护仪、气管插管及椎管内穿刺器械。

【准备工作】　参观人员在手术室人员的统一指挥下,换好鞋、衣服、口罩和帽子。

【方法】　在麻醉室负责人员的带领下,介绍麻醉室房间结构、设备的安置与使用,麻醉室一般规则和工作制度。介绍麻醉剂、呼吸机、监护仪、气管插管器械、椎管内穿刺包等设备的用途和使用。

【注意事项】　严格做好进入手术室前准备,遵守手术室规则。

思　考　题

一、名词解释

1. 全麻　2. 表面麻醉　3. 硬脊膜外腔阻滞　4. 局麻药中毒

二、填空题

1. 麻醉前常用药物有＿＿＿＿、＿＿＿＿、＿＿＿＿、＿＿＿＿四类。
2. 椎管内麻醉方法有＿＿＿＿、＿＿＿＿。
3. 误吸通常发生在全麻的＿＿＿＿期和＿＿＿＿期。
4. 病人自控镇痛（PCA）由＿＿＿＿、＿＿＿＿、＿＿＿＿三部分组成。

三、单选题

1. 静脉麻醉的优点包括（　　）。
   A. 诱导迅速　　　　　　　B. 无诱导期兴奋　　　　　C. 不污染手术室
   D. 麻醉苏醒期较平稳　　　E. 以上均是

2. 下列麻醉方法中不属于局部麻醉的是（　　）。
   A. 表面麻醉　　　　　　　B. 吸入麻醉　　　　　　　C. 局部浸润麻醉
   D. 区域阻滞　　　　　　　E. 神经阻滞麻醉

3. 麻醉时在局麻药液加入肾上腺素的作用是（　　）。
   A. 局部血管收缩，延缓局麻药液吸收，加快起效时间
   B. 延缓麻药吸收，延长作用时间
   C. 减轻局麻药的毒性反应
   D. 减少创面渗血　　　　　E. 以上均是

4. 麻醉前注射阿托品的目的（　　）。
   A. 抗焦虑及抗惊厥　　　　B. 抑制腺体分泌，解除平滑肌痉挛
   C. 预防局麻药的毒性反应　D. 增强镇痛效果
   E. 安定镇静

5. 腰麻后应去枕平卧（　　）。
   A. 4~6 h　　　　　　　　B. 6~8 h　　　　　　　　C. 8~10 h
   D. 10~12 h　　　　　　　E. >12 h

6. 用利多卡因局麻时，成年人一次最大剂量是（　　）。
   A. 0.15 g　　　　　　　　B. 0.4 g　　　　　　　　C. 0.6 g
   D. 1.0 g　　　　　　　　E. 0.8 g

四、简答题

1. 麻醉前用药的目的是什么？
2. 简述局麻药的中毒原因。
3. 简述全麻后喉痉挛的紧急处理措施。

（陈明慧）

第四章　心肺复苏

1. 掌握复苏、脑死亡、临床死亡。
2. 了解心搏、呼吸骤停的病因,熟悉心搏、呼吸骤停分类。
3. 掌握心搏、呼吸骤停诊断、初期复苏、脑复苏的护理措施及健康指导。
4. 掌握心搏、呼吸骤停二期复苏措施。

第一节　概　　述

使心搏、呼吸骤停的病人迅速恢复循环、呼吸和脑功能所采取的抢救措施称心肺脑复苏。

临床死亡:一般认为呼吸心搏停止 4~6 min 的时限。此时机体生命器官的细胞还没有发生不可逆的病理变化,抢救及时可挽回病人的生命。

脑死亡:超过临床死亡的时限,脑细胞发生变性和坏死,脑功能不可能恢复,病人死亡。临床上有成功抢救心搏骤停 8 min 以上的实例。所以对心搏、呼吸骤停病人均应就地抢救,不要轻易放弃。

一、心搏、呼吸骤停的病因

1. 意外事故　严重创伤、溺水、车祸、电击、自缢、药物中毒和过敏。
2. 麻醉和手术意外　麻醉药过量或对麻醉药高度过敏、麻醉操作意外、术中大出血或过度牵拉内脏反射等。
3. 心血管疾病　以冠心病、心肌梗死、心肌炎常见,还有脑出血或栓塞等。
4. 水电解质酸碱平衡严重紊乱　如高钾血症、低钾血症和严重酸中毒。

二、心搏骤停的临床病理类型

1. 心脏完全停搏　心电图呈一条直线。
2. 心室颤动　心肌处于痉挛状态,心电图示心室颤动波。
3. 心电机械分离　缓慢而无效的自主心搏。心电图示缓慢而弱的波形。
三种类型的共同点是心脏不能有效的搏出血液而循环停止。

三、心搏、呼吸骤停的临床诊断

心搏、呼吸骤停的临床诊断包括:① 意识突然消失或晕厥。② 呼吸停止或不正常呼吸,如喘息。③ 大动脉搏动消失。临床上判断可采用一拍或摇(判断意识)、二听(判断呼吸)、三触摸(判断心搏是否停止)。另外有心音听不到、血压消失、瞳孔散大、面色发绀等。临床判断应迅速、果断,以免延误抢救时机。

心搏、呼吸骤停一旦诊断,应分秒必争,积极抢救,除大声呼救别人帮忙,自己或请别人拨打"120"急救电话外,还应立即进行复苏。复苏程序包括:① 基本生命支持主要是现场抢救,这是保证生命的关键,包括 C(circulation)人工循环;A(airway)气道通畅;B(breathing)人工呼吸。② 高级生命支持是在初期复苏成功的基础上进行,主要采用药物和器械对呼吸循环的进一步支持,通过补液给药和进行心电监测和除颤。③ 后期复苏指复苏后处理和脑复苏,恢复脑细胞和其他脏器正常功能。心肺复苏的分期、抢救程序和急救措施见表 4-1 和图 4-1。

表 4-1 心肺复苏的分期、抢救程序和急救措施

分 期	抢 救 程 序	抢 救 措 施
基本生命支持	人工循环	心脏按压(胸外心脏按压、胸内心脏按压)
	气道通畅	托颈压额提下颌,清除呼吸道分泌物
	人工呼吸	口对口人工呼吸
高级生命支持	补液、药物、器械、心电监护和除颤	简易气囊呼吸器麻醉机、呼吸机、静脉补液并给药物(如肾上腺素、利多卡因、阿托品、碳酸氢钠等)、心电图和除颤机除颤
脑复苏和后期复苏	在重症监护下脑复苏,维持其他重要器官功能	降温、脱水、维持血压、营养脑细胞的药物、糖皮质激素、高压氧舱、各种监测和多器官功能的支持,预防感染

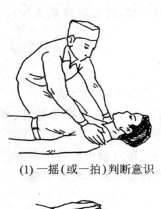

(1) 一摇(或一拍)判断意识

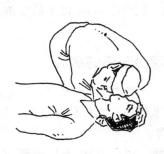

(2) 听呼吸

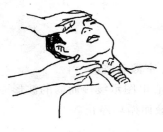

(3) 摸颈动脉

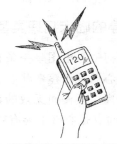

(4) 拨打急救电话或大声呼叫

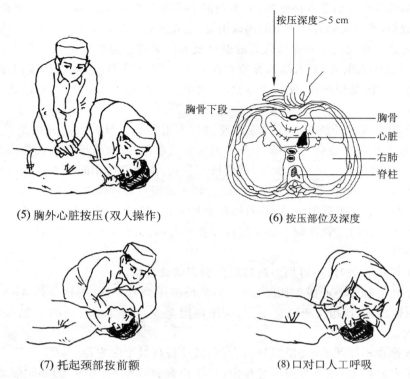

(5) 胸外心脏按压(双人操作)　　　　　(6) 按压部位及深度

(7) 托起颈部按前额　　　　　　　　(8) 口对口人工呼吸

图 4-1　心肺复苏抢救

第二节　复 苏 程 序

一、基本生命支持

1. 人工循环　心脏按压指心前区按压或开胸直接挤压心脏以建立人工循环的方法。现场急救多采用胸外心脏按压;开胸直接挤压心脏为胸内心脏按压,临床上少用。

(1) 胸外心脏按压:病人平卧于地面或硬板床上,急救者一般位于病人右侧,用左手掌根置于胸骨下段,手臂与胸骨垂直,右手放在左手背上,上肢伸直,用全身的重力垂直按压,使胸骨下陷至少 5 cm,而后放松稍抬起,但手掌不离开胸壁。成年人胸外按压至少 100 次/min,按压的有效标志是能触摸到大动脉的搏动和收缩压 ≥60 mmHg。急救时常与人工呼吸同时进行,一人急救方法是胸外按压 30 次,连续吹 2 口气(30∶2);如两人急救,一人胸外按压,另一人开放气道,并在第一轮 30 次胸外按压后立即进行人工呼吸,胸外按压 5 次(1∶5);两人可轮换操作。有时在临床急救中,急救者先在病人胸前区拳击一次,由于拳击可产生 20~25 J 电流,易使病人恢复心搏,抢救成功率高,方法是从 25 cm 高度向胸骨中下段处捶击,不可用力过猛。

(2) 胸内心脏按压:胸外心脏按压无效、肋骨骨折、心脏压塞、气胸等不能胸外按压时,应立即简单消毒铺单,切开胸壁,用手直接挤压心脏,挤压频率 60 次/min。一般在手术室进行,心脏按压同时,麻醉师应气管插管维持呼吸,手术室护士应准备所需物品,配合其他抢救人员共同努力,促使复苏成功,术后关胸并给予胸腔闭式引流,送入重症监护病房进一步治疗和护理。

2. 开放气道　开放气道并保持气道通畅是复苏的关键。急救者应位于病人右侧,右手托病人颈后,左手压病人前额;有人认为抢救者在病人左侧,左手置于病人颈后向上托起,右手压病人前额。另一方法是提颌法,使气道拉直,同时清除口腔和呼吸道分泌物,保证气道通畅,尤其是溺水病人。

3. 人工呼吸　气道开放并通畅后应迅速进行人工呼吸。最有效的方法是口对口人工呼吸法,急救者右手托病人颈后,左手掌小鱼际侧压病人前额,拇食指捏住病人鼻孔,将病人口唇张开,深吸气后贴紧病人口部用力吹气,而后放开鼻孔,抢救开始用同样方法连续吹气4次,以后每分钟维持 10~12 次,胸廓起伏是有效标志,病人的吸气和呼气之比为 1:2。

在临床上有时上呼吸道梗阻,而导致呼吸心搏骤停,气管插管困难或时间紧迫,此时应采用损伤轻微而又有效的气管针刺方法来保证呼吸道通畅,常在环甲膜处穿刺。

4. 注意事项

（1）人工按压心脏时,不可用力过猛以免引起肋骨骨折。

（2）对小儿心肺复苏心脏按压时,用单手掌根按压胸骨中段,每次下压 4~5 cm,对新生儿要双手环抱胸廓,两拇指按压胸骨中点,按压幅度至少为胸部前后径的 1/3,按压频率每分钟 100~120 次。

（3）复苏操作不能间断,要组织好人力,积极准备高级生命支持。

（4）复苏有效标志:在心脏按压过程中,护士应观察收缩压,如在 60 mmHg 以上、有大动脉搏动,说明心脏按压操作正确。出现有以上情况,且瞳孔缩小、自主呼吸恢复、发绀好转、神志恢复,说明心脏按压有效。

心肺复苏诊断和抢救过程口诀

一摇二听三触摸,大声呼救电话拨。
胸骨下段心按压,操作比例要掌握,
胸外按压有禁忌,复苏成功有标志。
托颈压额提下颌,人工呼吸口对口,
器械药物齐上阵,重点保心脑肺肾。

二、高级生命支持

高级生命支持是基本生命支持的继续,指用药物和器械等方法来进一步维持呼吸和循环功能,进一步支持生命,又称药物与器械复苏。在院外基本生命支持和高级生命支持衔接需要的时间长,在院内分期不明显。复苏需要多科室多人员协同抢救,保证人员、物品、药物等齐全,抢救才万无一失。

（一）继续维持呼吸

1. 简易气囊呼吸器　通过气管内插管,外带有活瓣装置的呼吸气囊,通过挤压气囊而维持病人的呼吸。此法简单而有效,院外或急诊急救尤为适用。

2. 麻醉机　手术室进行,通过气管内插管给输氧,并用呼吸囊控制呼吸。

3. 人工呼吸机　是一理想的维持呼吸器械,可以根据需要调压、调频、调容、调时。一般在重症病房常用。

(二) 复苏药物的应用

1. 给药途径

(1) 静脉输注或骨注:首选也是最佳给药途径。

(2) 气管内给药:适于气管内插管病人。

(3) 心内给药:由于此法有损伤冠状血管和心肌的可能,且注射时须暂停心脏按压,不利于复苏,所以只有在其他两种方法难以实施时,才可考虑。方法是在成人第 4 肋间胸骨左缘 1.5~2 cm 处,垂直刺入右心室,回抽有血即可注药。

2. 用药目的　增强心肌应激性和心肌收缩力,防止心律失常;补充血容量和电解质,纠正酸中毒;防治脑水肿。

3. 常用药物

(1) 肾上腺素:复苏首选药物,过敏原因引起心搏骤停更适用。它能兴奋心肌自主收缩和传导系统,并使心室细颤转为粗颤,使除颤效果加强。剂量每次 0.5~1.0 mg,必要时每 5 min 可重复。

(2) 利多卡因:室性心律失常的首选药物。抑制心室的异位激动,消除室颤。首次量 1 mg/kg,静脉注射。

(3) 碳酸氢钠:纠正酸中毒的药物,常用 5% 碳酸氢钠,剂量应根据血气分析给予。

(4) 阿托品:纠正心律失常、解除迷走神经的抑制作用、增加心率,剂量 1 mg,静脉注射。

(5) 氯化钙:增强心肌收缩力,剂量 10% 氯化钙 5~10 ml,静脉给予。

(6) 呼吸兴奋药物:如洛贝林、二甲弗林等根据情况而给予。呼吸未恢复前不宜应用,因中枢系统处于严重缺氧状态,用呼吸兴奋药可加重呼吸中枢衰竭。

(三) 补液疗法

补充水电解质,维持内环境的稳定。

(四) 心电监测和除颤

1. 心电图监测　初期复苏成功后应尽早使用,根据心电图的特征表现来指导用药。

2. 电除颤 (AED):是以一定能量的电流冲击心脏使室颤终止的方法,以直流电除颤法应用最为广泛。心跳呼吸骤停病人多发室颤,电除颤是目前治疗室颤和无脉室速的最有效方法。对于室颤者,除颤延迟则除颤的成功率明显降低。室颤后 4 min 内、CPR 8 min 内除颤,可使其预后明显改善,应尽早实施电除颤。方法:将一个电极板置于胸骨右缘第二肋间,另一电极板置于左胸壁心尖部,电极下放盐水纱布或导电糊,以免烧伤和影响除颤效果。成人首次胸外除颤能量给予 200 J 以下,第 2 次 200~300 J,第 3 次 360 J。小儿首次胸外除颤能量给予 2 J/kg,第 2 次 4 J/kg,最大不超过 10 J/kg。开胸后把电极板直接放在心壁上进行电击称为胸内除颤。成人胸内除颤能量给予从 10 J 开始,一般不超过 40 J;小儿胸内除颤能量给予从 5 J 开始,一般不超过 20 J。除颤后应立即继续进行心外按压和人工呼吸。室上性和室性心动过速也可进行电转复治疗,但所需要的电能较低。成人心房纤颤所需能量为 120 ~ 200 J,成人心房扑动所需能量为 50 ~ 100 J。小儿室上性心动过速所需能量为 0.5 ~ 1 J/kg,最大不超过 2 J/kg。

第三节　后期复苏和脑复苏的护理

由于心搏、呼吸骤停,病人脑和重要器官缺血缺氧而造成的功能损害恢复较困难。人体各重要器官的功能调节没有完全恢复,仍有再次心搏骤停的可能,所以病人应在严密监测下抢救治疗,并采取严格的护理措施,促使病人早日康复。

一、脑复苏与护理

因为心搏、呼吸骤停引起脑损害的基本病理是脑缺氧和脑水肿,所以脑复苏的主要措施是降温和脱水药的应用,其次还有糖皮质激素、营养脑细胞药和高压氧舱。脑细胞的损害是不可逆的,尤其对缺血缺氧相当敏感,所以在复苏抢救过程中,保护脑细胞应从始至终进行。

1. 稳定正常的血压　有效的心肺复苏恢复正常血压,才可保证脑细胞的血供,避免低氧血症,预防脑水肿,降低颅内压。

2. 降温　心搏呼吸停止只要 5 min 左右,脑细胞内葡萄糖、糖原、氧很快耗竭,细胞活动停止,从而导致脑细胞水肿;脑细胞和血管内皮细胞肿胀,导致血流受阻,更加剧脑缺氧,形成恶性循环,最后导致颅内压增高,脑细胞坏死。研究表明,体温降低 1℃,脑耗氧量降低 6%,颅内压降低 5% 左右。当脑部温度降到 28℃ 时,脑细胞的耐氧能力可明显提高,脑细胞需氧可下降50%。在临床工作中,主要是头部降温,辅以全身降温。方法:降温前先辅助降温,如人工冬眠降温药物,镇静解痉,以防寒战发生,注意降温应缓降。而后采用冰帽和冰袋或冰槽,在大血管表浅部位如颈侧区、腋窝、腹股沟和腘窝等处置冰袋。温度降至肛表测定温度为 32℃,并保持此温度,有情况随时调整,一般降温时间 3 d 左右,严重者 1 周左右。降温勿过低,以防诱发室颤和重度心律失常。复温不可过早,复温时,先分批撤除冰袋等,降温药物等到复温后 1 ~ 2 d才能停用。

3. 应用脱水药降低颅压　常用 20% 甘露醇,每次 200 ~ 250 ml,在 15 ~ 30 min 输完。必要时可根据病情隔一定时间重复应用,并辅以利尿药。输脱水药期间应观察血压、尿量、神志及心肺功能情况。长期输入应观察血容量和低血钾情况。

4. 糖皮质激素　稳定溶酶体膜,恢复细胞膜钠-钾泵功能,并减低毛细血管通透性,减轻脑水肿和保护脑细胞功能。一般用地塞米松静脉滴注。

5. 改善脑细胞的药物　能量合剂和脑活素的应用,对脑细胞代谢起一定的作用。

6. 高压氧舱　置于 3 个大气压下的高压氧舱内,可提高血氧张力,有利于血氧弥散,促使脑细胞功能的恢复。

7. 镇静解痉、镇痛　病人因缺血缺氧造成脑损害,病人可有烦躁和肢体抽搐,剧烈活动可增加耗氧量。因此可采取冬眠疗法镇静。疼痛可造成病人紧张,耗氧量也增加,用镇痛来减低耗氧量。

二、复苏后护理

病人经抢救成功后,主要恢复各器官正常功能,继续密切观察生命体征,维持呼吸循环的稳定,加强基础护理,防止感染。

1. 呼吸功能的维持及氧疗法　器械辅助呼吸的病人,根据时间的长短决定是否气管切开,如切开应做气管切开和器械辅助呼吸的护理,通过拍 X 线胸片判断是否有肺部并发症。监测血气分析,调整各种有效通气指标和吸入氧浓度,清除呼吸道分泌物,纠正酸中毒,维持 pH 在正常范围,气管插管应不超过 72 h。常规吸氧。

2. 循环功能的维持　继续观察病人血压脉搏,加强心肌收缩力,各种药物的应用,心电监护和血流动力学的监测,末梢循环的观察,以防再次发生呼吸心搏骤停。

3. 肾功能的监测　输液量的调整,置尿管观察尿量,注意尿相对密度,预防急性肾衰竭。

4. 胃肠功能的支持　早期静脉补充,必要时可鼻饲或全胃肠外营养,保证病人足够营养。

5. 处理原发病及观察病人症状和体征　有些心搏骤停病人病因明确,有些不明,需要进一步检查明确病因。出现意识、休克、呼吸、瞳孔等变化应及时报告给医生,采取措施或改变医嘱。

6. 预防感染　常规应用抗生素。预防呼吸系统、泌尿系统和其他系统的感染,保证各种管道的通畅,清洁、固定并勤消毒。各种操作无菌观念要强。加强基础护理。

7. 预防并发症　预防压疮、感染和急性肾衰竭等并发症的发生。采用休克体位,以利于脑供血,定时翻身;加强口腔护理。

实训　心肺复苏

【目的】　通过所学知识熟练掌握心肺复苏技术,掌握其抢救时间、步骤、准确性和正确性。

【物品准备】　模拟人 1~2 个。纱布若干,硬板桌一个,电源。

【方法】　学生分成若干个小组,老师演示一遍,后每个同学操作至少一遍。主要是基本生命支持的三个步骤:人工循环、开放气道、人工呼吸,操作正确复苏的有效标志。掌握按压的部位、深度、频率、操作比例,适应证和禁忌证等。

【注意事项】　动作轻柔,操作正确,抢救的态度端正,急救与呼救同时进行,注意卫生,防止传染病的发生。

思 考 题

一、名词解释
1. 复苏　2. 临床死亡　3. 脑死亡

二、填空题
1. 复苏抢救程序 C 指_____　A 指_____　B 指_____。
2. 机械呼吸的方法有_____、_____、_____。
3. 胸外电除颤电极放置_____、_____。

53

三、单选题

1. 复苏给药途径最佳是( )。
   A. 气管　　　　　　　B. 血管和骨注　　　　　　C. 心脏
   D. 皮肤　　　　　　　E. 肌肉

2. 胸骨按压成年人最佳部位( )。
   A. 胸骨下段　　　　　B. 胸骨中段　　　　　　　C. 胸骨上段
   D. 心前区　　　　　　E. 第2肋间

3. 单人操作按压与呼吸比是( )。
   A. 30∶2　　　　　　　B. 20∶1　　　　　　　　C. 15∶1
   D. 10∶1　　　　　　　E. 15∶2

4. 胸骨按压下陷深度成年人是( )。
   A. 1～2 cm　　　　　B. 2～3 cm　　　　　　　C. 3～4 cm
   D. 4～5 cm　　　　　E. 至少 5 cm

5. 成年人按压频率是( )。
   A. 60～70 次/min　　B. 70～80 次/min　　　　C. 80～90 次/min
   D. 至少 100 次/min　E. >120 次/min

6. 脑复苏主要护理措施是( )。
   A. 维持有效循环　　　B. 改善呼吸功能　　　　　C. 吸氧
   D. 强心药物　　　　　E. 降温和脱水

7. 心搏、呼吸骤停的主要依据是( )。
   A. 意识丧失　　　　　B. 瞳孔缩小　　　　　　　C. 面色发绀
   D. 心音消失　　　　　E. 大动脉触不到

8. 心脏停搏首选药物是( )。
   A. 利多卡因　　　　　B. 肾上腺素　　　　　　　C. 异丙肾上腺素
   D. 碳酸氢钠　　　　　E. 阿托品

9. 心脏停搏后低温疗法不合适的是( )。
   A. 尽早开始降温　　　B. 重点头部降温　　　　　C. 控制寒战和抽搐
   D. 严格控制补液量　　E. 直肠温度降至 32℃并维持 24 h

10. 控制室性心律失常首选的药物是( )。
    A. 肾上腺素　　　　　B. 利多卡因　　　　　　　C. 碳酸氢钠
    D. 洛贝林　　　　　　E. 葡萄糖酸钙

四、简答题

1. 胸外按压有效指标是什么?
2. 心搏、呼吸骤停的诊断标准是什么?

五、论述题

1. 复苏药物的应用。
2. 电除颤的应用。

(黄秋学)

第五章 围术期病人的护理

【知识要点】

1. 概念 围术期、围术期护理、手术前护理、手术室护理、手术后护理。
2. 熟悉手术的分类和特点。
3. 手术前期、手术后期病人的护理评估、护理目标。
4. 熟悉手术前期、手术后期病人的健康指导。
5. 掌握手术前期、后期的护理措施。
6. 掌握手术后常见并发症的早期发现、预防及护理措施。
7. 掌握手术后不适的护理。
8. 对手术前、后病人应采取何种态度。

第一节 概 述

围术期是指需要手术的病人入院以后在手术前、手术中、手术后这一连续时间。围术期护理是在围术期内配合医疗方案的整体护理措施,包括手术前、手术中、手术后护理,以解决病人的健康护理问题,促使病人早日恢复。本章介绍手术前、手术后的护理,术中护理在第七章讲述。

手术是治疗外科疾病的一种重要手段,它既可以治愈疾病,同时也会带来不同程度的创伤和并发症。围术期护理就是针对病人手术前、手术中、手术后进行的护理,按照整体化护理程序纠正病人不良心态及其生理功能失调,提高机体抵抗力,达到足以耐受手术的最佳状态,避免术中、术后并发症的发生,使病人耐受手术而顺利康复。所以外科围术期护理与外科手术技术和麻醉同样重要,也是对外科手术病人治疗成功的重要措施。病人的全身情况各异,病情有轻重缓急之分,手术也有大小不同的差别。多数施行手术的病人健康状况较好,对手术损伤有很好的耐受力,只需要做一般性的手术前护理和手术后护理。但对于身体素质较差而重要器官存在器质性病变,濒于或已经处于代偿失调状态者,属于特殊情况,必须区别对待,所以,手术前护理和手术后护理可分为一般性手术病人护理和特殊性手术病人护理两类。在做出选择之前,必须对病人的全身情况有一个正确的判断,确定病人属于哪一类,然后采取相应的护理措施。

一、一般性手术病人和特殊性手术病人的确定

从病人的病史、可能影响病人整个病程的潜在因素等来确定,一般要对病人的以下方面进

行检测:心血管系统、肺功能、营养和代谢状况、肾功能、肝功能、内分泌功能、血液系统状态、免疫状态等。耐心、细致、全面地了解病程发展的经过,综合分析病人的疾病发展状况及各系统器官功能状况。若正常或趋于正常,可确定为一般性手术病人。如果病人在上述情况中,某些方面失代偿或组织器官有明显的器质性损坏表现,可确定为特殊病人。

二、病人对手术耐受力的分级

根据病史、护理体格检查、实验室检查等资料综合分析,大体上可以把病人对手术的耐受力分为 5 级,在临床上常参考美国的 ASA 分类法(表 5-1)。

表 5-1　ASA 病情评估分级

分　级	标　准
第 1 级(Ⅰ)	体格健康,营养、发育良好,机体各系统器官功能正常,能耐受麻醉和手术
第 2 级(Ⅱ)	除外科疾病外,有轻度并存病,机体代偿功能良好,能耐受一般手术和麻醉
第 3 级(Ⅲ)	并存病较严重,体力活动受限,但尚能应付日常工作,麻醉和手术要谨慎
第 4 级(Ⅳ)	并存病严重,丧失日常工作能力,威胁着生命安全,麻醉和手术有危险
第 5 级(Ⅴ)	无论手术与否,生命难以维持 24 h 的濒临死亡病人,麻醉和手术异常危险

三、手术分类

1. 按手术期限分类

(1)急症手术:病情危急,需在最短时间内迅速手术,抢救病人的生命,应根据病情,进行必要的准备,如肝脾破裂等急性大出血病人。需要指出的是急诊手术必须分秒必争,操作准确、迅速,及时完成各项术前准备和措施,以挽救病人生命。

(2)限期手术:手术时间可以选择,但过久延迟手术时间,仍然会使病人失去治疗的最佳时期,危及病人生命,应当在较短的时间内尽可能地做好充分的手术前准备,尽早手术治疗,如恶性肿瘤根治性手术。

(3)择期手术:施行手术时间的迟早不影响治疗效果,做好充分的手术前护理准备,选择最佳手术时期,如未嵌顿的各种腹外疝手术。

2. 根据手术无菌情况分类

(1)无菌手术:手术过程在无菌条件下进行,如疝修补术、甲状腺切除术等。

(2)污染手术:手术操作过程中有可能在某一个环节上被细菌污染,如胆囊切除术、胃肠道部分切除吻合术等。

(3)感染手术:手术部位已经有感染存在,如化脓病灶的手术等。

第二节　手术前期护理

住院病人从开始准备手术或从住院开始至进入手术室止,这一时期称为手术前期。在手术前期进行的护理称为手术前期护理。充分的手术前期护理是手术成功的重要内容之一。手术前期护理的重点是矫正可能增加手术危险性的生理和心理问题,对病人进行有关的健康指导,训练病人适应术中、术后情况变化。手术前期护理的主要内容包括:① 病人手术局部及对应体表的准备;② 各系统器官耐受手术的功能维护和功能训练;③ 病人的心理准备和健康指导。

【护理评估】

1. 健康史

(1) 年龄:老年人和婴幼儿对手术的耐受性差,婴幼儿机体抵抗力和适应性差,老年人各脏器功能减退。

(2) 既往史:有无高血压、心脏病、糖尿病、呼吸系统疾病、肾功能不全、传染病等。

(3) 用药和药物过敏史:有无使用对麻醉和手术有影响的药物、影响伤口愈合的药物、可能诱发手术并发症的药物等,有无药物过敏史。

2. 身体状况

(1) 营养状况评估

1) 营养不良:病人常伴有低蛋白血症、贫血,术后切口愈合时间常常延迟,容易发生切口裂开、切口感染等并发症;长期营养不良还可使病人血容量减少,免疫力低下,肝功能受损;营养不良常发生于慢性消耗性疾病病人,如慢性病、癌症、胃肠道疾病(包括呕吐、腹泻、食欲不振)病人。

2) 营养过剩:常合并有高血压、糖尿病或心血管方面疾病。另外,脂肪过多给手术操作带来一定困难,手术后切口易增加感染、脂肪液化和肺部并发症的发生。

(2) 体液平衡状况评估:体液平衡失调,增加手术的危险性和手术后并发症发生的概率。体液平衡失调常见的原因有发热、呕吐、严重腹泻、出血、禁食水、液体补充不足等。手术前要了解脱水性质、程度、类型,以及电解质和酸碱平衡代谢失调的程度并加以纠正。

(3) 感染的评估:病人是否有呼吸系统、消化系统、泌尿系统等感染性疾病,如出现发热、咳嗽、咽喉肿痛,腹泻、腹痛,呕吐,尿频、尿急、尿痛、血尿等症状,要仔细收集资料进行分析,查明感染的原因。观察病人手术区域皮肤有无损伤和感染现象,若有感染,一般手术须先控制或治愈后再行手术。

(4) 重要器官功能状况评估:要注意心肺功能、肝肾功能、造血功能、内分泌功能和免疫功能、胃肠道功能状态。

(5) 辅助检查:包括① 实验室检查:血、尿、便,电解质、生化检查和凝血功能状况;同时做交叉配血试验,为手术中、手术后输血做好准备。② 影像学检查:X 线片、CT、磁共振成像(MRI)、B 超等检查,评估病变部位、大小、范围、性质、程度。③ 心电图检查:了解心功能情况,必要时做 24 h 心电监护。

3. 社会心理 由于病人的人格类型、职业、文化程度、修养、信仰等不同,产生的心理反应程度也不一样,多数病人会产生紧张、恐惧、焦虑等不良心理反应,特别是接近手术日期时紧张不安,这种情绪状态常会使病人出现失眠、易激动、食欲减退、大小便次数增加、行为被动或依赖、脉搏呼吸增快、手掌湿冷等反应。过度焦虑和恐惧能降低机体的免疫功能,影响病人对手术的适应力和耐受力,使手术后发生并发症的机会增加。无论手术大小,所有护理人员必须正确对待病人的情绪状态,鼓励病人说出他们的感受,同时向病人提供正确的手术信息,以便正确评价病人的心理状况。

（1）个人心理：① 对自己所患疾病不了解，尤其是未明确诊断时。② 害怕手术出现意外，对手术产生恐惧。③ 害怕麻醉过浅而引起疼痛，过深出现意外、甚至死亡。④ 害怕器官丧失影响形象或造成功能残缺，如乳房切除术致病人胸部外观改变，截肢术丧失肢体功能。⑤ 考虑疾病给家庭带来经济负担，给子女、配偶带来思想负担等问题。⑥ 对医院环境、对医生水平不了解或不信任，对麻醉方法不了解，对麻醉师不熟悉，对手术后并发症等知识的不了解等，产生恐惧和紧张心理。

（2）家庭社会心理：手术须支付大额的医疗费用，常给部分病人家庭带来经济问题；病人是家庭主要经济收入者，围术期间停止工作，手术后可能被更换工作，甚至无法工作，均会给病人家庭带来许多问题。为此，应评估病人的亲属和社会对病人的关心程度，心理支持力度，对医疗费用的承受能力。

【护理问题】

1. 焦虑/恐惧　对手术等情况不了解等引起。

2. 营养失调　低于机体需要量或高于机体需要量。

3. 体液不足　与体液补充不足或丢失过多等有关。

4. 皮肤完整性受损　与长期卧床局部皮肤受压缺血坏死有关。

5. 自我形象改变　与手术导致躯体形态改变，不能胜任原来角色有关。

6. 知识缺乏　对自身病情不能正确认识。

7. 有感染的危险　与病人抵抗力低下等因素有关。

【护理目标】　病人焦虑、恐惧心理减轻或消除。营养失调状况改善。体液失衡得到纠正。不发生皮肤完整性损害。主动配合治疗和护理计划的实施。未发生感染或感染及时发现和处理。病人疼痛减轻或消失。

【护理措施】

1. 心理护理　心理护理的目的是保持稳定情绪，提高机体抵抗力，增强手术耐受力，措施如下。

（1）病区环境和医生水平介绍。

（2）术前访视。

（3）手术前期延长的病人，在治疗、护理的同时适当安排娱乐活动，减轻病人不良心理情绪。

（4）向病人介绍手术成功病例情况及配合手术治疗的经验和体会，增强病人对手术治疗的信心。

（5）对恶性肿瘤及病情严重的病人应恰当地解释病情，不该告知的情节，医护人员要统一口径，以免增加病人恐惧和忧虑。

（6）满足病人需求：根据病人要求，安排他所期望的人前来探望，以提供心理支持。

（7）行为控制：采用深呼吸、放松训练、有效咳嗽、示范方法等减轻病人和家属焦虑。

（8）镇静药：必要时当晚应用镇静药和安眠药，保证睡眠和休息。

须强调的是对病人进行心理护理应有同情心，急病人之所急，想病人之所想，但也不要一味同情，不按原则办事，以免出现问题引起医疗纠纷。

2. 术前常规准备

（1）健康指导：手术前让病人和家属了解疾病的有关知识，主动配合治疗和护理。向病人和家属讲解手术的重要性和必要性、手术名称、目的、手术时间和过程；手术前准备步骤、方法及意义；麻醉方法和不良反应及注意事项；手术中和手术后可能出现的不适应情况、并发症及采取的相应措施，手术各种引流管的名称、目的、护理和注意事项，拔管时间；手术室环境及配置仪器用途。讲解术前各种辅助检查的方法，各种标本采集方法及注意事项；介绍术前常用药物的作用、毒性、服用时间及注意事项，如甲状腺功能亢进症患者服用碘剂。

（2）指导病人进行适应性训练：① 练习深呼吸：具体方法是在床上半坐卧位，双膝屈曲以松弛腹肌，双手半握拳放在前肋骨下缘，拇指顶于下胸部，以感受胸腹部移动；由鼻腔慢慢深吸一口气，使腹部隆起，呼气时腹肌收缩，然后由口慢慢将气体呼出，完全排出吸入的气体；每做 5 次深呼吸休息一次，重复 15 次，手术前每天做 2 次深呼吸练习，有助于肺泡扩张，促进气体交换，预防手术后肺炎和肺不张的发生。② 练习有效咳嗽：有效的咳嗽排痰方法是让病人取坐位或半坐卧位，上身微向前倾，胸腹部手术病人，咳嗽时双手放在切口两侧，向切口方向按压，减轻切口张力和振动，使疼痛减轻。在排痰之前，先轻轻咳嗽几次，使痰液松动，再深吸气后用力咳嗽，使痰液顺利排出。③ 翻身：方法是右腿放平，左腿屈膝，握住床栏杆，以协助自行向右侧翻身，反之则可以翻向左侧，以减少压疮发生。④ 肢体运动：对于手术后需要较长时间卧床的病人，指导病人训练肌肉的收缩运动和关节活动。双下肢练习方法是病人半坐卧位，屈膝，抬腿，维持此姿势数秒钟，然后伸直小腿，再慢慢放下；做足部转圈运动，双足背屈，先互往内转，再向外转。每天做 5 次，促进下肢血液循环。双上肢练习方法是病人半坐卧位、半卧位均可，双手握住充气胶圈，握紧、放松；伸、屈双上肢，反复做 10 次，促进上肢血液循环。⑤ 排便练习。⑥ 体位适应性练习：甲状腺手术练习颈部前后屈伸运动或后仰姿势。

（3）提高手术耐受力的措施

1）保证足够的休息和睡眠

2）加强饮食护理：根据病情指导病人饮食，保证病人营养需要，如不能进食水者，给予静脉补充和管饲饮食。

3）纠正代谢失调和低蛋白血症：及时补充水、电解质、碱性药物及蛋白等，满足机体所需营养，纠正和防止休克，择期病人术前红细胞、白蛋白、血红蛋白定量准备应达到或接近正常水平才可施行手术。必要时给予静脉高营养，或适量输血以加强机体抵抗力。

4）维持重要器官功能：对患有心、肝、肺、肾等疾病者，要协助医生采取相应的护理措施，尤其对于糖尿病、结核病等消耗性疾病更应谨慎处理、高度重视。

（4）胃肠道准备

1）一般手术前 12 h 禁食、4~6 h 禁饮水，以防止麻醉和手术中呕吐导致窒息或吸入性肺炎。

2）胃肠道手术病人，手术前 1 日晚服用番泻叶、酚酞或 20% 甘露醇等缓泻药，泻出肠道中粪便，次日晨再清洁灌肠；胃肠道手术病人术前常规置胃管，减少手术后胃潴留引起的腹胀。

3）结肠、直肠手术病人，手术前 3 日遵医嘱给予口服甲硝唑或新霉素等，减少术后感染机会，并同时给予维生素 K。

4）急症手术病人，置胃管抽吸胃内容物，减少术后腹胀。禁食期间注意补充能量、水、电解质、维生素类和微量元素等物质,保证生命的基本需要。

5) 幽门梗阻病人术前3日,每晚用温0.9%氯化钠溶液洗胃,排空胃内潴留物,减轻胃黏膜充血、水肿。

（5）呼吸道准备

1) 术前戒烟2周或以上,能够减少呼吸道分泌物,防止术后肺部感染。

2) 有肺部感染者,手术前遵医嘱使用抗生素3~5 d治疗肺部感染,痰液黏稠者加糜蛋白酶超声雾化吸入,每日2~4次,使痰液稀释,易于排出。有其他方面情况的病人,做相应的对症处理。

（6）手术术区皮肤准备

1) 目的:剃除手术区皮肤毛发,清除污垢,避免切口感染,促进伤口愈合。

2) 时间:一般在手术前1日或手术当日。

3) 物品准备:治疗盘内盛剃毛刀、纱布块、橡皮单、棉签、手电筒、治疗巾、毛巾、汽油、70%乙醇、绷带,换药碗内盛肥皂液、软毛刷,脸盆内盛温热水。

4) 操作方法:① 先向病人讲解皮肤准备的意义,以取得病人的配合。② 将病人送入病区换药室或者处置室,若在病房内操作,则要用屏风遮住病人。③ 让手术区域的皮肤暴露,身体下垫橡皮单和治疗巾;用软毛刷蘸上肥皂液涂擦手术区域的皮肤,一手持一块纱布绷紧皮肤,另一手持剃刀轻轻剃去毛发,剃刀与皮肤呈45°,注意不要将皮肤损坏(图5-1)。④ 剃

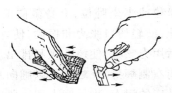

图5-1 备皮方法

毕检查效果,晚上用手电筒检查效果。⑤ 清洗该区域皮肤,若在脐部用棉签蘸汽油清除污垢。⑥ 整理用物,送病人回病房。

5) 特殊手术部位皮肤准备:① 头部手术:除急症手术外,术前3日剃去毛发,每天洗头1次,术前3 h再剃头1次,清洗后并戴干净帽保护。② 骨科无菌手术:术前3日开始准备,用肥皂液清洗,再用70%乙醇消毒,然后用无菌巾包扎,每天1次。手术前1日剃去毛发,70%乙醇消毒后,用无菌巾包扎。手术日晨重新消毒后,用无菌巾包扎。③ 面部手术:清洁面部皮肤,尽可能保留眉毛,作为手术标志。④ 阴囊、阴茎手术:入院后每日用温水局部浸泡、用肥皂液洗净,术前1日剃去阴毛。⑤ 小儿皮肤准备:一般不做剃毛,只作清洁处理。

6) 一般手术皮肤准备范围(表5-2,图5-2):术前皮肤准备(又称备皮)应注意的事项:① 规定范围准备,不可少于手术切口周围15~20 cm。② 勿剃破皮肤,以防伤口感染。③ 观察和检查手术区皮肤有无湿疹、疖及其他感染,若发现有皮肤病变,应及早处理或暂缓手术。④ 注意保暖,防止肺部并发症。

表5-2　手术区皮肤准备范围

手术部位	备皮范围
头颈部	
（1）颅脑部手术	手术前剃去全部头发,后用肥皂水洗头(尽量保留眉毛)
（2）颈部手术	自唇下至乳头水平连线,两侧至斜方肌前缘
躯干	
（1）乳房手术	上至锁骨上窝、下至脐水平,患侧至腋后线,对侧至锁骨中线或腋前线,包括病侧上臂、肩部、腋窝

续表

手 术 部 位	备 皮 范 围
（2）胸部手术	上自锁骨上、肩上、下至脐水平、前至对侧锁骨中线、后至对侧肩胛下角,前后胸部皮肤均应超过中线 5 cm 以上
（3）上腹部手术	上自乳头连线、下至耻骨联合,两侧至腋后线
（4）下腹部手术	上自剑突水平、下至大腿上 1/3 前、内侧及外阴部,两侧至腋后线腹部手术应以手术切口为中心,周围备皮范围超过 15~20 cm 为宜
（5）肾区手术	上自乳头连线、下至耻骨联合,前后均超过正中线
（6）腹股沟及阴囊手术	上自脐水平、下至大腿上 1/3,两侧至腋后线,包括外阴部并剃去阴毛
（7）会阴及肛门手术	上自脐水平、下至大腿上 1/3 的前、内、后侧,包括会阴部及臀部
（8）四肢	原则上以切口为中心上下各 20 cm 以上,一般超过远、近关节或整个肢体

3. 预防感染　预防与已感染者接触发生交叉感染,术前采取措施协助医师提高机体免疫力。有下列情况应预防性使用抗生素:① 肠道手术;② 手术时间长、创面大;③ 感染病灶或手术切口接近感染区域;④ 大血管手术;⑤ 植入人工替代品和脏器移植;⑥ 开放性创伤,创面已污染,清创不彻底和清创时间长;⑦ 恶性肿瘤手术者。

4. 特殊准备　对特殊病人除做好上述准备外,还应根据病人的不同情况做好相应的术前准备。

（1）营养不良:营养不良者抵抗力低下,容易并发感染、对失血的耐受性差,术后影响伤口愈合等。为此,手术前尽可能改善病人的营养不良状况。能进食者,根据营养不良程度制定纠正营养不良计划,补充各种营养物质;不能经口进食者,用鼻饲或全胃肠外营养办法,改善病人营养不良状况,贫血者(血浆白蛋白<30~35 g/L)可少量多次输入新鲜血液、血浆或人血白蛋白,使贫血状况得到改善。

（2）心血管疾病:血压高于 160/100 mmHg 者,根据病人情况选用降血压药物,使血压稳定在一定的水平(不要求降至正常血压);急性心肌梗死病人,6 个月内不能手术;心力衰竭病人,症状控制 3~4 周后再手术。

（3）脑血管疾病:近期内有脑卒中史,手术期限应推迟 2 周,最好 6 周。

（4）糖尿病:在围术期的糖尿病病人处于应急状态,手术后容易导致感染,影响伤口的愈合,手术前要控制血糖。

（5）肺功能低下:手术后,肺部并发症及其相关死亡率次于心血管系统疾病居第 2 位。呼吸系统急性感染者治愈 1~2 周后才手术,阻塞性呼吸道疾病病人使用支气管扩张药等。

（6）肾疾病:引起急性肾衰竭的原因有肾前性(血容量减少、循环衰竭引起)、肾后性(尿路梗阻引起),肾性(肾实质性损害引起)三个方面,如果病人在手术前存在这三个方面因素之一,应检查血钠、钾、钙、磷、尿素氮、肌酐等指标,评估肾功能,在手术前尽可能地改善肾功能。

5. 急诊手术前准备　急诊手术是指病情危急、需在最短时间内迅速进行的手术。急诊必须争分夺秒,以能够挽救病人生命为准则,如大出血病人,应一边抗休克治疗一边紧急手术,同时做好必要的其他准备。其他急诊手术病人,根据情况尽快地进行必要的术前准备,如有体液失衡,立即给予纠正;处于休克状态,立即建立两条静脉输液通道,迅速补充血容量;有伤口应

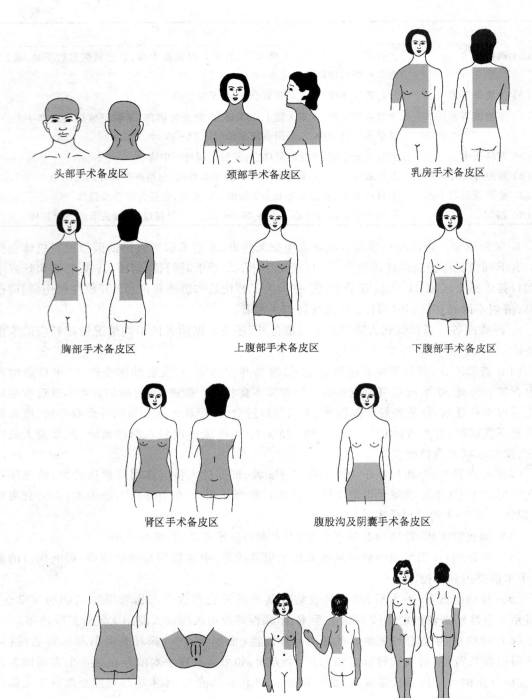

头部手术备皮区　　颈部手术备皮区　　乳房手术备皮区

胸部手术备皮区　　上腹部手术备皮区　　下腹部手术备皮区

肾区手术备皮区　　腹股沟及阴囊手术备皮区

会阴及肛门手术备皮区　　四肢手术备皮区

图 5-2　手术区皮肤准备范围

尽快处理伤口。

（1）迅速做好配血、备皮，药物过敏试验等准备；及时检查出、凝血时间，血、尿常规等急诊必须检查。

（2）急诊手术前禁忌灌肠，不用泻药，危重病人不宜做复杂检查和特殊检查，紧急情况下，可记录药物过敏试验的执行和操作时间，通知手术室观察药物过敏试验结果。

（3）急诊手术病人的术前准备，医护人员应密切配合，执行口头医嘱时，应复述一遍，以后及时补上医嘱。

（4）向病人亲属简要介绍病情，及时和家属或单位负责人或同事朋友沟通，讲明治疗方案，需要密切配合，同时稳定病人的情绪和一般状况。

6. 手术日晨护理

（1）测量生命体征，如果生命体征出现异常或女病人月经来潮，及时与医师联系，查明原因，延期手术。

（2）逐一检查手术前各项基本准备工作是否完善，如皮肤准备、禁食水，特殊准备工作如骨、关节手术者，手术区皮肤是否用 70%乙醇消毒及无菌巾包扎等。

（3）遵医嘱术前用药、灌肠，置胃肠减压管，置导尿管排空膀胱等。

（4）帮助病人取下义齿、眼镜、发夹、手表、首饰及其他贵重物品，交家属或为其妥善保管。

（5）把病历、X 线片、手术期间需用的特殊药品、物品随病人送手术室。

（6）与手术室进行病人交接时必须按照科室、床号、姓名、性别、年龄、住院号、手术名称等交接清楚。

（7）准备好病人回病房后的床单位及其需要的相应设施。

【健康指导】

（1）向病人及其家属讲解将要做的手术名称、目的、对疾病治疗的意义、使用的麻醉方法、手术时间，术中、术后可能出现的不适及将采取的护理措施。

（2）讲解术前应做的实验室检查、特殊检查的方法、意义，教会病人如何采集检查标本，X线、B 超等特殊检查要做检查前准备工作及注意事项。

（3）向病人讲解备皮、配血、胃肠道准备、留置胃管或导尿管等的重要性和作用。

（4）说明术前戒烟与保持口腔卫生、饮食管理的意义，加强营养，增加免疫力。

（5）向病人和家属讲解手术结束时放置各种引流管的目的和意义。

（6）教会病人练习有关体位及功能活动，预防并发症等。

（7）讲解手术前用药的作用及注意事项，预防感染。

（8）介绍医院环境、手术室环境、医护人员的情况，直接管理床位的医生、主任、护士、护士长、科室医疗、护理的主要技术水平等。

第三节　手术后期护理

手术后护理是指病人从手术结束后回病房至出院这一段时间的护理。是围术期护理的一个重要阶段。由于医学技术的不断发展，外科手术种类逐渐增多，手术范围在不断扩大，解决疾病的种类也在增多,但是,对病人生理功能的扰乱也越来越突出,不断地给手术后护理提出了新的课题。现阶段,手术后护理工作的重点是采取有效护理措施,尽可能减少病人痛苦和不适,纠正疾病本身、麻醉及手术损伤导致的生理紊乱,尽快恢复病人正常生理功能,预防并发症的发生。

【护理评估】

1. 健康史　麻醉方法,手术方式,涉及范围、大小及持续时间,手术过程,术中输血、输液、用药、尿量及切口引流管情况(包括引流管数量、部位和作用)。手术后需要观察的指标和护理。

2. 身体状况　评估病人血压、脉搏、呼吸、体温,观察皮肤色泽、引流管引流情况,伤口渗液、渗血情况,输液情况,意识恢复情况,呼吸深度、频率、胸廓扩张等情况。观察恶心、呕吐、烦躁、疼痛,各种生理反射、四肢活动、感觉是否恢复,以及观察各个系统功能等。

(1) 呼吸系统:① 呼吸道是否通畅;② 是否有呼吸抑制:通过呼吸频率、深度、节律、血氧饱和度和血氧分压、二氧化碳结合力等来判断。

(2) 循环功能:① 有无血压下降;② 有无心律失常;③ 体表、末梢供血情况:皮肤颜色、温度、四肢血液循环情况。测定血压、脉搏、呼吸、体温,若出现收缩压<90 mmHg 或>160 mmHg,脉搏<60/min 或>120/min;呼吸<14/min 或>30/min;皮肤苍白、湿冷等,说明循环功能不良。

(3) 神经系统:① 高热惊厥与低体温,有些全身麻醉药能引起中枢性体温失调,脑组织代谢紊乱,可引起高热、惊厥,若抢救不及时会导致呼吸、循环衰竭,体质差的病人更易引起;输液、输入库血过多过快、室温低可能引起体温下降,麻醉变浅过程中可出现寒战。② 苏醒延迟与不醒:全身麻醉过深、中枢神经系统有严重损害可能导致苏醒延迟或不醒。病人眼球活动,睫毛反射恢复,瞳孔稍大,呼吸加快,呻吟、躁动等是即将苏醒的表现;评估病人情况时,做好详细记录,作为病人回病房后评估的参照指标。

(4) 肾功能:观察尿液的性质、颜色、气味和浓度有无异常;留置导尿管者,测量每小时尿量,一般情况不低于 30 ml/h;手术后病人多数在 6~8 h 自行排尿。若无排尿,耻骨联合上膀胱区膨隆,叩诊浊音,则说明有尿潴留。

(5) 胃肠功能:有无肠鸣音、肛门排气、恶心、呕吐、便秘、腹胀等评估消化系统功能。

3. 辅助检查　手术后病人检查根据病人手术情况,手术中出血和其他情况,如出血病人查血常规;肝肾功能差者检查生化;呼吸功能不好者查血气分析,电解质代谢紊乱者查血钾、钠、氯等。必要时采取 B 超和其他检查方法,了解各脏器功能。

4. 心理社会　手术结束,麻醉作用消失,病人神志恢复,度过手术危险期,病人在心理上有一定程度的解脱感。随后又出现新的心理反应。由于原发性疾病不同,心理反应也不一样,其表现可分四方面:手术顺利,术后不出现并发症,对康复充满信心,情绪高涨,能够积极配合治疗、护理;手术不能切除病灶的肿瘤病人,对生命失去信心,情绪低落,配合治疗和护理不积极,有的病人甚至出现自杀想法;手术切除器官或外表发生改变病人(截肢、乳房切除、结肠造口等)表现为焦虑、忧郁,担心社会角色发生改变后给家庭带来不良影响;有剧烈疼痛不适病人,猜疑手术不成功或今后会产生并发症。少数病人因此产生心理障碍,不能恢复正常的生活、学习、工作。

【护理问题】

1. 焦虑忧郁 与对手术缺乏了解、信心不足等有关。

2. 疼痛不适 与手术切口、麻醉、腹胀、恶心及呃逆等有关。

3. 清理呼吸道无效 与痰液黏稠而咳嗽无效,手术切口疼痛有关。

4. 尿潴留 与麻醉、盆腔及会阴部手术刺激,不习惯床上排便等有关。

5. 窒息 与呕吐导致误吸有关。

6. 低效性呼吸型态 与气管、支气管阻塞、肺不张及切口疼痛等有关。

7. 体液不足 与术中失血、失液过多,术后禁饮食而补充不足有关。

8. 生活自理能力低下 与术后强迫体位、伤口疼痛,麻醉,手术创伤等有关。

9. 康复知识缺乏 对手术后康复应注意的问题不甚了解,不能很好配合治疗、护理。

10. 意外损伤 与麻醉作用逐渐消失时病人烦躁不安、从床上跌下有关。

11. 潜在并发症 术后出血、下肢血栓性静脉炎、伤口感染或裂开、急性胃扩张、皮肤完整性受损等。

【护理目标】 疼痛、不适、腹胀、焦虑、忧郁等减轻或消除。水、电解质、酸碱等维持在平衡状态。保持呼吸道通畅。病人未发生并发症或并发症得到及时处理。营养代谢正常。生命体征平稳。胃肠道功能恢复正常。未发生感染,切口愈合良好。活动时耐力增加,恢复生活自理能力。病人知道术后康复知识,积极主动配合治疗护理。排尿正常。各种引流保持通畅。消除各种并发症。

【护理措施】

1. 心理护理 手术后是病人心理反应比较集中而强烈阶段,护理人员应高度重视这一期间的心理护理工作。病人回到病房,神志清醒时,对病人要有高度同情心,关心、爱护病人。同时注意保护性医疗制度,尤其是恶性肿瘤或其他严重疾病的术后病人,医护人员的说法应保持一致,避免病人猜疑。鼓励病人对康复要有信心,积极主动配合治疗及护理。对病人提出的治疗、护理措施问题进行恰当的解释。向病人提供安全和舒适的治疗、护理措施,同时做好病人和家属的思想工作。

2. 生命体征监测 有影响机体生理功能的疾病、麻醉、手术等因素存在时,应每 15~30 min测量一次,若出现血压下降、呼吸急促,面色苍白、脉搏细速等休克表现时立即报告医生处理。病情稳定后改为 2~4 h测量一次或按医嘱执行。局部麻醉或小手术可 4 h测量一次。

由于手术创伤,损坏组织的分解产物,渗液、渗血等被吸收引起低热或中度发热,体温通常在 38℃左右,称为吸收热或外科热,2~3 日后恢复正常,不需要特殊处理。

3. 护送病人 非全麻的中小手术病人可直接送回病房,全麻的大小手术病人,手术结束后送麻醉恢复室或重症监护室(intensive care unit,ICU)。运送病人时要平稳,从平车搬到床位上时,最好由四人完成,平稳地将病人移到床位上,要注意保护引流管、输液管,不压迫手术部位。

4. 安置体位 手术后病人体位的安置要根据手术部位、麻醉方式、疾病情况来确定。通常有下面几种体位安置方式(图 5-3)。

(1) 休克:取休克卧位,以病人臀部为最低点,头、躯干抬高与床水平面呈 5°~10°,双下肢抬高与床水平面呈 20°~30°。

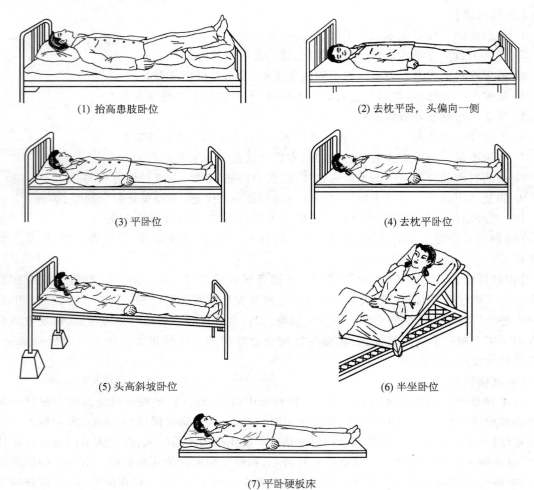

(1) 抬高患肢卧位　　　　　　　　(2) 去枕平卧,头偏向一侧

(3) 平卧位　　　　　　　　　　　(4) 去枕平卧位

(5) 头高斜坡卧位　　　　　　　　(6) 半坐卧位

(7) 平卧硬板床

图 5-3　手术后各种体位

（2）全身麻醉未清醒:去枕平卧,头偏向一侧,以免呕吐物或口腔分泌物吸入呼吸道。

（3）硬脊膜外麻醉:术后平卧(不必去枕)4~6 h。

（4）蛛网膜下腔麻醉:应去枕平卧 6~8 h,以预防手术后头痛。

（5）颅脑、颈部、胸部手术后:没有休克、昏迷时取头高斜坡卧位。头、躯干抬高 15°~30°,防止脑部静脉血液回流增多,诱发和加重脑水肿的发生。

（6）腹部手术:一般取半坐卧位。半坐卧位的好处是有利于血液循环和呼吸并增加肺通气量;使腹肌松弛,减轻腹壁切口张力;使腹腔内渗液、渗血积于盆腔,避免膈下脓肿形成,减慢毒素的吸收。

（7）脊柱手术:平卧硬板床(有俯卧或仰卧可选择)。

（8）四肢手术:抬高患肢即可。

（9）臀部手术:根据手术情况取侧卧、俯卧、仰卧位。

5. 维持呼吸、循环及消化道系统功能

（1）保持呼吸道通畅。

1）避免舌后坠：全身麻醉未清醒病人常留置口咽管，避免舌后坠，同时用于抽吸分泌物，麻醉清醒、喉反射恢复，去除口咽管，避免刺激诱发恶心、呕吐及喉痉挛。

2）促进排痰和肺扩张：① 麻醉作用消失后，鼓励和帮助病人做深呼吸运动，每小时 5~10 次，第 2 h 有效咳嗽一次；② 协助翻身，每小时 2~3 次，同时叩击背部，促进排痰；③ 运用深呼吸运动器的病人，指导病人正确使用，让病人最大深呼吸，促进肺泡扩张；④ 呼吸道分泌物积聚的病人，给予及时吸痰；⑤ 痰液黏稠用超声雾化吸入，每次 15~20 min，每日 3 次，使痰液稀薄容易咳出。

3）吸氧：呼吸系统功能较差，尤其是手术前有肺疾病影响呼吸功能及危重病人，术后持续低流量或中等流量给氧，提高动脉血氧分压。

（2）循环功能：手术中使用肾上腺素病人，手术后应注意血压变化，监测心脏功能；根据病人情况调整输液速度、输液量。从平卧位改为半坐位、直立位时应缓慢，让病人慢慢适应，避免发生直立性低血压。

（3）改善消化道功能。

1）手术后胃肠减压病人：保持胃肠减压管通畅，使胃肠减压有效进行。

2）不能下床活动的病人协助其翻身及床上活动，能下床时鼓励其下床活动，促进机体血液循环及胃肠功能恢复。

3）腹胀：术后 3~4 日仍未排气、排便且腹胀者，查找原因，根据不同原因行针灸、理疗、热敷、按摩、活动或给予开塞露，肛管排气、灌肠等处理。若有肠梗阻，按肠梗阻处理。

4）做好口腔护理：部分手术后病人活动受限，生活自理能力下降；禁食致唾液分泌减少，容易发生口腔炎症。对生活不能自理及昏迷病人，做好口腔护理。

6. 补充营养，维持水电解质平衡

（1）非腹部手术：局部麻醉和小手术病人手术后一般不引起胃肠功能紊乱，术后没有任何反应时饮食不受限制；椎管内麻醉后病人手术 4~6 h 后（解除平卧、去枕平卧）无恶心、呕吐者，先给饮水或少量流质饮食，以后酌情给半流质饮食或普食；全身麻醉后病人麻醉作用消失后无恶心、呕吐，先给饮水或少量流质饮食，第 2 日开始酌情进半流质饮食或普通饮食。

（2）胃肠道手术：一般禁食水 2~3 日，待肛门排气、排便、肠鸣音恢复（胃肠道功能恢复标志）后开始进流质饮食，4~6 d 后进半流质饮食，6~7 d 改为软食或普食。每天记录液体出入量和营养补充量，必要时监测血清 Na^+、K^+、Cl^- 数值，作为补充调整依据。若有异常情况，则应按医嘱做出相应处理。

7. 引流管的护理　为了使手术后切口、腔道的渗血、渗液及分泌物等排出，减少手术后感染，常根据不同情况安放引流物，如橡皮片、引流条、引流管等。

（1）固定各种管：妥善固定、防止脱落、正确接管，在手术结束时，手术医生已经把各种引流物固定在伤口周围，病人回病房后，护理人员应将各种引流管正确连接在引流收集瓶上，并妥善固定在床旁恰当的位置，防止脱落。

（2）保持引流管通畅，防止其扭曲、压迫、阻塞，有阻塞情况时查找原因，必要时用等渗盐水缓慢冲洗以保证通畅。如冲洗困难且引流管仍不通畅，可重新置管引流。

（3）观察并记录：观察引流液的量、性状、颜色，详细记录引流液的量，以便作为补液和观察病人术后有无出现其他并发症的依据,并作为评定病人恢复的一项指标。

(4)保持各种引流管腔内无菌状态:更换引流管或无菌瓶时应严格无菌操作技术,保持引流管腔内无菌状态,避免管腔内细菌沿着管壁逆流进入引流处引起感染,引流管及引流瓶不应超过引流位置,以免管内液体倒流引起感染。

(5)掌握各类引流物的拔出指征:各种引流物的拔出时间、方法不同,要根据各种疾病手术后放置引流物的情况来确定,一般情况引流物放置时间为24~48 h,管状引流一般不超过1周,烟卷引流一般不超过48~72 h,胆道T管引流需时较长,需要2周,尿道断裂时尿管保留4周。具体办法详见相关疾病手术后护理中内容。

8. 手术后床单位的准备　病人离床去手术室后,护理人员应根据病人手术部位、大小及特殊手术的要求准备床单位,铺好床单和被套,床旁备好所需的装置和物品,氧气、抢救设施,急救用品,监测设备和仪器,备好抢救药品。如胸科病人应准备引流装置,骨科病人准备牵引装置等。

9. 手术后不适的护理

(1)疼痛:麻醉作用消失,病人感觉恢复,切口开始疼痛,最初24 h疼痛最明显,24 h后逐渐减轻。给病人解释疼痛原因,持续时间,消除对疼痛的恐惧;教会病人分散注意力的方法,如听音乐、听广播、看书、与人交谈等;针对引起疼痛的原因,采取有效措施解除疼痛,如膀胱膨胀引起疼痛,可诱导排尿,必要时导尿;腹胀引起疼痛,可用理疗办法促进肠功能的恢复,去除腹胀;石膏固定过紧引起疼痛者,可松解石膏,恰当固定等;切口疼痛时,根据疼痛程度遵医嘱给予镇静、镇痛药,如地西泮、布桂嗪、哌替啶等。

(2)恶心、呕吐:保持病房空气清新、安静、舒适;有呕吐反应时,让病人深吸气,主动做吞咽动作,抑制呕吐反射;呕吐时头偏向一侧,防止误吸,观察记录呕吐物的量、次数、颜色、性状。清洁呕吐物,加强口腔护理;遵医嘱行灸,给予镇静、止吐药物;恶心、呕吐者还应注意是否是水电解质紊乱、急性胃扩张、肠梗阻等,有针对性地采取有效措施。

(3)腹胀:遵医嘱给病人禁食、置胃肠减压管,有效进行胃肠减压,可同时进行肛管排气。针灸(足三里、天枢、气海等穴位)、艾灸脐部及按摩腹部等;鼓励病人床上活动及尽早下床活动,促进胃肠功能恢复;非胃肠道手术病人,遵医嘱肌内注射新斯的明,口服促进胃肠蠕动的中药;低钾血症、腹膜炎、肠梗阻等引起的腹胀,遵医嘱给予相应处理。

(4)尿潴留:向病人解释全身麻醉可引起排尿反射抑制,切口疼痛可引起膀胱、后尿道括约肌反射性痉挛,不习惯排尿可引起排尿反射减弱。讲解治疗尿潴留的治疗方法及效果,消除病人思想顾虑,增强自行排尿信心;若病情允许,让病人变换体位或坐于床沿排尿;遵医嘱采用针灸、热敷、按摩下腹部促进膀胱功能恢复,听水声和变换体位等;以上措施无效时,行导尿术,注意严格无菌操作。

(5)呃逆:中枢性和周围膈肌刺激引起,多为暂时性,也可为顽固性。给予镇静和解痉药物可缓解;如为膈下感染,则应做B超或CT等检查,并及时处理。

10. 切口护理

(1)换药(又称更换敷料):用于创伤和手术后的伤口、感染伤口、体表溃疡及窦道。其目的是观察伤口情况,保持伤口清洁,保护新生肉芽组织及上皮,保持引流通畅及控制感染,以促进伤口愈合。

（2）麻醉作用未完全消失、神志尚未恢复清醒或躁动病人应给予适当约束,避免敷料被抓脱,大小便污染后应立即更换。

（3）放置引流物者,换药时轻轻转动引流橡皮片或引流条,避免纤维组织包裹;放置有引流管的伤口,更换敷料时应仔细消毒。

（4）切口有红、肿、压痛等感染征象时,扩开切口或拆除 1~2 针缝线,减压引流切口或清除里面的炎性分泌物,用凡士林纱布填塞,在周围行局部热敷、理疗,必要时用抗生素稀释液浸湿纱布换药。

（5）遵医嘱使用抗生素预防切口感染。

11. 早期活动的护理　指导病人尽可能地进行术后早期活动,对促进病人顺利康复有重要意义。其意义是增加肺通气量,减少肺部并发症的发生;促进血液循环,防止血栓形成;促进胃肠功能恢复,减轻腹胀或便秘;促进排尿功能恢复,解除尿潴留;促进机体全面代谢和增加病人的自信心。活动应遵循由轻到重、由弱到强、由小到大逐渐增量的方式。根据病人的不同情况可采取下列护理措施。

（1）病情危重、体质衰弱病人:如休克、内出血、心力衰竭、严重感染、开胸手术后、颅脑手术后等,不强调早期活动,仅协助病人做双上下肢运动,促进肢体的血液循环。

（2）在限制活动的病人:如脊柱手术、肝或肾损伤修补术、疝修补手术、四肢关节手术等手术后病人,活动范围受到限制,协助病人进行局部被动活动。下床活动病人,协助病人取半卧位或让病人在床边坐几分钟,再扶病人,沿床走几步,观察病人面色、呼吸状况,若能继续进行再逐渐增加活动量。注意防止摔倒。

【健康指导】

1. 饮食　手术后病人营养与水分对术后康复和伤口愈合关系密切。鼓励病人口服易消化、高蛋白、高能量、高维生素和高纤维食物。促进机体代谢,保证机体能量供应。促进伤口愈合。

2. 活动　根据病人情况指导活动,先轻微后加强,先床上后床下,先室内后室外。

3. 口腔卫生　禁食期间应加强病人口腔卫生,每日 2 次漱口,如口腔出现糜烂和其他异常应检查并及时处理。

第四节　术后并发症的护理

手术除了给病人带来组织损伤、生理变化和心理变化以外,还会带来并发症。通常分为两大类:一类是各种手术后都有可能发生的常见并发症,如出血、切口感染、切口裂开等;一类是特定手术才会出现的特殊并发症,如甲状腺部分切除术后导致的甲状腺危象、肠吻合术后出现的肠瘘、胃大部分切除术后出现的倾倒综合征等。术后并发症增加病人痛苦、延长康复时间,导致手术失败,甚至病人死亡。

一、出血

【护理评估】

1. 出血原因　① 术中止血不彻底;② 结扎线线结松脱,如咳嗽、活动、排便等用力不正确导致;③ 手术时痉挛的小动脉断端不出血,未引起注意,术后舒张出血;④ 凝血机制障碍等。

2. 出血表现　出血量不同,病人表现不同。① 出血量小,仅有伤口敷料浸血,若是体腔内放置引流管,则引流管内有少量出血;② 出血量大,在短时间内病人可出现烦躁或神志淡漠,血压下降,呼吸急促,脉搏细速,皮肤湿冷,面色苍白,尿量减少或无尿,酸中毒,电解质紊乱等休克表现。如引流管持续数小时,每小时引流出 100 ml 血液,则提示有活动性出血。

【护理措施】　术后出血一般在 12～24 h 内。出血量少时更换切口敷料,加压包扎,应用止血药等即可达到止血目的。出血量大时迅速加快输液、输血,使病人血压趋于稳定,分析出血原因。并做好再次手术的准备。

二、切口感染

手术切口经过 24 h 后,疼痛逐渐减轻,测量体温、脉率逐渐恢复正常,血常规检查白细胞计数也逐渐恢复正常。如果切口在手术后 2～3 d,出现疼痛加重、体温升高、脉率增快、白细胞计数增加,提示切口可能发生感染。

【护理评估】

1. 切口感染的原因　① 没有严格执行无菌操作技术。② 手术中止血不彻底,凝血块清除不完全,余留的缝线过多、过长等。③ 机体免疫力下降,如营养不良、休克、尿毒症、免疫缺陷、激素应用、合并糖尿病、肥胖等。

2. 切口感染的表现　切口部位感染表现为伤口疼痛,体温升高,切口局部有红、肿、热、痛等典型的感染表现。如果是深部组织发生感染,可发现局部稍有隆起,皮肤可无明显红肿,但压痛十分明显。感染进一步发展,伤口内有炎性物质渗出,并逐渐形成脓液。

【护理措施】

(1) 根据切口感染发生的原因,采取下列预防措施:① 增进病人抗感染的能力。② 严格无菌操作。③ 注意手术操作。④ 加强手术前后护理。

(2) 如切口早期红肿、疼痛等早期感染表现,采取局部热敷、理疗和使用抗生素等措施,争取使其不发展为脓肿。感染发展至形成脓肿,应拆除部分缝线,敞开切口,畅通引流,及时更换敷料,创面清洁时,考虑做二期缝合,以缩短愈合时间。

三、切口裂开

由于局部解剖和病理生理的特点,切口裂开多发生于腹部切口,大多发生于腹部正中线切口和腹直肌切口。切口裂开的发生率一般为 0.5%～3%,多发生在手术后 1 周内。

【护理评估】

1. 腹部切口裂开的分类和表现　通常有两种,一种是完全裂开,另一种是不完全裂开。完全裂开往往发生在腹内压力突然增高,自觉切口疼痛或切口处突然松开,或同时听到响声,可见肠管或网膜脱出腹壁处。如果皮肤缝线只断裂 1～2 针,肠管、网膜可不脱出,但有血性液体从破口处流出。不完全裂开时,皮肤缝线完整,深层破裂,肠襻或网膜突出腹腔达皮下,线结处有血性液体渗出。

2. 腹壁切口裂开的原因　腹壁切口裂开的原因有:① 贫血、低蛋白血症、年老体弱、维生素 C 缺乏、肥胖、长期使用皮质激素或有慢性内科疾病等,使组织愈合能力低下。② 缝合技术存在缺点,如缝线细、缝合不牢固、打结不规范、组织对合不好或打结过紧导致局部缺血、缝合时麻醉不佳导致腹膜撕裂等。③ 手术后咳嗽、喷嚏、呕吐及用力排便等使腹腔内压力突然增高,手术后严重腹胀导致腹壁张力过大,突然受力时切口裂开。④ 切口感染。

【护理措施】

1. 针对伤口裂开的原因采取相应措施 ① 手术缝合时行减张缝合。② 手术前纠正营养不良状况。③ 术后咳嗽时最好平卧,以减轻咳嗽时膈肌降低引起腹压骤然增加。医护人员可以双手扶持切口两侧腹壁向中间挤,减轻切口所受张力。④ 处理引起腹内压增高的原因。⑤ 适当的腹部包扎也起到一定的预防作用。

2. 不同类型切口裂开的处置 切口裂开分为完全性切口裂开和部分性切口裂开。

(1) 完全性切口裂开:安慰病人,消除其恐惧心理,必要时遵医嘱注射哌替啶或吗啡镇痛。同时,立即用无菌生理盐水纱布覆盖切口及脱出脏器,外用腹带包扎并报告医生,送至手术室处理。

(2) 部分性切口裂开:切口裂开范围较小,可以采用非手术疗法,如用腹带加压包扎保护切口,后期形成切口疝的可手术修补。切口只有皮肤裂开者可用蝶形胶布固定,腹带加压包扎。

四、肺不张

肺不张多发生于胸、腹部大手术后,特别是慢性肺气肿或肺纤维化病人,有长期吸烟史者更易发生。

【护理评估】

1. 肺不张的原因 手术使肋间肌和膈肌运动受到一定限制,影响吸气功能,削弱了肺组织的弹性回缩,使呼气量也减少。加上麻醉的刺激使气管和支气管分泌物增多,又不能有效咳嗽,最终导致分泌物积聚在肺底部、肺泡和支气管内不能排出,堵塞支气管,出现肺不张。

2. 肺不张的表现 病人开始表现为烦躁不安、发热、呼吸和心率增快,血压增高。持续时间长则会出现呼吸困难或呼吸抑制,严重缺氧时出现发绀、血压下降、室性心动过速甚至昏迷,体检时,肺不张部位叩诊呈浊音或实音,听诊时,呼吸音减弱或消失,或者为管性呼吸音。实验室检查:血氧分压下降和二氧化碳分压升高,继发感染者白细胞计数增高,中性粒细胞比例增高。

【护理措施】 根据肺不张的产生情况,可以从以下几个方面进行护理:① 呼吸锻炼:胸部手术者加强腹式深呼吸训练,腹部手术者加强胸式深呼吸训练。② 手术前2周停止吸烟。③ 有呼吸道感染、口腔炎症等情况,待炎症控制或消除后再手术。④ 全身麻醉病人,在拔管前应吸净气管或支气管内分泌物。⑤ 鼓励并帮助病人有效咳嗽,协助排出支气管内分泌物。⑥ 使用有效抗生素预防和控制炎症。⑦ 无力排痰病人,行吸痰术。痰液黏稠者,用超声雾化吸入,使痰液稀释容易咳出。⑧ 有呼吸道梗阻症状,血二氧化碳分压增高,神志不清或呼吸困难者做气管切开,便于吸痰。⑨ 鼓励病人深吸气,有效咳嗽、咳痰。

五、术后泌尿系感染

尿路感染是手术后常见并发症之一,严重者甚至危及病人的生命。

【护理评估】

1. 尿路感染的原因　手术后尿路感染与导尿管的插入和留置密切相关,比如留置导尿管引起膀胱炎,细菌再上行感染引起整个尿路感染。尿潴留的形成是术后并发尿路感染的基本原因。

2. 尿路感染的分类　尿路感染分为上尿路感染和下尿路感染。上尿路感染主要是肾盂肾炎,严重者会导致肾积水和肾周围脓肿。下尿路感染主要是膀胱炎,常伴尿道炎、前列腺炎。

3. 尿路感染的表现　急性膀胱炎的主要表现是尿频、尿急、尿痛,脓尿,有时有少量终末血尿,有时有排尿困难。尿常规检查有较多的红细胞和脓细胞,如果有畏寒、发热,应考虑合并有上尿路感染或前列腺炎存在。急性肾盂肾炎多见于女性病人,多为单侧,也可有双侧发生,主要表现为全身发冷、发热,肾区疼痛,有尿频、尿急、尿痛等膀胱刺激症状,血常规检查见白细胞计数增高,取中段尿液检查,除有红细胞外,还可发现大量白细胞和脓细胞。做尿液培养明确菌种,为选择抗生素提供依据。

【护理措施】　尿路感染的护理要点:① 根据药敏试验选择有效的抗生素控制感染。② 保持充分的尿量及排尿通畅,鼓励病人多饮水,每天尿量保持在 1 500 ml 以上。③ 尿潴留量超过 500 ml 时,应放置导尿管持续引流,并做好留置导尿管护理。放置导尿管时严格遵守无菌操作原则。④ 遵医嘱给病人服用碳酸氢钠,以碱化尿液,减轻膀胱刺激症状。使用颠茄类、莨菪碱类药物解除膀胱痉挛,缓解尿频、尿急、尿痛症状。

六、下肢深静脉血栓形成及血栓性静脉炎

下肢深静脉血栓形成,血栓脱落后可发生肺栓塞、脑栓塞等,病死率很高,及时处理非常重要。

【护理评估】

1. 形成原因　多发生于术后长期卧床、活动少或肥胖病人,常见原因:① 病人卧床过久、活动少,导致下肢血流缓慢。② 血液凝固性增加,处于高凝状态。③ 血管被反复穿刺置管或反复输液、注射刺激性药物等。

2. 分类　小腿深静脉血栓形成称为周围型;髂股静脉血栓形成称为中央型,两者均可通过血栓蔓延累及整个肢体,称混合型,手术后出现症状的多属于混合型。

（1）小腿深静脉血栓形成的表现:大多数不影响下肢静脉回流,症状轻微,如小腿轻度疼痛、压痛,轻度水肿,Homan 征阳性:将足急剧背屈,腓肠肌、比目鱼肌被动拉紧,刺激有血栓形成的静脉,可引起小腿肌肉深部的疼痛。少数小腿深静脉血栓可向主干蔓延,最后可累及髂股静脉,产生明显的症状。

（2）髂股静脉血栓的分类及表现:髂股静脉血栓形成以左侧多见。有原发性髂股静脉血栓形成、继发性髂股静脉血栓形成、股青肿三种类型。① 原发性髂股静脉血栓形成:表现为发病急剧,腹股沟区有自觉疼痛和压痛,可见肿胀充血,在股静脉体表可触及索状物,整个下肢出现肿胀。② 继发性髂股静脉血栓形成:是小腿深静脉血栓形成后向主干静脉扩展累及髂股静脉,其表现与原发性髂股静脉血栓相同。③ 股青肿:是深、浅静脉广泛血栓形成,常伴有动脉强烈痉挛。

3. 血栓性静脉炎的表现　血栓性静脉炎以下肢深静脉多见,开始表现为小腿腓肠肌疼痛

和紧束感,继之出现下肢凹陷性水肿;有时先出现下肢静脉发红、变硬,有明显触痛,常伴体温升高。

【护理措施】

1. 下肢深静脉血栓形成前的护理　① 防止静脉血流缓慢:强调早期起床活动,若不能起床活动的病人,指导病人学会作踝关节伸屈活动的方法;用直流电流刺激小腿肌肉收缩;穿充气长筒靴,使小腿肌肉间断性受压,加速血液回流。② 防止血液呈高凝状态:术前 2 h 使用 5 000 U 小剂量肝素做皮下注射(血凝机制障碍者禁用),手术后每次 5 000 U,每日 1~2 次,连续使用 5~7 d;用低分子右旋糖酐 500~1 000 ml 静脉输入,每日一次。均能有效遏制下肢深静脉血栓形成。

2. 下肢深静脉血栓形成和血栓性静脉炎的护理　① 遵医嘱使用溶酸剂及抗凝剂,血栓形成时间在 3 d 内的,用尿激酶溶解血栓,超过 3 d 的使用抗凝药防止血栓蔓延。② 停止患肢静脉输液,减少静脉炎继续发展,可抬高患肢并制动休息,局部用于 50% 硫酸镁湿敷,局部严禁按摩,同时,以防血栓脱落导致肺栓塞。③ 遵医嘱使用复方丹参液静脉滴注。④ 如果是股青肿及较严重的原发性髂股静脉血栓形成,可考虑手术治疗,取出形成的血栓。

七、肺栓塞

肺栓塞是指空气、脂肪或血栓等物质由静脉到达右心,通过肺动脉并使其部分或完全阻塞,引起呼吸循环障碍的一种严重疾病。而其中的栓子主要来自于下肢深静脉的血栓。

【护理评估】　发生肺栓塞后立即出现呼吸困难、胸痛、咳嗽和咯血,肺部啰音、第二心音亢进、奔马律等表现,严重者休克或心搏呼吸骤停。

肺动脉造影是诊断肺栓塞的准确方法。

肺栓塞发病后 2 h 内病死率约为 30%,为此,预防下肢深静脉血栓形成非常重要。

【护理措施】

(1) 做好病人及家属的心理护理工作,讲解疾病相关的知识。

(2) 绝对卧床休息,避免咳嗽或其他用力动作。

(3) 吸氧。

(4) 遵医嘱用阿托品等药物解除血管痉挛,改善呼吸功能,胸痛剧烈者使用哌替啶。

(5) 遵医嘱用肝素、华法林等抗凝药物,应用尿激酶溶栓子等。必要时手术。

思　考　题

一、名词解释

1. 围术期　2. 手术前期　3. 手术后期　4. 外科吸收热

二、填空题

1. 手术后常见不适有_____、_____、_____、_____、_____。

2. 按有无菌伤口可分为_____、_____、_____。

3. 手术病人术前应进行_____、_____、_____、_____、_____几方面的训练。

4. 切口裂开可分为_____、_____。

三、单选题

1. 手术前病人戒烟应在(　　)。
　　A. 3 天　　　　　　　　　B. 5 天　　　　　　　　　C. 7 天
　　D. 10 天　　　　　　　　E. 14 天

2. 手术后观察肾功能尿量每小时应大于(　　)。
　　A. 10 ml　　　　　　　　B. 20 ml　　　　　　　　C. 30 ml
　　D. 15 ml　　　　　　　　E. 25 ml

3. 下列不属于促进排痰和预防肺不张方法的是(　　)。
　　A. 深呼吸　　　　　　　　B. 咳嗽　　　　　　　　C. 翻身拍背
　　D. 雾化吸入　　　　　　　E. 输液

4. 给病人备皮错误的是(　　)。
　　A. 备皮超过切口 20 cm　　B. 可以划破皮肤　　　　C. 注意有无皮肤感染
　　D. 有无湿疹　　　　　　　E. 注意保暖防肺部感染

5. 手术前病人禁饮、禁食时间是(　　)。
　　A. 分别为 6 h、4 h　　　　B. 分别为 4 h、6 h　　　C. 分别为 4 h、8 h
　　D. 分别为 4 h、12 h　　　　E. 分别为 4 h、10 h

6. 急症手术前护理,错误的是(　　)。
　　A. 备皮、血型测定　　　　B. 禁食水　　　　　　　C. 输液和术前用药
　　D. 置尿管胃管　　　　　　E. 灌肠和服用泻药

7. 围术期是指(　　)。
　　A. 手术前期　　　　　　　B. 手术中　　　　　　　C. 手术后期
　　D. 以上均包括　　　　　　E. 以上均不包括

8. 手术前病人最常见的护理问题是(　　)。
　　A. 营养失调　　　　　　　B. 体温过高　　　　　　C. 体液不足
　　D. 潜在并发症　　　　　　E. 焦虑和恐惧

9. 手术后病人咳嗽、痰黏稠不易咳出,主要护理有(　　)。
　　A. 术前戒烟　　　　　　　B. 镇咳药物的应用　　　C. 鼓励翻身
　　D. 超声雾化　　　　　　　E. 抗生素

10. 手术后伤口裂开处理不妥的是(　　)。
　　A. 立即还纳脏器到腹腔　　B. 用腹带包扎　　　　　C. 用无菌敷料覆盖
　　D. 安慰病人　　　　　　　E. 手术缝合

11. 术后病人出血最早表现是(　　)。
　　A. 面色苍白　　　　　　　B. 呼吸急促　　　　　　C. 血压下降
　　D. 胸闷、口渴、脉快　　　E. 四肢湿冷

12. 半卧位的目的不包括(　　)。
　　A. 有利于防止膈下感染　　B. 有利于呼吸和循环　　C. 减轻腹壁张力
　　D. 防止切口裂开　　　　　E. 预防肺部并发症

13. 术前常规禁食水的最主要目的是(　　)。

A. 防止呕吐和误吸　　　B. 防止术后腹胀　　　C. 防止术后尿潴留
D. 防止术后便秘　　　　E. 防止术后休克

四、简答题

1. 早期下床活动的好处是什么?
2. 半卧位的好处是什么?
3. 手术后并发症有哪些?
4. 手术前护理内容主要有哪些?

五、护理病例

某男病人,45 岁,5 天前有不规律胃痛到医院门诊就诊,通过初步检查考虑胃溃疡恶变,收入院治疗。10 年前诊断为胃溃疡,按胃溃疡治疗。心身状况:情绪低落;生命体征正常,神志清楚,面色苍白,消瘦,四肢乏力,上腹部未触及包块,外周血红细胞 $4.0×10^{12}$/L,白细胞 $5.0×10^9$/L,中性粒细胞 70%,血红蛋白 80 g/L,大便潜血试验阳性,取病灶活组织检查诊断为早期胃体腺癌。根据该病例情况,回答下列问题:

1. 该病人手术前有哪些护理问题和护理措施?
2. 该病人手术后有哪些护理问题和护理措施?

(黄秋学)

第六章　手术室护理

【知识要点】

1. 掌握手术人员的准备。
2. 掌握手术病人的准备。
3. 掌握手术中的无菌操作原则。

第一节　手术室物品的准备

一、物品灭菌和消毒方法及准备

（一）物理灭菌法

1. 高压蒸汽灭菌法　是应用最普遍的灭菌方法,其特点是穿透力强,灭菌效果可靠,能杀灭所有的微生物。多用于金属器械、玻璃、搪瓷、敷料、橡胶类、药物等能耐受高温的物品灭菌(图6-1)。

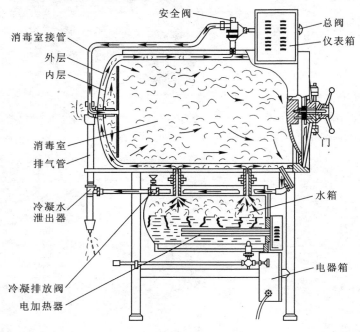

图 6-1　高压蒸汽灭菌锅

各类物品灭菌所需的时间、温度和压力(表 6-1)。

表 6-1　各类物品灭菌所需的时间、温度和压力

物品种类	灭菌所需时间(min)	蒸汽压力(kPa)	饱和蒸汽相对温度(℃)
橡胶类	15	104.0~107.9	121~126
敷料类	15~45	104.0~137.3	121~126
器械类	10	104.0~137.0	121~126
器皿类	15	104.0~137.0	121~126
瓶装溶液类	20~40	104.0~137.0	121~126

2. 煮沸灭菌法　适用于金属器械、玻璃及橡胶类等物品。

3. 火烧法　将器械放在搪瓷或金属盆中,倒入 95%乙醇少许,点火直接燃烧,受热要均匀,温度不易太高。此方法可使锐利器械变钝、退钢、失去光泽,所以只有在紧急情况下应用。

(二)化学消毒法

化学消毒法用于不能耐受高温、高湿的物品,如内镜、电线、导管、精密仪器等。

1. 常用的化学消毒剂

(1) 2%戊二醛水溶液:是当前应用最多的灭菌剂,对真菌、病毒、细菌都具有杀灭作用,浸泡 10~30 min 可以达到消毒的效果,浸泡 10 h 可达到灭菌的效果。

(2) 75%乙醇:为中效消毒剂。浸泡 30 min,用于橡胶、丝线物品消毒;浸泡 10 min,用于外用医疗器械消毒;泡手 5 min 用于术前洗手消毒。乙醇应每周过滤,并核对浓度 1 次。

(3) 碘酊:是高效化学灭菌剂,碘元素可以使菌体蛋白变性,使微生物死亡。常用于皮肤消毒,但因其刺激性较大,不用于会阴、黏膜、面部皮肤、小儿皮肤、供皮区皮肤消毒;对器械有腐蚀性,不能用来浸泡器械。

(4) 聚维酮碘(碘附):是碘和表面活性剂的不稳定结合物,聚维酮碘逐渐释放碘,能维持较长的杀菌时间,含有效碘 0.2%的溶液用于黏膜和伤口消毒;0.5%的溶液用于皮肤消毒;0.75%的肥皂制剂能用于手术区皮肤消毒。

(5) 过氧乙酸:可以杀灭肝炎病毒、结核杆菌、真菌等。常用于耐湿、耐酸的医疗用品的消毒,0.1%的溶液用于环境喷洒,0.2%~0.5%的溶液用于肝炎病毒、结核杆菌污染的物品浸泡。高浓度的过氧乙酸有腐蚀性。

(6) 甲醛溶液:是一种高效灭菌剂,可以浸泡器械、熏蒸器械及空气消毒,浸泡时间为 30 min,能起到灭菌的作用,适用于输尿管导管及塑料类、有机玻璃制品的消毒。

(7) 环氧乙烷:是高效杀菌剂,能干扰微生物酶的代谢,使菌体灭活。杀菌力强、穿透力好、不损害物品、不残留毒性,但遇明火可以燃烧。用于纸张、塑料、内镜、导线等物品的消毒。

2. 化学消毒方法

(1) 化学消毒剂浸泡法:一些不怕湿的物品可以用浸泡的方法,如刀片、缝针、丝线、有机玻璃、塑料等。注意事项:① 浸泡前,要擦净器械上的油脂。② 有轴节的器械,轴节应张开。

③ 要消毒的物品必须全部浸入溶液中。④ 使用前,需用灭菌盐水将药液冲洗干净,以免组织受到药液的损害。

（2）甲醛蒸气熏蒸法:适用于内镜、精密仪器、导线、有机玻璃等。由于其刺激性大,现在较少使用。

（3）环氧乙烷熏蒸法:适用于怕热、怕湿的物品消毒,如内镜、精密仪器、纸张、软片等。灭菌前应对物品进行初步清洁,将物品放入丁基橡胶尼龙袋中,挤净空气,通过导管充入环氧乙烷气体,10 min 后再加药 1 次,室温存放 8 min 后取出使用。也可以用环氧乙烷可以穿透的材料包装,采用环氧乙烷进行消毒。

（三）特殊感染物品的处理

气性坏疽、破伤风、炭疽、艾滋病等特殊感染物品不得带出手术室;所用器械浸泡于 2% 戊二醛或 2% 过氧乙酸溶液中;不能浸泡的物品如无影灯、手术床、器械台,用 1 000 mg/L 的含氯消毒剂擦拭表面;用过的布单经浸泡后,用特殊标记的塑料袋送消毒室,经高压蒸汽灭菌后再洗涤,尽量使用一次性敷料,手术结束后焚烧;手术室用过氧乙酸 1 mg/m³ 并稀释成 3% ~ 5% 水溶液,加热蒸发,密闭手术室 2 min。

（四）肝炎病毒携带者手术后处理

（1）所用物品冲洗干净后进行消毒,纱布类及布类物品等使用对肝炎病毒有效的消毒剂浸泡后送洗。或标明肝炎种类,经高压蒸汽消毒处理后再送洗衣房,手术中的污水按比例加用过氧乙酸消毒后才可倒掉。

（2）地面有血污时,用浸有过氧乙酸的拖布擦净,必要时用过氧乙酸进行空气消毒。

（3）手术间必要时用过氧乙酸进行空气消毒。

二、布类物品的准备

布类用品宜细而厚,一般选用棉布,颜色常用白色、淡蓝色或淡绿色。

1. 手术衣　手术衣有大、中、小之分,根据术者的身高来决定穿手术衣的大小。折叠有一定的要求,每包 1~3 件,高压蒸汽灭菌达到无菌要求。折叠方法:将衣身反面向外,即衣身正面折叠于内面,反面折叠于外面;其腰带和袖带打活结,衣袖顺身长方向折叠平整,而后将手术衣后身两侧部分向正面内折叠两折,再对折使其重叠,最后将身长两端按 1/3 内折,领端在内,即完成手术衣折叠,而后进行灭菌。

2. 手术单　有大单、中单、治疗巾、洞巾及各部位手术单,均有各自的尺寸大小和折叠方法,用于铺各种手术野和无菌区。

（1）手术巾折叠方法:两边以等宽幅的 1/4 做扇形折叠,两端做两次对折。用于覆盖手术周围消毒后的皮肤。

（2）中单折叠方法:两边做两对折,而后两端也做两个对折。用于覆盖手术切口上下两端以及器械台和手术台等。

（3）洞巾折叠方法:两边以等宽幅的 1/3 做扇形折叠,两端再做两次对折。用于各种小手术、穿刺和椎管麻醉等。

（4）剖腹单的折叠方法：两人操作，以裂孔为中心，四周做扇形折叠，先扇形折叠于脚端孔之上，再折叠于头端并再在裂孔之上，然后扇折左右两侧，即以两侧合缝于裂孔处，再以裂孔为折缘将两侧对折，拉直后同对侧对折，使裂孔箭头外露。用于腹部手术，覆盖于手术巾和中单之上，裂孔正好对准手术切口。

3. 包布 是用来专门包裹各种无菌物品的，用双层棉布制成，手术室经常依据各种手术的不同需要，包成各种手术包，如阑尾包、剖腹探查包等。灭菌后储藏于无菌柜内，保持 1~2 周，超过期限应重新灭菌。

近几年，无纺布制成的一次性无菌物品，可以减少清洗、折叠、消毒的人力、物力、时间，而且使用方便。但是由于其吸水性、透气性等方面的缺点，并不能完全代替棉布，并有环境污染。

三、敷料类物品的准备

一般选用吸水性强的脱脂纱布或脱脂棉花。

1. 棉花类 带线棉花片用于脑膜和脑实质止血、保护脑组织、脊椎手术止血；棉球用于擦拭伤口、洗涤伤口；棉签用于涂擦药物和采集标本。棉花垫用于胸部和腹部及大手术后做外层敷料，吸收分泌物，防止伤口污染。

2. 纱布类 包括纱布垫、纱布块和纱布条。纱布垫用于覆盖伤口两边的皮肤，擦拭腹腔或胸腔内的渗液和出血，覆盖暴露的内脏防止损伤和干燥，有利于充分显露手术野；纱布块用于术中拭血及分离组织；纱布条用于耳鼻喉腔内手术及深伤口的引流和填塞。

四、线类物品的准备

理想的缝线是拉力大，组织反应小，结扎后不易脱落，消毒后不变质。缝线分为可吸收和不可吸收两类，粗的缝线以号码表明，号码越大缝线越粗，常有 1~10 号线；细的缝线以零表示，零数越多缝线越细。

1. 非吸收性缝线 丝线是使用最广泛的缝线，具有经济、耐高温、价廉、抗拉力大、打结牢固、组织反应小等特点。金属线如不锈钢丝钛丝，具有张力强度大，组织反应小，多用于骨缝合及张力缝合。另外还有人工合成的单纤维尼龙线与无创伤针联合使用线，用于精细缝合。目前应用最广的是黑色丝线，因白色丝线被血液浸湿后不易辨认。

2. 可吸收缝线

（1）天然的可吸收线：分普通肠线和铬制肠线，具有可吸收性，但是组织反应大，质量不稳定，现在使用逐渐减少。

（2）人工合成的可吸收线：聚醋酸纤维尼龙线，无毒性，张力大，组织反应小，适用于外科整形；聚羟基乙酸线，柔韧性良好，打结牢固，组织反应小，使用广泛。缝线在手术中缝合各类组织和器官，达到伤口愈合的目的；另外缝线又可手术中缝扎血管，达到止血的目的。

五、引流物品的准备

常用的引流物有橡皮片引流、管状引流、纱布条引流、烟卷引流等，根据手术的部位、深浅、引流液的多少选用引流物。

1. 橡皮片引流 用于浅层引流，主要防止手术后伤口积血，如甲状腺、腹外疝、脑部手术。

2. 纱布引流条　包括凡士林纱条、盐水纱条或碘仿纱条,用于引流渗出物或出血。

3. 管状引流　在手术中应用较多,形状和功能各异。如一般橡胶管用于腹腔、胸腔引流;"T"形管用于胆管引流;蕈形管用于膀胱引流。还有两种是双套管引流,一种是烟卷包绕一乳胶管,另一种是粗细不等的乳胶管,细管套在粗管内,用于腹腔等深部引流、冲洗和注药。

4. 烟卷引流　是用细纱布卷成卷,外面用橡胶膜覆盖。长 15~20 cm,内径 1.5 cm 左右,用于腹腔和深部组织的引流。

六、手术器械的准备

手术器械基本分为两大类:基本手术和专科手术。手术器械按其功能可分为以下几类。

1. 切割类器械　包括手术刀、手术剪、骨锯、骨凿、刮匙等。

手术刀分为刀片和刀柄,根据需要选用不同型号。如果需要使用,应先安装,即把刀片安装在刀柄上,方法是用持针器头钳夹刀片尾端背部,安装于刀柄上,手术完毕卸下刀片,方法是持针钳夹住刀片尾端背部,稍用力提起向前推即可卸下。手术中传递手术刀时,器械护士应拿住刀柄和刀片衔接处背侧,将刀柄尾部放于手术者手中(图 6-2)。

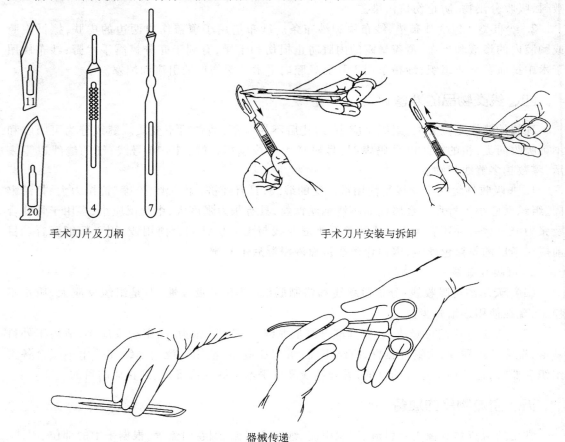

手术刀片及刀柄　　　　手术刀片安装与拆卸

器械传递

图 6-2　手术刀的安装与传递

手术剪分为组织剪和线剪,组织剪有弯、直两种,组织剪头圆而窄,主要用于组织的剪开、分离和解剖(图6-3)。线剪为直剪,头为宽而刃为尖,主要用于剪线、引流物和敷料等,这两种剪不可混用,手术中传递器械护士应手拿剪中部,手术剪尾端送达术者手中,如为弯剪则应弯头朝上。

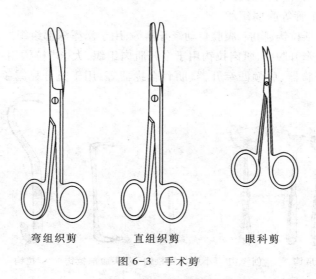

| 弯组织剪 | 直组织剪 | 眼科剪 |

图 6-3 手术剪

2. 把持类器械 包括各种镊子、钳子等(图6-4)。

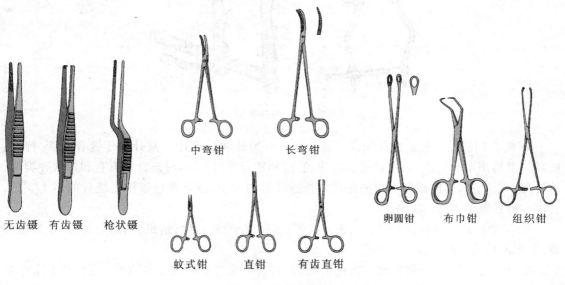

图 6-4 把持类器械

止血钳是手术中用于钝性分离、夹持组织和止血的器械,有各种不同的大小和形状,根据不同的手术部位选用。直止血钳用于皮下止血、分离和钳夹组织;弯止血钳用于深部止血、钳夹和分离组织;布巾钳用来固定治疗巾;组织钳也叫鼠齿钳或称 ALLiS 钳,特点是钳头端有一排细齿类似老鼠牙而得名,主要用于夹组织持韧性大、需要力量大的组织,特点是夹住组织后比较牢固且组织损伤性小。卵圆钳也叫海绵钳,分为有齿和无齿两种,有齿用于夹持棉球或敷料做消毒用,或用于夹持器械、引流管或纱布等;无齿的用于夹持胃、肠、胆囊和子宫等内脏组织。传递方法同手术剪。有齿的镊子用于钳夹皮肤、筋膜和肌腱等坚韧组织,无齿镊子用于夹持内脏、神经、黏膜、血管等脆弱组织。

3. 牵开器械 包括拉钩、胸腔、腹腔自动牵开器等,用于暴露深部组织。皮肤拉钩用于牵开浅部组织,直角拉钩用于牵开腹壁,肌肉拉钩用于牵开肌肉组织,大"S"拉钩用于牵开腹腔。还有一些特殊牵开装置如开睑器、后颅凹牵开器、肋骨合拢器等,用于充分显露手术野(图6-5)。

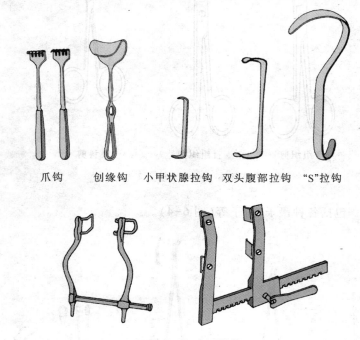

爪钩　　　创缘钩　　小甲状腺拉钩 双头腹部拉钩　 "S"拉钩

图6-5　牵开器械

4. 缝合用器械 包括缝针和持针器。缝针有圆针和三角针 圆针用于缝合血管、神经、脏器等需损伤小的组织,三角针缝合皮肤、筋膜和韧带等组织,两种缝针都有直和弯两种类型。持针器用于把持缝针,根据手术的深浅选择持针器的大小,持针器应该钳夹缝针的后1/3处,针应在持针器的尖端(图6-6)。

5. 取拿器械 探针、胆道探子、尿道探子、窦道探子、取石钳、组织钳、刮勺等,用于管道探查、扩张和取物(图6-7)。

6. 吸引器头 有金属管和一次性塑料管,目前一次性塑料管最为常用,主要是手术中吸出血液、脓液和积存的体液,有时是内脏里的液体,使手术野清晰和减少污染,使用时将吸引器头与管衔接,打开吸引器,并保证通畅(图6-8)。

7. 各种特殊剪和钳子 如各种骨科用的咬骨钳和剪子等(图6-9)。

以上器械基本上是由不锈钢制成,手术前仔细检查,查看功能是否完好,保证手术能够顺利进行,术后用水清洗干净,而后消毒和灭菌,轴部涂上液状石蜡或油类加以保护。

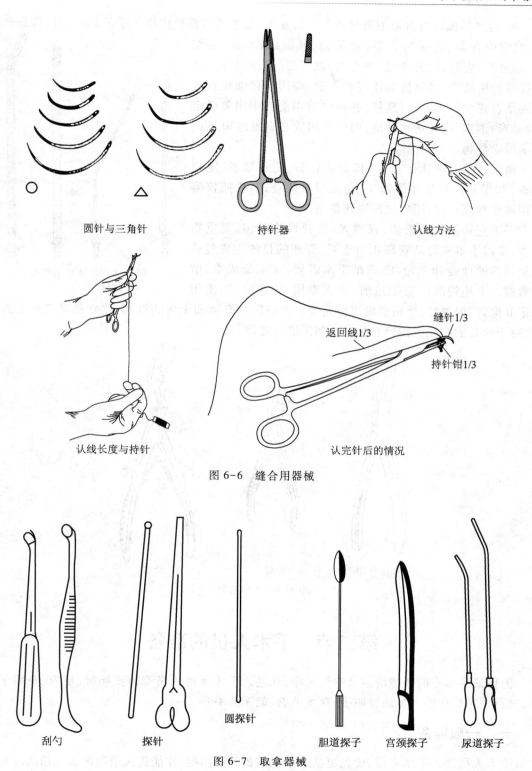

圆针与三角针　　　　　持针器　　　　　认线方法

认线长度与持针　　　　　　认完针后的情况

缝针1/3
返回线1/3
持针钳1/3

图 6-6　缝合用器械

刮勺　　　探针　　　圆探针　　　胆道探子　宫颈探子　尿道探子

图 6-7　取拿器械

8. 特殊器械　随着微创及显微外科的发展,很多新的器械应用于手术,如电刀,胃肠吻合器、食管吻合器、直肠吻合器,膀胱镜、肾镜、脑室镜、胸腔镜、胆道镜、腹腔镜、关节镜、激光刀、氩气刀、超声刀等。这些仪器价格昂贵,必须按操作规程办事,使用前仔细检查各部件是否齐全,功能是否良好,各种内镜用前必须用氯己定(洗必泰)消毒,用后清水冲洗,而后再用洗必泰浸泡30 min,毛刷清除异物。

精密仪器必须执行三定(即定人保管、定位放置、定期检查)和保养。每半年维修 1 次,用后清理登记,按照仪器使用操作常规进行,用后放回原处备用。

手术室物品种类繁多,仪器多,消耗性物品多,贵重物品多,所以手术室物品管理相当重要,管理的目的主要包括维护仪器的性能和寿命,既满足手术需要,又减低成本,增加效益。上述物品应登记造册,专人专用,防止损坏,使用

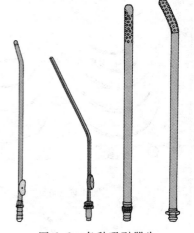

图 6-8　各种吸引器头

登记并保管、保养好,严格消毒灭菌制度。严格区分有菌和无菌的区别,建立药品三查七对制度,对于用后的物品应按照有关规章制度进行处理。

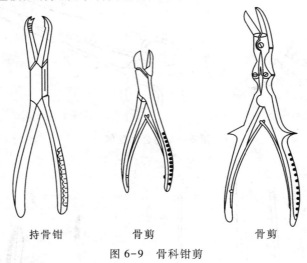

　　持骨钳　　　　　骨剪　　　　　　骨剪

图 6-9　骨科钳剪

第二节　手术人员的准备

为保证手术室的环境清洁及空气洁净,凡进入手术室的人员都需要换鞋、更衣、戴帽子口罩,进行手术操作的人员还要刷手、穿无菌衣、戴无菌手套。

一、一般准备

手术人员进入手术室后,要先更换手术室准备的清洁鞋,才能进入限制区和无菌区。然后在更衣室更换短袖的刷手衣,戴好帽子和口罩,帽子要把头发全部覆盖,口罩要遮住鼻孔,修剪

指甲,除去甲缘下积垢。急性上呼吸道感染及面颈部、手臂有外伤或感染者一般不能参加手术。图 6-10 所示更衣后的手术人员。

二、手和手臂的准备

在皮肤的角化层、皱纹内及皮肤深层如毛囊、皮脂腺等都藏有细菌。手臂刷手可以清除部分角化层,有利于消毒剂浸入,但消毒法仅能清除皮肤表面的细菌,并不能完全消灭藏在皮肤深处的细菌。在手术过程中,这些细菌会逐渐移到皮肤表面,故在手臂消毒后,还要穿手术衣、戴无菌橡胶手套,以防止这些细菌逐渐溢出污染手术野。

1. 肥皂水刷手法

(1) 参加手术者先用肥皂作一般的洗手后,再用无菌毛刷蘸煮过的肥皂水刷洗手和臂。刷手范围从手指尖到肘上 10 cm 处;每侧手臂分三段(手、前臂和上臂),先刷双手,依次为指甲、指璞、手掌、手背、腕关节以上到2.5 cm处,然后刷双前臂,最后刷双上臂,两侧交替刷洗;特别注意甲缘、甲沟、指璞、虎口等处的刷洗;一次刷完后,手朝上肘朝下,用清水冲洗手臂上的肥皂水,经肘部流下。反复刷洗 3 遍,共约 10 min,前两遍用一无菌刷,第三遍更换新的无菌刷(图 6-11)。

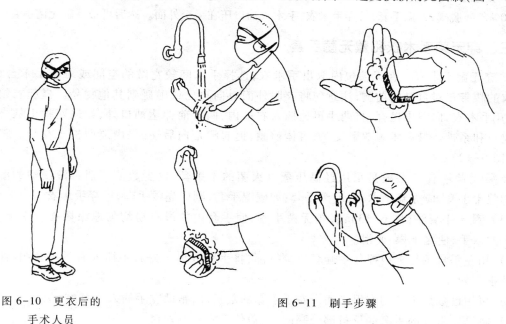

图 6-10　更衣后的
　　　　手术人员

图 6-11　刷手步骤

(2) 用 2 块无菌的小毛巾擦干双手,将其中一块小毛巾斜角对折,以环形自手腕部向上擦干到肘部,用另一块小毛巾同样的方法擦干对侧,擦手顺序只能自手向肘上,擦过前臂的毛巾不得再擦手。

(3) 将手和前臂浸泡在盛有 70%～75%乙醇或苯扎溴铵(新洁尔灭)的桶内 5 min。浸泡范围到肘上 6 cm 处。

(4) 刷手后双手不能下垂,双手只能限制在前胸、肩以下和腰带以上的范围内,直到手术结束。

(5) 用苯扎溴铵浸泡,刷手时间可减为 5 min。手臂在彻底冲净肥皂和擦干后,浸入 1：1 000

苯扎溴铵溶液中,用桶内的小毛巾轻轻擦洗 5 min 后取出,待其自干。苯扎溴铵溶液在使用 40 人次后,就要更换新的溶液。浸泡完后仍用毛巾擦干双手和前臂,如无毛巾也可晾干,因此法环节多、费时,目前大多数医院采用聚维酮碘刷手和灭菌王刷手法。

2. 聚维酮碘刷手法　这种方法刷手时间短、消毒效果好、可以保持比较长的消毒状态,逐渐将代替肥皂水刷手法。

常规用肥皂水洗手到肘上 10 cm 处,清除赃物及表面细菌,无菌小纱布块擦干手及前臂。取被 0.5% 聚维酮碘浸透的无菌纱布块涂抹双手和前臂及肘上 10 cm,涂抹 3 min。再取另外一个蘸取聚维酮碘液无菌纱布块,按上述的方法涂抹 2 min。等其自然干燥,即可进手术室穿手术衣、戴手套。

3. 灭菌王刷手法　灭菌王是不含碘的高效复合型消毒液,其主要成分是氯己定。常规肥皂水清洗双手、前臂至肘上 10 cm,用清水冲净,用无菌刷蘸灭菌王 3~5 ml 刷手、前臂至肘上 10 cm,刷洗 3 min 后用清水流冲净,用无菌毛巾擦干,再用浸湿灭菌王的纱布涂擦手和前臂。自然晾干后穿手术衣和戴手套。

4. 紧急手术洗手法　紧急手术情况下,换好衣服进入洗手间,先用 2.5% 碘酊涂擦手及前臂,而后用 70% 乙醇脱碘,先戴手套,后穿手术衣,手术衣袖口压在手套外面。然后再带一副无菌手套。

三、穿无菌手术衣和戴无菌手套

1. 穿无菌手术衣　在无菌包内取出手术衣,选择手术间较宽敞的空间或对着手术台,将手术衣的腰带正对自己的前胸,注意勿将衣服外面对向自己或触碰到其他物品。提起衣领两角,抖开手术衣,向空中抛开,将两手迅速插入衣袖内,两臂前伸达袖口外,让巡回护士从身后协助提拉和系带。最后术者双臂交叉,身体前倾,提起腰带向后递,仍由巡回护士在身后将带系紧(图 6-12)。

2. 戴无菌手套　一般是采用经高压蒸汽灭菌的干手套,仅少数使用消毒液浸泡的湿手套。如戴干手套,应先穿手术衣,后戴手套;如戴湿手套,则应先戴手套,后穿手术衣。

(1) 戴干手套法(图 6-13):轻拍无菌手套,使手套内的滑石粉均匀地涂擦在双手上,轻轻地敷擦双手,使之干燥、光滑。

1) 用左手自手套夹内捏住手套套口翻折部,将手套取出。先右手插入右手手套内,注意勿触及手套外面。

2) 再用已戴好手套的右手指插入左手手套的翻折部,帮助左手插入手套内。

3) 将已经带好的手套的反折部分翻向上,盖住手术衣的袖口。

4) 没有戴无菌手套的手,只允许接触手套套口的向外翻折部分,不应碰到手套外面。已戴手套的手不可触碰手臂皮肤。带好手套后用无菌盐水冲净手套外面的滑石粉。

(2) 戴湿手套法:手套内要先盛放适量的无菌水,使手套撑开,便于戴上。戴好手套后,将手腕部向上举起,使水顺前臂沿肘流下,再穿手术衣。

(3) 连台手术或更换手术衣、手套法:手术结束后,要连续做手术,应先洗净手套上的血污,应由巡回护士或手术室其他人员解开背带及衣领带,先脱手术衣,再脱手套。

1) 自己脱手术衣法:① 左手抓住右肩部向下拉,使衣袖外翻,保护手臂不被手术衣污染,再如此拉下左侧的手术衣;② 将脱下的手术衣放在污物袋中。

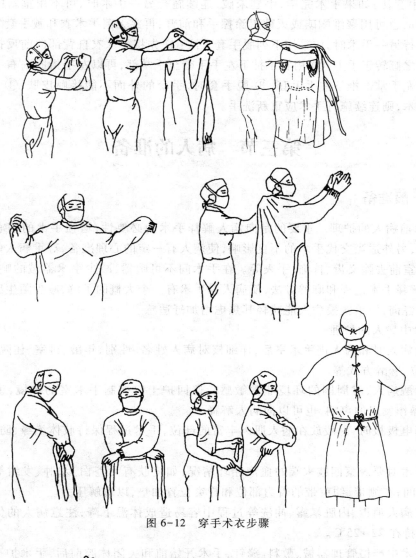

图 6-12 穿手术衣步骤

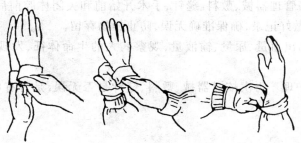

图 6-13 戴干手套

2）他人帮助脱手术衣法：术者双手抱肘，由巡回护士抓住手术衣衣领或肩部向肘部翻转，然后再向手部方向扯脱，脱下手术衣，将脱下的手术衣放在污物袋中。

3）脱手套法：如果手术完毕，手套未破，连续施行另一手术时，可不用重新刷手，仅需浸泡乙醇 5 min，也可用聚维酮碘或灭菌王涂擦手和前臂，再穿无菌手术衣和戴手套。

连续施行另一手术时，应采用下列脱手套方法：① 先将手术衣自背部向前反折脱去，使手套的腕部随之翻转于手上；② 用右手扯下左手手套至手掌部，再以左手指脱去右手手套，最后用右手指在左手掌部推下左手手套；③ 脱手套时，手套的外面不能接触皮肤；④ 若前一次手术为污染手术，则连续施行手术应重新洗手。

第三节　病人的准备

一、一般准备

1. 手术前病人的护理　重要的是向病人解释手术的必要性，增强手术的信心，以取得术中病人配合，另外适当交代手术的不良影响，使病人有一定的心理准备，尊重病人的知情权。

去手术室前去除义齿、首饰、手表等。在手术间不可喧嚣，减少手术器械的响声。适当和病人交流，解释手术过程和麻醉方法，使病人对手术有一个大概的了解，减少陌生感和恐惧感，接受病人的咨询，用手抚摸病人能减轻其焦虑增加舒适感。

2. 手术中病人的护理

（1）接病人时和病人进手术室后，详细核对病人姓名、性别、年龄、科室、住院号、床号、诊断、手术部位、麻醉方式等。

（2）清醒病人，对周围的环境非常敏感。巡回护士应控制手术室的环境，说话轻、走路轻，对手术操作发出的声响，也可以向病人解释。

（3）用电极板时，一般放在病人肌肉丰富的部位，手术过程保持肢体绝缘，防止非手术部位烧伤。

（4）手术时要观察四肢末端的血液循环情况，如皮肤有无苍白、水肿、发绀等；记录止血带的使用时间；在绷带、约束带的着力部位和骨突位置加垫，以缓解压力。

（5）在病人消毒、内脏暴露、冲洗等过程中容易造成体温下降，注意病人的保暖，手术室内的温度维持在 22~25℃。

（6）手术中严格管理器械、敷料、缝针，手术开始前和关闭体腔前后，手术护士、巡回护士及术者要共同清点，做好记录，确保准确无误，防止异物存留。

（7）观察术中的出血量、尿量、输液量，观察病人的生命体征，发现问题及时向麻醉医生报告。

3. 手术后病人护理　再次核对器械、敷料、缝针是否无误，是否有电刀灼伤，是否有皮肤的破损、淤血。

二、手术体位

手术时病人需要取一定的体位，主要是为了显露手术野，利于操作。安置各种手术体位既要使手术野暴露充分，又要使病人尽可能舒适，防止肢体和其他部位受压而引起血管和神经等并发症，有利于呼吸和循环。手术各部位所取的体位不同，常用的有以下几种。

1. 仰卧位 凡从人体前面径路施行的手术,一般采取水平的仰卧位。上肢固定在体侧,输液的一侧上臂固定在臂托上,膝部用较宽的固定带固定,膝部下方放一软枕,使膝部放松,利于腹肌的松弛(图6-14)。

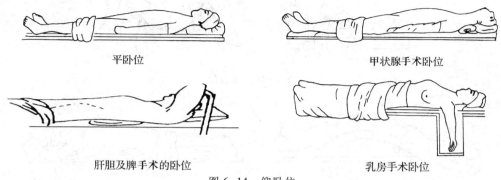

平卧位

甲状腺手术卧位

肝胆及脾手术的卧位

乳房手术卧位

图 6-14 仰卧位

(1) 平卧位:常用于腹部手术,是仰卧位的基础体位。

(2) 甲状腺手术卧位(颈仰位):手术台的头部抬高15°,在颈后和肩后加垫,使头部后仰或偏向健侧。

(3) 肝胆和脾的手术卧位:垫高腰背或提高手术台的桥架,使季肋部前凸。其他同前述。

(4) 乳房手术卧位:术侧靠近台边,肩胛下加垫,术侧上肢置于臂托上,对侧上肢固定在体侧。

2. 侧卧位 适用于胸部手术、肾手术、脊柱手术。病人侧卧90°,双手臂向前伸展于双层托手架上,腋下加垫,防止损伤腋神经,头下加一个25 cm左右的枕头,骨盆两侧加骨盆挡板且骨盆和骨盆挡板之间加适当大小的软垫,下侧下肢伸直,上侧下肢屈曲90°,两腿之间加一个大软垫。有的是采取"半侧卧位",躯干背面与手术台面呈45°或120°左右,在肩背部、腰部、臀部各加一个软枕,适用于胸腹联合切口(图6-15)。

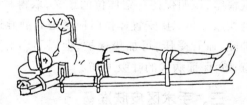

图 6-15 半侧卧位

(1) 胸部手术侧卧位:病人侧卧90°,肋下垫一个软枕,使手术野暴露明显,其他同上。

(2) 肾手术卧位:病人侧卧90°,肾区对准手术台的腰桥,腰部垫软枕,将腰桥抬高,头部和下肢适当放低。

(3) 脊柱手术卧位:病人侧卧90°,脊柱贴近床沿,将脊柱手术部分暴露,其他同上。

3. 截石位 适用于肛门、直肠、尿道、阴道等部位手术。此体位是在仰卧位的基础上,臀部位于手术床的摇折处,臀部下垫一个小垫子,以抬高臀部,双下肢套上袜套,用腿架使膝关节和髋关节屈曲,腘窝部加一个软垫,两下肢分开,充分显露会阴部。此体位起初用于膀胱结石取出术,故称截石位(图6-16)。

4. 俯卧位 主要用于后胸、脊柱、腿部手术。在病人的锁骨下、髂棘两侧各放一个适当大小的软枕,使病人腹部不接触床面,保持病人呼吸通畅。上肢平放或自然弯曲置于头两侧,头面转向一侧,肘下、颌下及膝关节下适当加垫。腰椎手术俯卧位:在病人的胸腔与骨盆下垫一弧形拱桥,使腰椎后突(图6-17)。

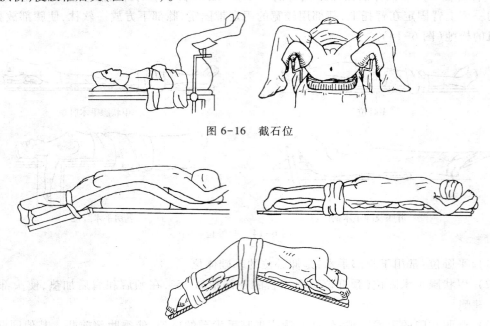

图6-16 截石位

图6-17 俯卧位

安置体位的注意事项:① 最大程度地保证病人的舒适;② 病人上手术台后,首先要安定其情绪,说明保持一定体位的意义,取得其合作;③ 巡回护士或手术组人员(未洗手前),应配合摆放体位;④ 安置体位时应考虑到静脉通路,以备输液、输血、给药;⑤ 肢体不能悬空,避免神经、血管受压,可加垫保护,但以不影响手术操作为原则,对消瘦病人的骨突起部位尤应注意;⑥ 保证病人的呼吸通畅。

三、手术区皮肤准备

手术区的消毒范围基本上就是皮肤的备皮范围,见手术前护理。虽然消毒在手术室基本上是医生的操作,但作为护理人员,应准备好消毒所使用的物品如消毒碗、消毒钳和消毒用的棉球等。手术区皮肤消毒的方法步骤:

(1)检查皮肤的洁净程度,如皮肤上有较多污垢或胶布粘贴的残迹,可先用汽油或肥皂水擦净。

(2)刷手后不戴手套,无菌海绵钳2把,一把持2.5%的碘酊棉球,另一把持2个70%乙醇棉球。

(3)然后用2.5%碘酊涂擦皮肤,待碘酊干后,以70%乙醇脱碘2次。第一次脱碘时应留一个边缘。

(4)黏膜、婴幼儿皮肤、面部皮肤、肛门、外生殖器,因碘酊的刺激性大,不用碘酊消毒,一般用0.5%聚维酮碘消毒涂擦2遍,2遍消毒应更换消毒钳,此药刺激性小,作用持久。大多的外科、妇科手术可以用聚维酮碘消毒。在植皮时,供皮区的消毒用乙醇涂擦2遍即可。

（5）由手术区中心部向四周涂擦。如为感染伤口或肛门等处手术,则应自手术区外周涂向感染伤口或会阴肛门处。已经接触污染部位的消毒棉球,不应再返回擦清洁处。

四、手术区铺无菌单

手术区消毒后,铺无菌单。铺无菌单的目的是除显露手术切口所必需的皮肤区以外,遮盖住其他部位,以避免手术中的污染。

1. 手术区铺无菌单的原则

（1）手术区周围要有 4~6 层无菌单覆盖,外周最少 2 层。小手术仅盖一块孔巾即可。

（2）铺单前要确定切口的位置,已铺下的无菌单只能向外移动,不能向内移动。

（3）铺无菌单是由器械护士和第一助手完成,在铺前 4 块手术巾时,可以不穿手术衣,铺中单和大单时须穿手术衣。

（4）铺无菌单时,先铺下方,再依次对侧、上方、同侧。如未穿手术衣应首先铺对侧,然后铺上下侧,最后铺近侧;穿手术衣后,则首先铺近侧,再铺上下侧,最后铺对侧。

（5）依据具体手术选择中单和大单,大单的头端应盖过麻醉架,两侧和足端部应垂下超过手术台边 30 cm。

2. 常用手术部位铺单法

（1）腹部手术铺巾法:① 用四块无菌单覆盖切口周围;② 铺无菌单时,如未穿手术衣应首先铺对侧,然后铺上下侧,最后铺近侧;③ 无菌单交角处用布巾钳钳夹固定,防止移动;④ 用2块中单分别铺在切口的上下;⑤ 最后铺上剖腹单,短端向头部,长端向下肢。

（2）颈部手术铺巾法:① 第一块无菌单横铺在胸前;② 自下颌铺一无菌单向上反转遮盖头架;③ 在颈部两侧填塞无菌沙垫;④ 两边及上方铺无菌单,用布巾钳子固定;⑤ 铺颈单覆盖头架全身及托盘。

（3）胸部手术铺巾法:① 双折中单 2 块,分别垫于身体两侧;② 双折中单一块,铺于手术野的上方,覆盖头架;③ 用另一块中单双折盖在切口的前方;④ 用无菌单覆盖切口的下方后面;⑤ 用无菌单覆盖切口的下方的前面;⑥ 用胸单覆盖全身及器械托盘;⑦ 麻醉架两边各加一个中单保护无菌区。

（4）会阴部手术铺单法:① 将一块中单对折后垫于病人的臀下;② 在手术区周围常规铺 4 块无菌单;③ 铺会阴单,分别把双下肢套好;④ 器械托盘横在腹上,双折无菌单覆盖托盘。

（5）上肢手术铺单法:① 上肢下横铺一双折的大单;② 一块无菌单双折围在切口部位的上方,用一把布巾钳子固定;③ 一块双折无菌单包裹手术以下的部位,用无菌绷带固定。

（6）下肢手术铺单法:① 自臀部以下横铺一块对折的大单,覆盖健侧下肢。② 双折无菌单围绕在手术部位的上方,用布巾钳子固定;双折无菌单包裹手术区的下方,用无菌绷带固定。③ 提起大腿自腹单洞内穿出。④ 手术下方铺无菌单。

五、无菌器械台的管理

手术器械台应结构简单、坚固、轻便及易于清洁,有轮可推动,且车轮可以制动。台面四周或三面有栏边、栏高 4~5 cm,防手术器械滑下(图 6-18)。分为大、小两种,准备无菌器械台时,应根据手术的性质及范围,选择不同规格的器械台。

1. 铺无菌桌的步骤

（1）巡回护士把手术包、敷料包放于器械桌上，用手打开包布（双层无菌单），只接触包布的外面，由里向外展开，保持手臂不穿过无菌区。

（2）用持物钳打开第二层包布。

（3）刷手后的器械护士用手打开第三层包布，这样垫在桌面下的无菌单共厚6层，铺无菌单应下垂30 cm。

（4）洗手护士穿好无菌手术衣及戴无菌手套后，将器械按使用先后次序及类别整齐排列在无菌桌上。

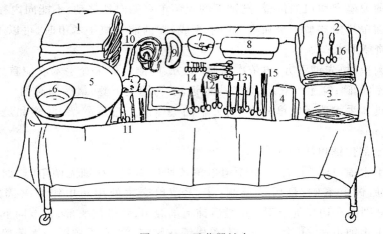

图 6-18 无菌器械台

1. 手术衣 2. 手术单类 3. 手术巾 4. 纱垫和纱布 5. 大盆 6. 盐水碗 7. 酒精碗
8. 标本盘 9. 弯盘 10. 吸引管和橡皮管 11. 手术刀、手术剪和镊子 12. 针盘
13. 持针器和剪子 14. 布巾钳 15. 无齿镊和血管钳 16. 皮肤无菌拭子

2. 无菌器械台的使用

（1）无菌桌应在手术前铺妥，无菌桌铺好备用超过4 h后不能再用。

（2）器械在器械台上的摆放顺序自左到右是：血管钳、手术刀、剪子、镊子拉钩、深部钳子、备用器械。线轴放在碗内，缝针、刀片放在弯盘内。

（3）放置在无菌台上的物品，不能伸出桌缘以外。术中污染的器械、用物不能放回原处。如术中接触胃肠道等污染的器械应放于弯盘等容器内，勿与其他器械接触。

（4）如有水或血渗湿器械台，则视为污染，应及时加盖无菌单以保持无菌效果。

（5）无菌桌仅对一个手术病人是无菌的，手术一经开始，器械和物品不得再用于另一个手术。

3. 托盘的使用 托盘是器械台的补充，摆放的是反复使用或即将使用的物品，按手术的要求和步骤应经常更换，不能大量堆积，以免影响手术。托盘为高低可调的长方形，盘面为48 cm×33 cm。横置于病人适当部位之上，按手术需要放1~2个。在手术准备时摆好位置，以后用双层手术单盖好，把止血钳卡在托盘的左侧边沿，持针器和备用纱布放在托盘内，弯盘放在左上角的无菌单上，缝合线放在右上角，皮拉钩、纱垫放在右下角。

第四节　手术室护士的分工与术中配合

手术是由手术医生、麻醉师、护士人员共同完成的。手术中配合包括器械护士配合和巡回护士配合。

一、器械护士的手术配合

（1）了解手术的部位、名称，准备好手术所需的物品和器械，评估术中可能出现的情况，保证手术顺利。

（2）了解手术者的特点和嗜好，并根据病情的需要，准备好特殊物品和器械。

（3）器械护士应熟悉手术器械的用法、用途和目的，以便与手术者配合，准确无误地进行手术。

（4）具有高度责任心，坚持无菌技术操作规程，自始至终贯彻于整个手术过程，其工作范围只限无菌区内。

（5）手术前 15~20 min 进行手臂消毒、穿无菌手术衣、戴无菌手套，协助手术者消毒、铺单，并做好无菌器械桌的准备工作。器械物品是否齐全，功能是否良好。根据手术类型、步骤，摆放好各种器械和物品顺序。

（6）只在无菌区工作，传递器械、敷料和各种手术所需的物品，器械护士要与手术医生密切配合，做到传递器械和物品准确和到位，如传递手术刀时，应将刀柄递给手术者，应将手术钳或持针器柄击在术者手掌中。

（7）随时注意术中情况，预防术中出现意外，发生意外时协助抢救。

（8）术前、术后清点物品，术后包扎伤口和固定引流管等。

二、巡回护士的手术配合

（1）固定体位，给病人舒适、安全感，供应物品充足正确，使用电器时如电刀，电极板应放在肌肉丰富的位置，防止电伤。

（2）协助脱衣，固定灯光，安排手术人员位置，保证液路畅通，调整室温，正确执行医嘱，及时协助抢救病人。

（3）术前、术后和器械护士、手术医生进行物品器械核对。

（4）坚持无菌原则，监督手术室其他人员，如有违反无菌技术操作规程，及时纠正并加以制止。关心手术人员状况，如帮助擦汗等。

（5）坚守岗位，观察手术中病情变化，出现意外协助抢救。

（6）术中取血和与外界联系，术后协助包扎。

第五节　手术中的无菌操作原则

术中无菌技术是预防切口感染、减少术后并发症、保证病人安全的关键。由于手术时间长、涉及人员多、操作环节多，在术中更容易使无菌技术遭到破坏，每个人必须充分理解无菌操作的重要性,在手术室各项工作中更好地执行无菌技术。

(1)无菌手术衣的无菌范围:无菌手术衣的无菌范围仅限于前身的肩平面以下,腰平面以上及袖口到肘上的 10 cm。其他部位应视为有菌区。手术人员在穿好手术衣后,双手及前臂始终保持在腰平面以上,肘部内收,靠近身体。双手不应叉腰或交叉放于腋下。

(2)手术台、器械台的无菌范围:手术台器械台台面以上是无菌;台面以下,不能长时间保持无菌完整,应视为有菌。已坠落到台面以下的皮管、电线、缝线等物品不能向上提拉,只能剪断或丢到无菌区外。手术超过 6 min,无菌布单被水或血浸湿时,应加盖或更换新的无菌单。

(3)手术物品有下列情况者,应视为有菌:① 在非限制区内的灭菌敷料;② 无菌包破损或潮湿;③ 无菌包坠落在地面上;④ 灭菌有效时间及效果不能肯定;⑤ 怀疑无菌物已被污染。

(4)无菌包的使用:无菌包的边缘均应视为有菌,取用无菌物时不要触及边缘。取包内物品时应用无菌钳子夹取。若取无菌包内某种无菌物,余下无菌物仍须保持无菌时,可按原包包好,但无菌物品一经取出,即使未经使用也不能放回。无菌包一旦打开,4 min 后视为有菌,须重新灭菌。

(5)无菌容器的使用:其外面和边缘应视为有菌。用容器浸泡消毒物品时,须标明浸泡时间,中途投入其他器械,应重新计算消毒时间。无菌溶液瓶一经打开后,液体应一次用完,不应保留。倒液时用瓶内的药液冲一下瓶口,以保证无菌及冲洗掉瓶口杂质和玻璃碎屑。

(6)手术室门窗应关闭,限制非必要人员进出,尽量减少在手术间内走动。参观人员应距术者 30 cm。手术进行中应保持肃静,咳嗽、打喷嚏时应将头转离无菌区,避免飞沫污染。及时擦拭手术者的汗液,避免滴落在手术台上,请他人擦汗时,头应转向一侧,不使纱布纤维落入无菌区。如在手术中汗液滴在手术区应及时用酒精擦拭,或铺一块无菌单。

(7)手术进行中,如手套被撕破或被缝针、锐利器械刺破,应立即更换。针和器械也不可再用。

(8)与另一手术人员换位时,应先退后一步,转过身,背对背地转到另一位置上,另一个手术人员向这边直接移动。

(9)传递器械应从手术人员的胸前传递,也可以在手术人员的手臂下传递,但不可在手术台面以下、后背及头部传递。

(10)连台手术时,手术人员应更换无菌手术衣、消毒手臂、戴无菌手套,手术间地面及用物应用消毒液擦拭,并用紫外线照射 20 min。

(11)巡回护士属于非无菌人员,取无菌物品时,需注意消毒日期、外包装完整等情况,只能打开外包装。取用无菌物品要用无菌持物钳夹取,并应与无菌物、无菌区保持一定的距离(约 30 cm),倾倒液体时只许瓶口进入无菌区的边缘,悬空将溶液倒入无菌盆内。

(12)皮肤切开和缝合之前,应用 75% 乙醇或聚维酮碘(聚维酮碘消毒皮肤者)涂擦皮肤一次。

(13)无菌物掉下,必须重新灭菌方可应用。切开空腔器官之前应用纱布保护周围组织,已污染的器械和物品不可重复在无菌区应用。

实　训

实训一　参观手术室

【目的】　了解手术室的布局、结构、基本设备使用和保养、人员分工情况。手术室规章制度和规则。

【准备工作】　参观人员在手术室人员的统一指挥下,换好鞋、衣服、口罩和帽子。

【方法】　在手术室负责人员的带领下,介绍手术室房间结构、人员分工、设备的安置与使用,手术室一般规则和制度。

【注意事项】　进入手术室人员的注意事项。手术人员应注意的事项。包括无菌技术,不要在手术室内乱走动。

实训二　消毒与灭菌

【目的】　消毒与灭菌在外科护理中的应用。

【物品准备】

1. 准备铝锅一个,中部置栅格,栅格下面放烧杯一只,并备 40% 甲醛和高锰酸钾结晶等若干。

2. 准备大小 50 cm×30 cm×20 cm 的灭菌布类包一个,大小不超过 55 cm×33 cm×22 cm,包中心置备升华硫黄粉一小包,要求灭菌条件压力 104.0~137.3 kPa,121℃,15 min。

【方法】　高压灭菌包打开以后,查看升华硫黄粉的变色情况,即观察灭菌效果。介绍上述消毒灭菌剂的性状、特性和注意事项。介绍 70% 乙醇如何配置。介绍化学熏蒸灭菌法,将需灭菌的物品置于铝锅栅格上,栅格下烧杯盛 40% 甲醛,按 100 ml/m³ 计算出所需 40% 甲醛量,再按 2 ml 40% 甲醛加 1 g 高锰酸钾的比例将所需配制溶液加入杯中,迅速盖好并密闭。

【注意事项】　严格时间、压力、温度、密闭、大小等,详见高压蒸汽灭菌法注意事项。

实训三　刷手、穿手术衣、戴手套

【目的】　通过实训达到术者术前能正确刷手,穿手术衣、戴手套的方法,顺序正确,操作准确,达到基本无菌要求。

【物品准备】　口罩、帽子、衣服、鞋、肥皂乳、泡手桶、刷手刷、小毛巾、计时钟、聚维酮碘、手术衣、手套、滑石粉,培养皿一个。

【方法】　首先由带教老师示教,穿手术衣和戴手套,仍由带教老师在洗手后进行,由老师示教。详细方法见手术室护理。

【注意事项】　注意操作正确,注意无菌观念。洗手以后用洗过手的指尖在培养皿上涂抹一下,进行细菌培养。

实训四　消毒与铺单

【目的】　能够对手术区的皮肤消毒和铺单。

【物品准备】 乙醇和碘酊棉球或纱布,聚维酮碘棉球或纱布,无菌布类包 1 个,模拟人 1 个,弯盘 1 个,2 把卵圆钳。

【方法】 首先由带教老师演示,而后学生操作,协助手术医师铺单传递和保护方法,铺单顺序,详见手术室章节。

【注意事项】 操作顺序正确、准确,无菌观念强。

实训五 器械辨认和使用

【目的】 认识各种器械,并知道如何使用、用途、传递和术后保养。

【物品准备】 器械包一个,内有所有常用手术器械和手术用物品。

【方法】 可在实验室,也可在教室进行。首先由带教老师演示各种手术器械和物品的使用及用途、传递方法、注意事项,详见手术室章节。

【注意事项】 防止误伤、器械损坏和丢失,严格按正规操作规程进行,防止形成不良习惯。

实训六 手术体位的安置

【目的】 能够按照手术部位摆放病人手术体位,正确使用手术床及无影灯。

【物品准备】 多功能手术床 1 台,模拟人 1 个,无影灯和其他器械物品。

【方法】 先由带教老师示教,摆阑尾手术体位、甲状腺手术体位、胸部手术体位、截石位、肾手术体位等,操作详见手术室章节。

【注意事项】 注意勿造成人员损伤和器械损坏。

实训七 器械台管理和手术中的配合

【目的】 熟悉手术护士应如何管理器械台和在手术中进行配合,顺利进行手术操作,如物品摆放位置,穿针引线,手术器械的传递,坚持无菌操作。

【物品准备】 模拟手术室,内有手术台一个,所有需要的手术器械、手术器械台、手术器械包、托盘、照明灯、手术衣和手套。手术台上放置一羊或狗动物,固定并麻醉。

【方法】

(1)由巡回护士将手术器械包放在手术器械台上,按无菌操作要求,打开外层,用卵圆钳将中单覆盖于器械台上,查看灭菌效果。

(2)手术护士洗手后由巡回护士协助穿衣戴手套。

(3)手术护士整理器械台,按次序摆放好物品,和巡回护士一起清点器械、物品。

(4)示教阑尾切除术,手术护士应会穿针引线,器械传递,手术步骤,标本保存和处理,器械保持干净和整洁。

(5)手术结束应和巡回护士再次清点器械和物品,协助包扎伤口。

【注意事项】

(1)手术前后器械和物品要一致,各种操作方法要正确,熟练。

(2)始终注意无菌观念。

(3)手术结束后标本要保存或送检。

(4)注意和手术医师配合,和巡回护士配合。

（5）手术护士和巡回护士的职责。

思 考 题

一、名词解释

1. 灭菌 2. 消毒 3. 无菌技术

二、填空题

1. 常用的手术体位有_____、_____、_____、_____、_____。

2. 目前常用的是_____刷手法,刷手时间_____,灭菌效果_____,可保持_____作用。

3. 常用物理消毒灭菌有_____,_____,_____ 3 种。最常用的是_____。

4. 特殊感染手术用过的布单应用_____包裹,或注明标记,送洗衣房消毒清洗、灭菌处理。

三、单选题

1. 下列适用光学或精密仪器消毒的化学消毒剂是(   )。

   A. 乙醇   B. 碘酊   C. 过氧乙酸

   D. 戊二醛   E. 甲醛熏蒸

2. 黏膜及会阴部皮肤消毒不宜应用(   )。

   A. 2%红汞   B. 0.5%聚维酮碘   C. 2.5%碘酊

   D. 1%氯己定   E. 0.1%戊二醛

3. 高压灭菌后的消毒包,在干燥的情况下存放的有效期是(   )。

   A. 10 天   B. 14 天   C. 7 天

   D. 2 天   E. 21 天

4. 消毒手术器械和敷料最可靠的方法是(   )。

   A. 高压蒸汽灭菌法   B. 煮沸法   C. 燃烧法

   D. 甲醛熏蒸法   E. 化学浸泡法

5. 乙醇杀菌效果最好的浓度(重量比)是(   )。

   A. 90%   B. 80%   C. 75%

   D. 70%   E. 50%

6. 手术区消毒最少应距切口(   )。

   A. 30 cm   B. 25 cm   C. 15 cm

   D. 10 cm   E. 5 cm

四、简答题

1. 手术切口外源性感染的四个途径是什么?

2. 简述手术操作中无菌区的范围。

五、应用题

1. 巡回护士、器械护士如何做好术前手术配合?

2. 如你所在手术室做完一例气性坏疽手术,你如何处理手术所用物品及手术室环境?

（陈明慧）

第七章 多系统器官衰竭病人的护理

【知识要点】

1. 概念 多系统器官衰竭、急性呼吸窘迫综合征、多器官功能障碍综合征、急性肾衰竭。

2. 了解多系统器官衰竭的概念、病因。

3. 了解急性肾衰竭和急性呼吸窘迫综合征的原因。

4. 熟悉急性肾衰竭和急性呼吸窘迫综合征的临床表现、护理评估和护理问题。

5. 掌握急性肾衰竭和急性呼吸窘迫综合征的护理措施。

第一节 概 述

多系统器官衰竭（MSOF）是指急性疾病过程中并发一个以上系统和（或）器官的急性功能衰竭，如急性肾衰竭（ARF）、急性呼吸窘迫综合征（ARDS）、急性心力衰竭、弥散性血管内凝血（DIC）、应激性溃疡、急性肝衰竭等。在急性疾病过程中，两个或者两个以上器官或系统同时或者贯序发生功能障碍，称为多器官功能障碍综合征（MODS）。多器官功能障碍病理上发生连锁反应，最后发展为多系统器官衰竭。所以在功能障碍阶段进行积极治疗，避免器官衰竭，以挽救患者生命。

【病因及病理】

1. 严重创伤 如挤压综合征、大面积烧伤、大手术术后等。

2. 缺血 如失血性休克、感染中毒性休克。

3. 严重全身性感染 如脓毒血症、急性出血坏死性胰腺炎。

4. 呼吸心搏骤停复苏后 如溺水、电击等。

5. 其他 溶血反应、药物中毒、器官移植排异反应。

其发病机制尚不清楚。炎症失控是 MODS 的根本原因。炎症细胞激活和炎性物质的释放，组织缺血和自由基的生成，肠道屏障功能破坏，均是炎症反应失控的表现。

【临床表现】 MSOF 可分为两种类型，其临床表现见表 7-1。

1. 一期速发型 是指原发的急性疾病 24 h 后发生两个以上器官的功能障碍。

2. 二期迟发型 是指先在一个器官发生功能障碍之后，继发多个器官的功能障碍。如由于严重的呼吸系统疾病，首先发生呼吸功能衰竭，继而产生了心力衰竭和肾衰竭。

【治疗原则】 去除病因，及时控制感染，制止触发因子，纠正低血压、休克，改善微循环，维持机体内环境平衡，防止并发症出现。

表 7-1 多系统器官衰竭临床表现

器官	病症	临床表现	检查及监测
心	急性心力衰竭	心动过速,心律失常	心电图异常
肺	ARDS	呼吸加快,>30 次/min,发绀 需吸氧和辅助呼吸	PaO_2<60 mmHg 监测呼吸功能失常
肾	ARF	非血容量不足时出现尿少	尿相对密度持续在 1.010 左右,尿钠、血肌酐增多
胃肠	应激性溃疡	呕吐、黑粪	胃镜检查见广泛黏膜溃疡
肝	急性肝衰竭	黄疸,神志失常	肝功能失常,血胆红素>34 μmol/L
脑	急性脑功能障碍	意识障碍,对语言、疼痛刺激等反应减退	
凝血功能	DIC	皮下出血、瘀斑、呕血	血小板减少,凝血酶原时间延长

【预防】 多系统器官衰竭的病死率很高,所以积极主动的预防工作十分重要。无论是在某些严重疾病发生 MSOF 前,还是已经出现了一个器官的功能障碍,都有发生 MSOF 的可能,应及时采取有力措施,积极预防。

1. 检查与评估 对危重症及时进行全面的检查,评估各系统功能状况。严密监测相关系统功能的变化。

2. 积极治疗原发病 预防原发病系统出现器官衰竭,若已经出现了一个器官或系统的功能障碍,应迅速改善其功能,阻断病理连锁反应。如急性梗阻性化脓性胆管炎患者,应在积极准备的条件下尽早行胆道减压引流术。

3. 改善循环功能 监测心功能及其前后负荷,确定输液量、输液速度、晶体和胶体液、盐和糖的分配。尽早纠正低血容量、组织低灌注和缺氧,尽早改善各器官功能。纠正水、电解质和酸碱平衡失调,进行营养支持。

4. 加强呼吸支持 及早使用呼吸机支持,PEEP 是比较理想的呼吸模式;吸氧浓度不宜超过 60%;加强气道湿化,及时清除呼吸道分泌物,防治肺部感染。

5. 防止肾衰竭 注意血容量的维持,较少或避免血管收缩药的使用。使用多巴胺、酚妥拉明等扩张肾血管,保证和改善肾脏灌注。

6. 防治感染 MSOF 可源于感染性疾病(急性腹膜炎、急性梗阻性化脓性胆管炎),也可能在严重创伤、休克等情况下继发感染。及时引流脓肿;选用有效的广谱抗生素,必要时依据细菌培养和药物敏感试验联合应用抗生素。

第二节 急性肾衰竭病人的护理

一、概述

急性肾衰竭(ARF)是由各原因引起的急性肾功能损害而出现的水、电解质、酸碱平衡紊乱和氮质血症等一系列临床综合征。主要临床表现为少尿或无尿、氮质血症、高钾血症和代谢性酸中毒。

【病因】 引起 ARF 的病因分为三类。

1. **肾前性** 由于失血、失液、休克等造成血容量减少,肾血液灌流不足,肾小球滤过率降低,引起少尿,继而由于持续性肾缺血造成急性肾小管坏死,导致急性肾衰竭。常见于创伤、大出血、休克等。

2. **肾性** ① 肾小管坏死(ATN):如氨基糖苷类抗生素(庆大霉素、卡那霉素、链霉素)、重金属(汞、铅、砷)、生物毒素(蛇毒、蕈毒)、有机溶剂(四氯化碳、乙二醇、苯、酚)。② 肾小球坏死:大出血、休克、大面积烧伤、严重感染,也可以见于急性肾小球肾炎、急性肾盂肾炎等。③ 肾小管堵塞,大量肌肉组织坏死产生肌球蛋白、溶血产生血红蛋白堵塞了肾小管。

3. **肾后性** 由于肾以下尿路阻塞、尿液难以排出,导致肾小球压力过高,造成肾实质受压,如输尿管结石、肿瘤、前列腺增生等。

【临床表现】 急性肾衰竭(ARF)的临床表现有少尿型与非少尿型,少尿型占多数。典型的 ARF 病程分为少尿期、多尿期、恢复期三个阶段。

1. **少尿或无尿期** 一般为 7~14 d,持续时间长则预后较差。主要表现如下。

(1) 尿量与质的变化:尿量突然减少,成年人 24 h 尿量少于 400 ml 称为少尿,24 h 尿量少于 100 ml 称为无尿。尿相对密度相对低而固定,一般在 1.010~1.014,尿中有蛋白、红细胞和粗大的颗粒管型。

(2) 水中毒:由于排尿减少,体内水分蓄积导致水中毒,可继发高血压、心力衰竭、脑水肿、肺水肿等。

(3) 电解质紊乱:因为人体绝大部分钾离子经肾排出体外,在 ARF 少尿或无尿期产生的高钾血症,是少尿期死亡的主要原因,常出现在发病后的 1~2 d。可表现为心律失常、QT 间期缩短、高尖型 T 波,血钾>7 mmol/L 可导致心搏骤停。其他,也存在低钠、低氯、高镁等电解质紊乱。

(4) 氮质血症:由于体内蛋白代谢产物不能从肾脏排出,血中尿素氮和肌酐增高,出现呕吐、腹泻、烦躁、头晕、意识障碍。

(5) 出血倾向:由于血小板功能障碍、毛细血管脆性增加,导致出血倾向,出现皮肤黏膜出血、鼻出血、牙龈出血、胃肠道出血,甚至引起 DIC。

(6) 代谢性酸中毒:由于肾衰竭,酸性物质排除困难,酸性物质积聚,造成代谢性酸中毒。

2. **多尿期** 少尿期过后,当每日尿量增加到 400 ml 时,即为进入多尿期。此期肾小球滤过功能的恢复快于肾小管的重吸收和浓缩功能的恢复,尿量逐渐增加,3~5 d 后可增加到每日 3 000 ml 以上,尿量恢复越快者预后越好。此期肾小管球滤过功能尚未完全恢复,尿毒症仍未能改善,长时间多尿也可能造成脱水、低钾和低钠。由于机体抵抗力下降,此期极易并发感染。

3. **恢复期** 一般在发病后 5 周进入恢复期。此期尿量逐渐转为正常,但肾小管浓缩功能要缓慢恢复,接近正常要 6 个月到 1 年的时间。

【治疗原则】

1. **少尿期**

(1) 积极治疗原发病或诱发因素,纠正血容量不足、抗休克及有效的抗感染等。

（2）饮食控制：给予高糖类（碳水化合物）、低蛋白质饮食。

（3）液体控制：液体入量应掌握"宁略少而勿多"的原则。

1）每日需要量：显性失水量+非显性失水量-内生水量，成年人内生水量为 400 ml，非显性失水量 800 ml。故可用 400 ml 为基数加上前一天的尿量及其他排出量计算。

2）按体重计算：如每日体重减轻 0.5 kg 而血钠无显著变化。

（4）纠正电解质平衡紊乱：高钾血症是病人死亡的主要原因，此期患者应严密观察积极防治高钾血症。除了严格控制钾的摄入外，应减少导致高钾血症的各种因素，如控制感染、清除坏死组织、纠正酸中毒、不输库存血等。

（5）纠正酸中毒：在血浆 HCO_3^-<15 mmol/L 时可用碳酸氢钠治疗。但也注意以碳酸氢盐纠正酸中毒增加盐的液体量。

（6）血液净化：血液净化是救治 ARF 有效的手段。当血肌酐>442 μmol/L 或尿素氮>21.4 mmol/L；血肌酐每日升高>176.8 μmol/L 或尿素氮每日升高>8.9 mmol/L，血钾每日升高>1.0 mmol/L；CO_2 结合力<13 mmol/L，pH<7.25；血钾>6.5 mmol/L；急性肺水肿、体液潴留、尿毒症症状加重等均应行血液净化治疗。

（7）控制感染：患者的感染可由于原发病感染存在或者各种管道感染引起。注意可能引起感染的途径，应用有效抗生素。

2. 多尿期 前 1~2 天仍按少尿期的治疗原则处理。尿量明显增多后要特别注意水及电解质的监测，尤其是钾的平衡。尿量过多可适当补给葡萄糖溶液、平衡液，用量为尿量的 1/3~2/3，并给予足够的热量及维生素，适当增加蛋白质。

3. 恢复期 避免使用肾毒性药物，防止高蛋白质摄入，逐渐增加活动量。

二、护理

【护理评估】

1. 健康史 评估患者有无创伤、大出血、休克等原因导致肾脏血液灌流不足或肾小球坏死；有无使用或者服用氨基糖苷类抗生素、重金属、生物毒素导致的肾小管坏死；有无挤压伤、溶血产生的血红蛋白导致肾小管堵塞；有无输尿管结石、肿瘤、前列腺增生等导致的尿路阻塞。

2. 身体状况 评估患者肾功能状况，包括尿量、尿相对密度、血压升高、脑水肿、氮质血症等。

3. 心理社会 患者及家属有无焦虑、恐惧等表现。

4. 辅助检查 评估各项实验室辅助检查，如尿相对密度、尿常规分析、肾功能测定、电解质测定和血气分析等。

【护理问题】

1. 体液过多 由于肾衰竭造成水钠潴留。

2. 恐惧 与原发病、病情危重和周围环境有关。

3. 营养失调 低于机体需要量，与原发病和营养受限有关。

4. 有感染危险 与原发创伤和抗生素使用受限制有关。

5. 潜在并发症 ARDS、出血等，与原发创伤和肾衰竭有关。

【护理目标】 及时解除水中毒。病人焦虑或恐惧减轻。恢复营养和水、电解质、酸碱平衡。及时控制感染。病人的变化能及时发现并处理。

【护理措施】

1. 少尿期护理　由于少尿期病程进展迅速,病情复杂多变,应密切监护。

(1) 心理护理:稳定情绪,消除恐惧、焦虑的心理。向患者耐心解释病情及治疗方案,给患者高度的同情、安慰和鼓励,增强患者的安全感、信赖感,取得合作。

(2) 营养护理:在少尿期应该限制水、钾、磷和蛋白质的摄入。发病前3天禁止蛋白质的补充,以后饮食中可含适量的蛋白质,要求蛋白质摄入量要低,每日每千克体重为0.3~0.4 g,总量一般控制在20 g以内。为了减少蛋白质的分解,供给患者充足的能量,每天补充热量1 000~2 000 cal,另外也要注意维生素的补充。透析患者不需要限制蛋白质的摄入量,可以口服高效价蛋白质,静脉输入白蛋白、氨基酸等。

(3) 监测肾功能:留置尿管,准确记录每小时和每一天的尿量,留置尿液测量尿相对密度。监测尿素氮、肌酐、血钾、血钠的情况。及时分析电解质失衡和氮质血症的变化。

(4) 严格控制入水量:记录尿、粪便、汗液、引流液等排水量,遵照"量出为入,宁少勿多"的原则,每日体重减轻0.5 kg为宜,防止入液量过多导致心功能不全、肺水肿和脑水肿。

(5) 维持电解质、酸碱平衡:禁止服用含钾药品和食物,不输库存血。当血钾>5.5 mmol/L时,应用下列方法治疗:10%葡萄糖酸钙20 ml经静脉缓慢注射或加入葡萄糖溶液中滴注,以钙离子对抗钾离子对心脏的毒性作用;或以5%碳酸氢钠100 ml静脉滴注或25 g葡萄糖及6 U胰岛素缓慢静脉滴注,使钾离子进入细胞内而降低血钾。血钾>6.5 mmol/L或心电图有高血钾图形为血液净化指征。

(6) 防治感染:ARF部分患者原有感染疾病,另外由于机体抵抗力低下可能继发肺部、泌尿系、引流管等出现感染。① 应遵守严格的无菌操作,每日对各引流管消毒换药,及时发现分泌物的变化;② 加强留置导尿管的护理,预防泌尿系感染;③ 做好呼吸道护理,及时清除呼吸道分泌物,尽量避免呼吸道感染;④ 加强皮肤护理,定时翻身,保持被褥的清洁、干燥,防止压疮的出现;⑤ 必要时做细菌培养和药物敏感试验,有针对性地选用敏感的抗生素;⑥ 避免应用有肾毒性的抗生素。

(7) 观察出血:监测出凝血时间,观察泌尿、生殖、消化系统有无出血的表现。

(8) 血液净化的护理:血液净化的手段包括腹膜透析、血液透析、超滤和血液滤过。

2. 多尿期护理

(1) 一般护理:监护患者的精神状态,鼓励其配合治疗护理早日康复的信心。

(2) 维护水、电解质平衡:严密记录每日液体出入量,监测血电解质的变化,及时调整补液的内容和剂量,鼓励患者进食,指导摄入食品、饮料的内容,避免应用对肾有影响的药品。每日入液量相当于排出水量的1/3~1/2为宜。

(3) 提高免疫力:增加营养支持,提高患者的机体抵抗力,因此阶段是感染的多发期,要严格无菌操作,防止交叉感染。

(4) 预防感染的发生,选用合适的抗生素。

3. 恢复期　做好康复指导和健康教育,增加营养,提高机体免疫力,此期间患者机体抵抗力在逐渐恢复,避免接触对肾有刺激的化学品及药品,定期复查尿常规及肾功能。

【健康指导】

（1）避免损害肾脏的药物和食物摄取，以及毒物进入体内。

（2）避免发生肾脏疾病或能引起肾衰竭的疾病。

（3）加强锻炼、提高机体抵抗力，减少疾病的发生，同时抗病能力加强。

（4）对肾脏疾病应积极早期治疗，避免延误治疗和误诊等。

第三节　急性呼吸窘迫综合征病人的护理

一、概述

急性呼吸窘迫综合征（ARDS）是指由肺内或肺外的严重病变，造成的以进行性呼吸窘迫和低氧血症为特征的急性呼吸衰竭，又称成人呼吸窘迫综合征。为区别另一种新生儿肺泡换气功能不全的急性呼吸窘迫综合征（称为新生儿肺透明膜病），因它们的病因和发病机制不尽相同，故冠以"成人"，以示区别。目前统一应用急性呼吸窘迫综合征。

【病因】

1. 损伤　如肺挫伤、大面积烧伤、严重创伤、大手术或心肺复苏后。

2. 感染　严重感染，特别是革兰染色阴性杆菌所致的感染，如化脓性胆管炎、腹腔脓肿等。

3. 感染性休克　特别是阴性杆菌所致的感染性休克。

4. 严重病变　如出血坏死性胰腺炎、急性肾衰竭、急性肝衰竭、弥散性血管内凝血（DIC）等均可引起 ARDS。

5. 药物　巴比妥类中毒、海洛因等。

【病理】　ARDS 的发病机制仍不甚清楚，目前认为 ARDS 发病的关键是致病因子激活了细胞和体液因素，导致体内过度或失控性炎症反应。其病理改变:肺毛细血管内皮细胞和肺泡Ⅱ型细胞的受损，引起肺间质和肺泡水肿、充血，肺表面活性物质减少，导致小气道陷闭、肺泡萎陷不张，肺顺应性降低，功能残气量减少，从而使通气/血流比例失调。表现为急性呼吸困难或窘迫，以及顽固性低氧血症。

【临床表现】　在原有疾病如严重创伤、休克、重度烧伤、感染或大手术后已趋于稳定的情况下或肺部外伤后，出现呼吸急促、呼吸窘迫、发绀、烦躁、多汗等，一般吸氧不能缓解并进行性加重。呼吸频率>28/min，可出现意识障碍。早期呼吸音稍弱，肺内无啰音，X 线检查也无显著变化。根据病程把 ARDS 分为三期，也有人把间接原因引起的呼吸窘迫综合征分为 4 期。

1. 初期　病人有呼吸困难，呼吸频率加快，呼吸有窘迫，检查无明显体征，血气分析动脉血氧分压低，一般性给氧病情不能缓解。

2. 进展期　病人呼吸困难继续加重，有发绀，两肺有中小水泡音、管状呼吸音、病情恶化，出现昏迷，体温高，X 线有网状阴影，继之出现斑点状和成片状阴影，生化检查呈现呼吸性和代谢性酸中毒，必须采取气管插管或气管切开等治疗措施。

3. 末期　病人深度昏迷，缺氧和呼吸困难更为加重，由于长时间的通气不良而导致严重的酸中毒、心律失常。当病人血氧分压降低到 25 mmHg,二氧化碳分压达到 55 mmHg 时,提示呼吸衰竭到临终状态,各种抢救措施难以奏效。

【辅助检查】

1. X 线片　早期无明显变化,中期双肺可见广泛斑片状阴影,晚期可见双肺大片致密阴影。

2. 动脉血气分析　$PaO_2<60$ mmHg,初期 $PaCO_2<35$ mmHg,后期 $PaCO_2>50$ mmHg,氧合指数(动脉氧分压/吸入氧的浓度)$PaO_2/FiO_2<300$ mmHg。

3. Swan-Ganz 飘浮导管血动力学监测　肺动脉楔压(PCWP)$\leqslant 160$ mmHg,是一项重要的诊断指标。

4. 呼吸功能检查　每分通气量明显增加,可 >20 L/min,功能残气量显著下降。

【治疗原则】

1. 维持通气/血流的正常　迅速纠正低氧血症,改善肺泡换气功能。早期可用呼吸面罩持续气道正压通气(CPAA),进展期则需采用机械通气,气管插管选用定压、定容型呼吸机进行持续正压呼吸,呼气终末正压通气(PEEP)。PEEP 通气模式是使呼气末的气道压及肺泡内压维持高于大气压的水平,使萎陷的肺泡复张,以增加肺泡通气量,增加肺泡和肺间质的压力,可促进肺泡和肺间质水肿消退,纠正低氧血症。一般以 $5\sim 15$ cmH$_2$O 为宜。

2. 维护循环功能稳定　维护有效血容量,掌握输入液体量。根据量出为入的原则,为防止输液过多过快造成肺水肿,应监测尿量及中心静脉压,及时调整输入量。

3. 防治感染　严重感染可以引起 ARDS,ARDS 发生后又可并发肺部或全身感染出现,因此要根据分泌物或血细菌培养及药物敏感试验,合理选用抗生素,有效控制感染。

4. 积极治疗原发病　在处理呼吸系统病变的同时,积极治疗原发病,如失血性休克补充血容量,脓液引流等。

5. 增强机体抵抗力　ARDS 患者消耗严重又不能进食,需要补充充足的能量、维生素,维持水、电解质代谢和酸碱平衡,提高机体的免疫力。

【预防】

(1)积极防治感染:严重感染是 ARDS 的首位高危因素,也是其高病死率的主要原因。感染多发生于肺和腹腔,比较隐匿,应仔细查找感染灶。严格无菌操作,尽可能减少留置导管,防止压疮。

(2)呼吸机及吸痰管道应定期消毒。

(3)避免长时间(>15 h)高浓度氧气吸入和过量输血、输液,尤其是库存已久的血。

(4)尽快纠正休克。

(5)防止误吸。

(6)大手术后和产科病人,有发生 ARDS 可能,应注意监测。

二、护理

【护理评估】

1. 健康史　了解患者原发病史,如创伤的部位、程度、累及器官,有无感染、休克、大手术等。

2. 身体状况 评估患者的呼吸状况,呼吸的频率、深度、规律,有无呼吸困难的征象,如三凹征、鼻翼扇动;循环状况,包括脉搏、血压、心率、节律及尿量。

3. 辅助检查 血气分析、电解质测定、X线胸片等。使用呼吸机的患者,评估呼吸机各项指标。

4. 心理社会 评估患者及家属,有无焦虑、恐惧等表现。

【护理问题】

1. 气体交换异常 与肺间质水肿、肺不张、透明膜形成等病理改变有关。

2. 心排血量减少 与正压通气使回心血流减少有关。

3. 低效型呼吸状态 与肺顺应性下降有关。

4. 呼吸道清理不畅 与人工控制呼吸和排痰困难有关。

5. 感染的危险性 与抵抗力差、各种管道有关。

6. 焦虑、恐惧 与病情危重、ICU环境、不能进行语言沟通有关。

7. 呼吸机依赖 与持久机械通气有关。

【护理目标】 维持有效的气体交换,保障血气分析的各项指标正常。保持水、电解质代谢与酸碱平衡,维持有效的循环功能。消除恐惧、焦虑的心理障碍。增加抵抗力,消除或预防感染。维持肺的顺应性。

【护理措施】

1. 呼吸系统的护理 改善肺部的换气功能、纠正低氧血症是ARDS护理的重点。

(1) 呼吸困难的护理:① 条件允许时取坐位、半坐位或者俯卧位。② 每2 h变动体位一次,并叩击背部,对能够合作的患者鼓励自己咳嗽排痰。③ 病室内保持适宜的温度、湿度,空气洁净。④ 遵医嘱给予雾化吸入治疗。⑤ 观察呼吸频率、节律、深浅度的变化。

(2) 人工气道的护理:常用的人工气道有气管内插管和气管切开两种。① 经常查看人工气道有无脱落。② 气管切开管或气管插管的气囊压力应维持在 20 cmH$_2$O,压力过低会影响呼吸机的使用效果,压力过高会影响气管黏膜的血液循环而造成气管软化、坏死。③ 气道湿化,患者在机械通气期间要防止分泌物黏稠及形成痰痂。吸入温热的气体可以减轻气道黏膜的刺激,以防止纤毛运动功能减弱,造成分泌物排出障碍,要求湿度98%～99%,温度31～33℃。

(3) 注意观察呼吸机的并发症,如肺泡破裂、颅内高压、氧中毒等。

(4) 体位:施行俯卧位通气可以增加患者的氧合,改善病人的缺氧状态。

(5) 保持呼吸道通畅:病人有频繁的咳嗽、肺部听诊有痰鸣音、呼吸机高气压报警等时,应评估病人的呼吸状况,随时吸痰。

(6) 吸痰法:选择合适的吸痰管,吸痰前洗手,戴无菌手套,给病人吸氧,对于气道分泌物多的病人,为了稀释气管内痰液,向导管内滴入无菌生理盐水3～7 ml,气管内抽吸痰时要上下旋转抽吸,不要有刺激动作,抽吸时间低于15 s,吸痰前后注意病人的心率变化,在两次吸痰中间给予氧气吸入。对有意识的病人讲清气管内吸痰的重要性,消除病人的焦虑和恐惧、不适。鼻腔和口腔的吸痰管应分开。

2. 循环功能的监测及护理 持续监测病人心率、血压、尿量和中心静脉压(CVP)。急性期患者,应保持较低的血管内容量,予以液体负平衡,控制补液量,以免肺循环流体静压增加。此期不宜使用胶体液,以免在肺泡和间质积聚,加重肺水肿。但肺循环灌注压过低,又会影响心排血量,不利于组织氧合。一般认为补液量应使 PCWP 维持在 $14\sim16$ cmH_2O,血压维持在 100 mmHg 以上。在血流动力学状态稳定的情况下,可酌用利尿药以减轻肺水肿。还应酌情选用多巴酚丁胺、多巴胺、酚妥拉明、毛花苷 C、硝酸甘油等心血管药,以及能量合剂、极化液等。为了更好地对 ARDS 患者实施循环功能的监测,必要时可放置 Swan-Ganz 导管,动态监测 PCWP。

3. 防治感染　监护病房要有严格的无菌制度,严密的无菌操作。气管切开部位每日无菌更换敷料,定期更换内套管,气管插管要定期更换位置,对呼吸机的管道和接触呼吸道的部位应每日消毒,必要时定期更换。分泌物有变化时及时送检做细菌培养及药物敏感试验。

4. 糖皮质激素的应用　早期大剂量用肾上腺皮质激素有保护毛细血管内皮细胞,防止白细胞、血小板的聚集,稳定溶酶体膜,降低补体活性,抗炎和促进肺间质液吸收作用。ARDS 伴有脓毒血症或严重呼吸道感染时忌用激素。

5. 营养支持　经胃肠道或静脉提供充足、均衡的营养,包括各种营养素、维生素与电解质。

6. 使用呼吸机停机前后的护理

（1）按步骤撤机:撤离呼吸机、气囊放气、拔管、继续吸氧。

（2）停止辅助呼吸后:要继续面罩和鼻塞吸氧,至病情稳定,同时加强气道湿化,鼓励病人有效咳嗽、咳痰,防止气道阻塞性疾病的发生。

（3）防止病人呼吸机依赖:长期应用呼吸机后有依赖性,要让病人克服依赖,逐渐撤机。

7. 心理护理　ARDS 患者病情危重,会给患者及家属带来很大的心理压力,在积极治疗护理的同时,特别要加强心理护理,同患者进行充分的心理沟通,建立起相互信赖的关系,以改善患者情绪,减轻和消除不良的心理,树立战胜疾病的信心,并能与医护人员很好合作,从而达到患者身心康复的目的。

思　考　题

一、名词解释

1. 多系统器官衰竭　2. 急性肾衰竭　3. 急性呼吸窘迫综合征

二、填空题

1. 每日尿量少于_____称为少尿;每日尿量少于_____称为无尿。

2. MSOF 的临床过程可有两种类型:_____和_____。

3. 急性肾衰竭患者 24 h 尿增加至_____以上,即进入多尿期。

4. 急性肾衰竭少尿期补液的原则是_____,_____,要求患者每日体重减轻_____左右。

三、单选题

1. 能对肾功能进行监测的是(　　)。

　　A. 血尿素氮　　　　　　　　B. 3P 试验　　　　　　　　C. 凝血酶原时间

　　D. 中心静脉压　　　　　　　E. 游离胆红素水平

2. 肾衰竭少尿期病人死亡的主要原因是(　　)。

A. 高钾血症   B. 水中毒   C. 氮质血症

D. 低钠血症   E. 低钙血症

3. 肾衰竭少尿期水电解质的变化错误的是（　　　）。

A. 高血钾   B. 水中毒   C. 酸中毒

D. 低血钠   E. 低血磷

4. 肾衰竭少尿期尿的特征变化应排除（　　　）。

A. 24 h 尿量少于 400 ml   B. 尿相对密度相对低而固定   C. 尿中有蛋白

D. 尿中有管型   E. 尿中白细胞

5. 急性呼吸窘迫综合征人工气道的护理正确的是（　　　）。

A. 气管插管的气囊压力应维持 >20 cmH$_2$O

B. 吸入温热的气体可以造成分泌物排出障碍

C. 气道湿化湿度 50%~60%

D. 温度 31~33℃

E. 吸痰时插入吸痰管直到吸净

四、简答题

简述急性肾衰竭少尿期补液原则。

（蒋　源）

第八章　肿瘤病人的护理

【知识要点】

1. 概念　肿瘤、癌、肉瘤、磋商期、序贯治疗、周期同步化、介入治疗、生物治疗。
2. 了解恶性肿瘤的发生因素及预防。
3. 了解肿瘤的生长方式、发展阶段、心理反应。
4. 掌握化疗的护理、放疗的皮肤护理、心理护理。
5. 掌握对肿瘤病人如何护理。

第一节　概　　述

肿瘤是机体局部正常的组织细胞在内外致病因素的长期作用下所产生的增生过度与异常分化所形成的"新生物"。肿瘤形成后不因病因消除而停止生长,也不受机体的生理调节,而是破坏机体正常的组织与器官而生长,目前肿瘤已经成为常见的死亡原因之一。

我国最常见的恶性肿瘤在城市依次为肺癌、胃癌、肝癌、肠癌与乳癌,在农村为胃癌、肝癌、肺癌、食管癌、肠癌。

【分类】　根据肿瘤的形态学和肿瘤对机体的影响将肿瘤分为良性肿瘤、恶性肿瘤和交界性肿瘤三类。分类的目的在于明确肿瘤性质、组织来源,有助于选择治疗方案并提示预后。

1. 恶性肿瘤　来源于上皮组织的恶性肿瘤称为"癌";来源于间叶组织的恶性肿瘤称为"肉瘤"。

2. 良性肿瘤　一般称为"瘤";胚胎性肿瘤通常称为母细胞瘤,如神经母细胞瘤、肾母细胞瘤等。但某些恶性肿瘤仍沿用传统名称"瘤"或"病",如恶性淋巴瘤精原母细胞瘤、白血病等。良、恶性肿瘤的区别见表8-1。

表 8-1　良性肿瘤与恶性肿瘤的区别

特征	良性肿瘤	恶性肿瘤
生长速度	缓慢	迅速
细胞分化程度	分化程度高、近似正常细胞	低或未分化
包膜	有完整包膜	无包膜
生长方式	膨胀性、外生性	浸润性
活动度	大	较差或固定
与周围组织界限	清楚	不清楚

续表

特征	良性肿瘤	恶性肿瘤
质地	软或有弹性	多数为坚实
转移	无	淋巴转移、血运转移等多见
复发	无或极少	易复发
对机体的危害	除特殊部位外一般很小	严重

各种良性或恶性肿瘤根据其组织及器官来源部位而冠以不同的名称,如左乳癌、右上叶支气管肺癌、直肠癌、背部脂肪瘤、胫骨骨肉瘤等。相同器官或组织可发生不同细胞形态的肿瘤如肺鳞状细胞癌与肺腺癌、直肠腺癌与直肠黏液腺癌等。同一细胞类型的癌由于细胞分化程度不一又分为高分化、中分化和低(未)分化癌如胃高分化腺癌、肺未分化癌等。其分化程度与预后有密切关系,分化程度越低恶性程度越高、预后越差。

3. 交界性肿瘤　在临床上除良性肿瘤与恶性肿瘤两大类外,少数肿瘤形态上属良性,但常浸润性生长,切除后易复发,多次复发后有的可出现转移。显示良性肿瘤与恶性肿瘤之间的类型,称为交界性肿瘤或临界性肿瘤。如包膜不完整的纤维瘤、黏膜乳头状瘤、唾液腺混合瘤等。有的肿瘤虽为良性,但由于部位与器官特征所致的恶性后果,显示为恶性的肿瘤。如颅内良性肿瘤伴颅内高压、肾上腺髓质肿瘤伴恶性高血压及胰岛素瘤伴低血糖等。

【病因】　肿瘤的病因尚不十分清楚。多年来通过流行病学调查研究及实验与临床观察发现,环境与行为对人类恶性肿瘤的发生有重要影响(表8-2)。据估计80%以上的恶性肿瘤与环境因素有关。同时机体的内在因素在肿瘤的发生、发展中起着重要的作用如遗传、内分泌与免疫机制等。致癌过程是机体内在因素与外在因素联合作用的结果。

表8-2　人类恶性肿瘤的病因

1. 职业导致的肿瘤(各器官)
2. 生物因素:病毒与细菌有关(肝、胃、子宫颈、鼻咽)
3. 生活方式导致的肿瘤
　　与烟叶有关的(肺、胰腺、膀胱、肾)
　　与饮食有关的
　　　硝酸盐、亚硝酸盐、低维生素C、真菌毒素(胃、肝)
　　　高脂、低纤维、煎或烤焙食物(大肠、胰腺、乳腺、前列腺、卵巢、子宫内膜)
4. 多种因素
　　烟与酒(口腔、食管)
　　烟与石棉:生产烟、石棉、铀矿(肺、呼吸道)
　　烟与病毒(肝)
5. 医源性肿瘤(放射、药物)

1. 外界因素

(1) 化学因素

1) 烷化剂:其生物学作用类似X线,可致癌变、突变和畸形,如有机农药、硫芥等可致肺癌及造血器官肿瘤等。

2) 多种芳香烃类化合物：如煤焦油中的 3,4-苯并芘。与煤烟垢、煤焦油、沥青等石油物质经常接触的工人易患皮肤癌与肺癌。

3) 氨基偶氮类：为染料类，易诱发膀胱癌、肝癌。

4) 亚硝胺类：与食管癌、胃癌和肝癌的发生有关。

5) 真菌毒素和植物毒素：如黄曲霉素污染的粮食可致肝癌、肾癌、胃癌与结肠腺癌。苏铁素、黄樟素及蕨类毒素可致肝癌。

6) 其他：金属（镍、铬、砷）可致肺癌，氯乙烯能诱发肝血管瘤，二氯二苯基、三氯乙烷（DDT）、苯可致肝癌。

（2）物理因素

1) 电离辐射：由于 X 线防护不当所致的皮肤癌、白血病等一度成为放射工作者的职业病。此外吸入放射污染粉尘可致骨肉瘤和甲状腺肿瘤。

2) 紫外线：可引起皮肤癌，尤其对易感性个体（着色性干皮病）作用明显。

3) 其他：烧伤、深瘢痕长期存在易癌变，皮肤慢性溃疡可能致皮肤鳞癌。石棉纤维与肺癌有关，滑石粉与胃癌有关，这些可能与局部物理刺激有关。

（3）生物因素：主要为病毒病因如 EB 病毒与鼻咽癌、伯基特淋巴瘤有关，单纯疱疹病毒反复感染与宫颈癌有关。致癌病毒可分为 DNA 肿瘤病毒与 RNA 肿瘤病毒两大类。C 型 RNA 病毒主要与白血病、霍奇金病有关；乙型肝炎病毒与肝癌有关。

（4）营养与饮食习惯：关于肿瘤发生还有其他方面因素，如营养、微量元素、吸烟喝酒、常吃烟熏烹炸及霉变腌制食品、不吃蔬菜等。

（5）癌前病变：胃溃疡、胃息肉、萎缩性胃炎、肝炎性肝硬化等。

此外寄生虫也与肿瘤有关，如埃及血吸虫可致膀胱癌、华支睾吸虫与肝癌有关、日本血吸虫病对大肠癌有促癌作用。

2. 内在因素

（1）遗传因素：与人类癌基因的关系虽无直接证据，但癌症有遗传倾向性即遗传易感性，如乳腺癌、胃癌、直肠癌等。相当数量的食管癌、肝癌、鼻咽癌患者有家族史；携带缺陷基因 BRCA-1 者易患乳腺癌；带有突变 APC 基因者易患肠道疾病。

（2）内分泌因素：较明确的与肿瘤发生有关的激素为雌激素。催乳素与乳癌有关，子宫内膜癌与雌激素有关。生长激素可以刺激癌的发展如青少年恶性肿瘤生长迅速、早期发生转移均与生长激素有关。

（3）免疫因素：先天性或获得性免疫缺陷者易发生恶性肿瘤，如获得性自身免疫性疾病（如艾滋病）易患恶性肿瘤。丙种球蛋白缺乏症病人易患白血病和淋巴造血系统肿瘤，肾移植长期应用免疫抑制剂的病人肿瘤发生率高等。

（4）其他：精神因素如抑郁、压力大、精神刺激等。

【病理生理】 肿瘤为不受机体控制而生长的新生物，恶性肿瘤在细胞学上可见到去分化或不典型增生（间变），表现浸润性生长与转移。

1. 恶性肿瘤的发生发展 包括癌前期、原位癌期及浸润癌期三个阶段。一般情况下致癌因素作用为 30~40 年，经 10 年左右的癌前期阶段恶变为原位癌。原位癌可历时 3~5 年在促癌因素的作用下发展成浸润癌,浸润癌的病程一般1年左右,但长者可达10年左右。从病理形态上看癌前期为上皮增生明显并伴有不典型增生如萎缩性胃炎或慢性胃溃疡等胃黏膜慢性炎症伴有不典型增生的病变;乳腺增生症伴上皮或腺体增生;皮肤或黏膜的乳头状瘤、黏膜白斑、交界痣等。

2. 肿瘤细胞的分化　恶性肿瘤分为高分化、中分化与低分化(或未分化)三类或称Ⅰ、Ⅱ、Ⅲ级。高分化或Ⅰ级分化细胞接近正常分化程度,显示恶性程度低。未分化或Ⅲ级分化显示高度恶性。分化不仅表现在形态上,也表现其功能上的不同,如鳞状细胞Ⅰ级可见大量角化珠而未分化者则无。细胞排列紊乱、核分裂多、细胞大小不一、染色不均、不规则巨核等形态与肿瘤恶性程度相关。表现在组织化学方面其相应的变化为:① 核酸增多:去氧核糖核酸(DNA)及核糖核酸(RNA)含量均增多。② 酶的改变:有的酶活性增高,有的酶因分化不良而减少活性。如骨肉瘤的碱性磷酸酶活性强而酸性磷酸酶活性减弱;肝癌和胃肠癌等的脱氢酶活性增高;肺鳞状细胞癌的脂酶活性随分化程度降低而减弱。③ 糖原减少:由于肿瘤内糖酵解过程加强能量消耗快。肿瘤组织内虽有以上的变化,但目前尚未找到特殊的化学物质。然而可根据组织化学上的特点,应用一定的方法,有助于肿瘤的诊断与鉴别诊断。

3. 生长方式　良性肿瘤多为外生性或膨胀性生长,挤压周围纤维组织形成纤维包绕呈包膜样,彻底切除后不复发。恶性肿瘤除外生性及膨胀性外,主要呈浸润性生长。肿瘤沿组织间隙、神经纤维间隙或毛细淋巴管而扩展境界不分明。实际扩展范围较肉眼所见为大,局部切除后易复发。

4. 生长速度　一般良性肿瘤生长慢恶性者生长快。但良性肿瘤如恶变时可逐渐增大,合并出血者可于数小时内或十几小时内明显增大,合并感染者亦可迅速增大。此外青春期乳腺纤维瘤或巨大型腺纤维瘤可在数周内明显增大。

5. 转移　恶性肿瘤的转移方式为直接蔓延、淋巴、血运转移及种植性转移四大类。① 直接蔓延:肿瘤细胞向与原发灶相连续的组织扩散生长如直肠癌、宫颈癌侵及骨盆壁。② 淋巴转移:肿瘤细胞侵入淋巴管开始在肿瘤区域淋巴结转移,继而向远处淋巴结转移,少数癌细胞呈跳跃式直接转移至远处淋巴结,也可通过淋巴结直接进入真皮淋巴管网,由于淋巴管内堵塞出现局部水肿如乳癌可出现"橘皮样"改变。③ 血行转移:肿瘤细胞直接侵入血液循环,或淋巴转移,晚期经胸导管进入血液循环而引起远处转移。胃肠道肿瘤经门静脉系统转移至肝,四肢的肉瘤细胞经循环进入肺,肺癌随血液循环播散至骨、脑、肝,腹膜后脏器肿瘤经椎旁静脉系统转移均属于血行转移。④ 种植转移:恶性肿瘤细胞生长速度过快,局部相对供血不足,容易缺血、坏死,且肿瘤细胞间黏附力较差,脱落后在体腔或空腔脏器内的转移。胃癌细胞脱落种植转移于卵巢称为Krukenberg瘤。

6. 肿瘤分期　目前根据国际抗癌联盟提出的TNM分期。T代表原发肿瘤(tumor),N代表淋巴结(node),M为远处转移(metastasis)。在字母后标以0~4的数字表示肿瘤的发展程度,0表示无,数字越高表明该肿瘤发展程度越高。其中指标"M"只有"0"和"1"。TNM的不同组合表示不同的临床分期。

7. 肿瘤细胞的增殖周期　细胞增殖周期包括G_1期、S期、G_2期、M期共4期,G_0期细胞为暂时静止细胞,一旦机会或条件成熟很快转为细胞增殖周期。

(1) G_1期(DNA合成前期):占总周期1/2以上的时间,肿瘤细胞合成蛋白质和RAN,为

S 期合成 DNA 做准备。

（2）S 期（DNA 合成期）：占细胞周期的 1/4 ~ 1/3，DNA 合成多是正常的 1 倍。

（3）G_2 期（分裂前期）：占细胞周期的 1/5，肿瘤细胞以 S 期合成的 DNA 为模板转录合成 RNA，再翻译合成蛋白质。

（4）M 期（有丝分裂期）：此期时间最短，为 1 ~ 2 h，肿瘤细胞发生有丝分裂，生成 2 个含有全部遗传信息的子细胞。

不同的增殖周期细胞对化疗药物敏感性不同，G_1 期、G_2 期、M 期对细胞周期非特异性药较敏感，S 期细胞对细胞周期特异性药敏感，而 G_0 期细胞对任何药物几乎不起反应。

【临床表现】

1. 局部表现

（1）肿块：为首发症状，尤其是浅表肿瘤更易发现。良性肿瘤生长速度较慢、表面光滑、边界清楚、活动性好；恶性肿瘤则生长速度快、表面有结节、边界不清、活动性差。

（2）疼痛：良性肿瘤直接压迫神经干时可有疼痛外，一般无疼痛。恶性肿瘤由于缺血、坏死或破溃继发感染等刺激末梢神经或压迫神经干时疼痛明显。

（3）出血：恶性肿瘤破溃所导致血管破裂可引起出血，内脏肿瘤引起出血可表现为咯血、呕血、便血及血尿等。

（4）溃疡：多为恶性肿瘤生长速度过快而致供血不足，继发坏死或感染而形成溃疡。当溃疡出现在体表时可有恶臭和血性分泌物。

（5）梗阻：为肿瘤压迫或堵塞管腔所致。如幽门梗阻、肠梗阻、胆总管梗阻、支气管梗阻及尿路梗阻等。

（6）转移症状：区域淋巴结肿大并致相应静脉回流受阻引起肢体水肿或静脉曲张，当转移至其他器官时可出现相应症状。

（7）其他：肺癌、肝癌、胃癌可出现胸腔积液、腹腔积液，骨转移时可发生病理性骨折。

2. 全身表现　良性肿瘤及早期恶性肿瘤多无明显全身症状。恶性肿瘤晚期则出现明显全身症状如乏力、厌食、贫血、消瘦、体温升高和恶病质等。有些特殊肿瘤可出现异位内分泌症状，如嗜铬细胞瘤病人出现高血压，胰岛素瘤病人出现 Whipple 三联征等。

【辅助检查】

1. 实验室及其他检查　目的是明确诊断和肿瘤发展程度，以确定治疗方案。如血常规、尿常规、便常规加潜血等。

2. 定位检查

（1）影像学检查：包括 X 线、超声波、各种造影、CT、MRI、核素扫描等。能显示肿块的部位、大小、形态、质地以推断肿瘤的性质，若为恶性肿瘤还可检查出扩散及转移的程度和范围。

（2）内镜检查：在直视下查看病灶位置并可取脱落细胞或活组织进行病理检查。主要用于空腔器官、胸腔、腹腔及纵隔内肿瘤检查。常用的有食管镜、胃镜、结肠镜、支气管镜、关节镜、膀胱镜、阴道镜及宫腔镜等。

3. 定性检查

（1）免疫学检查：通过肿瘤标志物，或称免疫学检查肿瘤病人体液中浓度异常的生化物质,可早期发现部分癌症,并可做治疗效果和复发的检测。常用的肿瘤标志物:① 癌胚抗原(CEA):正常值在 2.5 mg/ml 以下,患结肠癌、胃癌、肺癌、乳腺癌时可增高。② 甲胎蛋白(AFP):对原发性肝癌的诊断特异性很高,我国用于肝癌的普查效果良好。

(2) 病理检查:是诊断肿瘤最可靠的检查。① 临床细胞学检查:因肿瘤细胞易脱落可取胸腔积液、腹腔积液、胃液、痰、尿等经离心沉淀后查找癌细胞。在鼻腔、食管取附着物涂片检查,子宫颈表面刮片检查。② 活组织检查:在 B 超导引下穿刺抽吸或在内镜直视下钳取标本送检,还有手术切除肿瘤快速冷冻切片检查。

(3) 手术探查:适用于高度怀疑又难以确诊的肿瘤特别是恶性肿瘤病例。手术探查起到了诊断和治疗同时进行的作用,术中冷冻切片或其他组织学检查。

4. 基因诊断和流式细胞分析技术　基因诊断通过检测核酸中碱基排列序列来判断有无肿瘤或癌变基因存在;流式细胞技术通过了解细胞分化,结合病理学检查来判断肿瘤恶性程度和判断预后。

【治疗原则】　治疗肿瘤有手术、放射线治疗(放疗)、抗癌药物治疗(化疗)、免疫治疗(生物治疗)、内分泌治疗及中医中药等多种方法。根据肿瘤性质、发展程度和全身状况加以选择。生物治疗是根据肿瘤发展与转移有赖于新生血管的生成这一生物学特点研究抗肿瘤血管的生物治疗方法。目前普遍认为,恶性肿瘤采取以手术为主的综合治疗方案效果最佳。

1. 手术治疗　是治疗恶性肿瘤最重要的方法,尤其对早、中期恶性肿瘤应作为首选治疗方法,某些早期恶性肿瘤经手术彻底切除可以完全治愈,病人可长期存活。良性肿瘤和交界性肿瘤仅做肿瘤完整切除。恶性肿瘤的手术方式有两种。

(1) 根治性手术:适用于 TNM 分期中 Ⅰ、Ⅱ 期病例。包括原发癌所在器官部分或全部及连同周围正常组织和区域淋巴结切除。必须扩大切除范围者称为扩大根治术,即在根治术的基础上适当切除邻近器官及区域淋巴结。

(2) 姑息手术:适用于癌症晚期并已有远处转移及肿块无法切除者,通过手术可解除或减轻症状,同时也能争取综合治疗机会,延长生命,提高生存质量,减轻病人痛苦。如胃癌晚期伴幽门梗阻者行胃空肠吻合术,大肠癌伴梗阻者行肠造口术等。

2. 放疗　放射线对增殖状态的肿瘤细胞具有抑制和杀伤作用。常用放射源有放射性核素、X 线机和粒子加速器、伽马刀等,分为外照射和内照射两种方法。恶性肿瘤根据其对放射线的敏感性分为 3 类:① 高度敏感类:如淋巴及造血系统肿瘤、性腺肿瘤、多发性骨髓瘤等;② 中度敏感类:如鼻咽癌、食管癌、乳腺癌、肺癌、宫颈癌等;③ 低度敏感类:如胃肠道腺癌、软组织肉瘤及骨肉瘤等。

3. 化疗　主要适用于中、晚期恶性肿瘤,临床上对绒毛膜上皮癌、急性淋巴细胞性白血病、恶性淋巴瘤等化疗效果较好;对其他恶性肿瘤化疗可辅助手术或放疗。

抗癌药物的种类很多。按其作用机理可以分为 5 类:① 抗代谢药:影响核酸的形成,如 5-氟尿嘧啶(5-FU)、甲氨蝶呤、6-巯基嘌呤、羟基脲等。② 生物碱类:影响蛋白质的合成,如长春新碱、门冬酰胺酶等。③ 细胞毒类药物:直接破坏 DNA 如氮芥、噻替哌、环磷酰胺等。④ 抗生素类:如阿霉素、博来霉素、柔红霉素、普卡霉素等。⑤ 激素类:影响体内激素平衡如性激素、肾上腺皮质激素等。

抗癌药物的给药途径一般是静脉滴注或注射、口服、肌内注射等。为了增加药物在局部的浓度有时做肿瘤内注射、动脉内注入或局部灌注等。近年来采用导向治疗及化疗泵持续给药治疗等方法,既能保持肿瘤组织内有较高的药物浓度,又能减轻全身的不良反应。目前强调联合用药以减少毒性,提高疗效。序贯用药是指先后使用几种不同的药物。周期同步化使所有癌组织都处于一个周期便于使用药物杀灭该周期的癌细胞。

4. 介入治疗   在医学影像设备的导引下如 B 超或 X 线,经皮肤血管或某些腔隙(包括病理和生理)插入穿刺针、导丝等达到肿瘤前端血管或肿瘤体内,而后注射化疗药物或其他物质进行栓塞或灌注,以达到杀灭肿瘤细胞的目的。

5. 免疫疗法   分为特异性免疫和非特异性免疫两种方法。特异性免疫是接种自身或异体疫苗;非特异性免疫是指卡介苗、短棒杆菌、干扰素、白细胞介素等。免疫疗法虽然处于研究阶段,但其符合生理情况,具有广泛的发展前景。

6. 内分泌治疗   有激素治疗和内分泌腺切除疗法两种。现在临床上经常应用激素治疗的肿瘤有乳腺癌、前列腺癌、子宫内膜腺癌、甲状腺癌、恶性淋巴瘤、急性粒细胞性白血病、肾癌等。

7. 中医中药   应用扶正祛邪方法改善机体状况,提高机体的免疫力。在手术后或放疗、化疗中服用可以减轻放化疗的毒副作用。

【预防】   肿瘤的发生与多种因素有关,无论是物理、化学、生物还是社会因素均可诱发,因此对肿瘤的健康指导应落实如下三级预防措施。

1. 一级预防   是消除或减少致癌因素,保持健康、乐观的生活方式。改变不良生活习惯,不食含有致癌物质的食物,多食富含纤维素的新鲜蔬菜和水果。保护环境、减少职业性暴露于致癌因素的机会。加强个人防护意识。积极防治与癌发生有关的疾病。锻炼身体、增强体魄、避免持久的高度紧张和精神压力。

2. 二级预防   指早期发现、早期诊断、早期治疗癌前病变。对高发地区及高危人群定期普查。二级预防的目的是提高对恶性肿瘤的治愈率,降低死亡率。

3. 三级预防   对治疗中的恶性肿瘤病人进行监护,减少并发症,促进康复,采取一切措施减少病人的痛苦,改善生存质量,延长生命。

第二节   恶性肿瘤病人的护理

【护理评估】

1. 健康史

(1) 年龄:一般认为胚胎性肿瘤或白血病多见于儿童;肉瘤和淋巴、造血系统肿瘤多见于青少年;青壮年肿瘤发展迅速,恶性程度高,老年人肿瘤发展慢,病程较长。

(2) 病程:根据肿瘤是否有转移,邻近器官受累情况和病人全身情况将恶性肿瘤分为早、中、晚三期。早期:肿瘤小,局限原发组织层,无转移,症状不明显,病人一般情况好。中期:肿瘤较大,侵及所在器官的各层,有局部淋巴结转移,而无远处转移,病人出现症状,但一般情况尚好。晚期:肿瘤巨大,广泛侵犯所在器官,并侵袭邻近的器官组织,有局部或远处转移,有严重的临床症状和体征,甚至出现恶病质。

(3) 癌前病变或相关疾病:如肝癌与乙型肝炎有关;胃癌与慢性胃溃疡、萎缩性胃炎、胃息肉相关;大肠癌与家族性腺瘤病有关。

（4）环境和行为:是否长期吸烟、不良饮食、长期接触有致癌作用的化学物质、日光下暴晒等。

（5）家族史:有无恶性肿瘤家族史、患恶性肿瘤家族成员的年龄、肿瘤类型和治疗效果等。

（6）影响治疗的因素:有无影响手术、放疗及化疗耐受力的因素,如心、肺、肝、肾等重要脏器功能不全等。

2. 身体状况

（1）局部表现:评估病人的肿瘤部位、性状、大小、活动度、边界、质地;观察有无疼痛、部位、程度和性质,有无肿瘤造成器官功能障碍,如梗阻、出血、溃疡和坏死。

（2）全身情况:查看病人全身表浅淋巴结情况,是否肿大、融合,观察肿物对机体的影响,如肿瘤占位造成挤压,使机体功能受到影响或造成恶病质。

3. 辅助检查

（1）实验室定性检查:① 免疫学检查:如 AFP 测定作为原发性肝癌的早期诊断的依据,CEA 的测定用于结肠癌的诊断和预后。② 血清酶学检查:碱性磷酸酶有助于肝癌、骨肿瘤的诊断,酸性磷酸酶有助于前列腺癌的诊断。③ 病理检查是目前确定诊断的最可靠方法。快速送冷冻切片诊断,最确切的病理诊断靠术后的石蜡切片检查。

（2）定位检查:如内镜检查、X 线摄片、CT、MRI、超声、放射性核素扫描等为肿瘤提供确切的定位诊断。

（3）各种化验检查:根据检查结果判断机体各重要脏器的功能情况。

4. 心理社会 肿瘤尤其是恶性肿瘤对病人是一种较大的压力,未确诊前病人有焦虑、恐惧的症状;确诊后面临痛苦和死亡,病人心理反应主要表现为震惊否认期,属保护性心理反应,愤怒期属适应性心理反应,磋商期属接受和寻求治疗生存的愿望期,抑郁期属失去信心和绝望期,接受期属无望面对现实期。开始治疗后害怕造成器官功能丧失、体形改变、长期折磨和痛苦出现忧虑和恐惧;当治疗效果不佳、症状加重或肿瘤复发时感到强烈的无助感和绝望,甚至产生轻生念头。肿瘤病人因各自的文化背景、心理特征、病情不同及对疾病的认知程度不同会产生不同的心理反应。

5. 手术后评估 肿瘤分期及预后、术后康复情况。

【护理问题】

1. 营养失调 与摄入量减少,肿瘤的消耗量大,肿瘤所致消化道梗阻等有关。

2. 活动无耐力 与营养状况下降、乏力、恶病质有关。

3. 焦虑和恐惧 与肿瘤确诊、治疗中的不良反应及惧怕致残和死亡有关。

4. 知识缺乏 缺乏预防和治疗癌症的知识。

5. 潜在并发症 感染、出血、压疮。

【护理目标】 营养状况改善。活动耐力增加。焦虑和恐惧减轻或消失。知道防癌知识。减少或不发生并发症。

【护理措施】

1. 一般护理

（1）心理护理:① 震惊否认期,医护人员要理解病人的心理状态,耐心细致地回答病人的疑问,争取病人早日入院接受治疗。② 愤怒期,细心说服,主动介绍病情,尤其是介绍当前对肿瘤治疗的新进展,可使病人情绪逐渐稳定下来,能面对现实,正确对待疾病。③ 磋商期,满足病人的心理欲望,解释治疗程序、效果及不良反应,能使病人主动配合治疗,对治疗中带来的不良反应有充分的思想准备。④ 忧郁期,病人出现悲伤、沉默、拒绝进食有轻生的想法。护理人员应保持警惕并安慰、鼓励、关心病人,帮助病人重新树立信心,配合治疗。⑤ 接受期,护理人员此时要加强和病人的感情沟通,热情支持病人的选择,主动发现并满足其身心需要。

（2）营养支持：① 宜进高蛋白、高热量、高维生素、清淡易消化饮食以维持机体的正氮平衡。② 在放疗、化疗间歇期间给予浓缩优质蛋白加速补充营养。③ 有消化道反应的病人可少吃多餐,有口腔炎者可给乳制品以减轻刺激。④ 晚期癌症和术后病人出现严重营养障碍时可行鼻饲或行胃肠外营养输注多种氨基酸,高浓度葡萄糖和脂肪乳等。必要时根据病情输血、蛋白及血浆等。

（3）疼痛的处理：① 心理护理,要耐心听取病人的主诉,善于观察,掌握病人疼痛的规律。用听音乐、按摩等放松疗法分散病人的注意力,有助于提高对疼痛的耐受性,减轻痛苦。② 执行三级阶梯镇痛方案。一级镇痛用非吗啡类药物,先口服,无效则改为直肠或注射给药;二级镇痛用吗啡类药物,从小剂量开始,视效果逐渐增量,直至改用强吗啡类药物;三级镇痛为麻醉性镇痛及手术切断痛觉传导神经等。

（4）防止并发症：① 预防压疮,因癌症病人全身营养不良合并水肿、瘫痪、肠瘘、长期卧床等极易发生压疮,压疮一旦出现,则迅速扩展不易愈合。② 预防感染,由于病人体质变弱,放疗、化疗对骨髓的抑制,机体免疫功能下降,瘫痪、长期卧床、排痰不畅、静脉输液、插管、引流管均可造成感染机会。因此保持室内清洁,协助病人深呼吸、咳痰、翻身等护理工作十分重要。③ 预防其他并发症,晚期病人常有高热、大出血、病理性骨折等,应注意病情观察,采取相应的护理措施。

2. 手术治疗的护理

（1）术前准备：除常规术前准备外,应注意恶性肿瘤细胞间黏附力较差,挤压时癌细胞易脱落进入小静脉,增加扩散的机会。因此备皮时动作要轻柔,避免用力擦洗。结、直肠癌病人的肠道准备时间较长,在做灌肠时应选用较细的灌肠器,低压灌肠,次数不宜过多,防止病人虚脱。

（2）术后护理：除常规术后护理外,主要加强重建器官的自理和适应性功能训练。根据手术种类及部位进行相应的功能锻炼,可提高手术效果,促进机体功能恢复,但要防止活动过度而造成损伤。功能训练根据病人情况选择,如全喉切除病人训练声带,人工肛门者训练排便功能,乳腺癌病人训练上肢功能等。

3. 放射治疗的护理

（1）全身反应的护理：放射线虽能对癌细胞起到杀灭作用,但也对正常组织造成损害。在放射线照射数小时后多数病人出现头晕、乏力、畏食、恶心、呕吐等不良反应。护理人员嘱病人在照射前 30 min 要禁饮食;照射后要静卧 30 min,可以减少不良反应。保持照射部位射线清楚,切勿洗掉照射野标记。照射前摘下金属物以减少射线吸收,照射皮肤禁贴胶布,防止刺激性物品应用。外出时戴帽、打伞和禁止风吹。鼓励病人多饮水,每日饮水量 2 000 ~ 4 000 ml,必要时可补液以促进毒素的排泄。大面积照射时可致骨髓抑制,应每周检查血常规

1~2 次。注意补充 B 族维生素和维生素 C,必要时补充白蛋白、氨基酸、新鲜血浆,口服升血细胞及血小板药物。保证病人休息和睡眠,避免噪声和异味干扰。加强对器官功能状态的观察,发现异常对症治疗,必要时暂停放疗。

(2)局部反应的护理:① 皮肤反应,放射线对皮肤的损害取决于放射源、照射野和照射面积,一度反应可出现红斑、灼痛、刺痒感、鲜红变暗红及脱屑等干反应;二度反应有充血、水肿、水疱和糜烂;渗出液等湿反应;三度反应为皮肤溃疡或坏死。为加强照射野的皮肤保护,减轻损伤,要穿柔软、宽松、吸水强的内衣;保持照射野的皮肤清洁、干燥,特别注意乳下、腋窝、腹股沟、会阴部清洁和干燥;禁用肥皂、粗毛巾擦拭照射野皮肤;禁用碘酊、乙醇等刺激性物品涂擦皮肤;避免冷热刺激;皮肤有脱屑者禁忌撕皮;防止日光直接照射;使用电动剃须刀,不得用刮须刀,以防加重皮肤损伤;干反应者予以薄荷淀粉止痒,湿反应者应涂 2%甲紫、冰片、蛋清等。② 角膜及晶体反应,角膜对放射线耐受量较高,照射后用鱼肝油或可的松眼膏滴眼可保护角膜;晶体可发生白内障,照射时应遮盖防护。③ 口腔黏膜反应,口腔照射 10 日左右出现黏膜水肿;15 日左右黏膜充血、疼痛,唾液分泌减少而口干;20 日后出现假膜及味觉丧失,一般需要 3 周左右可恢复正常。口腔黏膜充血、水肿,口腔内形成白斑和白点,白斑连成片形成假膜,假膜由白细胞、渗出物、脱落上皮、细菌等组成。头颈部照射前需洁齿,拔除坏牙,治疗牙病,刷牙用软毛刷,每日用生理盐水含漱 4 次,保持口腔清洁。出现假膜时用 1.5%过氧化氢溶液含漱。避免食过热、过冷的食物,口干时用甘草水漱口,用麦冬、金银花泡水饮用可起到养阴生津的作用。④ 其他器官反应,包括食管、胃肠道、膀胱、肺、骨髓等,当其受到照射后可出现各种反应。出现消化道溃疡或出血、血尿、肺纤维样变、骨髓炎,甚至有瘫痪的可能,应密切观察,给予相应护理。

4. 化疗的护理

(1)化疗前准备:包括化疗方案制订,心理准备。

(2)化疗药物应用与护理。

1)药物准备:配药时选用合适的溶剂,按医嘱取药现配现用,加强自我防护意识,戴手套、眼罩等,配完药物后按要求将输液瓶套上避光套。

2)保护血管:有计划地使用血管,先远端开始,合理选择血管。

3)输液前 10 min 将病人的手足热敷,扩张血管,有利于静脉穿刺成功,减少对静脉的损伤。

4)合理安排用药顺序,输入抗癌药液前后用生理盐水冲洗管道,正确给药减少药物对静脉血管的刺激。

5)严格限制输液速度,加强巡视,使用输液泵保证药物匀速、按时输入。

6)防止药液外渗而造成局部组织损害,应密切观察局部有无药液外渗、红肿、疼痛等局部组织损害现象,如有渗漏应立即停止输液。局部用生理盐水 10 ml 加 2%普鲁卡因 2 ml 放射状注射在渗漏部位,以降低局部药液浓度,缓解疼痛,每日封闭连续 3 d。局部用纱布包扎,或先局部冰敷或冷敷 24 h 后给予热敷。

(3)组织坏死及栓塞性静脉炎的护理:抗肿瘤的化学药物对组织和静脉有强烈的刺激可造成组织坏死、血管硬化甚至闭塞。造成组织坏死的原因主要是药物漏入皮下组织所致。所以在静脉穿刺时针管内不应含有药物,确保穿入血管内方可加药。栓塞性静脉炎是由于静脉穿刺不熟练,长期在一个部位穿刺,药液浓度过高,血管受刺激较强等致血管硬化,血管不畅甚至闭塞。因此对化疗病人应交替使用静脉,提高静脉穿刺技术。药液按要求稀释,减轻药物对血管壁的刺激。严格无菌操作避免感染性静脉炎。

(4)胃肠反应的护理:化疗的胃肠反应有恶心、呕吐、畏食、腹痛、腹泻等。护理人员应安慰、体贴病人,做好解释工作减轻病人的精神负担。为减轻胃肠道反应,可给予镇吐药如维生素 B_6、甲氧氯普胺(灭吐灵)等。反应比较重者化疗时间尽量安排在晚饭后,并服镇静药和止吐药。

(5)口腔黏膜反应的护理:大剂量抗代谢药应用时可引起严重的口腔炎和溃疡等。应加强口腔护理,保持病人口腔清洁,必要时行细菌培养加药敏试验。如果合并真菌感染者用 3%苏打水漱口并用制霉菌素 10 U/ml 含漱;疼痛剧烈时用 2%利多卡因喷雾;在溃疡面涂 0.5%金霉素甘油或锡类散。

(6)肾脏毒性反应的护理:癌组织崩解产物可致高尿酸血症,严重时可形成尿酸结晶。一些化学药物的代谢产物可溶性差,在酸性环境中易形成黄色沉淀物而堵塞肾小管,导致肾衰竭。因此护理人员要鼓励病人多饮水,降低尿的酸性程度。必要时按医嘱给予碳酸氢钠抑制尿酸形成。要准确记录液体出入量,对入量已够尿量仍少者按医嘱给予利尿药。

(7)骨髓抑制的护理:由于化学药物对骨髓的抑制作用病人的白细胞、血小板减少,免疫功能下降。当白细胞$<4\times10^9$/L,血小板$<(50\sim80)\times10^9$/L 时应暂停化疗,补充白蛋白、氨基酸、新鲜血浆和补血药物。待白细胞、血小板回升至正常范围后继续化疗。如果白细胞$<1\times10^9$/L时应对病人进行保护性隔离;对严重骨髓抑制病人应置于无菌室或层流室内精心护理。血小板严重抑制者不宜注射,防止外伤,注意观察有无出血倾向。

(8)皮肤反应的护理:甲氨蝶呤、巯基嘌呤常引起一定的皮肤反应,表现为皮肤干燥、色素沉着、全身刺痒等。可用炉甘石洗剂止痒,出现丘疹涂甲紫防止破溃感染,严重脱皮性皮炎者要保护性隔离,使用无菌布单。

(9)脱发的护理:对毛囊损害而致脱发的常见化疗药物有阿霉素、甲氨蝶呤、环磷酰胺、放线菌素 D 等。护理人员可在注药前 5~10 min 在病人头部置冰帽,注药后维持 30~40 min,降温可以减轻药物对毛囊的刺激,预防脱发。

(10)预防感染:严格无菌技术,保持新鲜空气,杜绝易患因素,注意保暖,防止交叉感染,监测体温变化。注意观察有无感染征象,白细胞过低应实行保护性隔离并给予升白细胞药物。

【健康指导】

1. 饮食与活动　普及宣传关于肿瘤发生因素及相关知识,采取综合防范措施。包括保持健康、乐观的生活方式。戒烟、不酗酒、不吃含有致癌物质的食物。注意保护环境,减少职业性暴露于致癌物质的机会,加强个人防护意识。

2. 积极防止与癌症发生有关的疾病　在高发地区生活工作的人群应定期普查以便及时发现癌前病变、早期癌症,及时诊断和治疗。患癌症后应相信科学,充满信心配合治疗。

3. 功能锻炼　有影响机体功能的情况应详细解释,并进行功能锻炼。

4. 继续治疗　介绍继续治疗的相关知识,告知病人其方法、目的、意义、不适及应对措施。

5. 随访　最初 1 年内每个月复查 1 次,3 年内 3 个月复查 1 次,3 年后半年复查 1 次,5年后每年复查 1 次。

思 考 题

一、名词解释

1. 肿瘤 2. 癌 3. 肉瘤 4. 交界性瘤

二、填空题

1. 恶性肿瘤的发生、发展过程包括_____期、_____期和_____期。

2. 来源于上皮组织的恶性肿瘤称为_____，来源于间叶组织的恶性肿瘤称为_____。

3. 肿瘤的 TNM 分期法中 T 是指_____，N 为_____，M 为_____。

4. 对肿瘤的治疗关键在于"三早"，所谓"三早"即为_____、_____、_____。

5. 抗肿瘤药物静脉给药方法有_____、_____和_____。

6. 为减轻化疗药的毒性反应给药时间宜选择在_____。

三、单选题

1. 放疗局部皮肤出现干反应时宜涂抹(   )。
   A. 0.2%薄荷淀粉   B. 2%甲紫溶液   C. 2%碘酊
   D. 硼酸软膏   E. 过氧化氢溶液

2. 手术后配合化疗化疗前护理评估中没有重要意义的是(   )。
   A. 白细胞计数   B. 血小板计数   C. 肾功能测定
   D. 血脂测定   E. 以上都不是

3. 在病人化疗期间不正确的护理措施是(   )。
   A. 每周监测白细胞 1~2 次   B. 检查口腔黏膜有无炎症
   C. 穿刺静脉有条索和压痛时按摩治疗   D. 观察有无感染征象
   E. 以上都是

4. 应用化疗药物的护理不妥的是(   )。
   A. 穿刺静脉时常规结扎止血带   B. 不宜选择最细静脉
   C. 控制静脉滴速防止药物外渗   D. 鼓励病人多饮水
   E. 以上都是

5. 关于肿瘤化疗护理以下不正确的是(   )。
   A. 药物必须新鲜配制   B. 静脉注射不可溢出静脉外
   C. 如有治疗药物溢出静脉应立即热敷   D. 用过的注射器和空药瓶立即丢弃
   E. 每周检查一次血白细胞和血小板计数

四、简答题

1. 说出良、恶性肿瘤的概念与区别。

2. 叙述肿瘤病因、治疗原则及预防措施。

3. 肿瘤病人化疗时护理措施有哪些？

(闫春梅)

第九章 外科感染病人的护理

【知识要点】

1. 概念 外科感染、疖、痈、脓性指头炎、脓毒症、菌血症、条件性感染、二重感染、特异性感染、非特异性感染。
2. 熟悉外科感染的特点和常见病因。
3. 掌握外科感染常见疾病的临床特点和防治原则。
4. 熟悉外科感染常见疾病的护理评估、护理诊断和预期目标。
5. 熟练掌握外科常见非特异性感染、破伤风、气性坏疽的护理措施。
6. 熟悉外科感染常见疾病的健康指导。

第一节 概 述

感染是由细菌、病毒、真菌、寄生虫等病原体侵入人体所引起的炎症反应。外科感染是指需要外科治疗的感染性疾病和创伤、手术、烧伤、器械检查或有创性检查、治疗后的感染,占外科疾病总数 1/3 以上。

【外科感染的特点】

(1) 多数外科感染与手术、创伤和有创检查有关。

(2) 多数是由几种细菌引起的混合感染;少数在感染早期为单一细菌,以后发展为混合感染。

(3) 多有明显的局部症状和体征,病变常集中于局部,病理演变导致化脓、坏死,最终形成瘢痕而影响局部功能。

(4) 常需手术治疗或换药处理。

【按致病菌特性分类】

1. 非特异性感染 又称化脓性感染或一般性感染,占外科感染的大多数。常见有疖、痈、丹毒、手部急性感染、急性淋巴结炎、急性乳腺炎、急性阑尾炎、急性腹膜炎等,手术后感染也多属此类。致病菌有金黄色葡萄球菌、乙型溶血性链球菌、大肠埃希菌、拟杆菌和铜绿假单胞菌等。病变通常先有急性炎症反应,继而局部化脓。其特点是:① 同一种致病菌可引起多种化脓性感染疾病,如金黄色葡萄球菌能引起疖、痈、脓肿等;而不同的致病菌又可引起同一种疾病,如金黄色葡萄球菌、化脓性链球菌、大肠埃希菌都能引起急性蜂窝织炎和伤口感染。② 各病具有共同的病理演变、临床特征,在防治上有共同的原则和规律。

2. 特异性感染 是指由特殊的病菌、真菌等引起的感染。如结核病、破伤风、气性坏疽、炭疽、念珠菌病等属于特异性感染,引起感染的致病菌包括结核杆菌、破伤风梭菌、产气荚膜梭菌、炭疽杆菌、白色念珠菌等。特异性感染的特点是:① 一种致病菌只引起一类感染性疾病。② 各病具有较为独特的病程演变,其临床特征和防治原则各不相同。

【按病变进程分类】

1. 急性感染 病程在 3 周以内。病变以急性炎症为主,大多数为非特异性感染。破伤风、气性坏疽属于此类。

2. 慢性感染 病程超过 2 个月。部分急性感染迁延日久可转为慢性感染;结核病属慢性感染,起病隐匿,进展有起伏。

3. 亚急性感染 病程介于急性与慢性感染之间。一部分由急性感染迁延形成;另一部分由于致病菌毒力虽弱,但有相当的耐药性,或与宿主抵抗力较弱有关,如变形杆菌引起的泌尿系感染、白色念珠菌病等。

感染也可按照发生条件归类,如条件性(机会性)感染是当人体抗感染能力降低时,寄居于人体的正常菌群可变成致病微生物,所引起的感染称为条件性或机会性感染。常见肠道内的大肠埃希菌等污染而引起的伤口、腹腔、泌尿系感染。另一种条件性感染是在感染时应用某种广谱或联合的抗菌药物治疗过程中,原来的病菌被制止,但耐药的金黄葡萄球菌或白念珠菌等大量繁殖,致使病情加重。这种情况称为二重感染或菌群交替症。此外还有医院内感染等。

【细菌的致病因素】 外科感染的发生与致病微生物的数量与毒力有关。

1. 细菌的侵袭力 细菌有黏附因子,能黏附于人体组织细胞;有些致病菌有荚膜或微荚膜,有抗吞噬细胞的吞噬作用。

2. 细菌毒素 致病菌的胞外酶、外毒素、内毒素常通称为细菌毒素。① 胞外酶:多种细菌释出的蛋白酶、磷脂酶、胶原酶等,可侵蚀组织细胞,透明质酸酶可分解组织内透明质酸,使感染易扩散,如溶血性链球菌感染。脓液的臭味、脓栓、气泡等,常与病菌胞外酶有关。② 外毒素:在菌体内产生后释出或菌体崩解后生成,具有很强的毒性作用,如溶血毒素可破坏血细胞、肠毒素可损害肠黏膜、痉挛毒素作用于神经而引起肌痉挛等。③ 内毒素:是革兰阴性菌细胞壁的脂多糖成分,可引起机体发热、白细胞增多或减少、休克等全身反应。

3. 细菌数量 在健康个体,伤口污染的细菌数如果超过 10^5 常引起感染,低于此数量则较少发生感染。

【人体的易感染因素】

1. 局部因素

(1) 皮肤黏膜的病变或缺损:例如开放性创伤、烧伤、胃肠穿孔、手术、组织穿刺等使屏障破坏,病菌易入侵;足癣可继发丹毒,口腔溃疡可继发淋巴结炎。

(2) 管腔阻塞内容物淤积,使细菌繁殖侵袭组织。例如,阑尾腔阻塞后发生急性阑尾炎,乳腺导管阻塞、乳汁淤积后发生急性乳腺炎等。

(3) 局部组织血运障碍,将降低组织防御和修复能力。例如,闭塞性脉管炎导致趾坏死,压疮、下肢静脉曲张导致溃疡等,均可继发感染。

(4) 异物与坏死组织存在,使吞噬细胞不能有效发挥功能。

(5) 留置血管内或体腔内的导管处理不当,为病原菌侵入开放了通道。

2. 全身因素

(1) 全身性疾病:如严重损伤、大面积烧伤、休克、糖尿病、尿毒症、肝功能障碍、白血病、先天性或获得性免疫缺陷病等。

（2）使用免疫抑制剂、大剂量肾上腺皮质激素,接受抗癌药物或放射治疗,使免疫功能显著降低。

（3）严重营养不良、低蛋白血症、白细胞过少等。

（4）高龄老人与婴幼儿抵抗力差,属易感人群。

【常见致病菌】　引起外科感染的致病菌很多,其中以细菌最为多见,占 90% 以上,见表 9-1。

表 9-1　常见化脓性致病菌

致病菌	病菌特点	临床特点
金黄色葡萄球菌	革兰染色阳性,常存于人的鼻、咽部黏膜和皮肤,产生溶血素、杀白细胞素和血浆凝固酶	可引起疖、痈、脓肿、骨髓炎、乳腺炎、伤口感染和脓毒症;感染易局限;脓液稠厚、黄色、不臭
化脓性链球菌（多为乙型溶血性链球菌）	革兰染色阳性,多寄生在口、鼻、咽部,产生溶血素、透明质酸酶、链激酶	可引起急性蜂窝织炎、淋巴管炎、脓毒症;感染容易扩散;脓液稀薄、淡红色、量大、不臭
大肠埃希菌	革兰染色阴性,寄居于肠道	单独致病力弱,常与厌氧菌混合感染,引起阑尾炎等腹腔内感染;单独感染脓液无臭,混合感染时脓液稠厚、灰白色,有恶臭或粪臭
铜绿假单胞菌	革兰染色阴性,常存于肠腔内,对大多数抗菌药物不敏感	常引起大面积烧伤创面感染、脓毒症;脓液呈淡绿色、有特殊甜腥臭味
变形杆菌	革兰染色阴性,常存于肠道及前尿道对常用抗生素有耐药性	引起腹膜炎、泌尿生殖系感染、烧伤创面混合感染的主要致病菌;脓液恶臭
脆弱类杆菌（拟杆菌）	革兰染色阴性,无芽胞厌氧菌,常存于口腔、肠腔内	多与需氧菌形成混合感染,是腹腔感染的重要致病菌;脓液恶臭,有产气性

【病理生理】

1. 非特异性感染后的炎症反应

（1）致病菌侵入机体组织并生长繁殖,产生多种酶与毒素,可以激活凝血、补体、激肽系统及血小板和巨噬细胞等,导致炎症介质的生成,引起血管扩张与通透性增加,白细胞和吞噬细胞进入感染部位发挥吞噬作用,单核-巨噬细胞通过释放促炎症细胞因子协助炎症及吞噬过程。炎症反应的作用是使入侵微生物局限化并最终被清除,同时局部出现红、肿、热、痛等炎症的特征性表现。部分炎症介质、细胞因子和病菌毒素等还可进入血流,引起体温升高、头痛、乏力等全身反应。

（2）外科感染的转归:病变的演变与结局取决于病原菌的毒力、机体的抵抗力、感染的部位及治疗措施是否得当,可能有下列结果。

1）炎症局限:感染初期就得到各种有效的治疗,加以机体抵抗力较强,吞噬细胞和免疫成分能较快地制止病菌。局部的死菌残体、组织细胞崩解产物等被清除,炎症趋向消退而治愈。

2）局部化脓：病菌繁殖较多，炎症反应较重，局部的死菌残体、死亡的白细胞、组织细胞崩解产物和渗液可形成脓性物质，出现在创面或积聚于组织间。如进行有效的治疗，病菌被消灭后炎症仍可能趋向好转。如病菌不能完全被消灭，在化脓性病变的基底和边缘有成纤维细胞等增生，析出纤维素或形成肉芽组织，使感染局限化。一旦形成脓肿或积脓，须手术排出脓液方能使感染好转。

3）炎症扩散：当致病菌毒力强、数量多和（或）机体抵抗力低下时，感染向病灶周围或经淋巴、血液途径迅速扩散，机体对于感染的过度反应可引起全身炎症反应综合征（SIRS），引起脓毒症或菌血症，严重者危及生命。

4）转为慢性感染：当人体抵抗力与致病菌毒性处于相持状态，感染灶内残存少量致病菌，组织炎症持续存在，中性粒细胞浸润减少而成纤维细胞和纤维细胞增加，变为慢性炎症。一旦人体抵抗力下降，致病菌可再次繁殖，慢性感染又重新变为急性过程。

2. 特异性感染　此类感染的病菌各有独特的致病作用，其病理变化不同于上述的非特异性感染，如破伤风和气性坏疽都呈急性过程，但两者的病变完全不同。破伤风梭菌的致病因素主要是痉挛毒素，因此引起全身骨骼肌强直痉挛。此病菌仅释出微量的溶血素，不至于造成明显的局部炎症（甚至不影响伤口愈合）。气性坏疽的产气荚膜梭菌则释出多种毒素，可使血细胞、肌细胞等迅速死亡崩解，组织水肿并有气泡，病变迅速扩展，全身中毒严重。

【临床表现】

1. 局部表现　急性感染一般有红、肿、热、痛和功能障碍典型表现。体表与浅层的化脓性感染均有局部疼痛和触痛；因炎性渗出等病变，可见到不同程度的肿胀、肿块或硬结；体表病变脓肿形成时，确诊可有波动感；局部组织炎性充血使皮肤潮红、温度升高；因疼痛与肿胀，病变局部功能活动障碍。如病变的位置深，局部压痛、肿胀较突出，其他症状不明显。慢性感染也有局部肿胀或硬结，但疼痛大多不明显。

2. 全身表现　随感染轻重等因素而表现不一。感染轻者可无全身表现；较重者因全身中毒反应可出现畏寒、发热、头痛、乏力、呼吸脉搏增快、食欲减退、全身不适等症状；严重感染可出现代谢紊乱、营养不良、感染性休克、多器官功能不全综合征。严重感染导致脓毒症时，因大量毒素、炎症介质、细胞因子等进入血液循环，可引起肺、肝、肾、脑、心等器官功能障碍。

3. 特异性表现　特异性感染的病人可因致病菌不同而出现各自特殊的症状和体征。如破伤风病人可表现为肌强性痉挛，气性坏疽和其他产气菌引起的蜂窝织炎可出现皮下捻发音，皮肤炭疽有发痒性黑色脓包。

【辅助检查】

1. 实验室检查

（1）血常规检查：血白细胞计数、中性粒细胞比例增加，当白细胞计数 $>20\times10^9/L$ 或 $<4\times10^9/L$ 时或可发现未成熟白细胞。

（2）生化检查：营养状态欠佳者须检查血清蛋白、肝功能等；疑有泌尿系感染者须检查尿常规、血肌酐、尿素氮等；疑有免疫功能缺陷者须检查细胞核体液免疫系统，如淋巴细胞分类、自然杀伤细胞和免疫球蛋白等。

（3）细菌培养：表浅感染病灶可取得脓液或病灶渗出液做涂片或细菌培养，以鉴定致病菌；较深的感染灶，可经穿刺取得脓液。全身性感染时，可取血、尿或痰做涂片、细菌培养和药物敏感试验,必要时重复培养。

2. 影像学检查

（1）B 超:用于探测肝、胆、胰、肾、阑尾、乳腺等的病变及胸腔、腹腔、关节腔内有无积液。

（2）X 线:适用于检测胸腹部或骨关节病变,如肺部感染、胸腹腔积液或积脓等。

（3）CT 和 MRI:有助于诊断实质性器官的病变,如肝脓肿等。

【治疗原则】 消除感染因素和毒性物质（脓液、坏死组织等）,增强病人抗感染和修复能力是治疗外科感染的原则。

1. 局部疗法。

（1）非手术疗法。

1）感染局部制动、休息,避免受压。

2）局部用药:浅表的急性感染在未形成脓肿阶段可选用中、西药各种剂型外敷;已感染的伤口、创面则需换药处理。

3）物理治疗:采用湿、热敷和各种理疗仪照射。

（2）手术治疗:脓肿形成后应及时切开引流;器官组织的炎症病变,必要时手术切除。深部脓肿在 B 超引导下行脓肿穿刺。

2. 全身疗法

（1）全身支持性治疗:保证休息与睡眠;维持体液平衡;加强营养支持;有贫血、白细胞减少或低蛋白血症,适当予以成分输血。

（2）抗生素治疗:严格掌握适应证,正确合理使用,根据细菌学检查选择和调整药物,监测药物毒性。

（3）对症治疗:服用清热解毒药物,体温过高给予降温,缓解疼痛;有过度炎症反应者可使用皮质激素或炎症介质抑制剂。

第二节　软组织的急性化脓性感染

一、疖

疖是指单个毛囊及其周围组织的急性化脓性感染,俗称疖疮。

【病因和病理】 致病菌以金黄色葡萄球菌为主,偶由表皮葡萄球菌或其他病菌致病。疖好发于毛囊和皮脂腺丰富的部位,如头、面、颈部、背部、腋部、腹股沟和会阴部等。疖的发生与皮肤不洁、擦伤、局部摩擦、环境温度较高或机体抗感染能力降低有关。因金黄色葡萄球菌的毒素中含凝固酶,脓栓形成是此感染的一个特征。

【临床表现】 疖发生在皮肤,初起时,局部出现红、肿、痛的小结节,范围不超过 2 cm,以后渐增大呈锥形隆起。数日后结节中央组织坏死、软化,出现黄白色脓栓;以后脓栓脱落、破溃流脓,脓液流出后局部炎症即可消退愈合。有的疖无脓栓（无头疖）,自溃稍迟。面疖特别是鼻、上唇及周围称“危险三角区”的疖,症状常较重,如受挤压,病菌可经内眦静脉、眼静脉进入颅内海绵状静脉窦,引起化脓性海绵状静脉窦炎,出现颜面部进行性肿胀,可有寒战、高热、头痛、呕吐、昏迷等,病情严重,病死率高。

不同部位同时发生多处疖,或在一段时间内反复发生疖,称为疖病。与病人的抗感染能力较低(如有糖尿病),或皮肤不洁且常受擦伤有关。

【治疗原则】 早期治疗在红肿阶段可选用2%碘酊涂擦、热敷、超短波、红外线等理疗措施,也可选用中西药外敷;疖顶部见脓点或有波动感时用苯酚点涂脓点或用针头、刀尖将脓栓剔出(不用切开),禁忌挤压。破溃出脓后以呋喃西林、依沙吖啶湿纱条外敷,直至病变消退。若全身症状较重,需用足量抗生素,并给予支持疗法。有糖尿病者应给予相应治疗。

二、痈

痈是指邻近的多个毛囊及其周围组织的急性化脓性感染,也可由多个疖融合而成。中医称"疽"。

【病因和病理】 致病菌以金黄色葡萄球菌为主。病变好发于皮肤较厚的部位,如颈后和背部(俗称"对口疮"和"搭背"),痈的发生与皮肤不洁、擦伤、机体抵抗力不足相关。病人以中老年居多,部分病人原有糖尿病。

感染常从毛囊底部开始,然后沿皮下深筋膜向四周扩散,再向上侵及毛囊群而形成多个脓头的痈(图9-1)。因多个毛囊同时发生感染,痈比疖的急性炎症浸润范围大,病变可累及深层皮下结缔组织,使表面皮肤血运障碍甚至坏死;自行破溃常较慢,全身反应较重。

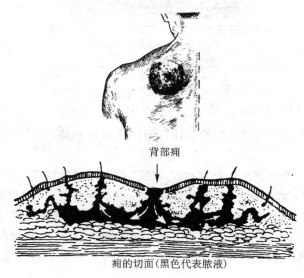

背部痈

痈的切面(黑色代表脓液)

图9-1 痈

【临床表现】 痈初起时,局部为小片皮肤肿硬、色暗红、界限不清,其中可有数个凸出点或脓点,开始疼痛较轻(与项背部皮肤的敏感性有关),但有畏寒、发热、食欲减退和全身不适;随后皮肤红肿范围增大,脓点增大、增多,中央部出现紫褐色凹陷(表示组织坏死),如破溃出脓、坏死溶解,创面呈火山口状,其内含坏死组织和脓液,但肉芽增生比较少见,很难自行愈合。延误治疗,严重者可导致脓毒症或全身化脓性感染而危及生命。

【治疗原则】 及时使用足量、有效抗生素以控制脓毒症,卧床休息,加强营养。局部处理:初期仅有红肿时,可用50%硫酸镁湿敷,鱼石脂软膏、金黄散等敷贴,也可以聚维酮碘原液稀释 10 倍后每日涂布 3 次;已出现多个脓点、表面坏死或已破溃流脓时,必须及时切开引流,在静脉麻醉下作"+"或"++"形切口,切口线应超出皮肤病变边缘(图 9-2),深达筋膜,因为皮下组织病变范围更大。尽量清除已化脓和尚未成脓、却已失活的组织;然后填塞生理盐水(不是油类)纱条,外加干纱布绷带包扎。术后 24 h 更换伤口敷料,改呋喃西林或依沙吖啶的纱条贴于创面,促使肉芽组织生长。以后每日更换敷料,创面可以收缩达到瘢痕愈合;但较大的创面需行植皮手术修复。

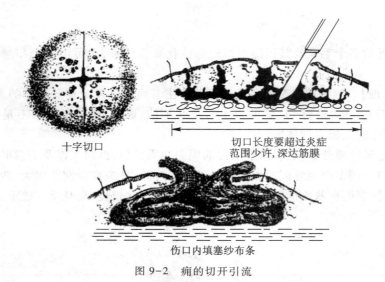

十字切口

切口长度要超过炎症
范围少许,深达筋膜

伤口内填塞纱布条

图 9-2 痈的切开引流

三、急性蜂窝织炎

急性蜂窝织炎是指疏松结缔组织的急性弥漫性化脓性感染,可发生在皮下、筋膜下、肌肉间隙或深部蜂窝组织。

【病因和病理】 主要致病菌为溶血性链球菌、金黄色葡萄球菌、大肠埃希菌或其他类型链球菌,亦可为厌氧菌。本病是因皮肤、黏膜受伤或有其他病变,使皮下疏松结缔组织受细菌感染而致。由于致病菌能释放毒性强的溶血素、透明质酸酶和链激酶等,加上受侵组织质地较疏松,病变发展迅速,不易局限。病变近侧的淋巴结常受累及,可引起脓毒症或菌血症。

【临床表现】 根据病人的机体条件、受感染的原因和病菌的毒性差异,临床上将本病分为下列类型。

1. 皮下蜂窝织炎 病人先可有皮肤损伤,或有手、足等部位的化脓性感染。发生本病时常有恶寒、发热和全身不适;患处肿胀疼痛,表皮发红、指压后可稍退色,红肿边缘界限不清楚。病变部位近侧的淋巴结常有肿痛,如前臂有蜂窝织炎时腋窝淋巴结肿痛,面部蜂窝织炎时颈部淋巴结肿痛。病变加重扩大时,皮肤可起水疱,一部分变成褐色,或破溃出脓;病人体温增高或过低,还可有意识障碍等症状。

2. 新生儿皮下坏疽 新生儿的皮肤柔嫩,护理疏忽致皮肤沾污、擦伤等,金黄葡萄球菌等侵入皮下组织就会造成本病。患儿发热、不进乳、不安或昏睡,全身情况不良。病变多在背部、臀部等经常受压处。初起时皮肤发红、质地稍变硬。继而,病变范围扩大,中心部分色变暗变软,触之有浮动感,有的可起水疱;皮肤坏死时变成灰褐色或黑色,并有破溃。

3. 颌下急性蜂窝织炎 感染可起源于口腔或面部。起源于口腔等多为小儿,因迅速波及咽喉而阻碍通气(类似急性咽喉炎),甚为危急。患儿有高热,不能正常进食,呼吸急迫;颌下肿胀明显,表皮仅有轻度红热,检视口底可见肿胀。起源于面部的颌下蜂窝织炎,局部表现红、肿、痛、热,常向下方蔓延,全身反应较重;感染累及颈阔肌内结缔组织后,也可阻碍通气和吞咽。

预防本病应平日重视皮肤的清洁卫生和避免损伤;皮肤受伤后要及早处理,有某种化脓性病变更应及时治疗。婴儿和老年人的抗感染能力较弱,要重视生活护理。

【治疗原则】

1. 局部处理 一般蜂窝织炎早期,可敷贴金黄散、玉露散、理疗等,若病变进展,形成脓肿应切开引流;口底及颌下急性蜂窝织炎应及早切开减压,以防喉头水肿、压迫气管;对厌氧菌感染,伤口应以3%过氧化氢溶液冲洗、湿敷,并采取隔离措施。

2. 全身治疗 应用有效抗生素,首选青霉素,疑有厌氧菌感染时加用甲硝唑;注意改善病人全身状态,高热时物理降温,呼吸急促时给予吸氧或辅助呼吸,进食困难者输液维持营养和体液平衡。

四、急性淋巴结炎和淋巴结炎

急性淋巴管炎(acute lymphagitis)和急性淋巴结炎(acute lymphadenitis)是指致病菌经破损的皮肤、黏膜或其他感染灶侵入淋巴循环,引起淋巴管和淋巴结的急性炎症。

【病因和病理】 浅部急性淋巴管炎在皮下结缔组织层内,沿集合淋巴管蔓延。浅部急性淋巴结炎好发部位为颈部、腋窝和腹股沟,亦可在肘内侧或腘窝部。致病菌常为乙型溶血性链球菌、金黄色葡萄球菌等,可来源于口咽部炎症、足癣,以及各种皮肤、皮下化脓性感染灶。

【临床表现】 急性淋巴结炎严重时可向周围组织扩展;感染的毒性产物进入血流,可引起全身性炎症反应。如果有较多的细胞组织崩解液化,就可集聚成为脓肿。临床表现:局部先有淋巴结肿大、疼痛和触痛,可与周围软组织分辨、表面皮肤正常。病变加重时粘连成块,疼痛和触痛加重,表面皮肤可发红、发热。形成脓肿时有波动感,少数可破溃出脓。

急性淋巴管炎可使管内淋巴回流障碍,同时使淋巴管周围组织有炎症变化。皮下淋巴管可分深、浅两层(以皮下浅筋膜分界)。皮下浅层急性淋巴管炎在表皮呈现红色线条,有轻度触痛,扩展时红线向近心端延长。但皮下深层的感染本病无表皮红线,只可能有条形触痛区。

全身性反应有体温、白细胞计数升高等。

【治疗原则】 浅部急性淋巴结炎和淋巴管炎的诊断和治疗,必须结合原发病变。如果忽视原发病变,急性淋巴结炎经过治疗、暂时好转,以后常可再发成为慢性淋巴结炎。急性淋巴结炎未成脓时,如有原发感染如疖、痈、急性蜂窝织炎、丹毒等,应按原发感染治疗,淋巴结炎暂不做局部处理。如果原发病变无明显的化脓性感染,可口服抗生素如复方新诺明、黄连解毒汤等,以促使淋巴结炎消退。局部已有脓肿形成时,除了应用抗生素外,必须引流出脓液。先试行穿刺吸脓,达到诊断和测知脓肿表面组织厚度;然后在麻醉下切开引流。急性淋巴管炎也应着重治疗原发感染病变,发现皮肤有红线条时,可用呋喃西林等温湿敷;如果红线条向近侧延长较快,可在皮肤消毒后用较粗的针头,在红线的几个点垂直刺入皮下,再加以药液湿敷。

五、软组织急性化脓性感染病人的护理

【护理评估】

1. 健康史　了解病人有无感染的可能性,是否存在全身及局部的易感染因素,如:① 开放性创伤、烧伤、手术、穿刺、癣疾等使皮肤、黏膜屏障功能受损。② 损伤、血管病变等使局部组织淤血或缺血,机体局部缺失抗菌和修复能力。③ 有营养不良、休克、糖尿病及重要器官功能不全,长期使用皮质激素、大量应用广谱抗生素及癌症患者放疗、化疗等造成机体抵抗力低下。④ 遭受心理不良压力。

2. 身体状况　对于一般感染病人,应注意了解感染的部位,属于何种性质,是否需要接触隔离。因不同部位、不同性质的感染,其病情严重性和交叉感染或传染的危险性也不同。

对于病程进展比较迅速的需特别注意,如面部疖发展为化脓性海绵状静脉窦炎者、痈全身症状明显者、颈部蜂窝织炎引起呼吸困难者、丹毒引起高热症状严重者、深部脓肿发展为脓毒症者等,常可导致严重生理功能紊乱或危及生命,均需密切观察病情发展,并及时报告医生。

对于患有严重化脓性感染或严重创伤的病人,尤其应注意全身症状和生命体征有何异常变化。如突然发生寒战、高热,一般情况迅速恶化,需警惕有脓毒症可能。如出现神志淡漠、嗜睡、血压下降,甚至有消化道出血,提示感染性休克的存在。少数病人体温低于正常,早期有发绀、低血压、少尿、腹胀等表现,往往提示为革兰染色阴性杆菌脓毒症。

3. 辅助检查　进行血常规、尿常规、X线、B超检查,必要时CT检查,以判断病人的病变位置、程度、脓肿大小等。

4. 心理状况　局部感染较重或病程较长的患者,除病痛造成精神折磨以外,还有对治疗(手术)的不理解和担心,常有精神和情绪方面的改变,如失眠、哭泣、烦躁、易怒等。当感染扩散发生全身化脓性感染时,可能产生惧怕、忧虑和不安反应,唯恐离开亲人,或者预感到死亡的威胁。

5. 手术后情况　麻醉情况、手术切口、病变位置、脓液特点、引流情况、换药发现和处理情况、伤口愈合情况。

【护理问题】

1. 疼痛　与炎症刺激和炎症区域肿胀压迫神经末梢有关。

2. 体温过高　与感染有关。

3. 焦虑、恐惧　与感染后的痛苦及对预后的担忧有关。

4. 自理缺陷　与局部炎症所致功能障碍和全身虚弱有关。

5. 营养失调　低于机体需要量,与营养摄入不足及高代谢状态有关。

6. 潜在并发症　水、电解质和酸碱平衡失调,脓毒症,感染性休克,失用综合征等。

【护理目标】　疼痛缓解。体温恢复正常。情绪稳定,焦虑、恐惧感减轻或缓解。日常生活得到照顾。患者体液、营养状况维持正常。发生并发症的可能性和危险性减小或消除。

【护理措施】

1. 密切观察病情　对感染严重者,定时测量生命体征,并注意局部体征的发展、有无出现全身症状,以及血常规检查结果等。如果病人一般情况恶化,应警惕脓毒症或感染性休克的发

生,及时报告医生。

2. 局部疗法的护理 浅部感染多适用下列局部护理措施。

(1) 患部抬高与制动:应协助和指导患者将患部抬高与制动,以促进静脉回流、减轻局部肿胀,减轻疼痛,有利于炎症局限化和消退。肢体感染时,抬高患肢15°~30°,略高于心脏水平,并固定在功能位制动。颜面和口底部感染应尽量少说话,进流质或半流质饮食以减少咀嚼运动。颜面危险三角区感染,不可挤压和按摩病灶处。

(2) 药物外敷:早期患部可外敷10%~20%鱼石脂软膏,或用25%~50%硫酸镁湿热敷,或局部涂擦聚维酮碘,或将新鲜蒲公英、紫花地丁、马齿苋、败酱草等捣烂外敷,这些药物均有促进炎症消退或局限化的作用。外敷药物一般每日更换一次,敷料妥善包扎,以防脱落。感染伤口创面需换药处理。配合医生做好换药工作。

(3) 物理疗法:炎症早期可以局部热敷或采用超短波、红外线、微波照射等物理疗法,可促进血液循环,有利于炎症消散和减轻疼痛;后期热敷有利于感染局限,形成脓肿。

(4) 脓肿切开引流术后的护理:脓肿形成后要及时切开引流。术后病人卧位应使切口处最低,以利脓液引流。注意观察敷料是否湿透、有无出血,并及时更换敷料保持清洁。还应观察体温及疼痛的变化,如体温不降,疼痛不减轻,引流出的脓液甚少,说明引流不通畅,应及时报告医生予以处理。

3. 遵医嘱合理、正确使用抗生素

(1) 抗生素的使用原则:对于一些表浅、局限的感染,如疖、伤口表面感染等,一般不使用抗生素;较严重的急性病变,如急性蜂窝织炎、急性手部感染等可口服或肌内注射抗生素;对严重感染或脓毒症(菌血症)应早期、足量、联合、有效地使用抗生素,必须静脉注射或滴注,分次静脉注射可使药物在血和组织中达到较高浓度,故效果比持续静脉滴注好。根据疾病的临床表现特点、脓液性状、脓液或血液细菌培养和药物敏感试验的结果来选择有效的抗生素。

(2) 应用抗生素的注意事项:注意抗生素的毒性反应、过敏反应、细菌的耐药性及有无二重感染等问题发生。联合用药时,注意配伍禁忌,一般宜采用分次、分别静脉给药,避免两种以上药液混合使用而降低疗效。需要24 h内保持较高血药浓度者,应有计划地将当日药物总量分批加入2~3瓶液体内,分别在输液的开始、中间和最后滴入;在用药的疗程中应注意体温和局部症状变化,在相应的时间内如体温明显下降、局部感染症状明显减轻则表明药物有效;若使用3日效果不明显,应报告医师以便及时更换药物。一般在感染控制、体温恢复正常3~4日即可停药;严重感染需在体温正常后维持用药1~2周。

4. 支持疗法 应给予高热量、高蛋白质、高维生素、易消化饮食。必要时遵医嘱补液,维持水、电解质和酸碱平衡。对严重感染患者,遵医嘱少量多次数输新鲜全血,增强机体抵抗力。也可应用丙种球蛋白,以增强机体免疫力。

5. 对症护理 病情较重时须卧床休息;高热者应给予降温措施;疼痛明显时,遵医嘱给予镇痛药物。

6. 心理护理 鼓励患者增强治愈疾病的信心,向患者说明疾病的有关治疗和护理上的问题。减轻或消除其焦虑、恐慌、惧怕的心理。

【健康指导】

(1) 教育患者及社区人群,加强个人卫生和环境卫生,做好皮肤的清洁和保健,减少感染机会。

（2）做好劳动保护,预防组织损伤发生。

（3）加强宣传教育,若有损伤和感染,应及时治疗。

（4）经常锻炼身体,增强体质,提高机体抵抗力。

（5）医护人员在进行各种操作时应严格执行无菌技术,以减少医源性感染。

（6）加强医院、病区管理,控制包括交叉感染在内的医院内感染。

第三节　手部急性化脓性感染病人的护理

一、概述

手部感染大多由外伤引起,尤其是一些易被忽视的轻微外伤,如针刺、剪指甲过深、逆剥新皮倒刺等,有时可发展为严重感染。因为解剖关系复杂,感染可向深部蔓延,并使引流困难;感染引起的肌腱和腱鞘的缩窄或是瘢痕形成,将严重影响手的功能。致病菌主要是金黄色葡萄球菌。手部感染的病变和临床表现,与其解剖生理密切相关。手动作灵活、感觉敏锐,有其独特的解剖结构。解剖特点如下。

（1）手的掌面皮肤厚而韧,皮下脓肿不易向掌面破溃,反而易向背侧蔓延,形成哑铃状脓肿,尤其在掌指关节指蹼处多见。

（2）手的掌面真皮层,有丰富的致密垂直纤维索与骨膜、腱鞘或掌筋膜相连,将皮下组织分割成多个坚韧的密闭腔隙,腔内化脓性感染难以扩散,但若向深部蔓延,则可导致腱鞘炎、滑囊炎、掌间隙脓肿和骨髓炎等。

（3）手部淋巴液大部分由掌面向背面回流至手背淋巴管网,故掌面感染反而表现为手背严重肿胀。

（4）手指部屈指肌腱腱鞘与手掌处的滑囊、筋膜间隙沟通,所以手指腱鞘感染常蔓延至全手,累及前臂。

（5）手部尤其是手指感觉神经末梢特别丰富,组织特别致密,感染后局部张力高,疼痛剧烈、持续时间长。

因此,手部感染必须尽早作出诊断,早期切开引流减压。手术时不宜采用局部浸润麻醉,麻药中更不宜加用肾上腺素,以免造成局部压迫,引起血管收缩,影响手指血运和诱发感染扩散。

二、甲沟炎和脓性指头炎

甲沟炎是指甲沟及其周围组织的感染。脓性指头炎是指手指末节掌面皮下组织的急性化脓性感染。

【临床表现】　甲沟炎常先发生在一侧甲沟皮下,出现红肿、疼痛,一般无全身症状。若病变发展,则疼痛加剧,红肿区内有波动感,出现白色脓点,但不易破溃出脓。炎症可蔓延至甲根或扩展到另一侧甲沟,如不及时切开引流,脓肿可向甲下蔓延,成为指甲下脓肿,因指甲阻碍排脓,感染可向深层蔓延而形成指头炎。感染加重时常出现发热等全身症状。脓性指头炎初起阶段,指头有针刺样痛、轻度肿胀、发红。继而指头肿胀加重,有搏动性跳痛,患指下垂时加剧,剧痛常使病人烦躁,彻夜难眠。多伴有畏寒发热、全身不适、白细胞计数增多等。感染更加重时,神经末梢因受压和营养障碍而麻痹,指头疼痛反而减轻,皮色由红转白。指头炎如不及时治疗,常可引起末节指骨缺血性坏死,形成骨髓炎。

【治疗原则】 甲沟炎初起未成脓时,局部可选用鱼石脂软膏、金黄散糊等敷贴,热盐水浸泡或超短波、红外线理疗。已成脓时,除应用抗菌药外,应手术切开引流。若为甲下脓肿,应全部或部分拔除指甲。指头炎初发时,应悬吊前臂平置患手,患指以金黄散糊剂敷贴或热盐水

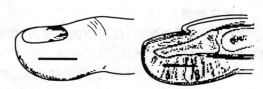

图9-3 脓性指头炎切开引流示意图

浸泡。若患指剧烈疼痛、肿胀明显,应及早切开引流,以减轻指端压力,不可等待波动感出现后才手术,以免发生末节指骨缺血坏死。选用末节指侧面作纵切口,切口远侧不超过甲沟的1/2,近侧不超过指节横纹,将皮下纤维间隔,以利引流(图9-3)。

三、手部急性化脓性感染病人的护理

【护理评估】
1. 健康史 了解手部创伤史,尤其是细微的损伤,如针刺、剪指甲过深、逆剥新皮倒刺等。
2. 身体状况 手部受伤后,持续性疼痛和肿胀是继发感染的信号。如肿痛逐渐明显或出现剧痛,提示局部压力增高,应及时报告医生及早切开减压。
3. 辅助检查 血常规、X线、诊断性穿刺等判断病情。
4. 心理护理 手疼痛明显,有致残的危险,可能影响功能,应做好解释工作,消除恐惧心理。
5. 手术后评估 麻醉、手术方式、手术切口、术后病人情况、伤口恢复情况、有没有功能障碍等。

【护理问题】
1. 疼痛 与化脓性感染和肿胀有关。
2. 皮肤完整性受损 与感染和手术切开有关。
3. 潜在并发症 肌腱坏死、指骨坏死、感染扩散、手功能障碍。

【护理目标】 使疼痛减轻或缓解,去除感染病灶恢复皮肤组织完整性,发生并发症的可能性减小。

【护理措施】
1. 制动和抬高患肢 有利于改善局部血循环,促进静脉和淋巴回流,以减轻炎性充血水肿,缓解疼痛。
2. 病情观察 注意观察疼痛及体温变化情况。如疼痛加剧,应及早做好切开引流术的准备。如在炎症进展期发现疼痛减轻,应高度警惕可能发生的肌腱组织坏死或感染扩散。久而不愈的伤口,应定时做脓液培养,进行X线摄片检查,了解是否有异物存留和并发骨髓炎。
3. 镇静镇痛 按医嘱用药,保证病人的休息和睡眠。必要时在换药前给病人镇痛药。换药时操作轻柔,或用生理盐水浸泡手后再换药,减轻疼痛与不适。

4. 应用抗生素　依据细菌培养、药物敏感试验及创面变化及时调整药物。

5. 保持引流通畅　选择细小、滑软的引流物。也可用温盐水浸泡,让病人在盐水中活动患指,以利引流。

6. 功能锻炼　指导病人活动,防止功能障碍。尽早活动,恢复功能,也可理疗。

【健康指导】

(1)重视手的保护,任何细微的损伤,如剪甲伤、逆剥伤等,都应进行消毒、包扎处理。手部的轻度感染应及早就诊,以免延误。

(2)恢复期应指导病人进行手部锻炼、按摩理疗,以尽早恢复手的功能。

第四节　全身性感染病人的护理

一、概述

全身性感染是由于致病菌及其毒素,以及它们介导的多种炎症介质而引起的严重的全身性炎症反应。当前通用的是脓毒症(sepsis)和菌血症(bacteremia)。脓毒症是指因感染引起的全身性炎症反应,如体温、循环、呼吸等明显改变的外科感染统称。菌血症是脓毒症中的一种,即血培养检出致病菌者。目前全身性感染多指临床有明显感染症状的菌血症。

【病因和发病机制】　导致全身性感染的主要原因是致病菌数量多、毒性强、机体的抵抗能力低下。当病菌数量多、毒性强,超过机体防御能力或在身体抵抗力降低时,如各种慢性疾病、皮肤黏膜损害、免疫缺陷、营养不良、贫血及年老体衰等,则容易发生全身性感染。局部感染处理不当,如脓肿未及时引流,伤口清创不彻底及留有异物或死腔等,均有利于全身性感染的发生。常见致病菌包括以下几种。

1. 革兰阴性杆菌　常见大肠埃希菌、铜绿假单胞菌、变形杆菌,其次为克雷伯菌、肠杆菌等。多见于肠道、胆道、泌尿道感染和大面积烧伤时。此类细菌内毒素及其介导的多种炎症介质可引起毛细血管扩张、通透性增加和微循环淤滞,导致有效循环血量减少。

2. 革兰阳性球菌　常见为金黄色葡萄球菌,其次为表皮葡萄球菌和肠球菌等。多见于痈、急性蜂窝织炎等。其外毒素能使周围血管麻痹、扩张。

3. 无芽胞厌氧菌　常见的是拟杆菌、梭状杆菌、厌氧葡萄球菌和厌氧链球菌。约 2/3 厌氧菌感染伴需氧菌感染。

4. 真菌　常见的是白念珠菌、曲霉菌、毛霉菌、新型隐球菌等,属于条件致病菌。常因病人持续应用抗生素,特别是广谱抗生素的情况下,或因基础疾病严重,应用免疫抑制剂、激素等,使机体免疫功能进一步削弱,导致真菌过度生长,成为继细菌感染后的二重感染。

还有一些潜在的感染途径:① 静脉导管感染:尤其是中心静脉置管,护理不慎或留置时间过长而污染,病原菌直接侵入血液。② 肠源性感染:肠道是人体最大的"储菌所"和"内毒素库",在严重创伤等危重患者,肠黏膜屏障功能障碍,肠内致病菌和内毒素可经肠道移位而导致肠源性感染。③ 原有抗感染能力低下的患者:如糖尿病、尿毒症、长期或大量应用皮质激素或抗癌药等的患者。

【临床表现】　脓毒症和菌血症的临床表现常有许多共同之处,主要表现为:① 骤起寒战,继以高热可达 40~41℃或低温,起病急,病情重,发展迅速。② 头痛、头晕、恶心、呕吐、腹胀,面色苍白或潮红、出冷汗。神志淡漠或烦躁、谵妄和昏迷。③ 心率加快、脉搏细速、呼吸急促或困难,重者致感染性休克。④ 肝脾可增大,严重者出现黄疸或皮下出血淤斑等。

脓毒症因致病菌不同而表现有差异,根据致病菌可分为三大类。

1. 革兰阴性杆菌脓毒症 多以突然寒战开始,发热呈间歇热,严重时体温不升或低于正常;患者四肢厥冷、发绀、少尿或无尿;休克发生早,持续时间长,易并发器官衰竭;有时白细胞计数增加不明显甚至减少。

2. 革兰阳性细菌脓毒症 可有或无寒战,发热成稽留热或弛张热;患者面色潮红、四肢温暖、皮肤干燥;常有皮疹、腹泻、呕吐;可出现转移性脓肿,易并发心肌炎;休克发生较晚,持续时间短,血压下降慢;患者多有谵妄和昏迷。

3. 真菌性脓血症 临床表现类似革兰染色阴性杆菌脓毒症,患者突然发生寒战、高热(39.5~40.0℃),一般情况迅速恶化,出现神志淡漠、嗜睡、血压下降和休克,少数患者有上消化道出血;周围血象多呈白血病样反应,出现中、晚幼粒细胞,白细胞计数可达 $25×10^9$/L。

【辅助检查】

1. 实验室血象检查 显示白细胞计数明显增高,一般在 $(20~30)×10^9$/L 以上,核左移、幼稚型增多,出现毒性颗粒。

2. 血培养和感染灶脓液培养检查 阳性结果可明确致病菌。最好在寒战发热时抽血进行细菌培养,较易发现细菌。对可疑者,应重复血培养或做厌氧菌、真菌培养。

【治疗原则】 全身性感染应用综合性治疗,关键是处理原发感染灶。

1. 局部处理 寻找和处理原发感染灶,包括清除坏死组织或异物、消灭死腔、充分引流脓肿等;尽早解除与感染相关的因素,如血循环障碍、梗阻等。原发感染灶不甚明确者,应全面检查,尤其注意一些潜在的感染源和感染途径。若怀疑有静脉导管感染,应尽快拔除导管并做细菌或真菌培养。

2. 抗生素应用 在未获得培养结果前,先根据原发感染灶的性质,及早、联合应用估计有效的两种抗生素,并给予足够剂量;再根据细菌培养及药物敏感试验结果,调整有效抗生素;对于真菌性脓毒症,应尽量停用广谱抗生素,改用有效的窄谱抗生素,并全身应用抗真菌药物。

3. 全身支持疗法 补充血容量、输注新鲜血、纠正低蛋白血症,以及纠正电解质紊乱和维持酸碱平衡等。

二、护理

【护理评估】

1. 健康史 了解发病的时间、经过及发展过程。

2. 身体状况 了解原发感染灶的部位、性质及其脓液性状;估计病人有无突发寒战、高热、头痛、头晕、恶心、呕吐、腹胀等;评估病人的面色、神志、心率、脉搏、呼吸及血压等的改变;观察病人有无代谢失调、代谢性酸中毒、感染性休克及多器官功能障碍;了解包括血常规、肝、肾等重要器官的检查及血液细菌或真菌的培养结果。对于脓毒症病人寒战高热后,应注意有无转移性脓肿出现。转移性脓肿常在腰背部、四肢的皮下或深部软组织内发生,因此应经常检查病人身体上有无局限性疼痛和压痛区域。

3. 辅助检查　检查血常规、尿常规、B 超、X 线、CT 等检查,血细菌培养加药物敏感试验。

4. 心理社会　多数全身性感染病人起病急、病情重、发展快,病人和家属常有焦虑、恐惧等表现,故应评估他们的心理状态,病人和家属对疾病、治疗方案和预后的认知程度,以及病人对医院环境的适应情况。

5. 病情观察及处理　症状、体征是否控制,有没有脓毒血症、脏器功能衰竭等并发症。

【护理问题】

1. 疼痛　与原发感染灶及脓毒血症有关。

2. 体温过高　与致病菌及毒素吸收入血有关。

3. 体液不足　与高温丢失体液过多和摄入不足有关。

4. 营养失调　与机体代谢增高有关。

5. 活动无耐力　与高热和体液、营养代谢失调有关。

6. 恐惧　与病情危重有关。

7. 潜在并发症　感染性休克、MODS。

【护理目标】　疼痛与不适得到缓解或解除。体温下降并维持在正常范围。体液维持平衡。营养处于平衡状态。维持机体生理活动。恐惧得到解除。发生并发症的可能性减小,一旦发生能及时发现和处理。

【护理措施】

(1) 观察和监测病情变化:按重症监护要求,随时观察和检测生命体征和各项辅助检查的变化,检查和记录 24 h 出入液体量,如病情恶化立即通知医生,以免延误治疗。

(2) 原发感染灶的处理:针对感染的原发灶,做及时、彻底的处理,包括清除坏死组织和异物、消灭死腔、脓肿引流及解除梗阻等。如一时找不到原发灶,应进行全面的检查,特别应注意一些潜在的感染源和感染途径,予以解决。如静脉导管感染,首先应拔除导管。按时更换敷料和保持引流通畅。

(3) 应用抗菌药物的护理:根据原发感染灶的性质及早联合足量应用有效的抗生素,再根据细菌培养及药敏感试验结果,指导选用抗生素。对真菌性脓毒症,应尽量停用广谱抗生素,改用对原来感染有效的窄谱抗生素,并全身应用抗真菌药。

(4) 支持疗法的护理:鼓励病人进高蛋白质、高热量、含丰富维生素、高碳水化合物的低脂肪饮食;对无法进食的病人,可通过肠内或肠外途径提供足够的营养;纠正水、电解质紊乱和维持酸碱平衡;输注新鲜血,纠正低蛋白血症。

(5) 对症治疗的护理:控制高热、缓解疼痛等。

(6) 心理护理:关心、体贴病人,给病人及家属心理安慰和支持。

(7) 严格无菌技术,注意避免其他感染,提供安静舒适的体位和环境,保证病人充分休息和睡眠。

(8) 用药及时准确,及时补液和抗生素的应用,保证正常血压、心排血量及控制感染。

【健康指导】

(1) 向患者讲解疾病的发生机制、表现和治疗方法,指导其对一切明显的或隐蔽的感染病灶都要及时就医,以防止局部感染发展成全身感染。

(2) 注意自身的卫生,防止不良习惯,预防感染的发生。

第五节　破伤风病人的护理

破伤风是指破伤风杆菌侵入人体伤口并生长繁殖、产生毒素而引起的一种特异性感染。

【病因和发病机制】　破伤风杆菌为革兰阳性厌氧性芽胞杆菌,平时存在于人畜的肠道,随粪便排出体外,以芽胞状态分布于自然界,以土壤中多见。破伤风杆菌不能侵入正常的皮肤和黏膜,常继发于各种开放性损伤,如火器伤、开放性骨折、烧伤、动物咬伤,甚至细小的木刺或锈钉刺伤等,也有因新生儿脐带处理不当,孕、产妇不洁的人工流产或分娩导致新生儿和产妇破伤风。破伤风杆菌污染伤口后不一定发病,缺氧环境是发病的主要因素。当伤口外口较小,伤口内有坏死组织、血块充塞,或填塞过紧、局部缺血等,就形成了一个适合该菌生长繁殖的缺氧环境。如同时存在其他需氧菌感染,后者将消耗伤口内残留的氧气,使本病更易发生。

【病理生理】　在缺氧环境中,破伤风杆菌的芽胞发育为增殖体,迅速繁殖并产生大量外毒素,有痉挛毒素和溶血毒素两种,外毒素是导致破伤风病理生理改变的原因。痉挛毒素经血液循环和淋巴系统至脊髓、脑干等处,与联络神经细胞的突触相结合,抑制突触释放抑制性传递介质。运动神经因失去中枢抑制而兴奋性增强,导致随意肌紧张与痉挛。溶血毒素可引起局部组织坏死和心肌损害。破伤风毒素还可阻断脊髓对交感神经的抑制,致使交感神经过度兴奋,引起血压升高、心率增快、体温升高、出汗等。

【临床表现】

1. 潜伏期　通常是 6~12 d,个别病人在 1~2 d 发病,有的受伤后数月或数年因清除病灶或异物而发病。潜伏期越短,症状越严重,预后越差。新生儿破伤风一般在断脐后 7 d 发生,俗称"七日风"。

2. 前驱期　一般持续 12~24 h,表现为全身乏力、头痛、头晕、失眠、多汗、烦躁不安、打呵欠、咀嚼无力、局部肌肉发紧、扯痛,并感到舌和颈部发硬及反射亢进等。

3. 发作期　典型症状是在肌紧张性收缩(肌强直、发硬)的基础上,呈阵发性强烈痉挛。通常最先受影响的肌群是咀嚼肌,以后顺序为面部表情肌、颈项肌、背腹肌、四肢肌,最后为膈肌、肋间肌。具体表现为:张口困难,随后牙关紧闭;蹙眉、口角牵向下外方,呈"苦笑面容";颈部强直、头后仰;当背腹肌同时收缩,因背部肌群较为有力,故腰部向前凸,头足后屈、形如背弓,称为"角弓反张";四肢痉挛时出现握拳、屈肘、屈膝姿态;膈肌及呼吸肌痉挛时可出现呼吸困难,甚至窒息;膀胱括约肌痉挛时可引起尿潴留。强烈的肌痉挛,可致肌断裂,甚至发生骨折。上述发作可因轻微的刺激,如光、声、接触、饮水等而诱发。间歇期长短不一,发作越频繁,病情越严重。发作时神志清楚,表情痛苦,每次发作时间由数秒至数分钟不等。一般无高热,多在 38℃ 左右,伴有肺部并发症时,体温可达 40℃ 以上。病人死亡原因多为窒息,心力衰竭或肺部并发症。

病程一般为 3~4 周,如积极治疗,不发生特殊并发症者,发作程度可逐渐减轻。但肌紧张与反射亢进可继续一段时间;恢复期间还可出现一些精神症状,如幻觉,言语、行动错乱等,但多能自行恢复。

【治疗原则】　破伤风是一种极为严重的疾病,病死率高,尤其是新生儿和吸毒者,需采取积极的综合治疗措施。治疗原则:清除毒素来源,中和游离毒素,控制和解除痉挛,保持呼吸道通畅和防治并发症等。

【护理评估】

1. 健康史　了解病人的发病经过,不能忽视任何轻微的受伤史。尤其注意发病前的创伤史,深部组织感染史(如非贯通伤、深部刺伤等),近期人工流产及分娩史。

2. 身体状况　了解病人发病的前驱症状及持续时间;观察病人强烈肌痉挛发作的次数、持续时间和间隔时间,以及伴随的症状;观察病人呼吸型态,呼吸困难程度;观察病人有无血压升高、心率加快、体温升高、出汗等症状;了解病人排尿情况及其他器官功能状态等。

3. 辅助检查　血尿检查、心电图、X 线检查等。

4. 心理社会　破伤风病人面对痉挛的反复发作和隔离治疗,常会产生焦虑、紧张、恐惧、孤独和悲伤的感觉,应了解病人紧张、焦虑和恐惧的程度。了解病人家属对本病的认识程度和心理承受能力。了解病人对环境的适应情况。

5. 伤口的处理　有伤口者,用过氧化氢溶液冲洗伤口;如伤口有异物应及时取出异物,行伤口敞开,过氧化氢溶液冲洗治疗。

【护理问题】

1. 有窒息的危险　与持续性喉头痉挛及气道堵塞有关。

2. 有体液不足的危险　与痉挛时消耗和大量出汗有关。

3. 有受伤危险　与强烈肌痉挛抽搐,造成肌撕裂或骨折有关。

4. 尿潴留　与膀胱括约肌痉挛有关。

5. 有误吸的危险　与痉挛有关。

6. 营养失调　与痉挛消耗和吞咽障碍不能进食有关。

【护理目标】　病人呼吸道通畅,及时发现和处理窒息。体液维持平衡。避免发生舌咬伤、坠床、骨折等意外损伤。能正常排尿。消除误吸的危险。营养的摄取增加,以适应机体的需求量。

【护理措施】

1. 一般护理

(1) 环境要求:将病人置于隔离病房,室内遮光、安静、室温 15~20℃、湿度约 60%。病室内急救药品和物品准备齐全。

(2) 减少外界刺激:医护人员要做到走路轻、语气低、操作稳,避免光、声、寒冷及精神刺激;医护操作应尽量安排在使用镇静药后 30 min 集中完成;减少探视;尽量不搬动病人。

(3) 严格隔离消毒:严格执行无菌技术;按接触隔离要求护理病人,医护人员进入病房穿隔离衣、戴口罩、帽子、手套,身体有伤口时不要进入病房内工作;病人的用品和排泄物应严格消毒处理,器械使用后用 2%戊二醛溶液浸泡 1 h 以上,后高压蒸汽灭菌处理,伤口处敷料应焚烧。尽可能使用一次性材料物品。

(4) 保持静脉输液通畅:在每次发作后检查静脉通路,防止因抽搐使静脉通路堵塞、脱落而影响治疗。

(5) 加强基础护理:病人生活多不能自理。对于不能进食病人加强口腔护理,防止发生口腔炎和口腔溃疡;抽搐发作时,病人常大汗淋漓,应及时轻轻擦汗,病情允许情况下应给病人勤换衣服、床单、被褥;按时翻身,预防压疮发生;体温超过 38.5℃,应行头部枕冰袋和温水、乙醇擦浴等物理降温。

2. 病情观察　密切观察生命体征变化,常规吸氧,使氧饱和度在95%左右。详细记录抽搐发作次数、持续时间、间隔时间和有无伴随症状,以及用药效果。

3. 伤口的护理　凡有伤口者应在良好麻醉、控制痉挛的基础上,进行彻底的清创术。清除坏死组织和异物后,敞开伤口,充分引流,局部可用3%过氧化氢溶液冲洗。对于伤口已愈合者,必须仔细检查痂下有无窦道或死腔。

4. 控制和解除痉挛　控制和解除痉挛是治疗的中心环节。根据病情遵医嘱可交替使用镇静、解痉药物,可选用药物10%水合氯醛保留灌肠,每次20~40 ml;苯巴比妥钠肌内注射,每次0.1~0.2 g,每日一次;地西泮10~20 mg肌内注射或静脉滴注。病情较重者,可用冬眠合剂1号(氯丙嗪、异丙嗪各50 mg,哌替啶100 mg及5%葡萄糖250 mL配成)静脉缓慢滴入,每日4次,应用人工冬眠过程中,应密切观察病情变化,做好各项监测,随时调整药物剂量。痉挛发作频繁不易控制者,可用2.5%硫酸镁缓慢静脉注射,每次0.25~0.5 g,但应警惕发生喉头痉挛和呼吸抑制,用于已做气管切开者比较安全。新生儿破伤风要慎用镇静解痉药物。

5. 破伤风抗毒素(TAT)的应用　因破伤风抗毒素只能中和血中的游离毒素,而不中和已与神经组织结合的部分毒液,故应早期使用。一般用量为1万~6万U,稀释于5%葡萄糖溶液500~1 000 ml中缓慢滴入。用药前应做皮内过敏试验。破伤风人体免疫球蛋白(TIG)在早期应用有效,剂量为3 000~6 000 U,一般只用一次。

6. 应用抗生素　青霉素80万~100万U,每4~6 h注射一次,或大剂量静脉滴注,可抑制破伤风梭菌。也可给甲硝唑每日2.5 g,分次口服或静脉滴注,持续7~10 d。

7. 维持体液和营养平衡　应及时补充丢失的热量和水分,遵医嘱静脉补液以维持水、电解质代谢平衡,纠正酸中毒。轻症病人,在痉挛发作间歇期,鼓励病人进高热量、高蛋白质、高维生素饮食,进食应少量多次,以免引起呛咳、误吸;重症不能进食的病人,可通过胃管鼻饲,但时间不宜过长,必要时由静脉补充或给予全胃肠外营养。

8. 呼吸道管理　对抽搐频繁、持续时间长、药物不易控制的重症病人,应尽早行气管切开术,以便改善通气,必要时进行人工辅助呼吸。及时清除呼吸道分泌物,必要时用吸痰器,防止痰液堵塞,给予雾化吸入以稀释痰液,便于痰咳出或吸出。在痉挛发作控制后的一段时间内,协助病人翻身、叩背,以利排痰。气管切开病人应给予气道湿化。病人进食时注意避免呛咳、误吸,引起窒息。

9. 采取措施保护病人　如加防护栏,必要时给予病人使用约束带,防止自我伤害,防止肌腱断裂和骨折,关节部位加软垫保护,牙垫保护防舌咬伤。

10. 心理护理　在配合控制痉挛的同时,多与患者沟通,由于开口困难,患者可能较难表达其内心活动,此时应通过眼神、形体动作来了解其心理反应,及时给予心理疏导,减轻、消除患者的孤独感、无助感、悲伤感和恐惧感,使患者保持稳定的情绪。

【健康指导】

(1) 加强破伤风防治知识的宣传教育,让人们了解破伤风发病原因,认识到破伤风的危害性;凡有破损的伤口,特别是不可忽视小伤口,如木刺伤,应去医院彻底清创处理,常规注射破伤风抗毒素血清。

(2) 加强工农业生产中的劳动保护,避免外伤。

（3）普及科学接生,指导农村妇女选择具有完善清洁设备的卫生所生育、引产、刮宫,避免不洁的接产诱发新生儿破伤风及孕妇产后破伤风。

（4）人工免疫有自动和被动两种方法。

1）自动免疫法:健康时的预防方法,通过注射破伤风类毒素作为抗原,使机体产生抗体,从而达到免疫的目的,是目前最可靠、最有效的预防方法。但自动免疫法目前尚未推广,临床常用被动免疫。

2）被动免疫法:受伤时的预防方法,伤后 12 h 内,皮下或肌内注射破伤风抗毒素 1 500 U (1 ml),伤口污染严重或受伤已超过 12 h,剂量可加倍。成人与儿童剂量相同。因为破伤风的发病有潜伏期,尽早注射有预防作用,但其作用短暂,有效期为 10 d 左右。因此,对深部创伤,潜在厌氧菌感染可能的患者,可 1 周后追加注射一次。破伤风抗毒素易发生过敏反应,注射前必须进行皮内过敏试验,如皮内试验阳性者,应按脱敏法进行注射。

脱敏注射法:将破伤风抗毒素 1 500 U 用等渗盐水稀释成 10 ml,分 4 次皮下或肌内注射。首次剂量为 1 ml,以后依次为 2 ml、3 ml、4 ml,每次间隔 30 min。每次注射后注意观察有无反应,如病人发生面色苍白、软弱、荨麻疹或皮肤瘙痒,甚至休克,应停止注射。

破伤风人体免疫球蛋白是由人体血浆中免疫球蛋白提纯而成,无血清反应,不需要做过敏试验。剂量为 250 U,做深部肌内注射,病情需要时可加倍。

思 考 题

一、名词解释

1. 外科感染 2. 疖 3. 痈 4. 脓肿 5. 脓性指头炎 6. 脓毒症 7. 菌血症 8. 条件性感染 9. 二重感染 10. 特异性感染 11. 非特异性感染

二、填空题

1. 感染按病程分为 _____、_____、_____。

2. 细菌分泌毒素有 _____、_____、_____。

3. 急性蜂窝织炎分为 _____、_____、_____。

三、单选题

1. 金黄色葡萄球菌感染时,脓肿易局限的因素是（　　）。

　　A. 溶血素　　　　　　　　B. 杀白细胞素　　　　　　C. 血浆凝固酶

　　D. 透明质酸酶　　　　　　E. 链激酶

2. 不以链球菌为常见致病菌的感染是（　　）。

　　A. 痈　　　　　　　　　　B. 丹毒　　　　　　　　　C. 急性蜂窝织炎

　　D. 急性淋巴管炎　　　　　E. 急性淋巴结炎

3. 疖多发生于（　　）。

　　A. 肥胖者　　　　　　　　B. 体弱者　　　　　　　　C. 高血压病人

　　D. 结核病患者　　　　　　E. 糖尿病患者

4. 发生在口底或颌下急性蜂窝织炎,在护理问题中最易发生的并发症是（　　）。

　　A. 颅内海绵状静脉窦炎　　B. 喉头水肿　　　　　　　C. 败血症

　　D. 淋巴结炎　　　　　　　E. 脓血症

5. 脓性指头炎最有效的措施是(　　)。

    A. 用中药外敷　　　　　　　B. 应用抗生素　　　　　　C. 抬高患指并制动

    D. 及早手术切开引流　　　　E. 局部湿热敷

6. 抗菌药物的选择,最理想的依据是(　　)。

    A. 临床表现　　　　　　　　B. 全身情况　　　　　　　C. 脓液性状

    D. 药物的副作用　　　　　　E. 细菌培养及药物敏感试验

7. 护理评估脓毒症的确切依据是(　　)。

    A. 寒战高热　　　　　　　　B. 脉搏快血压偏低　　　　C. 皮肤出现瘀点

    D. 血细菌培养阳性　　　　　E. 烦躁不安甚至昏迷

8. 不是破伤风的特有症状是(　　)。

    A. 牙关紧闭　　　　　　　　B. 苦笑面容　　　　　　　C. 颈项强直

    D. 角弓反张　　　　　　　　E. 呼吸困难

9. 治疗破伤风注射 TAT 的作用是(　　)。

    A. 杀灭破伤风梭菌

    B. 减少痉挛素的产生

    C. 中和血中游离的痉挛素

    D. 提高机体免疫力

    E. 中和与神经细胞结合的痉挛素

四、简答题

1. 何谓外科感染?有哪些特点?

2. 对软组织化脓性感染可采取哪些局部护理措施?

3. 如何进行破伤风的健康指导?

五、护理病例

患者,男性,48 岁,10 日前下水田插秧时右足底被木刺戳伤,伤口长约 0.8 cm,深约 1.0 cm。伤后未做任何处理,伤口自愈。2 日前感咬肌酸胀,咀嚼不便,随后感颈部转动不灵活,背部和腹部肌肉僵硬。半日前看电视时突然出现牙关紧闭、苦笑表情,角弓反张,发作十余秒后缓解,共 3 次。护理查体:T 38℃,P 90 次/min,R 22 次/min,BP 145/95 mmHg,右足底有一已愈合伤口。医疗诊断:破伤风(发作期)。

1. 列出主要护理问题。

2. 提出主要护理措施。

(王利平)

第十章 营养失调病人的护理

【知识要点】

1. 概念 肌酐身高指数、肠内营养、肠外营养。
2. 了解营养不良的病因、表现。
3. 掌握外科病人营养状况的评估指标。
4. 熟悉肠内营养与肠外营养的适应证、禁忌证、营养制剂组成成分和并发症的观察。
5. 掌握肠内、肠外营养的护理评估、输注方法。
6. 掌握肠内、肠外营养的护理措施。

第一节 概　　述

机体良好的营养状态和正常的物质代谢是维持生命活动的重要保证。外科病人由于疾病与手术常引起机体代谢改变而影响病人的营养状况,营养不良的发生率较高。营养不良会降低病人对手术和感染的耐受力,增加手术的危险性,影响病人术后的顺利康复。临床营养支持的主要方式有两种:肠内营养(enteral nutrition,EN)和肠外营养(parenteral nutrition,PN)。

一、手术、创伤后三大营养物质的代谢特点

1. 糖代谢 手术、创伤后早期,中枢神经系统对葡萄糖的消耗基本维持在约 120 g/d;肝糖原分解加强,空腹血糖升高,其水平与应激程度平行。
2. 蛋白质代谢 较大的手术、创伤后,骨骼肌组织分解,大部分氮自尿中排出、部分氨基酸转变为糖,出现负氮平衡。
3. 脂肪代谢 手术、创伤后,由于儿茶酚胺的作用,体内脂肪被动用,氧化率增加。此时即使提供外源性脂肪,也难以完全抑制体内脂肪分解。

多数中小型手术病人都能经受术后轻度至中度的分解代谢期,并且在短期内即能恢复进食,营养问题得到解决,术后短期内得以康复。但较大的手术和多发性创伤病人由于分解代谢明显加强,长时间不能进食,削弱了机体的防御机制,增加感染等并发症的发生率。只有通过提供及时、合理的营养支持才能帮助其康复。

二、营养不良的病因

1. 高代谢状态 如手术、大面积烧伤、多发损伤、严重感染。
2. 进食障碍 消化道疾病如肠梗阻、腹膜炎、食管癌、幽门梗阻、肠道术后。

3. 慢性长期消耗性疾病　如恶性肿瘤、肠瘘、消化不良性疾病、长期腹泻。

4. 其他　短肠综合征、放化疗期间、急性胰腺炎、慢性肠炎等。

三、营养不良的临床表现

1. 消瘦　指体重较正常人少 15% 以上，或短期内体重下降过快。

2. 水肿　低蛋白质引起。

3. 贫血　血色素低于正常。

4. 其他　如腹腔积液、无力、皮肤干燥、毛发脱落、肝大。

四、营养不良的分类

当蛋白质和能量的供给不足以满足或维持人体正常生理功能的需要时，即可发生蛋白质能量营养不良（protein energy malnutrition，PEM）。临床根据蛋白质或能量缺乏，可分为三种类型。

1. 消瘦型营养不良　为能量缺乏型，以人体测量指标值下降为主。

2. 低蛋白质型营养不良　为蛋白质缺乏型，主要表现为血清蛋白质水平降低及全身水肿，故又称水肿型。

3. 混合型营养不良　为慢性能量缺乏和慢性或急性蛋白质丢失所致。

五、营养不良的诊断与评估

1. 体重　是评价营养状况的一项重要指标。短期内出现的体重变化，可受水钠潴留或脱水因素的影响，故应根据近 6 个月的体重变化加以判断。近 6 个月内体重减轻 5% 或 12 个月内体重减轻 10% 为中度体重减轻；1 个月内体重减轻 5% 或 6 个月内体重减轻 10% 为重度体重减轻。

2. 与理想体重（ideal body weight，IBW）比较　理想体重的计算公式为：

男性：IBW（kg）= ［身高（cm）- 80］× 0.7；

女性：IBW（kg）= ［身高（cm）- 70］× 0.6。

体重值在 81% ~ 90% IBW 为轻度营养不良，60% ~ 80% IBW 为中度营养不良，小于 60% IBW 为重度营养不良。

3. 体质指数（body mass index，BMI）　BMI（kg/m^2）= 体重（kg）/身高^2（m^2），正常值范围为 18.5 ~ 25 kg/m^2。17 ~ 18.5 kg/m^2 为轻度消瘦，16 ~ 17 kg/m^2 为中度消瘦，小于 16 kg/m^2 为重度消瘦。

4. 皮肤皱褶厚度　常测量肱三头肌部位（triceps skin fold，TSF）的皮褶厚度，正常参考值：男性为 11.3 ~ 13.7 mm；女性为 14.9 ~ 18.1 mm。实际厚度为标准厚度的 80% ~ 90% 为轻度营养不良，60% ~ 80% 为中度营养不良，小于 60% 为重度营养不良。

5. 肌肉厚度　多采用上臂中点肌肉环围，其评价标准为标准上臂中点肌肉环围成年男性 24.8，女性 21.0，大于标准值的 90% 均属于正常范围。比值在 81% ~ 90% 为轻度营养不良，60% ~ 80% 为中度营养不良，小于 60% 为重度营养不良。

6. 臂肌围（arm muscle circumference，AMC）　常测量上臂中点的周长，计算公式为：

AMC(cm)= 上臂中点周长(cm) – 3.14×TSF(cm)。正常值:男性为 22.8~27.8 cm;女性为 20.9~25.5 cm。测量值为正常值的 81%~90% 为轻度营养不良,60%~80% 为中度营养不良,小于 60% 为重度营养不良。

7. 电生理阻抗 系利用生物组织导电性的差异,计算相应组织的含量。

8. 肌酐身高指数(%) 肌酐是肌肉蛋白质的代谢产物,尿中肌酐排泄量与体内骨骼肌群基本成正比,故可用于判断体内骨骼肌含量。肌酐身高指数(%)= (实测 24 h 尿肌酐量/标准尿肌酐量)×100%(正常值>1)。测量值为正常值的 81%~90% 为轻度营养不良,60%~80% 为中度营养不良,小于 60% 为重度营养不良。

9. 血清蛋白质 在肝合成,是反应营养状况的重要指标。临床用作评价营养状况的主要指标有血清白蛋白、转铁蛋白、前白蛋白、纤维连接蛋白等。血浆白蛋白浓度降低是营养不良最明显的生化指标,但由于半衰期较长(20 d),只有在长期摄入不足或营养不良时才有较明显的下降,难以评价短期营养支持的效果。前白蛋白、纤维连接蛋白半衰期各为 2~3 d 和 20 h,是营养不良早期诊断和评价支持效果的敏感指标。

10. 血清总胆固醇及脂蛋白 当体内营养缺乏时,这些指标可降低。

11. 氮平衡(nitrogen balance,NB) 是人体每天摄入氮量与排出氮量之差,能反映体内蛋白质的代谢状况。计算公式为:NB(g/d)= 摄入氮–排出氮 = 24 h 蛋白质摄取量/6.26–(24 h 尿中尿素氮+4)。当摄入氮大于排出氮时,称正氮平衡;反之为负氮平衡。–5~–9 g/d 为轻度营养不良,–10~–15 g/d 为中度营养不良,<–15 g/d 为重度营养不良。

12. 免疫指标 营养不良时多以细胞免疫系统受损为主。

(1) 淋巴细胞总数:是反映细胞免疫状态的一项简易参数。

$$淋巴细胞总数 = 外周血白细胞数×淋巴细胞比例(\%)$$

淋巴细胞总数在 $(1.2~1.5)×10^9/L$ 为轻度营养不良,$(0.8~1.2)×10^9/L$ 为中度营养不良,$<0.8×10^9/L$ 为重度营养不良。但存在感染时该指标的参考价值受影响。

(2) 迟发性皮肤超敏试验(delayed hypersensitive skin test,DH):能基本反映人体细胞免疫功能。通常用 5 种抗原于双前臂不同部位作皮内注射,24~48 h 后观察反应,皮丘直径 ≥5 mm 者为阳性,否则为阴性。人体细胞免疫能力与阳性反应程度呈正比。但免疫缺陷及应用免疫抑制剂时该指标的参考价值受影响。

六、营养支持的基本指征

营养支持是指为病人提供能量与营养物质,以预防或纠正机体营养不良。出现下列情况之一时,应提供营养支持治疗:① 近期体重下降大于正常体重的 10%。② 血清白蛋白<30 g/L。③ 连续 7 d 以上不能正常进食。④ 已明确为营养不良。⑤ 可能产生营养不良或手术并发症的高危病人。

第二节 肠 内 营 养

肠内营养是指经胃肠道用口服或管饲方法提供人体代谢所需各种营养素的营养支持方法。"只要胃肠道允许,应尽量采用肠内营养"已成为临床营养支持时应遵守的基本原则。

一、适应证

凡具有营养支持指征、有胃肠道功能并可利用的病人都可接受肠内营养支持。包括：① 经口进食困难者：如口腔、食管等病变造成吞咽和咀嚼困难。② 经口无法进食者：如昏迷等。③ 高分解代谢状态，如严重感染、手术、创伤、大面积烧伤等。④ 消化道疾病稳定期，如消化道瘘、短肠综合征、胰腺炎等。⑤ 慢性消耗性疾病。

二、禁忌证

肠内营养禁忌证包括：① 急、慢性胰腺炎急性发作期。② 严重应激状态、麻痹性肠梗阻、活动性消化道出血、严重腹泻或腹膜炎、顽固性呕吐等。③ 小肠广泛切除 4~6 周以内。④ 严重吸收不良综合征及长期少食衰弱的病人。⑤ 缺乏足够小肠吸收面积的空肠瘘病人。⑥ 休克病人。⑦ 3 个月以内的婴儿。⑧ 完全性肠梗阻及胃肠蠕动严重减慢的病人。⑨ 胃大部切除术易产生倾倒综合征的病人。

三、制剂分类

肠内营养制剂是指具有特殊饮食目的或为保持健康的食品，需在医疗监护下使用而区别于其他食品。肠内营养制剂按营养素组成可分为非要素膳和要素膳、特殊配方和组件制剂。

1. 大分子聚合物　该类制剂包括：① 混合奶：是将乳、蛋、糖、油、盐按一定比例配成的营养液。② 自制匀浆制剂：是用牛奶、鱼、肉、水果、蔬菜等食品配制，具有"自然食物"良好口感的优点，不足之处在于家庭制备时受食品种类限制而不能保证完整的营养成分，且营养素含量难以精确计算。

2. 要素膳　是一种营养素全面、化学成分明确、无需消化或稍加消化即可直接被胃肠道吸收利用的少渣营养剂。要素膳适用于消化功能减弱的病人。但由于易产生腹泻，应用时需加强护理。

3. 特殊配方制剂　指在常用配方成分中增加或去除某种营养素以满足特殊疾病状态下代谢的需要。

（1）肝衰竭时用高支链氨基酸配方。

（2）肾衰竭时用必需氨基酸配方。

4. 组件制剂　指以某种或某类营养素为主的肠内营养制剂，如蛋白质组件、糖类组件、脂肪组件等，应用时可以单独形式提供，也可将某一组件制剂加入其他配方中，以增强该成分的比例。

四、供给方式

1. 供给途径　有口服和管饲两种。多数病人因口服摄入受限或不足而采用管饲。

（1）口服营养：是指经口摄入营养制剂。适用于意识清醒、无口腔、咽喉疾病，但存在一定程度消化吸收障碍或因疾病造成营养物质缺乏的病人。

（2）管饲营养：是指经鼻-胃、鼻-十二指肠、鼻-空肠置管或经食管-胃-空肠造瘘置管，输注肠内营养制剂的方法。

1）经鼻胃管或胃造瘘：① 鼻胃管通常用于仅需短期肠内营养支持、胃肠功能良好的病人。② 胃造瘘适用于需较长时期肠内营养支持的病人。

2）经鼻肠管或空肠造瘘：适用于胃功能不良、误吸危险性较大或消化道手术后必须胃肠减压、又需长期肠内营养支持的病人。

2. 输注方式　根据喂养管尖端所在位置和胃肠道的承受能力，选择间歇性或持续性输注。

（1）分次输注：适用于喂养管尖端位于胃内及胃功能良好者。包括分次推注和分次输注，每次量为200~300 ml。分次推注时，每次入量在10~20 min完成；分次输注时，每次入量在2~3 h完成，每次间隔2~3 h；可视病人耐受程度加以调整。

（2）连续性输注：适用于胃肠道耐受性较差、导管尖端位于十二指肠或空肠近端的病人。将营养制剂12~24 h持续输注病人体内。

五、并发症

可因护理不当、营养制剂选择或配制不合理、营养液及输注容器污染、耐受性差等因素而产生置管并发症、感染性并发症、胃肠道并发症、代谢性并发症。

1. 置管并发症

（1）鼻咽部和食管黏膜损伤：主要与喂养管的放置、柔软度、位置和护理等因素有关。

（2）喂养管阻塞：常与营养液未均匀、药丸未研碎即注入喂养管、营养液较黏稠、流速管径太细等因素有关。

2. 感染性并发症

（1）吸入性肺炎：多见于经鼻胃管喂养者。常与体位不当至营养液反流、胃排空延迟、呕吐物误吸等因素有关。

（2）腹膜炎：胃造瘘及空肠造瘘者，因瘘管固定不牢滑入或营养液流入腹腔而并发急性腹膜炎。

3. 胃肠道并发症　是肠内营养治疗时最多见的并发症，包括恶心、呕吐、腹胀、腹痛、腹泻及便秘等，其中以腹泻最为常见。导致腹泻的原因：① 营养制剂选择不当；② 营养液污染；③ 营养液渗透压高且滴速过快或温度过低；④ 肠黏膜萎缩或水肿；⑤ 脂肪酶缺乏；⑥ 长期应用广谱抗生素致菌群失调；⑦ 某些药物、电解质和含镁的抗酸剂等未经完全稀释即经喂养管注入，致肠痉挛和渗透性腹泻；⑧ 乳糖酶缺乏；⑨ H_2 受体阻滞剂可通过改变胃液的值而致细菌繁殖。

4. 代谢性并发症　如高血糖、水、电解质代谢紊乱、维生素缺乏等，但由于胃肠道具有缓冲作用而较少发生。

第三节　肠 外 营 养

肠外营养是指通过静脉途径提供人体代谢所需的营养素的营养支持方法。当病人暂时或永久不能经消化道进食，所需营养素均需静脉途径提供时，又称为全胃肠外营养。

一、适应证

当外科病人出现胃肠道功能障碍或衰竭时均可考虑提供肠外营养支持。其适应证为：
① 胃肠道功能障碍；② 高分解代谢状态，如大面积烧伤、严重感染、创伤等；③ 腹部尤其胃肠道手术病人的手术前、后限制摄食期间；④ 营养不良且进行较大手术病人的手术前准备；⑤ 急性肾衰竭；⑥ 妊娠呕吐及神经性厌食；⑦ 其他不能从肠道内获得营养的病人，如肿瘤放化疗期间。

二、禁忌证

肠外营养的禁忌证有：① 严重循环、呼吸衰竭；② 严重水、电解质代谢紊乱；③ 肝、肾衰竭等。

三、营养制剂

肠外营养制剂含有人体所需的全部营养物质，其组成成分包括蛋白质（氨基酸）、脂肪、糖类、水和电解质、多种维生素、多种微量元素等。

1. 葡萄糖溶液 肠外营养配方中常用 25%~50% 葡萄糖溶液，成人每天葡萄糖的供应量不宜超过 300 g，占总能量的 50%~60%。可按比例加胰岛素和氯化钾、合成糖原。

2. 脂肪乳剂 常用 10%、20%、30% 的脂肪乳剂。成人每天的供应量为 1~2 g/kg，占总能量的 20%~30%。

3. 氨基酸溶液 复方氨基酸溶液是肠外营养的基本供氮物质。成人每天氨基酸的供应量约 1.5 g/kg，占总能量的 15%~20%。分为平衡型和非平衡型，平衡型符合人体生理需要，非平衡型适合特殊类型病人。近年来谷氨酰胺和精氨酸在代谢中的特殊意义受到重视，谷氨酰胺属非必需氨基酸，严重缺乏导致多脏器的代谢功能出现障碍，故称为条件必需氨基酸，精氨酸被认为有免疫调节作用，有助增强免疫功能。

4. 水与电解质 肠外营养的液体需要量成人以每天 3 000 ml 左右为宜。电解质在无额外丢失的情况下，钠、钾、镁、钙等按生理需要量补给即可。常用肠外营养的电解质有 10% 氯化钠、10% 氯化钾、10% 葡萄糖酸钙、25% 硫酸镁等。

5. 维生素与微量元素 在感染、手术等应激状态下，人体对部分水溶性维生素，如维生素 C、维生素 B_6 等的需要量增加，应适当增加供应量。长期全胃肠外营养时，适量补充锌、铜、铁、硒、铬、锰等微量元素。

四、供给方式

1. 供给途径 肠外营养分为周围静脉营养和中心静脉营养两种。

（1）周围静脉营养：适用于短期（<2 周）肠外营养、肠内营养摄入量不足或中心静脉置管和护理有困难时。

（2）中心静脉营养：适用于预计肠外营养治疗 2 周以上的病人。

2. 输注方式 可分为全营养混合液方式和单瓶输注。

（1）全营养混合液方式：即将每天所需的营养物质，在无菌条件下按次序混合入无菌袋，再输注。强调同时提供营养物质和有效利用。

（2）单瓶输注：在无条件以全营养混合液方式输注时，可以单瓶方式输注。如单瓶输注葡萄糖或脂肪乳剂，可增加单位时间内代谢负荷，使代谢性并发症发生的危险性增加，不利于所提供的营养素的有效利用，所以单瓶输注氨基酸与非蛋白质能量溶液应合理间隔输注。

五、并发症

肠外营养的并发症根据其性质和发生的原因可分为置管并发症、感染性并发症、代谢性并发症三大类。

1. 置管并发症　常见有气胸、血胸、血管损伤、胸导管损伤、空气栓塞、血栓性浅静脉炎等。

2. 感染性并发症

（1）导管性感染：在导管置入、营养液配制、输入过程中极易发生感染。主要是穿刺部位感染及导管性败血症。

（2）肠源性感染：肠外营养病人可因长期禁食、胃肠道黏膜结构和屏障功能受损、通透性增加而导致肠内细菌移位和毒素吸收，并发感染。

3. 代谢性并发症　多由于营养液补充不足、糖代谢紊乱、肠外营养本身所致。

（1）电解质代谢紊乱及酸碱平衡失调：电解质代谢紊乱最常见的是低钾、低镁及低磷，以肠外瘘病人最多见。腹泻病人易产生代谢性酸中毒。

（2）糖代谢紊乱：常表现为高血糖反应、非酮性高渗性昏迷、低血糖性休克。

（3）高脂血症：与脂肪乳剂输入速度过快、总量过多及应用时间过长有关。

（4）肝脏损害：与长期应用有关，一般表现为转氨酶和碱性磷酸酶升高。

（5）代谢性骨病：长期应用肠外营养时可出现骨质软化症、骨质疏松症、佝偻病、纤维性骨炎等。

第四节　营养支持病人的护理

外科病人在接受肠内、外营养支持治疗的过程中，可出现各种问题或并发症。因此，在实施过程中，应加强观察和护理，以达到预期效果。

【护理评估】

1. 健康史　了解病人的饮食习惯，近期饮食摄入情况，有无明显厌食、呕吐；入院后因检查或治疗所需禁食的天数；既往健康史，近期有无较大的手术创伤史。

2. 身体方面　病人的胃肠道功能是否存在消化道梗阻、出血、严重腹泻或因腹部手术等而不能经胃肠道摄食的因素。是否有外周静脉显露不全、置管周围皮肤有无破损、生命体征有没有变化、有无脱水及休克表现。

3. 辅助检查　通过对病人的体重、血红蛋白和血清蛋白水平、细胞免疫功能、氮平衡程度及心、肺、肝、肾功能检查，可了解病人的营养状况及各脏器对营养支持的耐受程度。

4. 心理社会　病人及家属对营养支持重要性和必要性的认知程度，对营养支持所持的态度、看法。了解病人家庭经济状况，对营养支持费用的承受能力。

【护理问题】

1. 有误吸的危险　与导管移位、病人管饲体位不当及胃排空延迟有关。

2. 有感染的危险　与胃肠造口术、喂养管移位、中心静脉置管、病人抵抗力下降及长期禁食致肠黏膜屏障受损等因素有关。

3. 有腹泻的危险　主要与肠内营养液的配方、浓度、温度、输注速度、营养制剂污染等因素有关。

4. 潜在并发症　皮肤黏膜损伤、气胸、空气栓塞、血栓性浅静脉炎、感染、代谢紊乱等。

5. 知识缺乏　缺乏有关管饲护理的知识。

【护理目标】　减少或消除发生误吸的危险性。病人感染得以防治。病人接受肠内营养期间未出现腹泻。与营养支持相关的并发症得到有效预防。病人或家属能主动参与管饲护理。

【护理措施】

1. 肠内营养

（1）预防误吸

1）选择合适的体位：根据喂养管位置及病情，置病人于合适的体位。伴有意识障碍、胃排空迟缓、经鼻胃管或胃造瘘管输注营养液者应取半卧位，以防反流、误吸。经鼻肠管或空肠造瘘管滴注者可取随意卧位。但在滴注营养液时应始终使床头抬高 30°~45°。

2）估计胃内残留量：在每次输注肠内营养液前及期间，每隔 3~4 h 抽吸并估计胃内残留量，若残留量大于 100 ml，应延迟或暂停输注，必要时加用胃动力药物，以防胃潴留引起反流而致误吸。待残留量小于 100 ml 后以低浓度、较慢速度重新开始输注，然后逐步调整，在输注过程中应每 2 h 复查一次，反复检查数次，如两次检查胃内容物仍大于 100 ml，应暂停肠内营养。

3）病情观察：若病人突然出现呛咳、呼吸急促或咳出类似营养液的痰，应疑有喂养管移位并有致误吸的可能，应鼓励和刺激病人咳嗽，以利排出吸入物和分泌物，必要时经气管镜清除误吸物。

4）给气管插管或切开气管的病人注食前将气囊充气 2~5 ml，以防食物反流误入气管。

（2）预防腹泻

1）控制营养液的浓度和渗透压：营养液的浓度和渗透压过高，可引起恶心、呕吐、肠痉挛和腹泻。因此，输注营养液应从低浓度开始，再根据胃肠道适应程度逐步递增，如能量密度从 2.09 kJ/ml 起，渐增至 4.18 kJ/ml，但不宜过高。

2）控制输注量和速度：营养液宜从少量开始，250~500 ml/d，在 5~7 d 内逐渐达到全量。容量和浓度的交错递增将更有益于病人对肠内营养的耐受。输注速度以 20 ml/h 起，视适应程度逐步加速并维持滴速为 120 ml/h。以输液泵控制滴速为佳。输注过程中不可同时增加输注速度和营养液浓度。

3）调节营养液的温度：营养液的温度应维持在 38~40℃ 为宜，过热可能灼伤胃肠道黏膜，过冷则刺激胃肠道，引起肠痉挛、腹痛或腹泻。可在喂养管近端自管外加热营养液，但需防止烫伤别人。

4）避免营养液污染、变质：营养液应现用现配，配制过程中应严格遵守无菌操作，以防污染,配制的营养液暂存在 4℃ 冰箱中并 24 h 用完;悬挂的营养液在较凉快的室温下放置时间应小于 8 h,当营养液内含有牛奶及易腐败成分时,放置时间应更短。鼻饲管 3~5 d 更换 1 次,配液用的容器定期灭菌处理,输液管道每天更换 1 次。

5)伴同药物的应用:某些药物,如含镁的抗酸剂、电解质等可致肠痉挛和渗透性腹泻,须稀释后再经喂养管注入。

(3)置管护理

1)解释:开始置管前,向病人说明置管的目的和方法,使病人理解、配合、支持置管。

2)操作正确:严格按照置管操作步骤和要求置管,以确保置管到位。

3)妥善固定喂养管:如置鼻胃管或鼻肠管,应将其妥善固定于面颊部;进行胃或空肠造瘘时,应用缝线将之固定于腹部;在喂养管进入鼻腔或腹壁处应做好标记,每 4 h 检查 1 次,以识别喂养管有无移位。

4)通畅:避免喂养管扭曲、折叠、受压;告知病人卧床、翻身时应避免挤压喂养管。

5)定时冲洗喂养管:输注营养液前后、连续管饲过程中每隔 4 h 及特殊用药前后,都应用 20~30 ml 温开水或生理盐水冲洗喂养管。药丸经研碎、溶解后直接注入喂养管,以免与营养液不相容而凝结成块黏附于管壁、堵塞管腔。

6)保护皮肤、黏膜:长期留置鼻胃(肠)管者,可因其压迫鼻咽部黏膜而产生溃疡,应每天用油膏涂抹润滑鼻腔黏膜。胃、空肠造瘘者应保持造瘘瘘口周围皮肤干燥、清洁。

(4)及时发现并协助处理并发症

1)吸入性肺炎:如病人突然出现呛咳、呼吸急促或咳出类似营养液的痰,应怀疑有胃养管移位并有误吸的可能。应采取以下措施:① 立即停止营养液滴注,吸尽胃内容物;② 立即行气管内吸引,尽可能吸出液体及误吸食物;③ 鼓励并协助病人咳嗽,咳出误吸液体;④ 应用抗生素防治肺部感染。

2)腹膜炎:如病人突然出现腹痛、胃或空肠造瘘管周围有类似营养液渗出或腹腔引流管引流出类似营养液的液体,应怀疑营养液进入腹腔。应采取以下措施:① 立即停输营养液;② 尽可能清除或引流出渗漏的营养液;③ 应用抗生素避免继发性感染。

3)维护造瘘口:如造瘘口处出血、造瘘管移位、脱出,造瘘口周围有渗漏、梗阻,应及时通知医生,并协助处理。

2. 肠外营养

(1)心理护理:因首次接触深静脉穿刺、置管和肠外营养支持,病人及家属对此项操作有疑虑或恐惧感。护士应耐心解释置管的必要性、安全性和临床意义;同时告知肠外营养支持治疗的费用及可能产生的临床效益和并发症,以得到病人及家属的理解、配合和支持。

(2)输液护理

1)维持水、电解质平衡:为适应人体代谢能力和使所输入的营养物质被充分利用,应慢速输注;但对已有缺水者,应先补充平衡盐溶液后再输注全营养混合液。已有电解质代谢紊乱者先予纠正,再输入全营养混合液。

2)控制输液速度:当葡萄糖、脂肪和氨基酸的输入速度超过人体的代谢能力时,病人可出现高血糖、高血脂、高热、心率加快或渗透性利尿。故葡萄糖输入速度应小于 5 mg/(kg·min); 20% 的脂肪乳剂 250 ml 需输注 4~5 h。

3）加强临床观察：一旦发现病人尿量突然增多、神志改变,应疑有非酮性高渗性高血糖性昏迷;若病人脉搏加速、面色苍白及四肢湿冷,应疑有低血糖性休克,需立即抽血送检血糖并协助医师积极处理。

（3）高热病人的处理:肠外营养液输注过程中病人出现的高热,与营养物质产热有关,一般不经特殊处理可自行消退,部分病人可需物理降温或服用退热药,但应警惕感染所致发热。

（4）全营养混合液的保存和输注:全营养混合液中所含成分达几十种。常温、长时间搁置或其内过多添加 2 价或 3 价阳离子可使某些成分降解、失稳定或产生颗粒沉淀。因此,全营养混合液配制后若暂时不输,应保存于 4℃冰箱内,并在 24 h 内输完。为避免降解,全营养混合液内不宜添加其他治疗用药,如抗生素等;水溶性维生素宜在输注时加入全营养混合液。输注采用全封闭输液系统且应保持输注过程连续性,期间不宜中断,以防污染。尽量均匀输入,使用输注泵,避免造成营养不均和病人不适。

（5）预防并发症并监测

1）高血糖反应:输入血糖过多,胰岛素不足,出现高血糖,造成高渗性利尿或高糖非酮性昏迷,病人表现尿量增多,神志改变。病人表现脉快、面色苍白、四肢湿冷应注意休克表现。以上表现均应抽血测定血糖并与医师联系。

2）脂肪的副作用:滴速过快可产生寒战、发热、头痛、关节痛、脂肪栓塞,时间久形成脂肪肝。

3）氨基酸过敏反应:可出现恶心、呕吐、面色潮红、皮疹等。

4）监测:① 在行全胃肠外营养 3 日内每 6 h 应监测尿糖、血糖一次,稳定后每日 1～2 次,如尿糖超过(++)时,和医师联系,及时处理;② 留 24 h 尿液测定尿肌酐和氮平衡,生化指标每 3 日监测一次,肝肾功能每周监测一次,并根据情况测定血气分析;③ 体重每周一次,每 2 周进行一次营养状况评估。

（6）导管护理

1）局部消毒:导管进皮处保持干燥,每天消毒静脉穿刺部位、更换敷料;若用透明胶布贴封者,胶布表面应标明更换日期。一旦插管局部有红、肿、热、痛等感染征象发生,应及时拔除导管。

2）保持通畅:避免导管受压、扭曲或脱出。输液结束时,可用肝素稀释液封管,以防导管内血栓形成。

3）拔管时应按无菌要求进行操作,并剪下导管尖端做细菌培养。

【健康指导】

（1）告知病人营养不良对机体可能造成的危害,介绍营养支持的方法、过程、临床意义及注意事项。

（2）在可能的情况下,鼓励病人经口饮食,向病人说明肠内营养对维护肠道结构与功能、避免肠源性感染的重要意义。

（3）告知病人恢复经口饮食应遵循由少到多、由稀到浓、由细到粗、循序渐进的原则,在康复过程中逐步递增至恢复正常饮食。

思 考 题

一、名词解释

1. 肠内营养　2. 全胃肠外营养

二、填空题

1. 肠内营养制剂分为＿＿＿＿、＿＿＿＿、＿＿＿＿、＿＿＿＿。

2. 肠外营养制剂按其营养素组成包括＿＿＿、＿＿＿＿、＿＿＿＿、＿＿＿＿、＿＿＿。

三、单选题

1. 肠内营养治疗时最多见的并发症是（　　）。

   A. 食管黏膜损伤　　　　　B. 腹泻　　　　　　　C. 吸入性肺炎
   D. 高血糖　　　　　　　　E. 腹膜炎

2. 肠外营养治疗时最严重的代谢性并发症是（　　）。

   A. 低血糖性休克　　　　　B. 高脂血症　　　　　C. 肝脂肪变性
   D. 非酮性高渗性高血糖性昏迷　E. 低钾

3. 外科营养液配置后冷藏的有效期是（　　）。

   A. 2 h　　　　　　　　　B. 4 h　　　　　　　　C. 24 h
   D. 8 h　　　　　　　　　E. 12 h

4. 肠内营养要素饮食护理错误的是（　　）。

   A. 要素饮食在 24 h 内用完　B. 在常温下保存　　　C. 由小量低速低浓度进行
   D. 每日冲洗管饲导管 2 次　E. 观察有无并发症发生

5. 下列不是肠外营养的并发症的是（　　）。

   A. 低血糖　　　　　　　　B. 导管败血症　　　　C. 肝功能损害
   D. 腹泻　　　　　　　　　E. 非酮症性昏迷

6. 采用管饲饮食病人出现胃肠道反应时应调整（　　）。

   A. 浓度　　　　　　　　　B. 速度　　　　　　　C. 温度
   D. 液体量　　　　　　　　E. 液体种类

四、简答题

1. 简述肠内营养治疗时导致腹泻的最常见原因。

2. 简述肠外营养的适应证。

五、护理病例

病人,女性,30 岁,以腹痛、呕吐、腹泻伴消瘦 5 个月入院。体检:体重 45 kg,面苍白,舌质红无苔,皮肤粗糙。化验结果:红细胞 30×10^{12}/L,血红蛋白 70 g/L,血浆白蛋白 29 g/L,球蛋白 16 g/L,结合 X 线检查,诊断为小肠吸收不良综合征。

1. 根据病史,该病人的诊断可能是什么?

2. 该病人的护理评估、护理问题、护理目标有哪些?

3. 阐述该病人需要哪些护理措施。

4. 如何做好病人出院时的健康指导工作?

（张志勇）

第十一章 损伤病人的护理

【知识要点】

1. 概念 损伤、挫伤、扭伤、撕脱伤。
2. 熟悉损伤分类。
3. 熟悉影响伤口愈合的因素。
4. 掌握清创原则、步骤。
5. 掌握机械性损伤病人的护理措施。
6. 掌握烧伤面积的计算方法和烧伤深度的判断。
7. 掌握烧伤病人的护理措施。
8. 熟悉冻伤病人的病因、临床表现、护理措施。

第一节 概 述

损伤指各种致伤因子作用于人体造成的组织器官结构破坏和功能障碍。

【病因】 按致伤因子,大致分为机械性、物理性、化学性和生物性损伤。其中最多见的是机械性致伤因子所致的损伤,又称创伤,在交通运输和生产建设中发生事故、社会治安事件、日常生活中的意外或不慎、地震等自然灾害及战争期间均可发生。

1. 机械性损伤 由于锐器切割、钝器撞击、重物挤压、火器伤等各种形式的暴力因素作用于人体造成的损伤。
2. 物理性损伤 由于高温、低温、电流、放射线、激光、声波等物理因素造成的损伤。
3. 化学性损伤 由于强酸、强碱、毒气等因素造成的损伤。
4. 生物性损伤 由于毒蛇、狂犬、昆虫等咬、蜇伤造成的损伤。

【创伤分类】

1. 按致伤因素分类 如锐器所致的刺伤、切割伤等;钝性暴力所致的挫伤、挤压伤等;切线动力所致的擦伤、撕裂伤等;子弹、弹片所致的火器伤;高压高速气浪所致的冲击伤等。由同一致伤因素造成两个系统以上的组织或器官创伤称为多发伤;由两种或两种以上致伤因素引起的创伤称为复合伤。
2. 按受伤部位分类 一般可分为颅脑损伤、颈部伤、胸部伤、腹部伤、四肢伤等。诊治时应进一步区分损伤的组织器官,如软组织损伤、骨折、关节脱位、内脏损伤、颅内血肿等。
3. 按伤后皮肤完整性分类 按皮肤完整性是否受损分为开放性与闭合性创伤两大类。
（1）开放性创伤:指皮肤或黏膜有破损者。

1）擦伤：粗糙物与受伤部位表面发生切线运动所致的表皮损伤，创面常有少量血液成分渗出和轻度的炎症反应。

2）撕脱伤：人体某部位皮肤受强作用力牵拉所致。如人体某部位卷入运转的机器或车轮等，暴力作用强，损伤严重。伤口多呈不规则，皮肤和皮下组织与深部组织撕脱、断裂，可有大片创面暴露，污染严重。

3）刺伤：尖锐而细长的器具穿入组织所致。由于尖端与体表的接触面积较小，不用很大的力即可穿入深部组织，伤口较深，可能伤及多层组织或内脏器官，易并发感染，尤其是厌氧菌感染。

4）切伤：为刃器或边缘锐利的物体切割所致。致伤物与组织间线形运动接触，伤口边缘整齐，对非接触的组织一般无损伤。故切断的血管不易收缩，出血较多。

5）砍伤：也为刃器造成，但刃器较重、作用力较大，接近垂直方向运动，因此伤口较深，可伤及骨。刃口若较钝，伤口边缘就较粗糙，可能有非接触的组织损伤，且炎症反应较明显。

6）裂伤：钝器打击造成皮肤和皮下组织断裂，创缘多不整齐，周围组织破坏较重。

7）火器伤：子弹、弹片击中或意外的爆炸、事故所致，高速的致伤物具有较大动能，进入组织转变为压力、热力，甚至使非接触组织严重受损。伤口大小、形状和深浅不一，伤口污染较严重，常有异物存留。

（2）闭合性创伤：指皮肤或黏膜保持完整者。

1）挫伤：是最严重的软组织创伤，为钝器或钝性暴力引起。受力面积较大，虽未使皮肤发生损伤但可使抗裂强度较小的皮下脂肪、小血管、肌肉组织等发生损伤，表现为局部皮肤青紫、肿胀或血肿。

2）挤压伤：巨大重物较长时间挤压所致。受伤面积很大，皮肤虽未破裂，但大范围的皮下组织和肌肉组织均受挤压，压力解除后当即出现广泛出血、血栓形成、组织坏死及严重的炎症反应。

3）扭伤：外力作用使关节超过正常的活动范围，造成关节囊、韧带、肌腱或肌肉撕裂破坏，肢体恢复平衡后关节随即复位，但软组织损伤需经一段时间才能痊愈。

4）关节脱位、半脱位：肢体受暴力牵拉、推动，或动力失衡时导致构成关节各骨关节面失去正常的对合关系，结构稳定性差的关节，脱位的机会多。

5）爆震伤：又称冲击伤，是由爆炸产生的高压和变速的冲击波所致。体表多无明显损害，而含气体或液体较多的胸腔、腹腔内脏、耳鼓膜，可发生出血、破裂或水肿等。

4. **按伤情轻重分类**　即区分组织器官的破坏程度及其对全身的影响大小。

（1）轻伤：如轻微的撕裂伤、扭伤等，不需要住院治疗者。

（2）中等伤：如四肢长骨骨折、广泛软组织损伤、肢体挤压伤者。

（3）重伤：如有胸内、腹内或颅内的器官损伤，呼吸、循环、意识等重要生理功能发生障碍，危及生命或治愈后有严重残疾者。

【病理生理】　创伤首先直接造成组织损害，包括结构破坏、出血、细胞失活等，继而引起局部炎症反应和全身反应及重要器官系统的功能变化，以稳定自身内环境。然而严重创伤反应超过机体的调节能力时，常可能损害机体自身，应在治疗时加以调整和纠正。

1. **创伤性局部反应**　局部反应是结构破坏、出血、细胞失活、微循环障碍或病原微生物入侵，以及异物存留所致。受伤的组织内都有一定数量的细胞受损，组织裂隙内有血液、血凝块、脱落的细胞等。经过短暂的时间,周围组织就会发生炎症反应,如充血、血管通透性增高使血浆成分渗出,并有中性粒细胞、单核-巨噬细胞进入组织裂隙。所以创伤后局部变化是在多种细胞因子的作用下发生的创伤性炎症反应、细胞增生和组织修复过程。局部反应的轻重与致伤因素的种类、作用时间、组织损害程度、污染以及有无异物存留等有关。结构破坏、组织坏死,并有细菌、异物进入伤口,炎症反应会加重。损伤后伤口有异物、污染、局部循环障碍、缺血,各种化学物质生成而造成继发性损伤,会使炎症反应加重,血管通透性和渗出增加,局部炎症细胞浸润更为明显,所以炎症持续时间长,对全身的影响更大。在损伤组织产物和细菌毒素作用下,炎症细胞释放出多种炎性介质如组胺、纤维蛋白降解物等可使血管通透性增加,导致血浆成分渗出,引起组织肿胀;多种补体碎片、白细胞趋化因子等使白细胞迅速集聚于伤处,发挥吞噬和清除致病菌或异物的作用。中性粒细胞能吞噬侵入伤口的细菌;单核细胞变为巨噬细胞有清除异物颗粒、加强免疫监视等作用。渗入伤口间隙内的血浆纤维蛋白原,在酶的作用下转化为纤维蛋白,可充填伤口裂隙和构成细胞增生所需的网架,因此局部炎症反应有利于创伤修复。损伤后炎症反应受抑制,如受休克或大量使用肾上腺皮质激素等影响会延迟伤口愈合;但炎症反应强烈或广泛时,如伤后组织严重肿胀可引起局部血液循环障碍;渗出过多可使血容量减少等情况均不利于伤口愈合。局部炎症反应是非特异性防御反应,有利于清除坏死组织、杀灭细菌和组织修复等。

2. 创伤性全身反应 主要发生在创伤较重或严重时,由于机体受刺激出现的非特异性应激反应,加以有炎症介质和细胞因子的大量释放可造成全身性代谢病理反应。

(1)体温反应:伤后发热为部分炎症介质如白介素(IL)、肿瘤坏死因子(TNF)等作用于下丘脑体温调节中枢所致。并发感染时体温明显升高;创伤性休克时炎症反应受抑制而使体温过低,体温中枢受累严重时可发生高热或体温过低。

(2)神经内分泌系统的变化:创伤后由于疼痛、精神紧张、失血、失液等因素的综合作用,下丘脑-垂体轴和交感神经-肾上腺轴发生应激反应,引发神经-内分泌系统的代偿性变化。前者释放促肾上腺皮质激素(ACTH)、抗利尿激素(ADH)、生长激素(GH)等增多;后者释放肾上腺素、去甲肾上腺素等儿茶酚胺类物质增多,不仅使心率加快和心肌收缩力加强,而且使皮肤、肌肉、腹内脏器等的血流减少,以保证心、肺、脑、肾等重要脏器的血液灌注。但是机体维持有效循环血量的能力是有一定限度的,如创伤严重、失血过多、抢救不及时等,就会发生休克和MODS,甚至死亡。

(3)代谢变化:伤后机体蛋白质、糖原、脂肪、水和电解质及维生素代谢变化,与神经内分泌活动密切相关。严重创伤后人体静息能量消耗增加,在多种内分泌激素,如肾上腺皮质激素、胰高血糖素、甲状腺素等调节下,糖原、蛋白质、脂肪分解代谢增强。一方面为伤后机体提供能量和创伤修复所需的蛋白质,另一方面可导致为机体消瘦、体重下降、肌无力、反应迟钝等。

(4)免疫功能变化:较重和严重的创伤可使人体免疫功能降低。如创伤后血清免疫球蛋白和补体值降低,可能与蛋白质合成障碍、分解代谢加速、大量血浆渗出的结果。严重创伤和休克还可抑制体液免疫和细胞免疫,抑制巨噬细胞和中性粒细胞的吞噬作用。

(5)损伤后机体组织出现炎症:局部充血、渗出,临床上病人表现红、肿、热、痛和功能障碍。

3. 创伤的并发症　并发症可延长创伤治愈时间和影响病人的预后,甚至直接危及病人的生命,故必须重视防治。

（1）感染:是常见的并发症。开放性创伤一般都有伤口污染,如果细菌数量较多,加以免疫功能降低,就容易发生感染。闭合性创伤如果有胃肠道、呼吸道等破裂,也容易发生感染。

（2）休克:因失血过多、神经系统受强烈刺激或严重感染等因素,导致有效循环血量减少和微循环障碍。

（3）挤压综合征:四肢或躯干肌肉丰富的部位受到压砸或长时间重力压迫后,可造成肌肉组织缺血坏死,出现以伤处严重肿胀、肌红蛋白尿、高钾血症和急性肾衰竭为特征的病理过程,临床上称为挤压综合征。其病情来势凶猛,死亡率高。

（4）多系统器官功能衰竭:为严重创伤的全身反应或继发于休克、感染后,如急性肾衰竭、急性呼吸窘迫综合征、应激性溃疡、中枢神经系统衰竭等。目前多系统器官功能衰竭死亡率甚高,应采取预防为主,防治结合的综合性措施。

【伤口愈合的过程】　伤口修复过程以清洁伤口为例,其修复过程大体可分为三期。

1. 纤维蛋白充填期　受伤后伤口和组织裂隙先被血凝块充填,继而由炎症反应的纤维蛋白所充填。此期功能是止血和封闭创面,可减轻损伤。

2. 组织增生期　伤后6h左右,伤口边缘可出现成纤维细胞,24~48 h有血管内皮细胞增生,而后逐渐形成新生的毛细血管。成纤维细胞、内皮细胞、新生毛细血管等共同构成肉芽组织,充填组织裂隙。而原有的血凝块、坏死组织等,可被酶分解、巨噬细胞吞噬、吸收或从伤口排出,成纤维细胞合成的胶原纤维开始增多并有序排列,伤口强度逐渐增大。缝合的伤口创缘在2~3日后即可被增生的上皮覆盖。而肉芽组织内的胶原纤维逐渐增多,最终变为纤维组织（瘢痕组织）,架接于断裂的组织之间。同时,上皮细胞从创缘向内增生,成纤维细胞可使伤口收缩。除了成纤维细胞、内皮细胞和上皮细胞的增生,伤后还有成软骨细胞、成骨细胞、间叶细胞等增生。细胞的增生伴有细胞间的基质沉积。后者的主要成分是各种胶原和氨基多糖类如透明质酸、软骨素、皮肤素等,对组织修复具有重要意义。伤后新生的胶原大部分来自成纤维细胞,小部分来自增生的上皮细胞、内皮细胞、成骨细胞等。胶原能使新生的组织具有张力、强度和韧性,氨基多糖类在胶原纤维和细胞间起接续作用。

3. 组织塑形期　经过细胞增生和基质沉积,创伤组织得以初步修复。为促进伤处功能的再建,新生的组织如纤维（瘢痕）组织、骨痂等,在数量和质量方面随着机体状态的好转和活动的恢复而逐步变化调整;瘢痕愈合后的基质、胶原纤维一部分被转化和吸收,并改变排列顺序,使瘢痕软化且保持张力和强度。

【伤口愈合的类型】

1. 一期愈合　又称原发愈合。边缘整齐、对合良好,缝合后能顺利愈合的伤口。组织修复以原来的细胞为主,连接处仅有少量纤维组织,愈合后功能良好。

2. 二期愈合　又称瘢痕愈合。组织缺损较大或曾发生化脓性感染的伤口。组织的修复以纤维组织为主,愈合后功能不良。严重者可有瘢痕挛缩或增生,影响外观和功能。

【影响伤口愈合的因素】

1. 年龄　老年人皮肤萎缩、末梢循环差、巨噬细胞功能及蛋白合成减弱等影响愈合。小孩及青年人合成代谢旺盛,愈合迅速。

2. 感染　是影响组织修复的最常见原因。金黄色葡萄球菌、溶血性链球菌、大肠埃希菌、铜绿假单胞菌等致病菌,多可损害组织细胞和基质,使局部成为化脓性感染病灶。

3. 异物存留及失活组织过多　伤处组织裂隙被此类物质充填,阻隔新生的细胞和基质连接,成为组织修复的不利因素。

4. 慢性疾病　如糖尿病、肝硬化、白血病、恶性肿瘤等,使中性粒细胞、单核-巨噬细胞、淋巴细胞的功能降低,影响组织的愈合。

5. 血液循环障碍　较重的休克使组织(包括伤处组织)处于低灌流状态,各种细胞受到不同程度损害,伤后组织修复将延迟。伤口包扎或缝合过紧,使局部缺血。止血带使用时间过长,也可使远侧组织缺血难以恢复。血液循环良好的部位愈合快。

6. 营养状况　营养不良、低蛋白血症者的创面往往愈合不良且强度低,伤口易裂开。肥胖者可因脂肪组织而致血流灌注差,愈合较慢而强度差。维生素及铁、铜、锌等缺乏,使细胞增生和基质形成缓慢,伤口愈合延迟。

7. 局部制动不够　因组织修复需要局部稳定,否则新生的组织再度损伤而影响愈合。

8. 类固醇激素　糖皮质激素抑制炎症渗出、成纤维细胞和胶原蛋白合成,分解胶原纤维,妨碍愈合,修复期可使瘢痕停止增殖并软化。

【临床表现】

1. 局部表现

(1) 疼痛:其程度与创伤部位、范围、轻重、炎症反应强弱有关。伤处活动时疼痛加剧,制动时减轻,一般在伤后2~3日逐渐缓解,若疼痛不减轻甚至加重表示可能并发感染。但严重创伤并发休克时病人常不述疼痛,内脏损伤所致的疼痛常定位不确切。

(2) 局部肿胀:为受伤局部出血、渗出所致。部位表浅者可出现皮下瘀斑、肿胀或血肿;组织疏松和血管丰富的部位肿胀尤为显著。严重肿胀可致局部组织或远端肢体血供障碍,出现远端苍白、皮温降低等。

(3) 功能障碍:疼痛可限制运动,组织结构的破坏可直接造成功能障碍。如骨折或关节脱位的肢体不能正常运动,脑外伤后发生意识障碍,肠穿孔后腹膜炎引起呕吐、腹胀、肠麻痹等。

(4) 伤口或创面:为开放性创伤所共有的。其形状、大小、深度因致伤原因和暴力大小而不一致,有出血或血块,还可能有异物存留。伤口分类:① 清洁伤口:指未被细菌污染的伤口,通常指"无菌手术"的切口(如甲状腺切除术、腹股沟疝修补手术等),也包括经清创术处理的无明显污染的创伤伤口。② 污染伤口:指有细菌污染,但未发展成感染的伤口;一般认为是伤后6~8 h以内处理的伤口,但时间不是绝对的指标。③ 感染伤口:指伤口已感染甚至化脓,伤口有渗出液、脓液和坏死组织等。包括延迟处理的开放伤口和继发感染的手术切口。

(5) 伤口并发症:影响伤口愈合和危及病人生命的三种主要并发症如下。

1) 伤口出血:指发生在手术和意外伤害性伤口在48 h内继发的出血,也可发生在修复期的任何阶段。

2) 伤口裂开:是指伤口未完全愈合,皮肤以下各层和全层完全分离。

3) 伤口感染:伤口均可能有感染的机会,伤口化脓性感染是最常见的并发症,主要表现是伤口出现红、肿、热、痛,已减轻的伤口疼痛又加剧,且有脓性分泌物等。其他炎症反应是体温升高、心率加快、白细胞数升高等。

2. 全身表现

（1）发热：创伤出血、组织坏死分解产物吸收或创伤产生的致热因子、手术后均可引发吸收热。体温一般在38℃左右。如发生脑损伤或并发感染时病人可出现体温过高。

（2）生命体征改变：伤后交感神经-肾上腺髓质系统兴奋，大量儿茶酚胺释放，加之疼痛、精神紧张、受伤后血容量减少等可使心率、脉搏加快。周围血管收缩，舒张压可上升，收缩压接近正常或稍高，脉压减小，大出血及休克时血压降低、脉搏细弱。呼吸一般无明显改变，较重创伤常使呼吸加深加快，以适应氧的需要和二氧化碳的排出。

（3）其他：创伤刺激可使促肾上腺皮质激素、抗利尿激素和生长激素释放增多。肾素-血管紧张素-醛固酮系统兴奋，出现口渴、尿少、尿相对密度增高等。较重的创伤可使胃肠道的消化、吸收和蠕动受抑制，病人食欲不振、饱胀等。脑血流量减少，可表现为焦虑不安、神志淡漠、抑郁，甚至昏迷。精神过度紧张可引起失眠或反应迟钝。头部伤或腹部伤的病人可能发生应激性溃疡。此外，机体物质代谢发生变化，静息能量消耗增加，糖原、蛋白质和脂肪分解均加速。

（4）并发症：常见的有创伤性休克和化脓性感染。严重损伤并发感染和休克可造成急性肾衰竭、急性呼吸窘迫综合征等并发症。

【辅助检查】

1. 实验室检查　血常规、尿常规、生化系列和电解质及酸碱平衡、血气分析等检查病人一般情况和肝、肾、肺等脏器功能，为安全起见应作肝炎、梅毒、艾滋病血液检查。

2. 穿刺和导管检查　腹腔和胸腔穿刺可确定内脏外伤情况，导尿管可诊断尿道和膀胱损伤情况，尿量观察可判断休克程度，中心静脉压置管可观察血容量和心功能等。

3. 影像学检查　X线可辨别骨折、肺实变、血气胸、腹腔空腔脏器穿孔。B超可鉴别脏器破裂、腹腔有没有积液。CT和MRI帮助确诊颅脑损伤和实质性其他脏器损伤，以及脊髓等疾病。

4. 其他　多种监护仪可帮助检测心、肺、脑、肾等脏器功能，以利于病情观察和采取措施。

【治疗原则】　须分清伤情轻重缓急，采取有效措施，在确保病人生命安全的前提下，最大限度地保存器官、肢体的功能及解剖完整性。

1. 全身疗法　主要包括积极抗休克、保护器官功能、加强营养支持，对开放性创伤应使用有效的抗生素，预防继发性感染，并常规注射破伤风抗毒素预防破伤风等。

2. 局部疗法

（1）闭合性创伤：若无内脏合并伤、出血、血管或神经受压，多不需特殊处理；有骨折脱位，宜及时复位，并妥善固定，逐步进行功能锻炼；遇颅内血肿、内脏破裂等，应紧急手术。

（2）开放性创伤：如果是形成的污染伤口，须尽早清创缝合，以使污染伤口变为清洁伤口，争取实现一期愈合；反之，如果伤口已明显感染，则应积极控制感染，加强换药使其尽早实现二期愈合。

第二节　清　创　术

清创术是处理开放性创伤最重要、最基本、最有效的手段。通过清创，可以使污染伤口变为清洁创口，开放性损伤变为闭合性损伤。为了查明伤情，彻底止血，清除一切异物及污染组织，修复破损的功能组织器官,清创时常需扩大创口,故又称扩创术。伤后早期,因细菌仅停留黏附于污染创面,其后才大量生长繁殖、侵入创道内的组织引起感染,故清创时间越早效果越好,应尽可能于伤后 6~8 h 内施行。若伤口污染极其严重,4~6 h 可变为感染伤口,清创有可能促进感染扩散;相反,伤口污染轻、坏死组织少(如切割伤)、局部血运丰富、早期已包扎并使用抗生素的患者,时间可适当推迟,如伤后 12 h 仍可清创,而头皮由于抗感染和愈合能力极强,即使伤后 72 h 清创效果多数情况下仍满意。

【清创原则】

(1)通常待休克控制,患者全身情况平稳后再清创,遇大出血情况,须在快速扩容的同时、进行紧急清创止血。

(2)严格无菌操作。

(3)清创必须彻底,以利组织愈合及预防感染。

(4)重要的神经、血管、肌腱、器官要尽可能保存,若已断裂破损应争取一期修复(肌腱若压榨严重一期修复易粘连,肝破裂可部分切除),如果条件不允许,则除血管必须吻合外,神经、肌腱宜待伤口长好后,再择期二期修复;神经、血管、骨、关节囊应有组织、皮肤覆盖保护;力争一期愈合伤口。

(5)骨折禁忌内固定,仅功能对位、外固定后送专科医院牵引,皮肤一般不缝合(头、面、颈、会阴及手部因血运良好,美容和功能需要例外),待伤后 5~6 d 再酌情延期缝合。

【麻醉和体位】 根据伤情、伤口部位、大小及形状,可选用局部浸润麻醉、臂丛麻醉、椎管内麻醉、静脉麻醉。根据伤口部位选用仰卧位、侧卧位或俯卧位等。

【清创步骤】 依创伤部位、程度可有不同,但均包括以下主要步骤(图 11-1)。

1. 清洁伤口 创伤局部毛发较多者先剃毛,有油污可用汽油、松节油或乙醚脱尽;伤口内暂时填充无菌纱布,用洗手刷或钳夹纱布蘸软性肥皂液洗净伤口周围皮肤;揭去覆盖伤口的纱布,用大量生理盐水反复冲洗创道,冲走异物、血块、散离的坏死组织。

2. 皮肤消毒 无菌纱布覆盖伤口,按常规消毒皮肤并铺巾。

3. 清理伤口 要求由浅入深,以防遗漏。

(1)扩创:须酌情扩大伤口,先剪去创缘 1~2 mm 皮肤,逐层切开皮下组织、深筋膜,充分暴露创腔深部,不留任何隐蔽的创袋。

(2)清除异物及坏死组织:仔细检查伤口后,清除异物、血块、组织碎片,彻底切除失活的组织,充分止血并随时用生理盐水冲洗。清理伤口直至比较清洁和显露血液循环较好的组织,经过清理的创壁与手术切口几乎无异。

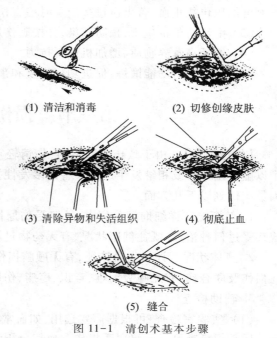

(1) 清洁和消毒 (2) 切修创缘皮肤
(3) 清除异物和失活组织 (4) 彻底止血
(5) 缝合

图 11-1 清创术基本步骤

（3）组织修复：皮肤重新消毒铺巾，术者更换手套和器械，然后根据各组织特点进行修复。术后继续静滴抗生素数日。

（4）伤口缝合：按组织解剖层次由深到浅一期缝合创缘。如有少量渗液，可留置橡皮片、软胶管等引流；如伤口污染严重而清创后仍有可能感染者，可只缝合深层组织，2~4 d后缝合皮下组织和皮肤，称为延期愈合。

（5）包扎：目的是保护伤口、减少污染、固定敷料和有助止血。包扎时应注意引流物的固定并记录其数量。

【术后处理】

（1）伤肢适当固定和抬高，特别是大量软组织损伤、骨折和血管修复后。并注意患肢血运。保持有利于引流的体位和关节的功能位置。对延期缝合的伤口，要保持引流通畅，定时换药，换药时间依情况而定，伤口大量渗液、敷料潮湿，应及时更换敷料。分泌物少，肉芽组织生长较好的伤口，每2~3 d换药一次。清洁伤口一般在缝合后第3日换药一次，至伤口愈合或拆线。

（2）严密观察伤口渗液和引留情况，引流物在术后24~48 h取出；如有感染或出血，应立即拆除缝线，以利引流或止血。观察伤口有无红、肿、热、痛等感染症状，若继发感染，早期可用理疗；如化脓，应及时拆线，敞开伤口充分引流，及时换药。观察伤肢末梢的血运情况，如发现肢端苍白或发绀，温度降低，动脉搏动减弱，应及时报告医生处理。观察伤口有无出血，如少量出血可加压包扎止血，若出血过多应及时检查伤口并止血。

（3）酌情给予抗生素，预防感染，并按破伤风预防常规处理。

（4）给予高营养物质，增加机体抵抗力。

（5）早期进行功能锻炼，促进功能恢复和预防术后并发症。

第三节　损伤病人的护理

【护理评估】　由于致伤原因不同，伤情轻重差异很大。对严重损伤病人，尤其是引起两个以上部位同时或相继发生严重损害的多发性损伤病人，随时都有丧失生命的危险，因此护理人员应做到以下几方面。

1. 健康史　详细询问受病史，了解受伤原因、部位、时间，受伤当时和伤后的情况。询问曾接受过何种治疗、既往健康状况、有无药物过敏史等。

2. 身体状况　评估生命体征，有无颅脑损伤、胸部损伤、腹部损伤、泌尿系统损伤、四肢脊柱损伤及联合伤，有无呼吸困难、意识、疼痛、伤口等情况。评估损伤的范围和程度。

3. 辅助检查

（1）实验室检查：可根据需要选用，如血常规和血细胞比容检查，可提示失血或感染等情况。尿常规检查可提示泌尿系损伤。血气分析和血电解质检查可提示有无呼吸功能障碍、水、电解质代谢紊乱、酸碱平衡失调。尿量和尿素氮等测定可了解肾功能状态。血清胆红素、氨基转移酶等测定可了解肝功能状态。

（2）穿刺和导管检查：胸腔穿刺可观察胸腔内有无气体或血液等，以判断肺的损伤。留置导尿或膀胱灌注试验，可辅助诊断尿道或膀胱的损伤。腹腔穿刺或置管灌流，可判断腹腔内脏破裂或出血。心包穿刺可证实心包积血。

（3）影像学检查：X线平片或透视可证实骨折、气胸、肺实变、气腹等。超声波检查可发现胸、腹腔的积液和腹部实质性脏器损伤。选择性血管造影可帮助确定血管损伤或某些隐蔽的器官损伤；CT可以辅助诊断颅脑损伤和某些腹部实质器官、腹膜后的损伤；MRI有助于颅脑、脊柱、脊髓等损伤的诊断。

（4）其他：对严重创伤尤其并发休克的病人，可根据需要采用各种电子仪器、动脉导管、漂浮导管技术等，监测心、肺、脑、肾等重要器官功能，有利于观察病情变化，及时采取治疗措施，降低死亡率。

4. 心理社会 了解病人的心理反应，病人及家属对疾病的态度和家庭经济状况，了解社会和亲人对病人的理解、关心和支持。

5. 手术后和创伤后健康评估 评估治疗后伤口愈合情况、生命体征是否稳定、心理耐受程度、肢体功能的恢复、意识和智力的正常、有无残疾和畸形等。

【护理问题】

1. 疼痛 与局部组织受伤及创伤性炎症反应有关。

2. 组织完整性受损 与组织器官受损伤、结构破坏有关。

3. 体液不足 与组织出血、体液丢失或液体补充不足有关。

4. 躯体移动障碍 与肢体受伤、组织结构破坏有关。

5. 有感染的危险 与伤口污染、异物存留、机体免疫力低下有关。

6. 体温过高 与创伤性炎症反应、脑损伤、并发感染有关。

7. 组织灌注量改变 与伤后失血、失液、神经系统受强烈刺激导致有效循环血量减少有关。

8. 营养失调 摄入量低于机体需要量，与摄入不足、组织破坏、分解代谢增加有关。

9. 焦虑 与伤后所面临的身体和生活问题（如忧虑毁容、伤残、对前途悲观失望）有关。

【护理目标】 病人疼痛缓解或消失，病人可以安静休息。伤处制动，伤口得以妥善处理。水、电解质、酸碱平衡得以维持，代谢稳定。感染得以防治，体温恢复正常。维持适当营养。并发症发生的危险性减小，组织器官功能趋于完善。病人焦虑、恐惧感减轻或消失，情绪稳定。

【护理措施】

1. 创伤救护 为使创伤急救更加有效，除不断提高抢救技术外，还应健全阶梯式的救治系统，做到轻伤就地抢救，中度伤收进一般医院，重伤经急救后能及时送往大医院或创伤中心进行专科处理。整个救护工作，应遵循保存生命第一、恢复功能第二、顾全解剖完整性第三的原则，要求快抢、快救、快送。

（1）快抢：就是抢救生命，指从交通生产事故或自然灾害现场，迅速将伤员抢救至安全处，避免继续或再次受伤。

（2）快救：就是判断伤情，及时进行呼吸循环支持，检查全面而重点，注意有无其他伤情，应根据伤情做出正确处理，全力抢救患者生命，确保呼吸、循环功能稳定。

1）心肺复苏：心搏骤停者，立即施行口对口人工呼吸和胸外心脏按压。

2）解除窒息：尽快解开衣领，清除口咽部异物、血块及分泌物；舌骨附着肌损伤或下颌骨缺损致舌后坠者，须牵引舌体并固定口外；咽喉水肿压迫气管者，应做紧急气管插管或气管切开,如条件不具备,可暂用粗穿刺针经环甲膜插入气管通气。

3）控制外出血:指压法(手指直接压迫伤口或血管)最简便迅速,但加压包扎法使用最广,能有效止住绝大多数四肢软组织或中小血管伤出血;当肱动脉、股动脉出血加压包扎无效,或外伤性肢体离断出血时,可靠近伤口近端使用止血带,要注意止血带结扎部位要准确、方法要正确、持续时间要合适,止血带应用一般是每隔1 h放松一次,避免引起肢体缺血性坏死。

4）改善通气功能:对开放性气胸,先用大急救包或厚敷料堵紧胸壁伤口;遇多处骨折,宜用胸带加垫压迫包扎纠正异常呼吸;张力性气胸须在患侧锁骨中线第二肋间穿刺排气,而严重血气胸则于患侧腋中线第六肋间穿刺抽血,维持呼吸道通畅,清理口腔异物或分泌物,使用加压面罩和通气道等。

5）固定骨折:骨关节损伤时均必须固定制动,以减轻疼痛,避免运送途中骨断端损伤血管、神经或其他组织。可用夹板或代用品,也可用健侧肢体和躯体固定,注意肢体远端血运。

6）包扎伤口:能降低疼痛、减少出血、减轻附加损伤及细菌污染,凡遇内脏脱出,禁止现场复位、封闭伤口或体腔应用无菌敷料和干净布料包扎,以清洁盆、碗等覆盖包扎即可,起保护作用。

7）防治休克:主要是镇痛、有效止血和扩容抗休克等。内出血在急救现场处理较困难,穿抗休克裤有助于抢救。

（3）快送:伤员经急救处理,待伤情稳定、出血控制、呼吸好转、骨折固定、伤口包扎后,再由专人快速护送到已联系好的医院或急救中心作确定性治疗。搬运时应防止加剧损伤,疑有脊柱骨折,应三人平抬伤员于硬板床上;胸部损伤者,宜取伤侧向下的低斜坡卧位,以利健侧肺呼吸。在救护车内,伤员应足朝车头、头朝车尾平卧(与车行方向相反),避免脑缺血突然死亡,保证有效输液,严格监测和创伤评估,止痛镇静预防休克。

2. 体位和局部制动　较重创伤病人卧床休息,其体位应利于呼吸和促进伤处静脉血液回流,如半卧位时膈肌下降便于呼吸运动,患肢抬高15°～30°有利于静脉、淋巴回流以减轻肿胀和疼痛。伤处适当制动,骨折、关节脱位时,先行复位,再选用绷带、夹板、石膏等固定制动,以缓解疼痛,有利于修复。

3. 镇静、镇痛和心理护理　遵医嘱合理使用镇静镇痛药物,缓解疼痛,使病人安静休息,同时注意药物的副作用,防止掩盖病情。关心病人的心理状态,帮助其面对压力,给予心理支持,缓解其紧张、焦虑、恐惧,保持情绪稳定,配合治疗。

4. 闭合性创伤的护理　小范围的软组织挫伤后早期局部冷敷,以减少组织内出血和肿胀,24 h后改用热敷和理疗,有利于吸收和炎症消退。血肿较大者,须在严格无菌操作下穿刺抽吸并加压包扎。疑有胸、腹腔脏器损伤、颅脑损伤等,给予相应的检查和治疗。病情稳定后,配合应用理疗、按摩和功能锻炼,促进伤肢功能尽快恢复。注意观察局部症状和体征的发展,密切观察生命体征的变化,注意有无内脏损伤。对挤压伤应观察尿量、颜色、尿相对密度等,注意肾功能。注意配合理疗、按摩、功能锻炼等,促进患肢功能和促使早日康复,不留有后遗症。

5. 开放性伤口的处理

（1）术前准备:备皮、药物过敏试验、血生化检查、X线检查、B超等检查,输血补液,抗休克,准备好急诊清创手术。

（2）清洁伤口经过消毒处理可以直接缝合,达到一期愈合。污染伤口应行清创术,愈早愈好,使其转变或接近清洁伤口,当即缝合或延期缝合,争取一期愈合。感染伤口须经引流、换药和肉芽组织形成,逐渐达到二期愈合。此外,有异物存留时原则上应取出,尤其是感染病灶内的异物。

（3）术后护理

1）密切观察伤情变化,警惕发生活动性出血,观察伤口情况,如有感染应早期处理,注意伤肢血循环情况,如发现肢端温度低、苍白、发绀、动脉搏动减弱应及时报告给医生。

2）纠正水、电解质、酸碱失衡和代谢紊乱,加强营养:根据脱水性质和程度,补充不同浓度的氯化钠溶液和葡萄糖溶液。伤后血清钾浓度常有高低波动,应及时测定和做心电图检查,需要充钾盐。因创伤情形不同,伤后可出现多种酸碱失衡,一般较重创伤后酸中毒比碱中毒常见或持续时间较长,临床需用平衡盐溶液或加用碳酸氢钠。重视创伤病人的营养供给,不能经口进食者选用肠内或肠外营养支持。

3）应用抗生素和感染的防治:无论是开放性或闭合性创伤,必须重视感染的防治。但抗生素的使用并不能代替伤口处理,因此,尽早施行伤口的清洁、清创术及闭合伤的手术处理,根据伤情选用合适的抗生素,尽量早用,以达到预防用药的目的。伤口感染较轻,引流充分者不必用抗生素;感染较重或全身性感染时必须使用抗生素,同时做细菌培养和抗生素敏感试验,选择有效抗生素并给予足够剂量。对于伤口深、感染重、异物存留等,应注射破伤风抗毒素,预防破伤风。

4）各器官功能的维护:对任何部位的严重创伤,除了积极处理局部情况,还要考虑其对全身的影响,密切观察,采取相应的措施防治休克和多器官功能不全。加强心、肺、肝、肾、脑等重要器官功能的监测,这是降低创伤死亡率的关键。

【健康指导】

（1）向病人讲解创伤的病理、伤口修复的影响因素、各项治疗措施的必要性,使其充分了解其病情,缓解焦虑情绪。

（2）在促进组织修复的前提下,鼓励病人积极进行身体各部位的锻炼,防止因制动引起关节僵硬、肌肉萎缩等并发症。

（3）鼓励病人加强营养,以积极的心态配合治疗,促进组织和器官功能的恢复。

（4）加强安全生产、劳动保护及遵守交通法规的教育,避免受伤。对已有损伤者,要采取措施防止感染。

第四节 烧伤病人的护理

一、概述

烧伤泛指各种热力、电流、激光、化学腐蚀剂、放射线等因素作用于人体所引起的一种损伤。狭义的烧伤是指单纯因热力因素如火焰、高温固体、高温液体、高温气体等所致的组织损伤。烧伤可破坏皮肤的完整性和屏障作用,以及破坏皮肤调节体温和体液、泌汗、感觉和合成维生素 D 的功能,甚至有失去身份识别可能。严重烧伤常危及生命,获救者多致残。

【病因和病理】

1. 局部变化　决定于热力温度的高低和与组织接触的时间。较轻烧伤,可造成皮肤毛细血管扩张、充血,炎性渗出,引起局部轻度红肿。较重烧伤,损伤达真皮层,皮肤毛细血管通透性明显增高,血浆样液体大量渗出,在表皮和真皮间形成水泡,表皮细胞坏死。严重烧伤时,损害达皮肤全层或深层组织,引起组织脱水、蛋白质凝固,甚至组织炭化,坏死的皮肤形成焦痂。

2. 全身反应　主要取决于烧伤面积和烧伤深度。小面积的浅度烧伤,病情轻,创面愈合快,常无明显的全身反应。大面积的深度烧伤,因大量血浆渗出到组织间隙或经创面丢失,使血容量急剧下降,严重者将发生休克;伤后低蛋白血症及炎症因子的释放,使机体免疫力下降,大范围的烧伤创面,极易形成化脓性感染,甚至发生烧伤败血症;红细胞因血管内凝血、被单核-巨噬细胞吞噬而计数减少,出现血红蛋白尿和贫血。血容量不足、组织缺氧、损伤创面组织破坏及分解产生的毒素、感染毒素、应激反应使体内产生的炎症介质及内分泌失调等,会引起肺、心、肝、脑、胃肠等重要器官发生功能障碍,甚至导致多系统器官功能衰竭。

【临床分期】　根据烧伤的病理过程大致可分为三期,但各期之间常互相重叠,每期都有其病理生理特点。

1. 急性体液渗出期(休克期)　严重烧伤后,最早的反应是体液渗出一般持续 36~48 h。由于组织间毛细血管通透性增加,血浆样渗液聚积至细胞间隙或皮肤各层间,形成水肿、水疱或自创面渗出,使体液减少,水、电解质代谢紊乱,酸碱失衡,血液浓缩。小面积浅度烧伤,体液的渗出量有限,通过人体的代偿,不致影响全身的有效循环血量。烧伤面积大而深者,由于体液的大量渗出和血流动力学的急剧变化,可发生低血流量性休克。烧伤后的体液渗出是逐步的,可自伤后数分钟即开始,2~3 h 最快,8 h 达高峰,12~36 h 减缓,48 h 后趋于稳定,渗出于组织间的水肿液开始回吸收。深度烧伤可致皮肤脱水、凝固甚至炭化,形成焦痂。烧伤后 48 h内,最大的危险是低血容量性休克,临床称之为休克期。

2. 感染期　48 h 后由于水肿液回吸收,感染就上升为主要矛盾,直到创面愈合。烧伤后 3~5 d 是急性感染的高峰。皮肤生理屏障功能破坏给细菌入侵带来机会,创面坏死组织和蛋白质的渗出液成为致病菌的良好培养基;机体经过休克的打击,全身免疫功能低下,抗感染能力下降。即使浅度烧伤,如早期处理不当,此时可发生创周炎症(如蜂窝织炎等)。深度烧伤形成焦痂,至伤后 2~3 周创面坏死组织广泛溶解,出现全身性感染的第二个高峰。与此同时,与健康组织交界处的肉芽组织也逐渐形成,坏死组织如能及时清除或引流,肉芽组织屏障多数在 2 周左右形成,可限制病原菌的侵入。大面积的侵入性感染,痂下组织细菌含量经常超过 $10^5/g$,并可随病程进展而逐渐增多,感染发展使创面和周围组织炎症恶化。创面表现污秽,出现褐色、绿色坏死斑片,覆盖脓性分泌物,并有臭味,边缘皮肤宜被侵袭溶解,即使细菌未侵入血液也可休克致死,此称为“烧伤创面脓毒症”。

3. 修复期　组织烧伤后出现炎症反应的同时组织修复即开始。浅度烧伤多能自行修复;深Ⅱ度烧伤靠残存的上皮岛在痂皮下融合修复;Ⅲ度烧伤在伤后 2~3 周或更长时间开始溶痂,须靠皮肤移植修复。严重的深度烧伤,创面的纤维化修复是不可避免的,瘢痕增殖和挛缩将造成毁容、肢体畸形和功能障碍。

【临床表现】

1. 烧伤面积的估算　目前我国统一采用的烧伤面积计算方法有两种。

（1）中国新九分法：主要用于成人，是将人体按体表面积分为 11 个 9% 另加 1% 进行计算，即头颈部 = 1×9%；双上肢 = 2×9%；躯干 = 3×9%；双下肢 = 5×9%+1%，共为 11×9%+1%。儿童由于头部较大而下肢较短，应结合年龄进行计算。具体方法见表 11-1、图 11-2。

（2）手掌法：不论性别、年龄，病人五指并拢的手掌面积约为全身体表面积的 1%，五指自然分开的手掌面积约为 1.25% 来估计，此法用于小面积烧伤的估计较为方便。

表 11-1　中国新九分法

部　　位			成人体表面积%	儿童体表面积%
头　颈	发　部	3	9×1	9+（12-年龄）
	面　部	3		
	颈　部	3		
双上肢	双上臂	7	9×2	9×2
	双前臂	6		
	双　手	5		
躯　干	躯干前	13	9×3	9×3
	躯干后	13		
	会　阴	1		
双下肢	双　臀	5 *	9×5+1	9×5+1-（12-年龄）
	双大腿	21		
	双小腿	13		
	双　足	7 *		

* 成年女性的臀部和双足各占 6%。

2. 烧伤深度的识别　存在着不同的分类方法，我国通常采用三度四分法，即按热力损伤组织的层次分为 Ⅰ 度、浅 Ⅱ 度、深 Ⅱ 度、Ⅲ 度（图 11-3）。Ⅰ 度、浅 Ⅱ 度为浅度烧伤，深 Ⅱ 度和 Ⅲ 度则为深度烧伤。在估计烧伤面积时，Ⅰ 度烧伤不必估计在内。

（1）Ⅰ 度烧伤：又称红斑烧伤，仅伤及表皮层，生发层健在，再生能力强。表现为皮肤红斑状、干燥、烧灼感、痛觉过敏，3～5 d 脱屑愈合，脱屑后初期有色素加深，后逐渐消退，不留痕迹。

（2）浅 Ⅱ 度烧伤：伤及表皮的生发层与真皮浅层，局部红肿明显，水疱较大，疱壁较薄，内含淡黄色澄清液体，基底潮红湿润，疼痛剧烈，水肿明显。上皮再生靠残存的表皮生发层和皮肤附件（汗腺、毛囊）的上皮增生，如不感染，2 周左右愈合，短期有色素沉着，一般不留瘢痕。

（3）深 Ⅱ 度烧伤：伤及真皮深层，水疱较小或无，疱皮较厚，基底苍白与潮红相间、微湿，痛觉迟钝，有拔毛痛。由于真皮内有残存的皮肤附件，可赖其上皮增殖形成上皮小岛，如不感染，3～4 周愈合，常留有瘢痕和色素沉着。

（4）Ⅲ 度烧伤：伤及皮肤全层，可达皮下组织、肌肉或骨骼。创面无水疱，痛觉消失，失去弹性，干燥如皮革样或呈蜡白、焦黄甚至炭化成焦痂，痂下水肿可见树枝状血管栓塞。因皮肤

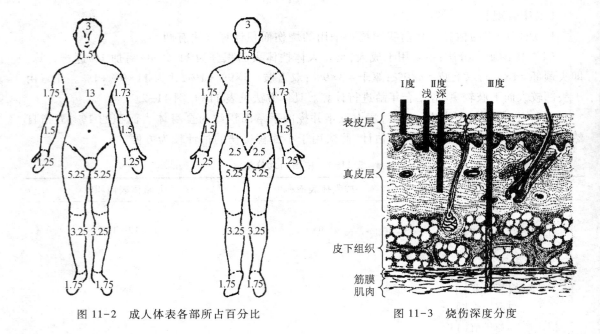

图 11-2 成人体表各部所占百分比   图 11-3 烧伤深度分度

及其附件已全部烧毁,无上皮再生的来源,必须靠植皮愈合。只有很局限的小面积Ⅲ度烧伤,才有可能靠周围健康皮肤的上皮爬行而收缩愈合。

3. 烧伤严重程度的分类 烧伤面积和烧伤深度作为估计严重程度的主要依据,以利于伤员的分类和评价疗效。我国通用的烧伤严重性分度标准是:

(1) 轻度烧伤:Ⅱ度烧伤面积 9% 以下。

(2) 中度烧伤:Ⅱ度烧伤面积 10%~29%;或Ⅲ度烧伤面积不足 10%。

(3) 重度烧伤:烧伤总面积 30%~49%;或Ⅲ度烧伤面积 10%~19%;或Ⅱ度、Ⅲ度烧伤面积不足上述百分比,但病人已发生休克等并发症、呼吸道烧伤或有较重的复合伤。

(4) 特重烧伤:烧伤总面积 50% 以上,或Ⅲ度烧伤面积 20% 以上,或已有严重并发症。

4. 吸入性损伤 以往称之为呼吸道损伤,是由热力、燃烧时产生的烟雾、爆炸时的粉尘等含有害的化学物质吸入支气管和肺泡后所造成的烧伤。所以在火灾现场,死于吸入性窒息者甚至多于烧伤,即使救出现场,合并严重吸入性损伤者仍为烧伤救治中的突出问题。吸入性损伤的诊断依据是:① 燃烧现场相对封闭;② 呼吸道刺激症状,咳出炭末样痰,声音嘶哑,呼吸困难,肺部可闻及哮鸣音;③ 面、颈、口鼻周围有深度烧伤,鼻毛烧焦,口鼻有黑色分泌物。

【治疗原则】 小面积烧伤,一般多在门诊给予清创、保护创面,防治感染,包扎等处理,促进伤口愈合。大面积烧伤、头面部或会阴部烧伤等需住院治疗。其原则是防治休克,保持呼吸道通畅,处理创面,促进创面修复,最大限度地保护和恢复功能;防治败血症及其他并发症,如多器官衰竭等。

1. 现场急救 主要目的是尽快消除致伤原因、脱离现场和施行生命救治。

(1) 迅速脱离热源:烧伤的现场急救最重要的是灭火、救人迅速脱离热源。如火焰烧伤者应尽快灭火,脱去燃烧的衣物,就地翻滚或是跳进水池,熄灭火焰。互救者可就近用非易燃物品(如棉被、毛毯)覆盖,隔绝灭火。切忌奔跑呼叫,以免风助火势,烧伤头面部和呼吸道。也要避免双手扑打火焰,造成双手烧伤。热液浸渍的衣裤,可以冷水冲淋后剪开取下,强力剥脱易撕脱水泡皮。小面积烧伤立即用清水连续冲洗或浸泡,既可减轻疼痛,又可带走余热。

(2)抢救生命:是急救的首要任务。大多数严重烧伤伤员最初意识清晰,且积极合作。如伤员获救后反应迟钝,应怀疑是否合并颅脑损伤或已休克,如心搏呼吸停止,应立即就地实施心肺复苏。

(3)保护创面和保温:在现场附近,应防止创面的再次污染和损伤。贴身衣服应剪开,不可撕脱,以防扯破粘连的创面皮肤。裸露和创面,应立即用无菌敷料或清洁衣服、床单覆盖或包裹。协助病人调整体位,避免创面受压。避免用有色药物涂抹,增加随后烧伤深度判断的困难。寒冷环境,应特别注意增加被盖,防止伤员体温散失。

(4)保持呼吸道通畅:火焰烧伤常伴呼吸道受烟雾、热力等致吸入性损伤,引起呼吸窘迫,应特别注意保持呼吸道通畅,必要时行气管插管或切开并给予吸氧。合并一氧化碳中毒者应放至通风处,必要时应吸入氧气。

(5)其他救治措施:① 纠正低血容量:大面积严重烧伤早期应避免长途转送,休克期最好就近输液抗休克或加做气管切开,必须转送者应建立静脉输液通道,补液 1 000~1 500 ml,途中继续输液,保证呼吸道通畅。高度口渴、烦躁不安者常示休克严重,应加快输液,只可少量口服盐水。转送路程较远者,应留置导尿管,观察尿量;② 镇静镇痛及稳定伤员情绪:安慰和鼓励受伤者,增强治愈信心,使其情绪稳定。对严重惊恐或出现心理障碍者可给予镇静镇痛药,必要时使用哌替啶、吗啡类药物,应予以记录,严密观察有无呼吸抑制;③ 有效地处理严重复合伤:对大出血、开放性气胸、骨折等应先施行相应的急救处理,以减轻疼痛,终止对生理功能的严重影响。

2. 烧伤处理 轻重有别,Ⅰ度烧伤创面一般只需保持清洁和防止再损伤。Ⅱ度以上烧伤需作创面清创术。小面积烧伤可在处置室施行,大面积烧伤一般应在手术室内施行。已并发休克者需首先抗休克治疗,待休克好转后方可施行,为缓解疼痛,清创前可给予镇痛药和镇静剂。

(1)保护烧伤创面、防止和清除外源性污染:轻度烧伤的治疗主要为创面处理,包括剃净创面周围的毛发,肥皂水擦洗干净健康皮肤;继用大量灭菌盐水反复冲洗创面及周围皮肤,并以纱布轻轻拭尽污垢或异物,然后用 0.1%苯扎溴铵或 0.05%氯己定消毒创面。浅Ⅱ度水疱皮应予保留,水疱大者,可用消毒空针抽去水疱液。深度烧伤的水疱皮应予清除,创面可用烧伤软膏或 1%磺胺嘧啶银糊等涂抹。肢体创面采用包扎疗法,即内层用油质纱布,外层用吸水敷料均匀包扎,包扎厚度为 3~5 cm,包扎范围应超过创面边缘 5 cm。特殊部位,如头、面、颈、会阴部可用暴露疗法或半暴露疗法。在处理创面的同时应取渗出液做细菌培养和药物敏感试验。

(2)防治低血容量性休克:液体疗法是防治烧伤休克的主要措施,愈早愈好。病人入院后,即应寻找一较粗且易于固定的静脉行穿刺或切开,以保持一通畅的静脉输液通道。国内通用的补液方案是按病人的烧伤面积和体重计算补液量,即:伤后第一个 24 h,每 1%烧伤面积(Ⅱ度、Ⅲ度)每千克体重应补充液体 1.5 ml(小儿为 1.8 ml,婴儿为 2 ml),中、重度烧伤者晶体液(首选平衡盐溶液)和胶体液(首选同型血浆)的比例为 2:1,特重度烧伤者的比例为 1:1,另加每日生理需水量 2 000 ml(小儿按年龄或体重计算),即为补液总量。上述总量的 1/2,应在伤后 8 h 内输完,其余的两个 1/4 分别于第二个和第三个 8 h 输入。伤后第二个 24 h 补液量,晶体液和胶体液为第一个 24 h 计算量的一半,再加每日生理需水量 2 000 ml。第三个 24 h 补液量,视伤员病情变化而定。紧急抢救过程中,若血浆来源困难时,可以使用低相对分子质量的血浆代用品(如右旋糖酐),利用其暂时扩张血容量和利尿,但用量不宜超过 1 000 ml,并尽快以血浆代替。晶体液、胶体液和水分应交替输入。例如,一名 Ⅱ 度烧伤面积 39%、Ⅲ 度烧伤面积 21%,体重 50 kg 的 30 岁男性病人,第一个 24 h 补液总量为 $50 \times (39+21) \times 1.5 + 2\,000 = 6\,500$ ml,其中晶体液和胶体液各为 $50 \times (39+21) \times 1.5 \times 0.5 = 2\,250$ ml,水分 2 000 ml,输液速度先快后慢。第一个 8 h 补液量为 3 250 ml;第二个 8 h 和第三个 8 h 补液量各为 1 625 ml。第二个 24 h 补液总量为 2 250+2 000 = 4 250 ml,晶体液减半为 1 125 ml,胶体液减半为 1 125 ml,水分仍为 2 000 ml。

(3) 防治感染:烧伤全身性感染的成功防治,关键在于对其感染发生和发展的规律性认识。理解烧伤休克和感染的内在联系,及时积极地纠正休克,维护机体的防御功能。严重烧伤后,在丧失体表屏障的同时,肠黏膜屏障也有明显的应激性损害:通透性增加,肠道微生物、内毒素移位,成为创面或全身性感染的主要原因。并发全身性感染时,病人病情常突然恶化,表现为:① 神志改变,兴奋或淡漠,也可谵妄、多语,定向力障碍;② 寒战、高热或体温不升,金黄色葡萄球菌感染潜伏期可达数日,而铜绿假单胞菌感染潜伏期仅数小时,体温骤升者,起病时常伴有寒战,体温不升者常示为革兰阴性杆菌感染;③ 脉搏、心率加快而血压逐渐下降,出现感染性休克;④ 呼吸急促。⑤ 创面骤变,一夜之间出现创面生长停滞、创缘变锐、干枯、出血性坏死斑等;⑥ 血中白细胞计数骤升或骤降。

防治全身性感染的措施包括:① 及时积极地纠正休克,维护机体的防御功能,保护黏膜组织屏障;② 正确处理创面,烧伤创面特别是深度烧伤创面是主要感染源,深度烧伤创面应及早切痂、削痂和植皮;③ 合理使用抗生素:对严重病人并发全身性感染时,可先联合应用一种第三代头孢菌素和一种氨基糖苷类抗生素,从静脉滴注,待获得细菌培养和药敏检验结果后再调整,感染症状控制后,应及时停药,不能等待体温完全正常,否则可能导致体内菌群失调或并发二重感染;④ 加强营养支持,纠正水、电解质代谢紊乱,维护脏器的功能,给予营养支持可经肠内或肠外营养,尽可能用肠内营养法。

(4) 促使创面愈合、降低致残率:除用外涂药,可促使烧伤创面愈合外,近年来,多主张早期积极手术治疗。包括:切痂,即切除烧伤组织达深筋膜平面;削痂,消除坏死组织至健康组织平面;新鲜创面植皮。

二、护理

【护理评估】

1. 健康史　了解何种原因(热源)导致的烧伤、受热时间、现场情况(如烧伤环境是否密闭、有无化学药物和烟雾吸入)和伤后急救措施的实施情况。其次了解既往有无呼吸道慢性病史等。

2. 身体状况　评估病人的烧伤面积和深度,而判断烧伤面积和深度是动态和粗略的,根据多年的临床实践,总结出两种判断烧伤面积的方法,其一是手掌法,其二是中国的新九分法。

3. 心理社会 了解病人对烧伤伤情、治疗中的配合及康复过程有关知识的掌握程度。了解病人对治疗和植皮手术可能出现的并发症及对毁容和残肢的心理承受能力和出院后对功能康复训练方法的掌握情况。了解家属对病人烧伤的严重性及治疗过程、预后的认知程度及心理承受能力。评估病人预后适应工作和生活自理能力。

4. 预后评估 伤后生命保住了,但有可能造成毁容、肢体残疾和皮肤功能障碍,如瘢痕造成外出或社交障碍,引起心理障碍;皮肤功能或肢体残疾造成机体活动或对外界环境敏感,夏季排热障碍。

【护理问题】
1. 有窒息的危险 与吸入性烧伤有关。
2. 皮肤完整性受损 与烧伤和长期卧床有关。
3. 体液不足 与烧伤后体液大量渗出有关。
4. 有感染的危险 与烧伤时皮肤屏障功能丧失、组织坏死、创面污染、机体免疫力下降有关。
5. 营养失调,摄入量低于机体需要量 与进食不足和伤后机体能量消耗增加有关。
6. 躯体活动障碍 与肢体烧伤、瘢痕组织形成有关。
7. 自我形象紊乱 与伤后毁容、肢残及功能障碍有关。
8. 恐惧 与疼痛、无法预知未来和再进入社会有关。

【护理目标】 伤员呼吸正常,无呼吸困难、发绀。伤员创面干洁、无分泌物,创面逐渐恢复或植皮后愈合。伤员体液平衡得以维持,生命体征平稳,血容量恢复。烧伤创面得到妥善处理,感染得到有效控制;伤员营养状况改善,体重保持相对稳定。伤员能恢复正常身体活动,减少关节挛缩。伤员敢于面对伤后的自我形象,情绪稳定,配合治疗。恐惧心理消除或减轻。

【护理措施】
1. 吸入性烧伤的护理
(1) 密切注意呼吸的变化,包括声音嘶哑的发展、呼吸运动改变、呼吸功能参数的变化
(2) 保持呼吸道通畅:鼓励伤员深呼吸,用力咳嗽及咳痰。及时清除口鼻分泌物,翻身拍背。对衰弱无力、咳痰困难、气道内分泌物多者,均应及时经口鼻吸净。雾化吸入含有抗生素、糜蛋白酶的液体等,以控制炎症及稀化痰液。在伤后 3~5 天,气管壁坏死组织发生溶解脱落或出血易造成窒息,应严密观察及时吸引,必要时行气管插管或气管切开插管及施行机械辅助通气。
(3) 吸氧,氧浓度一般不超过 40%,采用雾化吸入,一氧化碳中毒者给纯氧吸入。
(4) 监测脉搏、血压变化,严格掌握并观察记录输液量及速度,以防止急性肺水肿等发生。
(5) 严格执行呼吸道管理及无菌操作。
2. 休克期护理 严密观察病情,准确输液和保证输液途径的通畅,以使伤员尽早恢复体液平衡,保证有效的循环血量。
(1) 严密观察病情,按各项评估要求,至少每 2 h 监测一次生命体征、血气、尿量、尿相对密度及有无肌红蛋白尿、血红蛋白尿。

（2）液体疗法：应按补液方案尽早实施，加强监测，一般始于烧伤后 1 h 内。根据伤情合理分配液体量、液体性质和决定输入速度等。一般为"先晶后胶，先盐后糖，先快后慢"。液体疗法有效的观察指标是：① 病人神志清醒，安静，无烦躁不安；② 尿量：成人每小时以 30～70 ml 为宜，儿童为 20～50 ml，婴儿为每千克体重每小时 1 ml；③ 心搏有力，脉率在 100 次/min 以下；④ 收缩压维持在 90 mmHg（11.97 kPa）、脉压在 20 mmHg（2.67 kPa）以上；⑤ 无明显口渴；⑥ 呼吸平稳。如出现血压低、尿量少、烦躁不安等现象，则应加快输液速度。在注意输液的同时，特别注意保持呼吸道的通畅。否则，不解除气道梗阻，只靠输液，休克期是不可能平稳度过的。

尽管避免口服补液，若病情平稳，口渴较重，在严密观察下，适量服用每升含氯化钠 0.3 g、碳酸氢钠 0.15 g 的烧伤饮料，但要防止胃扩张、胃出血的发生。

3. 创面护理 原则是保护创面、减轻损害和疼痛、防止感染。

（1）创面处理的早期原则：病人休克基本控制后，在良好的麻醉和无菌条件下，尽早进行简单清创，清创顺序一般是头部、四肢、胸腹部、背部和会阴部顺序，剃净创面部位及附近的毛发，剪短指趾甲，擦净创面周围皮肤，用灭菌盐水冲洗创面，轻试去表面黏附物，使创面清洁。浅Ⅱ度创面的完整水疱予以保留，已脱落和深度创面上的水疱予以清除，根据情况采取暴露疗法或包扎疗法，Ⅲ度焦痂保持干燥，外涂碘酊，可早期予以植皮，也可待其自然溶痂后脱落再植皮，清创术后注射破伤风抗毒素（TAT）。

（2）包扎疗法的护理：适用于四肢Ⅰ、Ⅱ度烧伤病人，采用敷料对烧伤创面包扎封闭固定的方法，目的是减轻创面疼痛，防止创面加深，预防创面感染。同时一定的压力，可部分减少创面渗出，减轻创面水肿，方法是在清创后的创面放一层油质纱布，外面覆盖 3～5 cm 数层纱布、棉垫等，其厚度不被渗液浸透为止，再予以适当压力包扎，创面包扎后每日检查有无松脱、臭味和疼痛，注意肢端末梢循环情况，敷料浸湿后及时更换，以防感染，肢体包扎后应注意提高患肢，保持各关节各部位尤其手部的功能位和髋关节外展位，抬高被包扎的肢体，保持敷料干燥，一般在伤后 5 d 更换敷料，如创面渗出多、有臭味，且伴有高热、创面跳痛，需及时换药检查创面，深Ⅱ、Ⅲ度创面应在伤后 3～4 d 更换辅料。

（3）暴露疗法的护理：适用于Ⅲ度烧伤、特殊部位、（头面、颈部、会阴部）及特殊感染（如铜绿假单胞菌、真菌）感染的创面，大面积创面。暴露疗法的病房应具备以下条件：室内清洁，有必要的消毒和隔离条件，室温控制在 28～32℃，湿度 70%，使创面暴露在温暖、干燥、清洁的空气中，便于抢救和治疗，随时用灭菌敷料或棉签吸净创面渗液，保护创面，适当约束肢体，防止无意抓伤，焦痂可用 2% 碘酊涂擦 2～4 d，每天 4～6 次，如发现痂下感染，应立即去痂引流，清除坏死组织，定时换药湿敷，避免创面受压，定时翻身，有条件可用翻身床，防止创面因受压而加深。注意创面不宜用甲紫和中药粉末，以免妨碍创面观察，也不轻易用抗生素类药物，以免引起细菌耐药。

翻身床是烧伤病房治疗大面积烧伤的设备，其形似手推车，由双层床片、支撑架和旋转盘 3 个主要部件构成。拆装双层并旋转转盘可使病人翻身（图 11-4）。使用前向病人说明使用翻身床的意义、方法和安全性，消除病人的疑虑和恐惧；认真检查各部件，确保操作安全。一般在休克期度过后，开始翻身俯卧，首次俯卧者应密切注意观察，防止窒息。一旦发现呼吸困难，立即翻身仰卧，俯卧时间逐渐由 30 min 增至 4～6 h。翻身时 2 人共同配合，拧紧螺丝，上好安全带,严防病人滑出,骨突处垫好棉垫,防止压疮发生,病人可在翻身床上进食、大小便和进行手术。使用翻身床可使烧伤创面充分暴露,避免创面长期受压以加重损伤,减轻病人翻身时的痛苦。昏迷、休克、心功能不全患者和应用冬眠药物者,忌用翻身床。

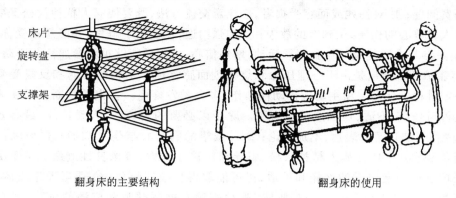

床片
旋转盘
支撑架

翻身床的主要结构　　　　　　翻身床的使用

图 11-4　翻身床

（4）半暴露创面护理:用单层抗生素或薄荷油纱布依创面形状剪成相应大小覆盖其上,称为半暴露疗法。主要护理是保持创面干燥、预防感染。

（5）去痂植皮护理:深度烧伤创面愈合慢,或难于愈合,且瘢痕增生造成畸形和功能障碍。所以,Ⅲ度烧伤创面应早期采取切痂、削痂和植皮,做好植皮手术前后的护理。

（6）感染创面的护理:加强烧伤创面的护理,及时清除脓液和坏死组织,局部根据感染特征,或细菌培养和药物敏感试验选择外用药物,已成痂的保持干燥,或采用湿敷、半暴露(薄层药液纱布覆盖),浸浴疗法清洁创面,待感染基本控制,肉芽组织生长良好,及时植皮促使创面愈合。

4. 防治感染的护理

（1）作好消毒隔离工作:工作人员出入病房要穿隔离衣,戴好帽子、口罩,更换鞋;接触病人前后要洗手,做好病房的终末消毒工作。

（2）严密观察病情变化:以便早期发现和处理烧伤创面感染灶和脓毒血症。做好口腔及会阴部护理,防止创面污染。发现问题及时报告医生并协助处理。

（3）严格无菌操作:加强各种治疗性导管的护理。

（4）定期做室内环境、创面、血液及各种排泄物、分泌物的细菌培养和药物敏感试验,合理选用广谱高效抗生素及抗真菌药物。

（5）加强营养,纠正水、电解质代谢紊乱:给予高热量、高蛋白质、多种维生素饮食,提高免疫力。营养支持可根据病人情况给予口服、鼻饲或经肠内或肠外营养,大面积烧伤者可少量多次输入新鲜血液。

（6）一般护理:做好降温、呼吸道护理、口腔护理、皮肤护理,保护创面,镇痛护理等措施。

5. 心理护理　烧伤伤员的心理压力尤为严重,特别担心容貌和自身形象的改变影响生活、工作和社交。导致心理失衡的原因包括:① 病人怕死、怕残;② 病人害怕疼痛、医疗费用大;③ 创伤愈合后,担忧生活不能自理和生理缺陷;④ 一旦丧失工作能力,怕失去承担家庭义务能力,怕婚姻无着落和家庭破裂;⑤ 重返社会活动后,更怕人们讥讽和歧视,缺乏重返社会的信心。

应根据病人不同时期的心理状态,及时而有针对性地开展心理护理。① 耐心倾听诉说,鼓励其说出对意外、损伤、手术等的自我感觉;② 对病人的提问,应耐心解释,热心劝慰,消除疑虑和恐惧,鼓励其树立信心,配合治疗,稳定其情绪;③ 对经济不宽裕者,应避免在病人面前谈论医药费问题;④ 对伤残或面容受损者,应注意交流方法,既要使病人精神放松又要避免无意中对病人自尊心的伤害,做到有的放矢;⑤ 加强沟通,让伤员了解你,并愿意接受你的护理;⑥ 鼓励病人参与力所能及的自我照顾活动,增加信心,出院后能够重新参加社会活动和工作。

6. 疼痛护理　疼痛是由于心理压力和烧伤创面感觉神经末梢的暴露和反复受到刺激造成的。医护过程中任何一项主动或被动性操作,多会诱发疼痛。首先要判断伤员所表现的疼痛反应是否与恐惧、不适、焦虑或缺氧有关。除予以必要的约束、专人看护外,最有效的方法是:① 接受伤员非理智性表达,不加评论;② 以诚挚的同情心与伤员沟通;③ 鼓励伤员说出心里的痛苦和想法;④ 让病人精神放松、引导和转移注意力、音像良性刺激;⑤ 要实事求是的了解医护过程中会引发的疼痛和不适,尽可能取得相应的配合;⑥ 适当理疗或体疗,起到部分止痛的作用;⑦ 麻醉镇痛剂,如吗啡、哌替啶等有抑制呼吸和成瘾的危险,对有吸入性损伤和老年烧伤者应慎用。

思 考 题

一、名词解释

1. 损伤　2. 烧伤　3. 冷伤　4. 挫伤　5. 撕脱伤　6. 扭伤　7. 爆震伤

二、填空题

1. 创伤的并发症有 _____、_____、_____、_____ 等。

2. 烧伤深度按损伤组织层次分为 _____、_____、_____、_____。

三、单选题

1. 属于闭合性损伤的是(　　)。

　　A. 刺伤　　　　B. 火器伤　　　　C. 砍伤　　　　D. 爆震伤　　　　E. 擦伤

2. 属于开放性损伤的是(　　)。

　　A. 擦伤　　　　B. 挤压伤　　　　C. 扭伤　　　　D. 爆震伤　　　　E. 关节脱位

3. 某成年男性,不慎被沸水大面积重度烧伤发生休克,补液期间简便而可靠的观察指标是(　　)。

　　A. 血压　　　　B. 脉搏　　　　C. 呼吸　　　　D. 尿量　　　　E. 中心静脉压

4. 给局部冻伤患者浸泡伤肢水温应在(　　)。

　　A. 30~34℃　　B. 34~38℃　　C. 38~42℃　　D. 42~46℃　　E. 46~50℃

5. 如伤口污染轻,早期使用抗生素,清创时间可延长至伤后(　　)。

　　A. 8 h　　　　B. 10 h　　　　C. 12 h　　　　D. 14 h　　　　E. 16 h

四、简答题

1. 影响伤口的愈合因素有哪些?

2. 简述烧伤严重程度的分类。

(张志勇)

第十二章 颅内压增高病人的护理

【知识要点】

1. 概念 颅内压增高。
2. 熟悉颅内压增高的病因、治疗原则。掌握颅内压增高、脑疝的护理措施。
3. 了解颅内压正常的生理调节。

颅内压（intracranial pressure，ICP）是指颅腔内容物对颅腔所产生的压力。临床上常以腰段蛛网膜下腔、侧脑室内和小脑延髓池所测出的脑脊液静水压来表示颅内压。正常人在侧卧时腰穿或平卧时侧脑室压力为 70～200 mmH$_2$O，儿童为 50～100 mmH$_2$O。成人超过 200 mmH$_2$O，儿童超过 100 mmH$_2$O 即表明颅内高压（intracranial hypertension）。颅内高压若不及时发现与处理，可导致颅内灌注压降低，脑血流量减少，造成脑组织缺血和缺氧，产生中枢神经系统功能障碍，进一步引起脑的危象，即脑疝的发生，危及病人的生命。在正常情况下，有一个精确的生理调节功能来保证颅内压的相对稳定。

第一节 概 述

【颅内压的正常生理调节】 成人颅缝闭合后，颅腔容积基本不变。在正常情况下，颅腔所含内容物脑组织、脑血液和脑脊液是相对恒定。颅腔容积相当于颅腔内容物三者之和。由于脑组织不能被压缩，颅内压的自身调节主要依赖于脑脊液和脑血流量的增减来调节。另外，脑血管的舒缩运动也可调节颅内压，脑血管扩张，颅内压升高；反之，颅内压降低。

【病因】

1. 脑体积增加

（1）血管源性脑水肿：是由于脑组织间隙内的水分增加所致。① 颅脑损伤后所产生的反应，如急性颅脑损伤、颅脑手术后的反应；② 脑的炎症性反应，如细菌、病毒、真菌、原虫与寄生虫引起的疾病等；③ 脑血管病中的脑出血、蛛网膜下腔出血等；④ 脑瘤引起的血管源性脑水肿。

（2）细胞毒性脑水肿：是由于脑细胞内水分增加所致。① 各种原因引起的脑缺血、缺氧；② 各种原因引起的毒血症，包括尿毒症、肝性脑病、药物中毒、职业中毒、食物中毒等。

2. 脑血液循环增加 包括：① 颅内血管瘤，脑动、静脉血管畸形，脑毛细血管扩张症；② 呼吸道梗阻或呼吸中枢衰竭引起的高碳酸血症；③ 胸、腹、四肢等处的严重挤压伤后所引起的血管扩张；④ 各种原因引起的静脉压增高。

3. 脑脊液过多 包括：① 阻塞性脑积水：室间孔阻塞、侧脑室阻塞、中脑导水管阻塞等引起;② 交通性脑积水:脑膜炎和蛛网膜下腔出血引起的蛛网膜粘连、静脉窦血栓形成等。

4. 颅内占位性病变   包括:① 外伤性颅内血肿和自发性脑出血;② 颅内肿物,包括各种脑瘤、颅内脓肿、颅内寄生虫病等。

5. 颅腔狭小   包括:① 各类先天性狭颅畸形、颅底扁平与颅底凹陷;② 向颅内生长的颅骨肿瘤;③ 大片凹陷性颅骨骨折等。

【临床表现】

1. 头痛   头痛是因颅内压增高,造成脑组织的牵扯移位,致使痛觉敏感部位组织受牵拉、扭曲与压迫。头痛是颅内压增高较早出现的症状。头痛特点呈持续性、搏动性,伴有阵发性加剧。常在夜间或清晨头痛明显。部位以前额或双颞多见,颅后窝病变的头痛常见于枕部。

2. 呕吐   常于清晨发作,呈喷射状,与饮食无关,小儿常以呕吐为首发症状。

3. 视盘水肿与视力减退   当颅内压增高至一定程度时,影响到眼底静脉回流,形成视盘水肿。视盘水肿是颅内压增高的重要客观指征。随着颅内压的不断增高,视神经萎缩,视力下降,甚至失明。临床上通常将头痛、呕吐及视盘水肿,称为颅内压增高“三主征”。

4. 意识障碍   颅内压严重增高使脑血流量减少,脑干缺血,或使脑组织移位压迫了脑干而引起意识障碍,甚至昏迷,危及生命。

5. 精神障碍   由于颅内压增高使大脑皮质细胞的正常代谢受到了影响,病人表现为情绪不稳定、易激怒、头昏、记忆力减退、反应迟钝、思维缓慢、定向力障碍,或表现为欣快、多动、多言多语,甚至打人损毁物品等。

6. 癫痫发作   大脑半球占位性病变引起的颅内压增高,可出现癫痫局灶性发作,或大发作。

7. 复视   颅内压增高可使展神经受到牵拉,眼外直肌麻痹,眼球外展受限,产生视物双影。

8. 生命体征变化   颅高压时可造成血压升高,以收缩压升高为主,脉压大,脉搏缓慢有力,呼吸深慢等,严重病人呼吸循环衰竭而死亡。

9. 辅助检查

(1) CT:CT 是对颅内占位性病变进行定性与定位诊断的首选检查措施。

(2) MRI:在 CT 不能确诊的情况下,可行 MRI 检查,以利进一步确诊。

(3) 头颅 X 线摄片:显示颅内压增高征象,颅缝增宽、蝶鞍扩大等,但它一般不作为诊断颅内占位性病变的辅助检查手段。

(4) 脑血管造影:主要用于疑有脑血管畸形或动脉瘤等疾病的病例,数字减影血管造影(DSA)使得脑血管造影术的安全性大大增高,且图像更清晰,可提高疾病的检出率。

(5) 腰椎穿刺:通过腰椎穿刺间接测量颅内压,同时可做脑脊液检查,但应慎用,腰椎穿刺对颅内压明显增高的病人有引起脑疝的危险,此类病人应禁止腰穿。

【颅内高压症的转归】   颅内压增高,如未得到有效控制,势必加重脑缺血、缺氧,导致脑功能障碍,出现昏迷。如果颅内压力增高到一定程度,部分脑组织从压力较高处经过颅内某些裂孔向压力较低处移位,而形成脑疝(图 12-1)。由于脑疝引起脑干、血管及神经受压而产生一系列神经症状,称之脑疝综合征,脑疝的出现,可能迅速致命。因此,对于每一个颅内压增高病人,都应仔细观察是否有脑疝发生可能,便于及早处理,挽救病人生命。根据脑疝发生部位和脑组织移位的不同,可分为小脑幕切迹疝(又称颞叶钩回疝、天幕裂孔疝)、枕骨大孔疝(又称小脑扁桃体疝)等。因小脑幕切迹疝与枕骨大孔疝常常危及病人生命,临床上最为重要。

1. 小脑幕切迹疝　幕上占位性病变引起颅内压增高,使颞叶钩回突入脚间池内,产生小脑幕切迹疝。小脑幕切迹疝在临床上可分为早期、中期与晚期,其临床表现如下。

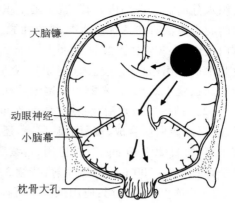

图 12-1　各种脑疝

(1) 早期:头痛加剧,呕吐频繁,躁动不安,继之意识障碍,嗜睡、朦胧,对外界刺激反应差,并出现瞳孔变化及锥体束征。

(2) 中期:表现颞叶钩回疝的典型症状。意识障碍进行性加重,呈浅昏迷;病变侧瞳孔明显扩大,对光反射消失,另一侧瞳孔正常。生命体征变化明显,呼吸深而慢,血压升高,脉搏变慢,体温可有上升,锥体束征阳性。

(3) 晚期:意识障碍进一步恶化,呈深昏迷,对外界一切刺激均无反应;双侧瞳孔明显散大,对光反射消失,眼球固定不动。生命中枢开始衰竭,出现潮式或叹息样呼吸,脉搏快而弱,血压、体温下降,最后发生呼吸和心搏停止。

2. 枕骨大孔疝　在颅内压不断增高时,小脑扁桃体可经枕骨大孔疝至颈椎椎管内,称为枕骨大孔疝。颅后窝容积小,因而缓冲容积也小,较小的病变即可超过其代偿范围,延髓受损,造成生命中枢障碍,威胁病人生命。枕骨大孔疝后第四脑室中孔阻塞,引起梗阻性脑积水,更加重颅内高压。

(1) 枕下疼痛:是移位脑组织压迫上颈部神经所致,或枕骨大孔区硬脑膜、血管壁和神经受牵挂所致。

(2) 颈项强直或强迫头位:病人头部固定在一定位置,以防止因头部的变动而致延髓受压,此为机体的保护性作用。

(3) 后组脑神经受损表现:可产生眩晕、听力减退、吞咽困难、反复呕吐等症状。

(4) 脑脊液循环通路受阻表现:头痛加剧,频繁呕吐。

(5) 呼吸、循环衰竭表现:在急性枕骨大孔疝形成时,可迅速出现呼吸、循环衰竭,出现呼吸减慢、潮式呼吸乃至呼吸心搏停止。

枕骨大孔疝与小脑幕切迹疝不同之处,在于呼吸、循环障碍出现较早,而意识障碍与瞳孔变化较晚,小脑幕切迹疝则是意识障碍与瞳孔变化出现较早,生命体征变化较晚。

【治疗原则】　对于颅内压增高的病人,应抓紧时机,及时明确诊断,应用各种辅助检查手段,如头颅 X 线摄片、CT、MRI、数字减影等检查,尽快找出致病原因,并积极采取有效的防治措施,挽救生命。在处理颅内压增高的方法中,可分病因治疗与对症治疗两方面。

1. 病因治疗　是最理想和有效的治疗方法,如手术清除外伤性颅内血肿、异物、坏死脑组织,切除颅内肿瘤等。

2. 对症治疗　在进行病因治疗过程中,如不能完全立即解除病因,应及时针对不同情况,采取不同降颅压措施。

（1）脱水治疗：其原理是提高血液的渗透压，造成血液与脑组织的脑脊液渗透压差，使脑组织水分向血液循环内转移，减少脑组织中的水分、缩小脑体积，达到降低颅内压的作用。常用的脱水方法有渗透性脱水与利尿性脱水两种。渗透性脱水剂如 20% 甘露醇、甘油果糖、人体白蛋白等，20% 甘露醇每 4~6 h 静脉滴注，要求 250 ml 甘露醇在 15~20 min 内滴完。利尿性脱水剂常用药物有呋塞米（速尿），成人剂量 10~20 mg，每日 3~4 次，静脉应用或肌内注射。为了加强脱水效果，甘露醇和呋塞米可联合应用，或人体白蛋白和呋塞米联合应用。

（2）糖皮质激素治疗：糖皮质激素可加速消退水肿和减少脑脊液生成，改善毛细血管通透性、促进蛋白质合成，修复血脑屏障，还可防止细胞膜磷脂的自由基反应。目前常用药为地塞米松，每日 20~40 mg，静脉应用，持续 3~5 d，以后逐渐减量于 1 周后停药。亦可用氢化可的松每日 100~300 mg，静脉注射，持续 3~5 d，以后减量至停药。

（3）抗生素的应用：应用抗生素可控制颅内感染，降低颅内压力。

（4）镇痛镇静剂：镇痛有一定镇静作用，但不能应用吗啡类药物，有抑制呼吸的作用。癫痫和躁动者给予镇静剂应用，可降低颅内压。

（5）减少脑血流量和辅助过度换气：冬眠低温是应用药物和物理降温的方法，使病人体温下降、减低脑耗氧量，并通过脑血流量与血压的下降，缩小脑的体积，以降低颅内压。在应用过程中，应注意病人的血容量，防止寒战。过度换气可使肺泡和血液中的动脉血二氧化碳分压降低，引起脑阻力血管的收缩和脑血流量的减少，使脑容积缩减，降低颅内压。巴比妥类药物能使血管收缩，减轻或防止脑水肿的形成，且可抑制脑脊液的产生，起到降低颅内压的目的。

（6）减少脑脊液量：脑积水引起的颅内高压，可用脑脊液外引流术治疗。该方法是一种快速有效的抢救措施。脑脊液分流术在条件具备的情况下亦可选择应用。

（7）颞肌下减压术：对严重脑挫裂伤和脑水肿病人可行颞肌下减压术。

第二节 护 理

【护理评估】

1. 健康史　评估病人有无颅脑外伤、颅内炎症、脑肿瘤及高血压、动脉硬化病史，以判断颅内压增高的原因；有无呼吸道梗阻、癫痫、便秘、剧烈咳嗽等导致颅内压急骤升高的因素存在。

2. 身体方面　评估头痛的部位、性质、程度、持续时间、诱因和加重因素。呕吐程度，有无影响病人的进食，有无引起水电解质代谢紊乱和酸碱失衡，有无视力障碍、头晕、肢体功能障碍等。

3. 辅助检查　CT 或 MRI 检查是否证实颅内占位性病变或颅内出血。

4. 心理社会　由于颅内压增高导致头痛、呕吐等症状，病人及家属可出现焦虑、恐惧，故要了解病人的心理反应，同时应评估病人家庭经济情况及家属对疾病的认识和支持程度。

5. 手术后评估　术后意识、语言、肢体功能等恢复情况。

【护理问题】

1. 疼痛　与颅内压增高有关。

2. 有受伤危险　与视力下降、意识障碍有关。

3. 营养失调　与长期不能进食、呕吐、应用脱水剂等有关。

4. 脑组织灌注异常　与颅内压增高有关。

5. 焦虑　与手术、预后不佳有关。

6. 潜在并发症　脑疝与颅内压骤然增高有关。

【护理目标】　病人的头痛减轻或消失。病人无意外损伤发生。病人的营养得到足够的补充。降颅内压和无手术不良后果。通过监测和护理,潜在并发症减少或避免。

【护理措施】

1. 一般护理　目的是降低颅内压。

（1）休息:绝对卧床休息,保持病室安静。

（2）体位:抬高床头 15°～30° 的斜坡位,以利头部静脉回流,减轻脑水肿。

（3）饮食与补液:神志清醒者,给予普食,但需要限制钠盐;不能进食者,成人每日输液量控制在 1 500～2 000 ml,其中生理盐水不超过 500 ml,输液速度不宜过快,使用脱水剂时应注意水、电解质的平衡。

（4）吸氧:持续或间断吸氧,改善脑缺氧,减少脑血流量,降低颅内压。

（5）维持正常体温:中枢性高热应用物理降温为主,药物为辅,必要时亚冬眠。一般体温达到 38.0℃ 可应用头部物理降温,达到 38.5℃ 以上应全身降温。

（6）生活护理:适当保护病人,避免外伤,满足病人所需。

2. 避免颅内压升高

（1）安静休息:避免情绪激动,以免血压骤升,引起颅内压升高。

（2）保持呼吸道通畅:引起呼吸道梗阻的原因有呼吸道分泌物积聚、呕吐物误吸、卧位不正确导致气管受压或舌根后坠等。应及时清除呼吸道分泌物、呕吐物;卧位时不能使颈部屈曲或胸部受压,舌后坠者可托起下颌或放置口咽通气管,痰液黏稠者行雾化吸入,对意识不清或咳痰有困难者,应配合医生尽早行气管切开。加强基础护理,定时翻身、拍背,以防肺部并发症。

（3）避免剧烈咳嗽和用力排便:剧烈咳嗽、用力排便均可使胸腹腔内压骤然升高而引起脑疝,避免并及时治疗感冒、咳嗽。颅内压增高病人因限制水分摄入、脱水治疗、卧床休息,常出现便秘,能进食者鼓励多吃粗纤维丰富的食物,给予缓泻剂,对已有便秘者,给予开塞露或低压、小剂量灌肠,禁忌高压灌肠,必要时戴手套掏出粪块。

（4）控制癫痫发作:癫痫发作可加重脑缺氧和脑水肿,要注意观察有无癫痫症状,一旦发生,应报告医生,按医嘱定时、定量给予抗癫痫药物。

3. 病情观察　密切观察病人意识、瞳孔变化,生命体征、肢体活动和癫痫发作情况,有条件者可做颅内压监测。

4. 降颅内压药物的护理

（1）脱水剂:颅内压增高者常用高渗性和利尿性脱水剂。脱水药物应按医嘱定时、反复使用,停药前逐渐减量或延长给药间隔,以防颅内压反跳。使用 20% 甘露醇 250 ml,应在 15～30 min 内快速滴完,使用呋塞米还需注意有无血糖升高;在脱水期间要观察血压、脉搏、尿量变化,了解有无血容量不足及脱水效果,记录出入液量,有无水、电解质代谢紊乱。

（2）激素:肾上腺皮质激素如地塞米松、氢化可的松等,应注意有无消化道出血、感染现象。

5. 对症护理及并发症处理

（1）头痛护理：减轻头痛最好方法是应用高渗性脱水剂，适当应用镇痛药，忌用吗啡、哌替啶，以免抑制呼吸中枢，避免咳嗽、低头及用力活动等使头痛加重的因素。

（2）呕吐护理：防止呕吐物呛入气管，及时清除呕吐物，记录呕吐物的性质和量。

（3）躁动护理：寻找躁动的原因（如呼吸不畅、尿潴留、卧位不适、衣服和被子被大小便或呕吐物浸湿等），并及时处理，不可强行约束，以免病人挣扎而使颅内压进一步增高，必要时加床档，专人护理，防止意外。

（4）脑疝护理：当病人出现脑疝先兆时，快速静脉输入甘露醇、呋塞米等强力脱水剂，并加入糖皮质激素类药物。保持呼吸道通畅，给氧，床旁准备好气管插管用物及呼吸机。密切观察呼吸、心搏、瞳孔的变化，配合医生完成必要的诊断性检查（如 CT），紧急做好术前的一切准备工作。

6. 脑室外引流护理　脑室外引流是指经头颅骨钻孔或锥孔穿刺侧脑室，将硅胶引流管置入，脑脊液经引流管流出，以缓解颅内压增高的应急性手术。

（1）目的：抢救颅内高压危急病人；从引流管注入造影剂进行脑室系统的检查，注入同位素行核素检查，以明确诊断；注入抗生素控制感染；脑室内手术后安放引流管，引流血性脑脊液，减轻脑膜刺激症状，预防脑膜和蛛网膜粘连等。

（2）护理：包括：① 固定：引流管妥善固定，引流管开口需高于侧脑室平面 10～15 cm，以保持正常颅内压。② 保持引流通畅：防止受压、扭曲、折叠、成角，活动、翻身时应避免牵拉引流管。③ 注意引流速度和量：禁忌流速过快，避免颅内压骤降造成危险，每日引流量不超过 500 ml 为宜，因正常脑脊液每天分泌的量是 400～500 ml。④ 严格执行无菌操作：每天定时更换引流袋，更换时先夹闭引流管，以防脑脊液反流，注意整个装置无菌。⑤ 观察和记录：观察和记录脑脊液性状、量，若有大量鲜血提示脑室内出血，若为混浊则提示感染。⑥ 拔管：引流管放置一般不宜超过 5～7 d，开颅术后脑室引流管一般放置 3～4 d，拔管前行夹管试验或抬高引流管，观察有无颅内压增高征象；拔管后如有脑脊液漏，应告知医生妥善处理，以免引起颅内感染。

【健康指导】

（1）教导病人保持情绪稳定，避免颅内压增高。

（2）注意安全，防止意外。

（3）根据需要定期复查。

思 考 题

一、名词解释

1. 颅内压增高　2. 脑疝　3. 小脑幕裂孔疝　4. 枕骨大孔疝

二、填空题

颅内压增高的主要典型表现是_____、_____、_____。

三、单选题

1. 导致颅内压增高的最常见原因是（　　）。

A. 外伤性颅内出血　　　　　　　　B. 颅内动脉瘤破裂

C. 脑恶性肿瘤   D. 脑寄生虫病

E. 脑脓肿

2. 急性颅内压增高病人,早期生命体征改变的典型表现是(   )。

     A. 脉搏慢,血压低   B. 脉搏快,血压高

     C. 脉搏快,血压低   D. 脉搏快,呼吸急促

     E. 呼吸慢,脉搏慢,血压高

3. 颅高压三主征指的是(   )。

     A. 头痛、呕吐、恶心   B. 头痛、呕吐、抽搐

     C. 头痛、复视、意识障碍   D. 头痛、呕吐、血压增高

     E. 头痛、呕吐、视盘水肿

4. 下列降低颅内压的措施,错误的是(   )。

     A. 腰椎穿刺大量放液   B. 静滴地塞米松

     C. 静滴甘露醇   D. 限制水入量

     E. 吸氧

5. 颅高压并发脑疝时,急救处理应先是(   )。

     A. 迅速快速静脉滴注高渗性脱水剂   B. 大剂量抗生素防治感染

     C. 尽快明确脑疝原因   D. 紧急开颅手术减压

     E. 脑室外引流术

四、简答题

脑疝病人急救护理措施包括哪些?

(穆万丹)

177

第十三章 颅脑损伤病人的护理

【知识要点】

1. 概念 脑震荡、中间清醒期、逆行性健忘。
2. 了解各种类型头皮损伤的临床表现和处理原则。
3. 熟悉颅底骨折临床表现、脑震荡、脑挫裂伤、颅内血肿治疗原则。
4. 掌握脑震荡、脑挫裂伤、颅内血肿的临床表现及颅脑损伤病人的护理措施。

颅脑损伤在平时、战时都比较常见,占全身各部位伤的 10%~20%,仅次于四肢伤,居第 2 位。颅脑损伤及早诊治和加强护理是提高创伤救治效果的关键。

第一节 脑实质外损伤病人的护理

一、头皮损伤

头皮分为五层(图 13-1):皮肤、皮下组织、帽状腱膜层、帽状腱膜下层、骨膜下层;其中,浅部三层连接紧密,不易分离,而深部两层之间连接疏松,较易分离。

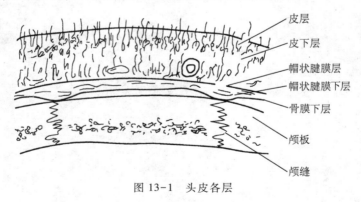

图 13-1 头皮各层

头皮的血液供应丰富,动、静脉伴行,由颈内、外动脉的分支供血,左右各五支在颅顶汇集,且各分支间有广泛吻合支,故抗感染和愈合能力较强。

【头皮损伤类型】

1. 病因 外力直接作用于头部时,首先使头皮发生不同程度损伤。通过头皮损伤部位能推测颅内损伤部位,但头皮损伤程度并不完全反映颅脑损伤程度。
2. 分类 头皮损伤可分为挫伤、裂伤、撕脱伤和头皮下血肿 4 种类型。

（1）挫伤：由钝性物体打击所致，可累及头皮全层，但仍保持头皮完整性。

（2）裂伤：锐器伤者，伤口整齐，污染轻。钝器伤者，裂伤创缘常不整齐，伴皮肤挫伤，可有明显污染。

（3）撕脱伤：因头皮受到强力牵拉所致的部分或全部头皮撕脱。

（4）头皮血肿（scalp hematoma）：多由钝器伤所致，按血肿出现于头皮的层间不同分为皮下、帽状腱膜下及骨膜下血肿3种类型。

【临床表现和处理】 见表13-1。

表 13-1 三种头皮血肿的临床表现及处理原则

	皮下血肿	帽状腱膜下血肿	骨膜下血肿
血肿位置	皮下组织	帽状腱膜与骨膜之间	骨膜与颅骨之间
血肿范围	小而局限	大而广泛，可波及整个头皮	血肿周界止于骨缝
血肿硬度	较硬	较软，有明显波动感	张力大，波动感不明显
处理原则	不需处理	加压包扎	穿刺抽吸后包扎

二、颅骨骨折

颅骨骨折指颅骨受暴力作用超过颅骨弹性限度时所致颅骨结构改变。在颅脑损伤中，坚硬的颅骨减轻了许多外力作用，对颅内结构起到一定的保护作用，但颅骨骨折可能会引起脑膜、脑、血管和神经的损伤，可合并脑脊液漏、颅内血肿及颅内感染等。

【分类】 颅骨骨折按骨折部位分为颅盖骨折（fracture of skull vault）和颅底骨折（fracture of skull base）。按骨折形态分为线性骨折和凹陷性骨折。按骨折是否与外界相通分为开放性骨折与闭合性骨折。

【临床表现】

1. 颅盖骨折

（1）线性骨折：发生率最高，局部压痛、肿胀。主要靠颅骨X线摄片确诊，线性骨折本身无需特殊治疗。应警惕合并脑损伤或颅内出血，当骨折线通过脑膜血管沟或静脉窦所在部位时更应警惕。硬脑膜外血肿的发生，有的病人可伴部分局部骨膜下血肿。骨折线通过气窦者可导致颅内积气。

（2）凹陷性骨折：骨片向颅腔凹陷可造成局部脑压迫或造成局部的脑膜、血管和脑组织损伤。局部可扪及局限性下陷区。若凹陷骨折位于脑重要功能区浅面，还可出现偏瘫、失语、癫痫等神经系统定位体征。X线摄片可显示骨折片陷入颅内的深度，CT扫描有助了解骨折情况和有无合并脑损伤。

2. 颅底骨折 多因强烈的间接暴力作用于颅底所致，常为线性骨折。颅底部的硬脑膜与颅骨贴附紧密，故颅底骨折时易撕裂硬脑膜，产生脑脊液外溢而成为开放性骨折。颅底骨折常因出现脑脊液漏而确诊。依骨折的不同部位可分为颅前窝、颅中窝和颅后窝骨折，临床表现各异（表13-2）。

表 13-2 颅底骨折的临床表现

骨折部位	脑脊液漏	淤斑部位	可能累及的脑神经
颅前窝	鼻漏	眶周、球结膜下（"熊猫眼"征）	嗅神经、视神经
颅中窝	鼻漏或耳漏	乳突区（Baul 征）	面神经、听神经
颅后窝	耳后及枕部	乳突部、咽后壁	舌咽神经、迷走神经、副神经、舌下神经

3. 辅助检查

（1）头颅 X 线平片：可发现骨折线长短、走行、骨折凹陷深度，是颅脑损伤最基本检查方法。

（2）头颅 CT 扫描：CT 可显示颅骨骨折，是目前脑损伤最理想的检查方法。

【处理原则】

1. 颅盖骨折

（1）单纯线性骨折：无需特殊处理，仅需卧床休息，对症治疗，如镇痛、镇静等，但需注意有继发性颅内血肿等并发症的可能。

（2）凹陷性骨折：若凹陷性骨折位于脑重要功能区表面，有脑受压症状或大面积骨折片下陷，深度超过 1 cm 时或有脑受压征象疑有血肿者以及骨折位于运动区，为预防癫痫发作，应视情况行手术整复或摘除碎骨片。

2. 颅底骨折　本身无需特殊治疗，重点在于观察有无脑损伤及处理脑脊液漏、脑神经损伤等合并症。出现脑脊液漏即属开放性损伤，应清洁局部，禁忌填塞，应使用破伤风抗毒素及抗生素预防感染，防止逆行颅内感染。一般采用以下方法：① 鼻漏或耳漏任其外流，禁用棉花等填塞；耳漏时用乙醇消毒耳部，外耳放置消毒干棉球，浸湿后更换。② 禁止冲洗鼻腔和外耳道，禁止用力擤鼻、咳嗽，以防逆行感染。③ 大多数脑脊液漏能在伤后 2 周左右自行停止，大部分漏在伤后 1~2 周自愈。若 4 周以上仍未停止漏，可行手术修补硬脑膜。若骨折片压迫视神经，应尽早手术减压。对于口鼻大出血者，应及时行气管插管或气管切开，置入带气囊导管，维持呼吸道通畅。

三、护理

【护理评估】

1. 健康史　了解受伤原因及过程，如暴力的性质、大小、方向和作用部位及身体当时的情况，病人伤后有无意识障碍、口鼻有无出血和流液情况，初步判断有无脑损伤或其他合并损伤。

2. 身体状况　通过必要的检查，了解病人的症状和体征，尽快判断伤情及严重程度，明确有无颅骨骨折、脑脊液外漏、脑神经损伤等，如病人可出现偏瘫、失语、癫痫等神经系统定位体征。

3. 辅助检查　结合 X 线和 CT、MRI 检查，确定骨折部位和性质，注意有无昏迷、颅内压增高等表现。脑脊液外漏，可将口鼻流出物滴于白色滤纸上观察，若血迹外周有月晕样淡红色浸渍圈为脑脊液，还可用尿糖试纸测定，脑脊液含糖而鼻腔分泌物不含糖。

4. 心理社会　受伤后病人紧张、恐惧、担心和焦虑，经济因素、社会因素及家庭关系，前途及后果的影响。

【护理问题】

1. 疼痛　与损伤和颅内压增高有关。

2. 知识缺乏　与对脑脊液外漏的护理知识不了解有关。

3. 感知改变　与脑神经损伤有关。

4. 焦虑、恐惧　与颅脑损伤的诊断和担心治疗效果有关。

5. 潜在并发症　颅内压增高、颅内出血、感染等。

【护理目标】　病人疼痛和不适得到减轻。能叙述脑脊液外漏的相关护理知识。感知功能障碍得到改善。情绪稳定,能配合治疗和护理。并发症得到及时发现和处理。

【护理措施】

1. 观察病情　安置舒适体位,密切观察病人生命体征、瞳孔、意识、颅内压增高症状和肢体活动等情况,及时发现和处理并发症。

2. 一般护理

（1）协助病人做好辅助检查,尽快明确诊断。

（2）疼痛者查明病因对症处理,必要时可适当使用镇痛药,以减轻疼痛和不适。

（3）营养支持和维持水、电解质平衡,给足够的蛋白质和维生素,及时输液补充水和电解质。

3. 预防感染　开放性损伤,应选择两种抗生素联合使用,并注射破伤风抗毒素(TAT)预防破伤风。

4. 脑脊液外漏的护理

（1）用无菌棉球或敷料覆盖外耳道、鼻腔;注意严禁堵塞,每日定时进行清洁、消毒。如敷料被脑脊液浸透及时更换,以保持局部清洁干燥。嘱病人抬高头部促进漏口封闭。

（2）严禁从鼻腔进行医疗操作,如吸痰和放置胃管,并禁止向外耳道、鼻腔滴药、冲洗。

（3）尽量避免病人咳嗽、打喷嚏和用力擤鼻涕及排便,以致造成脑脊液反流。

（4）密切观察和详细记录脑脊液流出量。禁忌腰穿。

5. 心理护理　热情与病人进行感情交流,耐心讲解疾病的相关知识,及时细致解决好生活上的困难,指导病人正确调整心态,积极配合治疗。

【健康指导】

（1）辅导病人如何摆放体位和预防并发症,告知颅骨缺损病人保护好头颅。

（2）避免再次损伤,半年后可做颅骨成形术。

第二节　脑实质损伤病人的护理

根据脑组织是否与外界相通分开放性脑损伤和闭合性脑损伤。根据损伤机制及病理改变又分为原发性损伤和继发性损伤。原发性损伤是指伤后立即出现的病理性损害,继发性损伤则是在伤后一段时间内逐渐出现的病理性损害。闭合性脑损伤的机制比较复杂,但主要是由于颅骨变形、脑组织受压和脑组织在颅腔内的直线运动或旋转运动,摩擦或撞击而发生损伤。原发性脑损伤包括脑震荡、脑挫裂伤、脑干伤。继发性脑损伤包括颅内血肿、脑水肿、脑疝。

一、脑震荡

脑震荡指受伤后出现暂时性神经功能障碍,无肉眼可见的神经病理改变,在显微镜下可见神经组织结构紊乱。

【临床表现】 主要有意识障碍,一般不超过 30 min。逆行性健忘:病人由昏迷清醒后,对受伤的具体经过、伤前、近期的事物失去记忆。受伤当时病人表现为皮肤苍白、出冷汗、呼吸浅慢、血压下降、各生理反射迟钝或消失等,但随意识好转而迅速恢复;有头痛、头晕、呕吐、恶心、疲劳感、怕噪声等自觉症状。生命体征无明显改变。无神经系统阳性体征。颅内压和脑脊液化验正常。CT 或 MRI 检查无阳性发现。

【治疗原则】 脑震荡可完全康复,无需特殊治疗,多数病人经过休息 2 周左右后可恢复正常工作。少数病人自觉症状持续时间稍长,可适当给予镇痛、镇静等药物对症处理。对于超过半年,遗留所谓"脑震荡综合征"者,需加强心理护理。

二、脑挫裂伤

脑挫裂伤为原发性脑组织实质性损伤,轻者仅有脑皮质或深部组织点状出血或静脉淤血;重者有脑组织挫裂、严重出血和神经细胞变性坏死。脑挫裂伤病人伤后表现取决于挫裂伤的部位、范围和程度。

【临床表现】

1. 意识障碍 伤后立即出现,昏迷深浅、持续时间与损伤程度和范围密切相关。昏迷时间常超过 30 min,昏迷持续时间越长,伤情越重。

2. 局灶症状和体征 依损伤程度和部位不同而异,损伤在脑功能区时,病人立即出现相应症状和体征,如失语、瘫痪、锥体束征等。伤及脑干时除昏迷外可有瞳孔大小多变、眼球固定,甚至去脑强直和呼吸衰竭。有躁动、易怒、拒食、打人毁物、恐惧等精神症状。

3. 脑膜刺激征 脑挫裂伤常造成蛛网膜下腔出血,刺激脑膜。病人出现剧烈头痛、呕吐、颈项强直等脑膜刺激症状。

4. 颅内压增高 由脑疝、脑水肿和颅内血肿所致,表现为颅内压增高三主征、意识障碍和瞳孔改变等。

5. 生命体征紊乱 重型脑挫裂伤可因脑组织出血、水肿,出现颅内压增高、脑疝等,表现为呼吸节律紊乱、心率及血压明显波动、中枢性高热等。

6. CT 和 MRI 检查明确脑挫裂伤部位、范围、脑水肿的程度和脑室受压的情况。

【治疗原则】 局限性脑挫裂伤给予止血、脱水、补液及一些对症处理。重度脑挫裂伤病人治疗原则如下。

1. 保持呼吸道通畅 对于估计昏迷时程较长、伴有严重颌面伤及胸部伤病人,应及早行气管切开。对于呼吸功能不全者,应尽早行呼吸机维持呼吸。

2. 防治脑水肿、降低颅内压 目前临床最常用的脱水利尿剂包括甘露醇、呋塞米、人体白蛋白等。除脱水利尿剂外,亚低温冬眠、过度通气、控制性低血压、糖皮质激素、能量合剂等有不同程度降低颅内压作用;脑水肿、颅内高压病人应控制静脉输液量。

3. 防治高热 对于中枢性高热病人,应该采用物理或药物降温,如冬眠合剂、全身冰毯机等。

4. 防治癫痫 对于严重脑挫裂伤和伤后癫痫病人,应服用抗癫痫药物。目前临床常用的抗癫痫药主要包括苯妥英钠、丙戊酸钠、地西泮、巴比妥类药物等。

5. 清创、减压 对开放性脑损伤应及早进行清创,严重的对冲性脑挫裂伤,须进行破碎脑组织清创和去骨板减压。

6. 全身支持疗法 主要包括加强营养,调节水、电解质、酸碱平衡,补充微量元素,输全血和血浆等。

7. 预防并发症 特别要重视预防和治疗呼吸道感染、消化道出血、泌尿系统感染、颅内感染及压疮等。

三、颅内血肿

按血肿部位分为硬脑膜外、硬脑膜下和脑内血肿 3 型(图 13-2)。按发病时间分为急性(3 日内出现症状)、亚急性(伤后 3 日~3 周出现症状)和慢性(伤后 3 周以上才出现症状)3 型。

【临床表现】

1. 硬脑膜外血肿 占颅内血肿的 1/3,出血源于脑膜动脉及分支、静脉窦和板障血管,典型表现为

(1)意识障碍:有 3 种类型:① 意识障碍经过"中间清醒期":受伤后立即昏迷,然后清醒一段时间再度出现昏迷并逐渐加重。② 意识障碍无"中间清醒期":如原发性脑损伤较为严重或脑损伤后血肿形成迅速,"中间清醒期"也可不出现。原发性脑损伤与继发性脑损伤相继发生。③ 原发性脑损伤轻,伤后无原发性昏迷,至血肿形成后开始出现继发性昏迷,病人在昏迷前或"中间清醒期"常有头痛、呕吐等颅内高压症状,幕上血肿大多有典型的小脑幕切际疝表现。

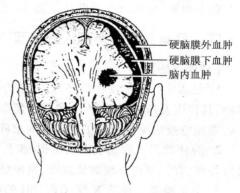

硬脑膜外血肿
硬脑膜下血肿
脑内血肿

图 13-2 颅内血肿的部位

(2)颅内压增高及脑疝:表现头痛、呕吐、视盘水肿,患侧瞳孔先缩小后扩大,对光反射迟钝或消失。

(3)生命体征紊乱:血压升高、心率缓慢、呼吸深慢、体温升高。合并脑疝时血压下降、心率快慢、呼吸快而不规则。

(4)局灶症状和体征病变:对侧肢体肌力减退、偏瘫、失语、局灶性癫痫等。

2. 硬脑膜下血肿 是颅内血肿最常见的类型,硬脑膜下腔多伴有脑挫裂伤,出血源于脑表面的皮质静脉、桥静脉或静脉窦破裂。根据发病时间分为急性硬脑膜下血肿和慢性硬脑膜下血肿。

(1)急性硬脑膜下血肿:典型表现为:① 脑挫裂伤重。② 意识障碍进行性加重,"中间清醒期"可不明显。③ 病情发展快,出现双侧瞳孔散大、对光反射消失,甚至去大脑强直。④ 颅内压增高症状明显,脑疝出现迅速。⑤ 腰椎穿刺见血性脑脊液。

(2)慢性硬脑膜下血肿:少见。多见于老年人,病程长,多有外伤史,因致伤力小,出血缓

慢,临床症状常不典型,主要表现慢性颅内高压症状,通常表现为头痛、呕吐。也可有间歇性神经定位症状和体征;也有智力下降、记忆力减退、精神失常等智力和精神症状。

（3）脑内血肿:多见于额颞部,多因为脑挫裂伤导致脑实质内血管破裂,常与硬脑膜下血肿同时存在,脑内血肿的临床症状和体征与脑挫裂伤和硬脑膜下血肿相近。

3. 辅助检查

（1）头颅 X 线平片:是颅脑损伤最基本检查方法。

（2）头颅 CT 扫描:是目前脑损伤最理想的检查方法。

（3）颅骨钻孔探查;既是一种检查方法,又是一种治疗措施。尤其适用于无其他检查设备,又怀疑颅内血肿引起脑疝的病人。

【治疗原则】 对于较大的急性硬脑膜外血肿,引起占位效应者,应紧急开颅清除血肿。单纯硬脑膜外血肿若及时发现,及时处理,预后良好。对于较大的急性硬脑膜下血肿和脑内血肿,引起占位效应者,也应紧急开颅清除血肿。对于有临床症状和体征,出现占位效应的慢性硬脑膜下血肿,应该行颅骨钻孔引流术。

四、颅脑实质损伤病人的护理

【护理评估】

1. 健康史 了解受伤的经过,如暴力的大小、方向、性质、速度;评估病人有无暂时性意识障碍,其程度及持续时间,有无中间清醒期,耳鼻有无液体流出,有无其他部位损伤等。同时应了解现场急救情况。同时了解病人的家族史、有无高血压、心脏病史等健康状况。

2. 身体状况 评估病人的意识、瞳孔、生命体征、肢体活动等情况;头部有无伤口,有无脑脊液外漏、有无颅内压增高征象等,判断脑损伤是原发性还是继发性。

3. 辅助检查 评估 X 线、CT、MRI 的检查结果。

4. 心理社会 脑损伤发生一般比较突然,且往往留有一定的后遗症,病人一旦神志清醒,易出现紧张、焦虑、烦躁等心理问题,故要了解病人的心理反应。同时应评估病人家庭经济情况及病人、家属对脑损伤后功能恢复知识的了解和支持程度。

5. 手术后评估 术后并发症和远期语言、智力、运动功能恢复情况。

【护理问题】

1. 清理呼吸道无效 与意识障碍有关。

2. 营养失调(低于机体需要量) 与脑损伤导致高代谢、呕吐、高热等有关。

3. 体温异常 与脑损伤后体温调节中枢功能紊乱、感染等有关。

4. 有感染的危险 与脑脊液漏、不能自行清理呼吸道、长期卧床、留置导尿及机体抵抗力下降有关。

5. 意识模糊与混乱 与脑损伤和颅高压有关。

6. 脑组织灌注异常 与颅高压有关。

7. 潜在并发症 颅内压增高、脑疝、应激性溃疡、癫痫。

8. 知识缺乏 缺乏康复知识。

【护理目标】 避免窒息。病人维持足够营养。病人体温在基本正常范围。病人避免发生颅内、肺部、泌尿系统的感染。恢复意识。病人的并发症未发生。降颅内压。病人和家属能说出脑外伤后的康复知识、锻炼的方法。

【护理措施】

1. 现场急救

（1）保持呼吸道通畅：颅脑损伤病人常有不同程度的意识障碍,咳嗽反射、吞咽反射减弱或消失,呼吸道分泌物不能主动咳出,呕吐物、脑脊液、血液等易被误吸,同时存在舌根后坠更易引起严重呼吸道梗阻。因此,应将病人侧卧,尽快清除口腔和咽喉部的呕吐物和血块,放置口咽通气管,必要时做气管切开。

（2）包扎伤口,防止感染：单纯头皮出血,可加压包扎止血;开放性颅脑损伤应剃去伤口周围头发,洗净伤口周围的头皮,伤口局部不冲洗、不用药,外露的脑组织周围用消毒纱布卷架空保护,外加干纱布适当包扎,避免局部受压,尽早应用抗生素、破伤风抗毒素(TAT),预防感染。

（3）防治休克：凡出现休克征象者,应平卧、保暖、补充血容量,同时协助医生查明有无颅脑以外其他部位损伤(如多发性骨折、内脏破裂)。

（4）做好护理记录：准确记录受伤经过,初步检查发现的症状和体征,急救处理经过和药物使用情况,以及病人的意识、瞳孔、生命体征、肢体活动等情况,为进一步处理提供依据。

2. 一般护理

（1）休息与卧位：卧床休息,床头抬高15°~30°,有利于头部静脉回流,减轻脑水肿,降低颅内压。头皮撕脱伤者,为了保证植皮存活,植皮区不能受压,病人需日夜端坐。昏迷者侧卧位,以免呕吐物误吸。

（2）持续或间断吸氧：改善脑缺氧,降低颅内压。

（3）饮食与补液：由于颅脑外伤早期常存在不同程度脑水肿及意识障碍;自主神经功能紊乱,进食后易呕吐。故伤后3d内采取静脉补液,成人每日输入量不超过1500~2000 ml,以10%葡萄糖溶液为主,速度每分钟15~20滴,24 h尿量不少于600 ml即可,使机体处于轻度脱水状态;3日后肠功能恢复采用肠内营养,能进食者,鼓励进高蛋白质、高维生素、高热量、易消化的饮食,不能进食者,按医嘱鼻饲或静脉营养。

（4）避免颅内压突然升高：保持呼吸道、大便通畅,控制咳嗽、癫痫发作等,以免诱发脑疝。

（5）注意安全,防止损伤：因病人意识丧失或肢体瘫痪,容易发生意外。应加床档,翻身时支托肢体,预防脱位;防止冷、热伤害;防止自伤或意外。

（6）加强基础护理：做好口腔护理,防止口腔感染;定时翻身、拍背、雾化吸入,清醒者鼓励深呼吸、有效咳嗽,防止发生肺部并发症;保持会阴部、臀部清洁、干燥,以防发生压疮;对留置导尿管者,做好导尿管护理,防止泌尿系感染;昏迷者眼分泌物增多时,应定时清洗,必要时用抗生素眼药水或眼膏,以防眼部感染;眼睑不能闭合者涂以眼膏或用眼罩以防暴露性角膜炎。

（7）躁动的护理：发生病人躁动的原因有头痛、呼吸道不畅、便秘、尿潴留、肢体受压、大小便浸湿被褥等,如发现早期处理,不要轻易使用镇静剂,以免影响观察。对躁动病人不要轻易使用强加约束的方式和极度限制,这样易引起病人挣扎而造成颅内高压。

（8）心理护理：鼓励病人或家属说出心理感受,帮助其接受疾病带来的改变,指导病人学习康复知识与技能。

3. 病情观察　动态的病情观察是鉴别原发性与继发性脑损伤的手段,其目的是为抢救治疗赢得时机。观察内容包括意识、瞳孔、生命体征、神经系统等。

（1）意识:意识到人体生命活动的外在表现,反映大脑皮质功能及脑损伤的程度。观察意识时应根据病情采用相同种类、相同程度的语言和痛的刺激。临床上依病人对刺激的反应,将意识分级。可分为意识清醒、模糊、昏迷和深昏迷。

也常用格拉斯哥昏迷计分法（GCS）,用总积分表示意识障碍程度,最高分 15 分,最低分 3 分,8 分以下为昏迷,分值越低意识障碍越重（表 13-3）。

表 13-3　格拉斯哥昏迷计分法

睁眼反应	计分	言语反应	计分	运动反应	计分
自动睁眼	4	回答正确	5	能按指令动作	6
呼之睁眼	3	回答错误	4	对疼痛能定位	5
刺痛睁眼	2	语无伦次	3	对疼痛能躲避	4
不能睁眼	1	有声无语	2	疼痛时肢体屈曲	3
		不能发声	1	疼痛时肢体过伸	2
				对疼痛无任何反应	1

（2）瞳孔:瞳孔变化可因动眼神经、视神经及脑干等部位损伤引起。观察瞳孔大小、形态、对光反射,还要注意眼裂的大小、眼球的位置及活动情况。正常瞳孔等大、等圆,在自然光线下直径 3~4 mm,直接、间接对光反射灵敏。伤后立即出现一侧瞳孔散大,是原发性动眼神经损伤所致;伤后瞳孔正常,以后一侧瞳孔先缩小,继之进行性散大,且对光反射减弱或消失,是小脑幕切迹疝的眼征;如双侧瞳孔时大时小,变化不定,对光反射消失,伴眼球运动障碍（眼球分离、同向凝视）,常是脑干损伤的表现;伤后逐渐出现进行性一侧瞳孔散大,对侧肢体瘫痪,伴意识障碍,常提示幕上颅内血肿、脑受压或脑疝;当病人出现双侧瞳孔散大,对光反射消失,眼球固定,伴有深昏迷,提示临终状态;眼球震颤为小脑或脑干损伤;有无间接对光反射可以鉴别视神经损伤（瞳孔散大,间接对光反应存在）与动眼神经损伤。观察瞳孔有异常时,需了解用药史,以排除药物引起瞳孔变化。

（3）生命体征:颅脑损伤病人,伤后可出现持续的生命体征紊乱,监测时,为避免病人躁动影响准确性,观察顺序为呼吸、脉搏、血压。注意呼吸节律和深浅度,脉搏快慢和强弱以及血压和脉压变化。如伤后血压上升,脉搏慢而有力,呼深而慢,提示颅内压增高,应警惕颅内血肿或脑疝发生。无明显意识障碍和瞳孔改变的情况下,突然呼吸停止,为枕骨大孔疝的特征。伤后早期,由于组织创伤反应,可出现中等程度发热,若累及间脑或脑干,可出现体温不升或中枢性高热;伤后立即出现高热,多系丘脑下部或脑干损伤,伤后数日体温升高,需考虑伤口、肺部、泌尿系或颅内继发感染。

（4）神经系统体征:原发性脑损伤引起的偏瘫等局灶症状在受伤当时已出现,且不再继续加重;如伤后逐渐出现或继续加重的肢体瘫痪,同时伴有意识障碍,应考虑颅内血肿或脑水肿引起的小脑幕切迹疝。

（5）其他:剧烈头痛、频繁呕吐,标志颅内压急剧升高,可能是脑疝的先兆,尤其是躁动时血压升高,脉搏无相应增快,可能已有脑疝存在。

（6）CT和颅内压监测：① CT监测：可早期发现脑水肿和迟发性颅内血肿。② 颅内压监测：用颅内压监护仪连续观察和记录病人颅内压的动态变化。成人正常颅内压为 70～200 mmH$_2$O；200～270 mmH$_2$O 为轻度增高；270～530 mmH$_2$O 为中度增高；530 mmH$_2$O 以上为重度增高。如颅内压进行性增高，提示可能有血肿，常须手术治疗；如经过各种治疗颅内压持续在 530 mmH$_2$O 以上，提示预后极差。

4. 对症护理

（1）高热护理：脑干或下丘脑损伤及颅内、呼吸道、泌尿道感染都可以引起高热。高热造成脑组织相对缺氧，加重脑损害，必须采取降温措施。

1）物理降温：如戴冰帽或在体表大血管处放冰袋等。

2）冬眠低温疗法：体温过高、物理降温无效或有寒战反应时按医嘱给予冬眠低温疗法。

使用冬眠低温疗法时应注意：① 用药前测量体温、脉搏、呼吸、血压。② 用药半小时内不能搬动病人或为病人翻身，防止直立性低血压。③ 物理降温需待用药半小时后才能施行，否则引起寒战反应。④ 每 1～2 h 测一次体温、脉搏、呼吸、血压，以调节给药物间隔、静脉滴注的速度，一般控制肛温在 32～34℃，收缩压在 80 mmHg 为宜。⑤ 留置导尿管，记录出入量，维持水、电解质、酸碱平衡。⑥ 防止冻伤、肺炎、压疮等并发症。⑦ 一般用药 3～5 d，停止冬眠低温疗法时，先停物理降温，后停冬眠药物。⑧ 疑有颅内血肿的病人，禁用冬眠疗法。

（2）脑脊液漏护理

1）体位：取头高位，床头抬高 15°～30°，维持到脑脊液漏停止后 5～7 d。其目的是借助重力的作用，使脑组织移向颅底，贴附于硬脑膜漏孔处，使漏口粘连封闭。

2）清洁：保持外耳道、鼻腔、口腔清洁，及时用盐水、乙醇棉签清除外耳道、鼻前庭的血迹、污垢，防止脑脊液引流受阻而逆流。于鼻孔前或外耳道口松松地放置干棉球，随湿随换，24 h 计算棉球数，估计脑脊液外漏量。

3）脑脊液漏：有脑脊液鼻漏者，严禁经鼻腔置胃管、吸痰、鼻导管吸氧；禁止耳道和鼻腔滴液、冲洗和堵塞；禁忌腰穿。

4）预防颅内压升高：避免用力咳嗽、打喷嚏、擤鼻涕及用力排便，以免颅内压骤升导致气颅或脑脊液反流。

5）观察：密切观察有无颅内感染迹象，如体温、脑膜刺激征等。

6）按医嘱应用抗生素和破伤风抗毒素（TAT）。

（3）便秘护理：便秘不但引起腹胀、腹痛等不适，影响食欲和情绪，而且用力排便可导致颅内压增高、脑疝。因此，鼓励病人进食含纤维素高的食物；无颅内压增高者，可多饮水，腹部按摩；已有便秘者，给予开塞露或低压灌肠，禁忌高压灌肠，必要时戴手套抠出粪块。

5. 保持呼吸道通畅 意识障碍者易发生误咽误吸，或下颌松弛导致舌后坠，引起呼吸道梗阻，必须及时清除呕吐物和分泌物，并注意吸痰，舌跟后坠者置口咽通气管，必要时气管插管和气管切开。保持有效吸氧，必要时采用机械辅助呼吸。

6. 并发症护理 减轻脑水肿，降低颅内压，防治脑疝，使用药物要观察效果，用药间隔，调整好用药量，避免颅内高压。

【健康指导】

（1）病情稳定后早期开始指导病人康复训练，包括肢体的被动及主动练习、语言能力及记忆力的恢复,教会病人及家属自我护理方法,加强练习,尽早、最大限度地恢复功能,以恢复自理及工作能力,尽早回归社会。

（2）指导病人学会辨别分流术后分流功能异常或发生感染的征象。

（3）脑血管病变,如颅内动脉瘤、出血性脑卒中等有再出血的危险,告知病人避免导致再出血的诱发因素,高血压病人应注意气候变化,规律服药,将血压控制在适当水平,切忌血压忽高忽低。

（4）一旦发现异常应及时就诊。控制不良情绪,保持心态平稳,避免情绪波动。

思　考　题

一、名词解释

1. 中间清醒期　2. 逆行性健忘　3. 脑震荡　4. 头皮撕脱伤

二、填空题

1. 颅骨骨折按其部位可分为_____、_____。

2. 颅底骨折可分为_____、_____、_____三种类型。

3. 硬脑膜外血肿位于_____与_____之间,硬脑膜下血肿位于_____与_____之间。

4. 颅前窝骨折时可引起_____和_____障碍。

5. 颅底骨折的主要临床表现是_____、_____、_____。

6. _____是诊断颅底骨折最可靠的临床表现。

三、单选题

1. 颅前窝骨折病人的护理,下述错误的是（　　）。

    A. 用抗生素溶液冲洗鼻腔　　　　B. 床头抬高 15～30 cm　　　C. 禁止腰椎穿刺

    D. 枕部垫无菌巾　　　　　　　　E. 禁止堵塞鼻腔

2. 诊断颅底骨折最可靠的依据是（　　）。

    A. 头部外伤史　　　　　　　　　B. 脑电图检查　　　　　　　C. 临床表现

    D. 头部 X 线照片　　　　　　　　E. 头部超声波的中线波偏移

3. 外伤后急性硬脑膜外血肿者,最典型的意识表现形式是（　　）。

    A. 迟发性昏迷　　　　　　　　　B. 持续性昏迷加深　　　　　C. 昏迷→清醒→昏迷

    D. 早期清醒→昏迷　　　　　　　E. 清醒与朦胧状态交替出现

4. 对严重颅脑损伤病人采取冬眠降温疗法,体温应保持在（　　）。

    A. 口腔 35～36℃　　　　　　　　B. 腋下 35～36℃　　　　　　C. 直肠 35～36℃

    D. 直肠 32～34℃　　　　　　　　E. 直肠 28～30℃

5. 关于冬眠低温疗法期间的护理,下列叙述错误的是（　　）。

    A. 通常体温降至 32～34℃

    B. 鼻饲饮食的温度应平行于体温

    C. 收缩压低于 80 mmHg 应停止给药

    D. 降温前先给病人使用冬眠药物

    E. 复温时应先停止使用冬眠药物

6. 开放性颅脑外伤的急救处理首先是(　　　)。

　　A. 镇静镇痛　　　　　　　B. 清创缝合　　　　　　　C. 输血输液

　　D. 止血包扎　　　　　　　E. 立即转院

7. 为保持颅脑损伤深昏迷病人的呼吸通畅,最可靠的护理措施是(　　　)。

　　A. 气管插管　　　　　　　B. 及时吸痰　　　　　　　C. 气管切开

　　D. 用舌钳牵舌　　　　　　E. 放置口咽通气管

四、简答题

1. 列出脑震荡病人的护理问题。

2. 脑震荡病人的护理措施有哪些?

五、护理病例

病人,男性,23 岁,头部外伤 4 h 入院。4 h 前被水泥砖击中头部,当即昏迷,鼻出血,约 30 min 后清醒。25 min 前诉头痛加剧,烦躁不安,恶心,呕吐 3 次,呈喷射状,为胃内容物,继而再次昏迷,急诊入院。经检查确诊为右颞骨线形骨折。请回答以下问题:

1. 写出该病人的护理评估、护理问题、护理目标。

2. 制定该病人的护理措施。

3. 如何对该病人进行健康指导?

(穆万丹)

第十四章 甲状腺功能亢进症病人的护理

【知识要点】

1. 了解甲状腺解剖生理。
2. 掌握甲状腺功能亢进症的分类、临床表现及外科治疗指征。
3. 掌握甲状腺功能亢进症的护理措施。

一、概述

甲状腺分左、右两叶(图14-1),位于甲状软骨下方、气管两侧,甲状腺可随吞咽活动而上下移动,临床上以此鉴别颈部肿块与甲状腺是否有关。甲状腺的血液供应非常丰富。

甲状腺有合成、贮存和分泌甲状腺素的功能,其功能活动受大脑皮质-下丘脑-垂体前叶系统的调节和控制。

甲状腺功能亢进症简称甲亢,是由各种原因致甲状腺素分泌过多而出现的以全身代谢亢进和神经系统功能紊乱为特征的内分泌疾病,对人体身心都造成很大的影响。女性病人多于男性,男女发病比例为1:4。

【病因】 原发性甲亢的病因迄今尚未完全阐明。目前认为原发性甲亢是一种自身免疫病,其淋巴细胞能产生多种G类免疫球蛋白,与甲状腺滤泡壁细胞膜上的促甲状腺素受体结合,导致甲状腺分泌大量甲状腺素从而造成甲状腺功能亢进。

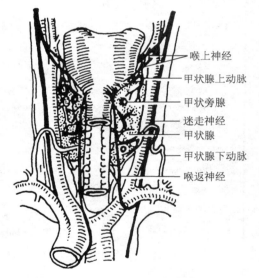

图14-1 甲状腺局部解剖

喉上神经
甲状腺上动脉
甲状旁腺
迷走神经
甲状腺
甲状腺下动脉
喉返神经

【分类】 按引起甲亢的原因,甲亢可分为原发性甲亢、继发性甲亢和高功能腺瘤三类。

1. 原发性甲亢 最常见,在甲状腺肿大的同时出现功能亢进症状。病人年龄多在20~40岁。腺体多呈弥漫性肿大,两侧对称,常伴有眼球突出,故又称为"突眼性甲状腺肿"。

2. 继发性甲亢 较少见,多发生于甲状腺肿的流行地区。病人年龄多在40岁以上。肿大腺体呈结节状,两侧不对称。

3. 高功能腺瘤 少见,腺体内有单个的自主性高功能结节,结节周围的甲状腺组织呈萎缩改变。

【临床表现】

1. 甲状腺肿大 一般不引起压迫症状。由于腺体内血管扩张、血流加速,可触及震颤,听诊时闻及杂音,尤其在甲状腺上动脉进入上极处更为明显。

2. 眼征 典型者双侧眼球突出、眼裂增宽、瞳孔散大。突眼严重者,上下眼睑难以闭合,甚至不能盖住角膜。其他眼征可有凝视时瞬目减少,眼向下看时上眼睑不随眼球下闭,两眼内聚能力差等。

3. 交感神经功能亢进 病人多语,性情急躁,容易激动,失眠,双手常有细速颤动,怕热,多汗,皮肤常较温暖。

4. 心血管功能改变 病人多诉心悸、胸部不适、脉快有力、脉率常在 100 次/min 以上,休息和睡眠时仍快。收缩压升高、舒张压降低,脉压增大。其中,脉率增快及脉压增大,常可作为判断病情严重程度和治疗效果的重要标志。如左心逐渐扩张、肥大,可有收缩期杂音,严重者出现心律失常、心力衰竭。继发性甲亢容易发生心肌损害。

5. 基础代谢率增高 程度与临床症状相平行,食欲亢进但消瘦,体重减轻,易疲劳,工作效率低。部分病人可出现停经、阳痿等内分泌功能紊乱的表现或肠蠕动亢进、腹泻等症状。极少数病例还伴有局限性胫前黏液水肿,常与严重突眼同时或先后发生。

6. 辅助检查

(1) 基础代谢率测定:基础代谢率(BMR)是指人体在清醒、空腹、安静和无外界环境影响下的能量消耗率。可用来了解甲状腺的功能状态。基础代谢率正常为 ±10%;+20%~30% 为轻度甲亢;+30%~60% 为中度甲亢;+60% 以上为重度甲亢。基础代谢率可用基础代谢检测装置测定,也可根据脉率和脉压按公式简单计算:基础代谢率=(脉率+脉压)-111。

(2) 甲状腺摄[131]碘率测定:正常甲状腺 24 h 摄取的碘量为人体总量的 30%~40%,吸碘高峰在 24 h 以后,如果 2 h 内甲状腺摄取的碘量超过总量的 25%,或者在 24 h 内摄取的碘量超过总量的 50%,或吸碘高峰提前出现,都提示甲状腺功能亢进。缺碘性甲状腺肿也可出现摄碘量增高,但吸碘高峰一般正常。

(3) B超:可测定甲状腺的大小,区别甲状腺结节是囊性或实性,了解结节的位置、大小、数目及与周围组织的关系。

(4) [131]碘或[99M]锝扫描:应用放射性[131]碘或[99M]扫描,比较甲状腺结节的放射性密度与周围正常组织的放射性密度,了解结节的特点。密度较正常增高者为热结节;与正常相等者为温结节;完全缺如者为冷结节。甲状腺腺瘤可表现为温结节,也可表现为凉结节或冷结节。绝大多数甲状腺癌表现为冷结节。

(5) 血清甲状腺素测定:血中 T_4 和 T_3 水平的测定,是甲状腺功能测定中最基本而准确的试验。放射免疫法正常值 T_4 5~12 μg/dl,T_3 110~150 ng/dl。甲状腺功能亢进时,血清 T_3 的增高比 T_4 更为敏感。

(6) 颈部透视或摄片:了解气管有无受压和移位,发现胸骨后甲状腺肿。

(7) 穿刺细胞学检查:明确甲状腺肿块的性质。

【治疗原则】 甲状腺大部分切除术是目前治疗甲亢的一种常用而有效的方法,通常切除甲状腺的 80%~90%,保留两叶腺体背面,避免损伤喉返神经和甲状旁腺,每侧留成人拇指末节大小,以满足人体对甲状腺素的需要(图 14-2)。4%~5% 的病人术后可复发甲亢。手术指征为:① 中度以上的原发性甲亢,经内科治疗无明显疗效者。② 继发性甲亢或高功能腺瘤。③ 腺体较大伴有压迫症状,或胸骨后甲状腺肿。④ 抗甲状腺药物或[131]碘治疗后复发者。⑤ 妊娠早中期(<5 个月)。

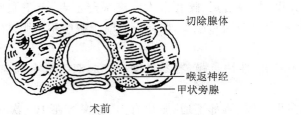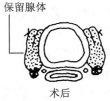

图 14-2 甲状腺切除范围

手术禁忌证:① 青少年病人和症状较轻者。② 老年病人或有严重器质性疾病,不能耐受手术治疗者。

二、护理

【护理评估】

1. 健康史 仔细询问病人的发病情况,病程长短,有无家族史。是否伴有其他自身免疫病,既往健康状况,有无手术史。

2. 身体状况 了解病人的饮食习惯,有无特殊嗜好,饮食量及有无食欲亢进;仔细检查甲状腺肿块的大小、形状、质地、活动度;有无甲状腺功能亢进的表现及程度;患病后的治疗情况及效果。

3. 辅助检查 基础代谢率、T_3 与 T_4 检查、颈部 X 线、B 超、血生化、心电图、喉镜检查、甲状腺摄[131]碘率、同位素扫描、必要时 CT 检查。

4. 心理社会 颈部疾病本身可致情绪不稳、激动,病人无意中发现颈部肿块、病史较短或发病突然,或因已存在较长时间的肿块突然增大而惶恐。担心肿块的性质和预后,害怕手术等,护士应通过与病人沟通,了解其对甲状腺疾病的认知态度,对手术的接受程度,以及对术后康复知识的掌握程度等。

5. 手术后评估 评估病人的麻醉方法、手术方式、术中情况、手术后伤口情况、有无并发症和其他情况。经济与健康是否受到影响。

【护理问题】

1. 营养失调:低于机体需要量 与基础代谢率显著增高有关。

2. 睡眠型态紊乱 与自主神经紊乱、交感神经过度兴奋有关。

3. 切口疼痛 与手术创伤有关。

4. 清理呼吸道无效 与分泌物增多及切口疼痛有关。

5. 焦虑、恐惧 与颈部肿块性质不明、担心手术及预后有关。

6. 潜在并发症 窒息、呼吸困难、甲状腺危象、喉返神经损伤、喉上神经损伤或手足抽搐。

【护理目标】 病人营养状况改善,体重增加。病情稳定,能较好地休息和睡眠。疼痛得到有效控制。有效清除呼吸道分泌物,保持呼吸道通畅。情绪稳定,焦虑程度减轻。术后生命体征平稳,无术后并发症发生。若发生并发症能被及时发现和处理。

【护理措施】

1. 术前护理

(1) 一般护理:安排通风良好、安静的环境,指导病人减少活动,适当卧床休息。鼓励病人进高热量、高蛋白质、高维生素饮食,并给予足够的液体摄入,加强营养支持,禁用对中枢神经有兴奋作用的浓茶、咖啡等刺激性食物。每周测体重,了解营养状况的变化。

(2) 完善各项术前检查:对于甲亢或甲状腺巨大肿块者,除全面的体格检查和必要的化验检查外,还包括:① 颈部透视或摄片,了解气管有无受压或移位,检查气管有无软化。② 详细检查心脏有无扩大、杂音或心律失常等,并做心电图。③ 喉镜检查,确定声带功能。④ 测定基础代谢率,了解甲亢程度,选择手术时机。⑤ 检查神经肌肉的应急性是否增大,测定血钙、血磷含量,了解甲状旁腺的功能状态。

(3) 药物准备:降低基础代谢率是术前准备的重要环节。通常开始即用碘剂,2~3 周后,甲亢症状得到基本控制。标准为:病人情绪稳定,睡眠好转,体重增加,脉率稳定在 90 次/min 以下,脉压恢复正常,基础代谢率+20%以下,便可进行手术。常用的碘剂是复方碘化钾溶液,每日 3 次,口服,第一日每次 3 滴,第二日每次 4 滴,依次逐日每次增加一滴至 16 滴为止,然后维持此剂量。症状减轻不明显者可加用硫脲类药物,但停药后仍需继续单独服用碘剂1~2周,再行手术。

碘剂的作用在于抑制蛋白水解酶,减少甲状腺球蛋白的分解,逐渐抑制甲状腺素的释放,有助于避免术后甲状腺危象的发生。同时碘剂能减少甲状腺的血流量,使腺体内充血减少,腺体随之缩小变硬。但由于碘剂不能抑制甲状腺素的合成,因此,一旦停服后,贮存于甲状腺滤泡内的甲状腺球蛋白大量释放,使甲亢症状重新出现,甚至加重,因此凡不准备施行手术治疗的病人一律不要服用碘剂。由于硫脲类药物能使甲状腺肿大充血,手术时极易发生出血,增加了手术的困难和危险,因此服用此药后必须加用碘剂。对于不能耐受碘剂或合并应用硫脲类药物,或对此两类药物无反应的病人,主张与碘剂合用或单用普萘洛尔做术前准备,每 6 h 给药 1 次,每次 20~60 mg,口服,一般服用 4~7 d 后,脉率即降至正常水平。由于普萘洛尔半衰期不到半小时,故最后一次服用需在术前 1~2 h,术后继续口服 4~7 d。术前不用阿托品,以免引起心动过速。

(4) 心理支持:消除病人的顾虑和恐惧心理,避免情绪激动,鼓励病人做分散注意力的活动,如看电视、做拼图游戏等。精神过度紧张或失眠者,适当给予镇静剂和安眠药。心率过快者,给予普萘洛尔 10 mg,每日 3 次口服。限制访客、避免过多外来刺激,使病人情绪稳定。

(5) 其他措施:术前教会病人头低肩高体位,可用软枕每日练习数次,使机体适应手术时体位的变化。对突眼者,注意保护眼睛,可戴眼罩,睡前用抗生素眼膏敷眼,以胶布闭合眼睑或油纱布遮盖,以避免角膜的过度暴露,防止角膜干燥受损,发生溃疡。指导病人深呼吸、有效咳嗽。术日晨准备术后床单位时,床旁另备无菌手术拆线包及切开包。

2. 术后护理

(1) 体位和引流:病人回病室后取平卧位,连接各种引流管道,待病人血压平稳或全麻清醒后取半卧位,以利呼吸和引流。在床上变换体位、起身、咳嗽时,指导病人保持头颈部的固定。

（2）病情观察：加强巡视，密切注意病人的呼吸、体温、脉搏、血压的变化，定时测量生命体征。

（3）保持呼吸道通畅：鼓励病人深呼吸、有效咳嗽，必要时行雾化吸入，帮助其及时排出痰液，保持呼吸道通畅，预防肺部并发症。

（4）切口的观察及护理：手术野常规放置橡胶片或引流管引流 24~48 h，观察切口渗血情况，注意引流液的量、颜色，及时更换浸湿的敷料，估计记录出血量。以便了解切口内出血情况和及时引流切口内的积血，预防术后气管受压。

（5）特殊药物的应用：甲亢病人术后继续服用复方碘化钾溶液，从每日 3 次，每次 16 滴开始，逐日每次减少 1 滴，直至病情稳定。年轻病人术后常口服甲状腺素，每日 30~60 mg，连服 6~12 个月，以抑制甲状腺素的分泌，对预防复发有一定的作用。

（6）营养与饮食：术后清醒病人，即可给予少量温水或凉水，若无呛咳、误咽等不适，便可逐步给予易于吞咽的微温流质饮食，注意不可过热，以免手术部位血管扩张，加重创口渗血。以后逐步过渡到半流质和软饭。甲状腺手术对胃肠道功能影响很小，只是在吞咽时感觉疼痛不适，应鼓励病人少量多餐，加强营养，促进愈合。

3. 术后并发症的防治与护理

（1）术后呼吸困难和窒息：多发生于术后 48 h 内，是术后最危急的并发症。主要表现为进行性的呼吸困难、烦躁、发绀甚至窒息。常见原因：① 切口内出血形成血肿，压迫气管，多为手术时止血不完善或因血管结扎线滑脱所致。② 喉头水肿，可因手术创伤或气管插管引起。③ 气管塌陷，是由于气管壁长期受肿大的甲状腺压迫，发生软化，切除大部分甲状腺体后，软化的气管壁失去支撑所致。④ 双侧喉返神经损伤，导致两侧声带麻痹，引起失声或严重的呼吸困难，甚至窒息。术后经常巡视、密切观察生命体征和伤口情况，一旦出现血肿压迫或气管塌陷，必须立即进行床边抢救，及时剪开缝线，敞开伤口，迅速除去血肿，结扎出血的血管，如呼吸仍无改善则行气管切开、吸氧；待病情好转，再送手术室做进一步止血处理。喉头水肿者，立即应用大量激素，如地塞米松 30 mg 静脉滴入，呼吸困难无好转时可行环甲膜穿刺或气管切开。

（2）喉返神经损伤：主要是手术操作损伤所致，如切断、缝扎、钳夹或牵拉过度，少数由于血肿压迫或瘢痕组织的牵拉而发生。前者在术中即出现症状，后者在术后数天才出现症状。切断、缝扎引起的属永久性损伤；钳夹、牵拉或血肿压迫所致者多为暂时性的，经理疗后，一般在 3~6 个月内可逐渐恢复。一侧喉返神经损伤，大都引起声音嘶哑，可经健侧声带向患侧过度内收而代偿；两侧喉返神经损伤可导致两侧声带麻痹，引起失音、呼吸困难，甚至窒息，多需气管切开。

（3）喉上神经损伤：多在结扎切断甲状腺上动、静脉时损伤。损伤外支，可使环甲肌瘫痪，引起声带松弛音调降低；损伤内支，则使喉部黏膜感觉丧失，病人失去喉部的反射性咳嗽，进食时，特别是饮水时，容易发生误咽、呛咳。应注意病人饮水进食情况，一般于术后数日可恢复正常。

（4）手足抽搐：手术时甲状旁腺误被切除、挫伤或其血液供应受累，都可引起甲状旁腺功能低下，随着血钙浓度下降，神经肌肉的应急性显著提高，引起手足抽搐。多在术后 1~2 d 出现。多数病人症状轻而短暂，仅有面部、唇部或手足部的针刺感、麻木感或强直感，经过 2~3

周后,未受损伤的甲状旁腺增生肥大、代偿,症状便可消失。严重者可出现面肌和手足有疼痛感觉的持续性痉挛(图 14-3),每天持续 10~20 min 或更长,甚至可以发生喉和膈肌痉挛,引起窒息死亡。预防的关键在于切除甲状腺时,注意保留位于腺体背面的甲状旁腺。

处理:适当限制肉类、乳品和蛋类食品,其含磷较高,影响钙的吸收。给予镇静剂,症状较轻者,指导病人口服葡萄糖酸钙或乳酸钙 2~4 g/次,每日 3 次,症状较重或长期不能恢复者,可加服维生素 D$_3$,以促进钙在肠道中的吸收。最有效的治疗是口服双氢速甾醇油剂,有提高血钙含量的特殊作用。抽搐发作时,立即静脉注射 10% 葡萄糖酸钙或氯化钙 10~20 ml。

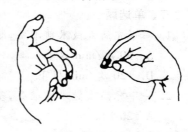

图 14-3　手足抽搐

（5）甲状腺危象:是甲亢的严重并发症,发病原因不明,手术创伤时甲状腺素过量释放可诱发危象。多发生于术前准备不充分,甲亢症状未能很好控制者。临床表现为术后 12~36 h 内发生高热,脉快而弱(>120 次/min),大汗,烦躁不安,瞻妄,甚至昏迷,常伴有呕吐和腹泻。处理不及时或处理不当,常很快死亡。预防甲状腺危象的关键是做好充分的术前准备,使病人的基础代谢率降至正常范围内再施行手术。

处理:术后早期应定期巡视,加强病情观察,一旦发生危象,立即处理:① 碘剂:口服复方碘化钾溶液 3~5 ml,紧急时将 10% 碘化钠 5~10 ml 加入 10% 葡萄糖溶液 500 ml 中静脉滴注。② 氢化可的松:200~400 mg 分次静脉滴注。③ 利舍平 1~2 mg,肌内注射;或普萘洛尔 5 mg,加入葡萄糖溶液 100 ml 中静脉滴注。④ 镇静剂:常用苯巴比妥钠,或冬眠合剂 Ⅱ 号半量肌内注射,6~8 h 一次。⑤ 降温:采用退热药物、冬眠药物、物理降温等综合措施,尽量保持病人体温在 37℃ 左右。⑥ 静脉输入大量葡萄糖溶液。⑦ 吸氧,减轻组织缺氧。⑧ 心力衰竭者,加用洋地黄制剂。

【健康指导】

1. 情绪　指导病人自我控制情绪,保持精神愉快、心境平和。

2. 预防　讲解甲状腺术后并发症的表现和预防方法。

3. 锻炼　指导术后病人早期下床活动,注意保护头颈部。拆线后教会病人练习颈部活动,促进功能恢复。指导声嘶者做发音练习。

4. 饮食　合理安排术后的休息与饮食,鼓励病人尽可能生活自理,促进康复。

5. 用药指导　说明甲亢术后继续服药的重要性并督促执行。教会病人正确服用碘剂的方法,将碘剂滴在饼干、面包等固体食物上,一并服下,以保证剂量准确。

6. 复诊指导　嘱咐出院病人定期至门诊复查,以了解甲状腺的功能,出现心悸、手足震颤、抽搐等情况时及时就诊。

思 考 题

一、名词解释

1. 原发性甲状腺功能亢进　2. 继发性甲状腺功能亢进　3. 高功能腺瘤

二、填空题

1. 甲状腺功能亢进症分为_____、_____、_____。

2. 确诊甲状腺功能亢进症的检查是_____。

3. 一般在 10~20 kg 食盐中加入碘化钾或碘化钠_____。

4. 甲状腺切除术后最危急的并发症是_____。

三、单选题

1. 一甲亢病人做术前准备,脉率应降至(　　)。
   A. 90 次/min 以下　　　　B. 100 次/min 以下　　　　C. 110 次/min 以下
   D. 120 次/min 以下　　　　E. 130 次/min 以下

2. 一甲亢病人做术前准备,基础代谢率应降至(　　)。
   A. 20% 以下　　　　B. 25% 以下　　　　C. 30% 以下
   D. 35% 以下　　　　E. 40% 以下

3. 一甲亢病人手术后发生甲状腺危象,你认为最可能的原因的是(　　)。
   A. 术前应用阿托品　　　　B. 手术时间长　　　　C. 术中损伤神经
   D. 术前准备不充分　　　　E. 术后未口服碘剂

4. 某女性,35 岁,原发甲亢,术前服碘剂及硫氧嘧啶类药物无效,改用普萘洛尔,疗效好。术前用苯巴比妥及阿托品,术中心率 170 次/min,原因最可能是(　　)。
   A. 休克早期　　　　B. 手术刺激　　　　C. 甲状腺危象早期
   D. 精神紧张　　　　E. 阿托品作用

5. 某男性,30 岁,局麻下行甲状腺次全切除术,手术顺利结束。送回病房途中病人突诉胸闷,口唇发绀,声嘶,检查敷料为血渗湿,其原因为(　　)。
   A. 喉返神经损伤　　　　B. 喉头水肿　　　　C. 切口内出血,血肿压迫气管
   D. 甲状腺危象　　　　E. 以上都不是

6. 一病人巨大甲状腺肿,行大部切除术,气管内插管麻醉 6 h,当日晚病人呼吸困难,大汗淋漓,烦躁不安,并出现发绀,脉率 130 次/min,血压 170/100 mmHg,伤口引流渗血不多,最可能是(　　)。
   A. 甲状腺危象　　　　B. 双侧喉返神经损伤　　　　C. 喉头水肿
   D. 伤口内出血压迫气管　　　　E. 气管塌陷

7. 某女性,53 岁,甲状腺大部切除术后出现声音嘶哑,你考虑是由于(　　)。
   A. 喉头水肿　　　　B. 甲状腺危象　　　　C. 切口内出血
   D. 喉返神经损伤　　　　E. 甲状旁腺损伤

8. 下述不属于甲亢手术适应证的是(　　)。
   A. 中度以上原发甲亢　　　　B. 继发甲亢　　　　C. 高功能腺瘤
   D. 疑有恶变　　　　E. 年龄较小的青少年

9. 下述不属于甲亢术前准备的指标的是(　　)。
   A. 病人情绪稳定　　　　B. 睡眠良好　　　　C. 体重增加
   D. 脉率<90 次/min　　　　E. 基础代谢率<30%

10. 中度甲亢是指(　　)。
    A. BMR 为 +10%　　　　B. BMR 为 +20% ~ 30%　　　　C. BMR 为 +30% ~ 60%
    D. BMR>60%　　　　E. BMR 为 80%

四、简答题

甲状腺功能亢进症手术后可能发生的主要并发症有哪些？

五、护理病例

某女性，16岁，甲状腺弥漫性肿大，无突眼。甲状腺摄碘率试验：2 h 25%，24 h 50%。清晨空腹测定脉搏80次/min，血压140/100 mmHg，拟行空腹手术。

1. 病人最可能的医疗诊断是什么？

2. 病人常见的护理问题是什么？

3. 请制定病人术后护理措施。

（吴秀荣）

第十五章 乳房疾病病人的护理

【知识要点】

1. 概念 橘皮样变、酒窝征、激素依赖性肿瘤、卵巢去势。
2. 掌握急性乳腺炎的病因、治疗原则及护理、健康指导。
3. 熟悉乳腺癌病人的病因、临床表现、治疗。
4. 掌握乳腺癌的护理评估、护理措施、健康指导及自我检查。

第一节 概　　述

乳房的主要结构是腺体、导管、结缔组织和脂肪。每一乳房有 15～20 个腺叶,呈轮辐状排列。腺叶间有许多与皮肤垂直的纤维束,连接皮肤及浅筋膜浅层和深层,称为 Cooper 韧带,又称乳房悬韧带,起支持与固定作用。一旦受侵犯,皮肤可出现凹陷呈"酒窝征"。各小叶腺汇集成腺体内乳管,每个腺体的各大乳管呈放射状向乳晕汇集,开口于乳头。靠近开口 0.5 cm 处略膨大,是乳管内乳头状瘤的好发部位。若病变侵犯导管,可导致乳头凹陷、位置不对称或溢液。正常乳房腺体最多的是在外上象限,因此,此处患病机会也最多。

乳房的淋巴网丰富,淋巴液引流有四条途径。

女性乳房在人的一生中会发生生理性或病理性的变化。生理性的变化包括:① 月经来潮前乳房稍微变大、胀痛、有硬结感,但月经后即可恢复。② 妊娠期乳房变大、内部腺体组织增生、乳房结实、乳头变大、颜色变深、乳晕颜色加深;产后腺体缩小,乳房稍微下垂。③ 停经后,腺体萎缩,由脂肪组织代替,乳房变小、松弛,乳头周围的腺管容易触及。病理性变化包括:乳腺的炎症、囊肿、增生和肿瘤。

第二节 急性乳腺炎病人的护理

一、概述

急性乳腺炎是乳房的急性化脓性感染,病人多是产后哺乳的妇女,尤以初产妇多,发病多在产后第 3～4 周。

【病因】

致病菌多为金黄色葡萄球菌。除因病人产后抵抗力下降外,还与下列因素有关。

1. 乳汁淤积　为主要原因:① 乳头发育不良(过小或凹陷),妨碍正常哺乳。淤积的乳汁将成为入侵细菌的培养基,使之生长繁殖引起感染;② 乳汁过多或婴儿吸乳过少,以致不能完全排空乳汁;③ 乳管不通畅,影响乳汁排出。

2. 细菌侵入 ① 乳头破损或皲裂使细菌沿淋巴管入侵,是感染的主要途径;② 婴儿患口腔炎或口含乳头睡眠,细菌直接入侵乳管。

【临床表现】

1. 局部表现 初期乳房肿胀疼痛,压痛性肿块,局部皮肤可有红、热,病情发展时症状可加重,并有脓肿形成(图 15-1),一般在局部症状红、肿、热、痛 3 天以后出现,压之有波动感和疼痛,局部皮肤表面有脱屑,表示脓肿形成,穿刺抽出脓液。腋窝淋巴结肿大、疼痛。

2. 全身表现 高热寒战,食欲不振,全身不适。

【辅助检查】 白细胞特别是中性粒细胞增多。B 超肿块区域可有液性回声,诊断性穿刺可抽出脓液。

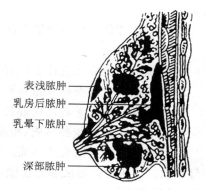

表浅脓肿
乳房后脓肿
乳晕下脓肿

深部脓肿

图 15-1 乳房脓肿位置

【治疗原则】

1. 一般处理 ① 患乳停止哺乳,用吸奶器吸尽奶汁或乳房按摩尽量促使乳房排空乳汁。② 局部热敷或理疗,促进血液循环,有利于早期炎症消散;水肿明显者可用 25%硫酸镁溶液湿热敷。③ 感染严重或并发乳瘘者常需终止乳汁分泌,可口服已烯雌酚 1~2 mg,每日 3 次,共 2~3 d;或肌内注射苯甲酸雌二醇,每次 2 mg,每日 1 次,至收乳为止。

2. 抗生素应用 原则为早期、足量。选用青霉类抗生素,或根据脓液培养、细菌药物敏感试验结果调整抗生素。

3. 中药治疗 服用清热解毒类中药及用金黄散或鱼石脂软膏外敷。

4. 脓肿处理 脓肿形成后应及时施行手术引流排脓。深部脓肿波动感不明显,可在超声波引导下定位穿刺,明确诊断后再行切开引流。应注意:① 切口呈放射状至乳晕处,以避免损伤乳管发生乳瘘;乳晕部脓肿可沿乳晕边缘做弧形切口;乳房深部或乳房后脓肿可在乳房下缘做弓形切口(图 15-2)。经乳房后间隙引流。② 分离多房脓肿的房间隔膜以利引流。③ 为保证引流通畅,引流条应放在脓腔最低部位,必要时另加切口做对口引流。

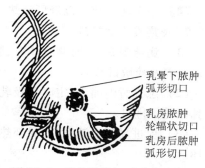

乳晕下脓肿
弧形切口

乳房脓肿
轮辐状切口

乳房后脓肿
弧形切口

图 15-2 乳房脓肿切开引流示意图

二、护理

【护理评估】

1. 健康史 评估病人是否有细菌入侵和乳汁淤积的因素,病人是否身体抵抗力下降,病人是否了解哺乳的知识,家属或医生是否对产妇进行过健康知识的宣传,病人接受的能力,以及产前病人是否纠正乳头畸形等情况。

2. 身体状况　病人是否有寒战、高热、乏力和食欲减退,乳房局部是否有疼痛、肿块,肿块是否有波动感。病人的乳头是否有畸形、破损,乳房表面是否有红肿、皮温高,腋窝淋巴结肿大、压痛等。严重者病人有休克表现。

3. 辅助检查　检查血常规、B超、脓液药物敏感试验和细菌培养。

4. 心理社会　评估病人的心理状况,害怕断乳对婴儿的影响,以及使用抗生素对婴儿的影响,费用的问题对家庭的影响,脓肿形成切开后产生乳瘘,愈合延迟,伤口对外观的影响。

5. 手术后评估　评估麻醉方法、手术方式、手术过程、手术后并发症、引流情况等。

【护理问题】

1. 疼痛　与炎症和乳汁淤积有关。

2. 体温过高　与炎症和脓肿形成有关。

3. 知识缺乏　缺乏乳房保健和正确哺乳方法知识。

4. 潜在并发症　脓肿形成、脓毒血症。

【护理目标】　消除乳房疼痛。恢复体温到正常。让病人掌握正确的哺乳方法,以及乳房保健知识。预防脓肿形成和防止脓毒血症的发生。

【护理措施】

1. 一般护理　加强哺乳期护理,以增强抵抗力,促进产后恢复,防止并发症。

（1）饮食:高蛋白质、高热量、高维生素、低脂肪食物,保证足量水分的摄入。

（2）休息:注意休息,适当运动、劳逸结合。

（3）个人卫生:养成良好的产褥期卫生习惯,勤更衣,定期沐浴,保持口腔、皮肤和会阴部的清洁。

（4）中医药治疗　以舒肝清热、化滞通乳为主。

2. 炎症发生后护理

（1）病情观察:定时测量体温、脉搏、呼吸、血压,了解血白细胞计数及分类变化,必要时做血培养及药敏试验。

（2）患乳暂停哺乳:定时用吸乳器吸空乳汁,防止乳汁淤积。向乳头方向挤压按摩乳房,使乳汁尽量排出。

（3）促进局部血液循环:局部热敷,用宽松的胸罩托起两侧乳房,以减轻疼痛、促进血液循环。

（4）对症处理:高热者,予以物理降温,必要时应用解热镇痛药物。

（5）伤口护理:脓肿切开后,保持引流通畅,按时更换敷料。

【健康指导】

1. 保持乳头和乳晕清洁　孕妇定期用肥皂及温水清洗两侧乳头,妊娠后期每天清洗一次;产后每次哺乳前、后均需清洁乳头,以保持局部干燥和洁净。

2. 纠正乳头内陷　乳头内陷者于妊娠期每天挤捏、提拉乳头。

3. 养成良好的哺乳习惯　定时哺乳,每次哺乳时让婴儿吸净乳汁,如有淤积及时用吸乳器或手法按摩排空乳汁;培养婴儿养成不含乳头睡眠的好习惯;注意婴儿口腔卫生,及时治疗其口腔炎症。

4. 乳头、乳晕破损或皲裂者　暂停哺乳,用吸乳器吸出乳汁哺育婴儿;局部用温水清洗后涂以抗生素软膏,待愈合后再行哺乳。症状严重时应及时就诊。

5. 避免乳汁淤积　这是预防乳腺炎的关键,每次哺乳之后如果乳汁过多,一定要想法排空乳汁。

第三节　乳腺癌病人的护理

一、概述

乳腺癌是女性最常见的恶性肿瘤之一,在我国占全身恶性肿瘤的 7% ~ 10%,仅次于子宫颈癌,但近年来有超过子宫颈癌的倾向,并呈逐年上升趋势,部分大城市报告乳腺癌居女性恶性肿瘤之首位。

【病因】　病因尚不清楚,通常认为易患因素有:

1. 性激素变化　以更年期(45 ~ 49 岁)以及年老(60 ~ 64 岁)者居多,更年期卵巢功能逐渐减退,垂体前叶功能增强,促使肾上腺皮质产生雌激素;60 ~ 64 岁年龄段,肾上腺皮质产生较多雄激素。激素变化使乳房腺体上皮细胞过度增生。各种雌激素中,雌酮(E_1)有明显的致癌作用,而雌二酮(E_2)及雌三酮(E_3)无此作用。年老者雌激素中的 E_1 含量增高,而 E_2、E_3 下降,使乳腺癌发病率增高。

2. 月经史及生育史　月经初潮早于 12 岁、绝经晚于 50 岁,未婚、未哺乳,40 岁以上未孕或初次足月产迟于 35 岁等。

3. 乳腺癌家族遗传因素　一级亲属中有乳腺癌病史者发病危险性是普通人群的 2 ~ 3 倍。

4. 地区因素　欧美多,亚洲国家少,5 个白人中有一个乳腺癌病人。

5. 饮食习惯　高脂饮食者发病多,肥胖人发病率高。

6. 癌前期病变　如乳腺增生导致恶变。

7. 其他因素　如放射线、致癌药物应用等。

【病理类型】　乳腺癌分类方法较多,目前我国多采用以下病理分型。

1. 非浸润性癌　即原位癌,属早期,预后较好。

2. 早期浸润性癌　仍属早期。

3. 浸润性特殊癌　此型癌细胞一般分化程度高,预后尚好。

4. 浸润性非特殊癌　共占乳腺癌的 70% ~ 80%,预后较上述类型差。

5. 其他罕见癌

【转移途径】

1. 直接浸润　癌细胞直接蔓延浸润皮肤、胸筋膜、胸肌等周围组织。

2. 淋巴转移　可沿乳房淋巴液的 4 个输出途径扩散。其中主要途径有:① 侵入同侧腋窝淋巴结,进一步则侵入锁骨下淋巴结、锁骨上淋巴结,进入血液循环占 75%,原发灶多在乳头、乳晕区及乳房的外上象限。② 向内侧侵入胸骨旁淋巴结,继而达到锁骨上淋巴结,进入血液循环,占 20% ~ 25%,原发灶多在乳房内侧部分。③ 经皮下淋巴管可转移到对侧乳房。④ 沿腹直肌前鞘和镰状韧带转移到肝。

3. **血运转移** 癌细胞除可经淋巴结转移进入血液循环外,亦可直接侵入血液循环。最常见远处转移部位依次为肺、骨、肝。骨又以椎骨、骨盆和股骨等处的转移最常见。

【临床表现】

1. **乳房肿块** 为乳腺癌最重要的早期表现。多见于外上象限(45%~50%),其次是乳头、乳晕(15%~20%)和内上象限(12%~15%)。早期表现为无痛、单发、质硬、不光滑、外形不规则与周围组织分界不清、不易推动。常无自觉症状,多在无意间如洗澡、更衣或查体时发现。

2. **皮肤改变** 周围组织或皮肤被肿块累及时,可使乳房外形改变。癌肿块侵入 Cooper 韧带后可使韧带收缩而失去弹性,导致皮肤凹陷称酒窝征(图15-3),这是早期症状;癌细胞阻塞于皮下、皮内淋巴管可引起局部淋巴水肿,由于皮肤在毛囊处与皮下组织连接紧密,毛囊处出现凹陷皮肤似橘皮样改变,称橘皮样变(图15-4);后期癌细胞浸润皮肤,皮肤表面出现多个坚硬小结或条索,呈卫星样围绕原发性病灶称卫星结节;乳腺癌晚期,癌细胞侵入背部、对侧胸壁,可限制呼吸,称铠甲胸;有时皮肤破溃形成溃疡,呈菜花状。常有恶臭,容易出血。少数病人出现乳头溢液,多为血性分泌物。

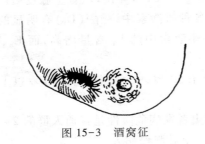

图15-3 酒窝征

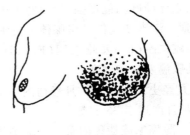

图15-4 橘皮样变

3. **乳头改变** 癌肿块侵入大乳管使之收缩将乳头牵向患侧,即偏歪,抬高或内陷,如外上象限癌肿使乳头抬高。乳头深部癌肿侵入乳管使乳头凹陷、两侧乳头不对称。

4. **腋窝区域淋巴结肿大** 常为患侧腋窝淋巴结肿大,淋巴结先为散在、数目少、质硬、无痛、可活动。以后数目增多、粘连成团,甚至与皮肤和深部组织粘连,不易推动。当累及腋神经时,患侧上肢出现麻木或疼痛。大量癌细胞堵塞腋窝淋巴管可致上肢蜡白色淋巴水肿;胸骨旁淋巴结肿大,位置深,手术时才发现。晚期锁骨上淋巴结增大、变硬。少数转移至对侧腋窝淋巴结。

5. **全身症状** 早期一般无全身症状,晚期发生血行转移,出现相应症状。病人可有晚期恶性肿瘤表现。如:肺转移时出现胸痛、咳嗽、气急;骨转移可出现局部疼痛,如腰背痛,病理性骨折(椎体、骨盆、股骨);肝转移时出现肝大、黄疸等。

6. **特殊乳腺癌表现**

(1)**炎性乳腺癌** 少见,一般发生于年轻女性,尤其在妊娠及哺乳期,发展迅速,转移早,预后极差,表现为:乳房增大,皮肤红、肿、热、痛,似急性炎症,开始比较局限,随即迅速扩展到乳房大部分皮肤,触诊整个乳房肿大发硬,无明显局限性肿块。多在病后数月内死亡。

(2)**乳头湿疹样癌(又称 Paget 病)** 少见,恶性程度低,发展慢。发生在乳头区大乳管内,后发展到乳头。表现为:乳头刺痒、灼痛,湿疹样变。乳头乳晕脱屑、糜烂、皮肤发红、粗糙进而形成溃疡,部分在乳晕区可触及肿块。病变发展则乳头内陷、破损,淋巴转移出现晚。

【临床分期】 可根据临床分期估计预后及制订治疗方案,分为四期:

1. 原发肿瘤(T)分期

T_x:原发肿瘤情况不详。

T_0:原发肿瘤未扪及。

T_{is}:原位癌(小叶原位癌及导管内癌);局限于乳头的湿疹样癌,乳房未扪及肿块。

T_1:肿瘤最大直径≤2 cm。

T_2:肿瘤最大直径>2~<5 cm。

T_3:肿瘤最大直径≥5 cm 的浸润癌。

T_4:肿瘤任何大小,直接侵犯胸壁和皮肤,包括炎性乳腺癌。

2. 局部淋巴结(N)分期

N_x:局部淋巴结情况不详。

N_0:同侧腋淋巴结未扪及。

N_1:同侧腋淋巴结肿大,尚可活动。

N_2:同侧腋淋巴结肿大,互相融合或与其他组织粘连。

N_3:同侧腋淋巴结转移。

3. 远处转移(M)分期

M_x:有无远处转移不详。

M_0:无远处转移。

M_1:包括同侧锁骨上淋巴结转移。

4. 临床分期

0 期:$T_{is}N_0M_0$

Ⅰ期:$T_1N_0M_0$

Ⅱa 期:$T_{0-1}N_2M_0$,$T_2N_0M_0$

Ⅲb 期:$T_2N_1M_0$,$T_3N_0M_0$

Ⅳa 期 $T_{0-2}N_2M_0$,$T_3N_{1-2}M_0$

Ⅳb 期:T_4 任何 NM_0,任何 TN_3M_0

Ⅵb 期:包括 M_1 的任何 TN

【辅助检查】

1. 影像学检查

(1) X 线检查:① 钼靶 X 线摄影术:为常用手段,放射量小,穿透力较弱,而乳房内各种组织的密度不同便于区别乳房内各种密度的组织,可发现较小(>5 mm)的肿物。② CT 检查:表现征象与钼靶摄影相似,但分辨率较高。③ 乳房腺管照影术:主要用于检查乳房腺管内疾病,对判断乳管内病变的大小,部位和性质,有一定帮助。如导管内乳头状瘤。

(2) B 超:无损伤检查,可检出>1 cm 的肿块,并可区别良恶性肿块,已成为临床诊断乳腺癌的首选检查方法。

2. 物理检查

（1）热像图：利用恶性肿瘤代谢率高的特点，无损伤，简单敏感，但特异性差，常用于普查中的筛查。

（2）红外线扫描：无损，简单，根据血管分型、病变灰度及阴影形态判断，对于>2 cm 的肿块效果差，有一定的误诊及漏诊率。

3. 乳头溢液涂片　有一定假阴性，3%～10%病人可有溢液，血性溢液占 50%～75%。可做溢液涂片找寻肿瘤细胞。

4. 活组织病理检查　为确诊方法，最可靠，分针吸法及肿块切除法两种。针吸组织检查确诊率达 80%～90%，但有刺激肿瘤生长转移的可能。肿块切除法可在术中做冰冻快速需20～30 min，也可用石蜡固定需 2～5 日。

【治疗原则】　乳腺癌采用以手术为主，辅以化疗、放疗、内分泌治疗、免疫等综合疗法。

1. 手术治疗　根据病理分型、临床分期及辅助治疗的条件选择手术方式。目前应用的治疗性手术有以下 5 种手术方式。

（1）乳腺癌根治术：手术切除包括整个乳房、胸大肌、胸小肌、腋窝及锁骨下淋巴结的整块组织。适用于有腋窝上组淋巴结转移，但无远处转移征象者。乳腺癌扩大根治术目前已不采用。

（2）乳腺癌改良根治术有两种术式：① 保留胸大肌，切除胸小肌；② 保留胸大肌、胸小肌。该术式均行胸大小肌间清除，但保留了胸肌，手术后外观效果好，生活质量提高，目前已成为常用的手术方式。

（3）乳房单纯切除术：手术切除包括腋尾部及胸大肌筋膜的整个乳房。该术式适于原位癌、微小癌及年迈体弱不能耐受根治术者。

（4）保留乳房的乳腺癌切除术：手术包括完整切除肿块及腋淋巴结清扫。手术后必须辅以放疗、化疗。

手术后 10%～60%的病人由于手术损伤面积大、切除组织过多、皮瓣游离，可使皮缘缝合的张力较大，而引起皮瓣坏死。若皮瓣区包扎得不紧密、手术后引流或负压吸引不通畅、引流管放置不合适可引起皮瓣下积液。由于腋窝淋巴结被切除后，上肢淋巴回流受阻，或由于手术后血栓性静脉炎所致的静脉阻塞、静脉粘连及附近的淋巴结炎可导致患侧上肢肿胀。

2. 化学药物治疗　化疗是一种必要的全身性辅助治疗，可以提高手术治疗的疗效，改善生存率，在整个治疗中占有重要的地位。化疗应于手术后早期开始应用，联合化疗的效果优于单药化疗。治疗期不宜过长，以 6 个月左右为宜。常用的有 CMF 方案（环磷酰胺、甲氨蝶呤、氟尿嘧啶）、CAF 方案（环磷酰胺、阿霉素、氟尿嘧啶）。化疗可引起骨髓抑制，肝、肾功能损害，阿霉素还具有心脏毒性。MFO 方案（丝裂霉素、氟尿嘧啶、长春新碱）等。主要化疗反应有呕吐、静脉炎、肝功能异常、骨髓抑制等。

3. 放射治疗　放疗是乳腺癌局部治疗的手段之一。可根据情况在手术前或手术后进行，以减少局部的复发率。可提高 5 年生存率。腋窝淋巴结转移超过一定数量时进行，不做常规治疗方法。一般在术后 2～3 周，在锁骨上、胸骨旁以及腋窝等区域进行放射。此外，骨转移灶及局部复发灶照射，可缓解症状。若照射部位的皮肤没有注意保护，则可能发生放射性皮炎，以放疗 4 周左右多见。

4. 激素治疗　癌肿细胞中雌激素受体（ER）含量高者，称激素依赖性肿瘤；而 ER 含量低者,称激素非依赖性肿瘤。激素依赖性肿瘤应用内分泌治疗有效。绝经前病人可切除卵巢或行 X 线照射卵巢的治疗,称卵巢去势。绝经前后妇女可用雌激素拮抗剂他莫昔芬(三苯氧胺)治疗,以抑制肿瘤细胞生长、降低乳腺癌手术后复发及转移、减少对侧乳腺癌的发生率。一般服用 5 年,至少 3 年,每天 20 mg。

5. 生物治疗 目前未取得突破性进展。

二、护理

【护理评估】

1. 健康史 评估高危因素,包括既往史、月经史、生育史与哺乳史、家庭史、乳房外伤史、手术史、疾病史、内分泌治疗史、盆腔手术史、甲状腺疾病史等。高脂饮食、营养过剩和肥胖等。有无放射线和药物应用史。

2. 身体状况 乳房肿块位置、大小、质地、活动度、有无疼痛,有无乳头形态改变,有无乳头溢液,溢液颜色,腋窝淋巴结有无增大、多少、有无融合、质地,有无压痛。有无远处转移征象。

3. 辅助检查 钼靶 X 线摄片及干板照相可见密度增高的肿块影,边界不规则,或呈现毛刺征。有时可见钙化点,颗粒细小、密集。超声显像可鉴别肿块系囊性还是实质性。凸凹不平,有无明显包膜,其组织呈蟹足样浸润,内部多呈低回声区改变。近红外线扫描系利用红外线透照乳房,显示乳房肿块并可显示块影周围的血管情况。细针穿刺细胞学检查、乳头溢液涂片细胞学检查、乳头糜烂部刮片或印片细胞学检查及切片检查可获得较肯定的细胞学诊断。

4. 心理社会 病人的年龄、职业、文化程度、婚姻状况、有关疾病的知识掌握情况(病人是否知道诊断、对相关知识的了解程度)、病人及家属对健康的看法、认识和反应、适应水平、病人的自我概念、家庭经济与社会支持系统对病人接受疾病事实、术后康复有很大影响。乳腺癌的治疗是创伤性的。术后一侧胸部塌陷,影响躯体形象,并意味着失去了女性的第二性征和哺乳的功能。应评估病人对自我概念和自我形象的变化,给病人带来的忧虑或精神上的困扰。

5. 手术后评估 评估手术方法、麻醉方法、手术中情况、手术后并发症、功能影响、伤口愈合情况。

【护理问题】

1. 焦虑/恐惧 与下列因素有关:① 住院环境陌生;② 对癌症的恐惧;③ 担心治疗效果及预后;④ 手术后乳房缺失致形体改变;⑤ 担心手术后夫妻生活质量;⑥ 死亡的威胁。

2. 组织灌流量的改变 与手术失血有关。

3. 疼痛 与手术、癌肿压迫、转移有关。

4. 躯体(患侧肢体)移动障碍 与下列因素有关:① 手术损伤臂丛神经或其分支;② 患侧上肢淋巴水肿;③ 手术后愈合过程中瘢痕收缩,患侧肩部活动受限。

5. 自我形象紊乱 与下列因素有关:① 乳房及邻近组织被切除;② 瘢痕形成;③ 乳房再造或义乳致双侧不对称;④ 化疗致脱发。

6. 知识缺乏 缺乏乳腺癌康复期保健知识。

7. 潜在并发症 皮瓣下积血、积液、皮瓣坏死,患肢水肿等。

【护理目标】 焦虑减轻,病人情绪稳定,能配合医护工作。生命体征平稳。疼痛缓解或消失。上肢肿胀减轻,能够达到全范围关节活动。病人能够现实地评价自身境遇,能适应乳房切除后身体外观的改变。病人掌握乳房自查技术,减少疾病复发的危险因素。手术后并发症及治疗的副作用能得到及时预防与护理。

【护理措施】

1. 手术前护理

(1) 心理护理:护士要关心和尊重病人,热情向病人介绍负责的医师和护士、病房的环境和有关的规章制度,使病人尽快适应。介绍手术的必要性和安全性,及时开导病人,帮助病人树立战胜肿瘤的信心。根据病人的具体情况,做好病情、治疗方法和预后的介绍,手术前就应讲解手术后病人胸部外形的改变,并进行心理康复护理,必要时可任病人发泄以求得心理平衡。介绍弹性假体乳房可弥补外观的缺陷,告知病人今后行乳房重建的可能。多与病人沟通、交谈,通过宣教使病人学会消除恐惧的方法,如听音乐、看书报、听广播和与别人交谈等。介绍病人与曾接受过类似手术且已痊愈的妇女联系,通过成功者的现身说法帮助病人渡过心理调整期,使其相信一侧乳房切除将不影响正常的家庭生活、工作和社交。另外,护士应做好病人家属的思想工作,从而减轻病人的心理负担。

(2) 饮食护理:术前鼓励和提供病人进高蛋白质、高能量、富含维生素和膳食纤维食物为术后创面愈合创造条件。

(3) 皮肤准备:按照手术要求的范围准备皮肤,尤其应注意乳头和乳晕部位的清洁。对切除范围大、考虑植皮的病人,需做好供皮区皮肤准备。若病人已有癌性溃疡,应擦净和消毒溃疡周围的皮肤。

(4) 手术前宣教:在制订治疗方案后,可向病人讲解手术方式、过程及效果,手术前、后注意事项,配合治疗及手术后化疗的重要性和可能出现的副作用。

(5) 特殊病人准备:对于妊娠或哺乳期的病人,要及时终止妊娠或立即断乳,以抑制乳腺癌发展。遵医嘱作好用药护理或其他护理。

2. 手术后护理

(1) 病情观察:密切注意观察生命体征变化及患侧肢体的感觉、运动及血液循环情况,对扩大根治术后病人还应注意有无胸闷、呼吸困难,可做肺部听诊和肺部 X 线检查,以判断有无气胸的发生,鼓励病人深呼吸防止肺部并发症。对于手术后行化疗及放疗的病人应注意有无化疗或放疗的不良反应。

(2) 体位:手术后在生命体征平稳后可采取半卧位,以利于引流和呼吸。手术侧前臂包扎固定于躯干上,肘关节屈曲,上臂后方垫小布枕使其与躯干同高,并保持肩关节舒适,以防止皮瓣张力过大或皮瓣滑动而造成皮瓣坏死。

(3) 饮食:病人术后 6 h 无麻醉反应可给予正常饮食,并注意营养补充,以利病人术后恢复。注意提供充足的热量、蛋白质、维生素,以利于伤口愈合。

(4) 伤口的护理:乳腺癌根治切除术后,手术部位常用绷带或胸带加压包扎,局部用沙袋压迫,以防止创面出血。包扎时要确保皮瓣和所植皮片与胸壁的紧密贴合,并注意松紧适宜,以利于愈合。若绷带松脱滑动,一定要及时重新加压包扎。若包扎过紧,会压迫腋部血管,引起患侧肢体远端的血液供应不良。若脉搏扪不清,皮肤发绀,皮温降低,应时进调整绷带的松紧度。手术后 3 天内患肩要制动,避免腋窝的皮瓣滑动而影响愈合,手术后 5 天可拆除加压的绷带,检查腋窝皮瓣或移植的皮片,需要时可酌情进行适当的处理。注意观察记录皮瓣的颜色,若发现皮瓣坏死甚至合并感染者应早期切痂、彻底清创、一期植皮。创面愈合后,可清洗局部,用柔软的毛巾吸干水分,避免粗糙擦洗。可用护肤软膏涂于皮肤表面,防止干燥脱屑。

(5) 引流管护理:乳腺癌根治术后,皮瓣下常规放置负压引流管,需妥善固定并注意防止滑动。要经常检查引流管,注意有无血块堵塞、扭曲、受压,及时调整,保持引流通畅。定时挤压引流管或连接负压引器,以确保有效的负压吸引。每日更换引流瓶时应用止血钳夹住引流管,防止压力逆差造成引流液及气体反流。观察并记录引流液的颜色、量、性质,注意有无活动性出血。一般手术后 1~2 天每日引流液体 50~100 ml,以后逐渐减少;手术后 3~4 天,皮下无积液、皮瓣与胸壁紧贴即可拔管。

(6) 手术后并发症的防治与护理

1) 皮瓣下积液:保持伤口敷料的干燥,手术后 3 天换药,观察有无皮下积液。若发现局部积液、皮瓣下有波动感时应及时通知手术医生并帮助其在无菌的条件下抽吸和加压包扎。

2) 患侧上肢肿胀:为减轻上肢肿胀的程度,手术后患侧的肢体可适当抬高,进行局部按摩,以促进静脉和淋巴的回流。严禁在患侧测血压、抽血、静脉或皮下注射,避免对循环的影响。指导病人自我保护患侧上肢,平卧时用两垫枕抬高患侧上肢,下床活动时用吊带托扶,避免长时间下垂,需他人扶持时只能扶健侧,以防腋窝皮瓣滑动,进行握拳、屈、肘运动,促进淋巴回流,穿宽松上衣,若佩戴手表、饰物不宜过紧,避免患侧上肢提拉、搬动重物。适当限制水钠摄入,应用利尿剂,肢体肿胀严重时,可用弹力绷带包扎,有助于淋巴循环,减轻淋巴水肿。局部感染者,及时应用抗生素治疗,必要时需手术治疗。

(7) 功能锻炼:为尽快恢复功能,应尽可能早地进行患肢功能锻炼,术后 1~2 天活动手和腕部,手术后 3~5 天活动肘部,术后 7 天活动肩部,鼓励病人自己进食、梳头、摸高、洗脸等活动,并开始患肩小范围适度的活动,但不宜活动范围过大,负重过大和过久。

(8) 手术后乳房外观矫正及护理:手术后恢复期安排病人佩戴义乳,对手术后形体的改变进行心理治疗,以弥补病人丧失乳房而产生的自卑感。义乳的选择应与健侧乳房大小相似,每日注意清洁,存放时勿受压变形。应用时可用松紧带将其固定在内衣上。

(9) 综合治疗不良反应护理:放疗后若出现放射性皮炎,要防止因摩擦或外伤导致的糜烂或溃疡。若皮肤出现水泡则要抽出水泡内的积液,并要保持局部的干燥。若渗液较多,需要用抗生素溶液湿敷换药。熟悉和了解化疗药物的作用机制及毒性反应,以便及时调整剂量或暂停用药。检查血白细胞,若低于 $3×10^9$/L 或出现严重的胃肠道反应时,要暂时停药。激素治疗时,若不良反应严重应及时停药。

(10) 心理护理:术后继续给予病人及家属心理上的支持,多了解和关心病人,加强心理疏导,教会病人注意自我调节,鼓励他们保持豁达开朗的心境和稳定的情绪,培养广泛多样的兴趣和爱好。介绍病人与曾接受过类似手术且已痊愈的妇女联系,通过成功者的现身说法帮助病人渡过心理调适期,使其相信一侧乳房切除将不影响正常的家庭生活、工作和社交;告知病人今后行乳房重建的可能,鼓励其树立战胜疾病的信心,以良好的心态面对疾病和治疗。同时亦应鼓励病人的家属支持、体贴、安慰病人,使病人感到有依靠、有希望、不孤独,注重病人隐私,在护理操作时避免过度暴露手术部位,必要时用屏风遮挡。

【健康指导】

1. 自我检查　乳房检查可以早期发现乳房疾病。一般的乳房检查时间选择在月经后 7~10 天,此时乳房最松软、乳房组织较薄,病变较易被检出。检查时应在光线明亮处,受检者坐正,放松胸部,双臂下垂,使乳房充分暴露。以利对比乳房检查一般先健侧后患侧。乳房检查时注意环境的隐私性。

(1) 视诊:视诊主要是观察乳房的大小、外形、位置。

1) 乳房大小和外形:正常乳房,两侧大小、位置和外形对称。若两侧不对称常提示:一侧乳房内有占位性和炎性病变,往往表现为病变侧乳房大于健侧;局部皮肤凹陷常是深部癌肿侵及 Cooper 韧带使之收缩所致;一侧乳房表浅静脉扩张常是晚期乳腺癌或肉瘤的征象。

2) 乳头:正常时双侧乳头对称,指向前方。并略向外下若有乳头方向改变和位置高低改变,提示有乳房病变。视诊时注意是否有凹陷(乳房导管受侵犯,近期凹陷有意义)、位置改变(一般左侧乳头稍低,平第 4 肋间,有肿块牵拉可两侧乳头高低不一);是否有皲裂、糜烂、渗出、溢液,有无湿疹样改变,乳晕有无水肿等。

3) 乳房皮肤:注意观察有无红肿、破溃、凹陷(Cooper 韧带收缩)、橘皮样变(癌细胞侵入表浅淋巴管引起阻塞,导致淋巴水肿)、表浅静脉扩张(单侧有意义,妊娠、哺乳或颈部静脉受压时为双侧)。

(2) 触诊:主要了解有无肿块及其性质。宜在月经后触诊以免经前乳腺增生影响效果。

1) 方法:左手检查右侧,右手检查左侧。用手指掌面按外上、外下、内上、内下、中央(乳头、乳晕)各区,最后检查腋窝,锁骨下区和锁骨上区,先查健侧后查患侧。发现肿块时注意有无压痛及与月经关系、数目、大小、硬度、外形是否整齐、边缘是否清晰、表面是否光滑、有无粘连、活动度。

2) 乳房肿块:① 注意是否与皮肤粘连,轻轻捻起肿块表面皮肤可知是否与皮肤粘连,或双手上举牵拉皮肤、上下左右推动肿块、轻提肿块两则皮肤观察是否有皮肤凹陷;② 注意肿块是否与胸大肌筋膜、胸肌粘连,先分别在水平方向和垂直方向测试肿块的活动度,然后嘱病人以患肢用力叉腰,使胸大肌紧张,再行测试,比较两次活动度,可知肿块是否与胸大肌筋膜、胸肌粘连。乳房外下象限已越过胸大肌边缘,检查活动度,可让病人把患肢放在检查者肩上用力下压借以紧张乳房深部的前锯肌。

3) 腋窝淋巴结:有四组:锁骨下组、胸肌组、中央组、肩胛下组。检查者面对受检者检查左侧淋巴结时,让受检者举起左上肢,将右手伸入腋窝顶部,后将受检者上臂放在检查者前臂上,从腋顶自上而下地扪查中央组、腋窝前壁胸肌组;扪查腋窝后壁肩胛下组淋巴结时,站在受检者背后,触摸其背阔肌前内面;最后检查锁骨上、锁骨下淋巴结。同法检查对侧。

4) 乳头溢液:除哺乳期外,多数乳头溢液属病理性。依次轻挤乳晕或肿块可了解溢液来自单个或多个乳管,有助于推断病因和病灶的性质。肿瘤性病变多为单管溢液,血性溢液多见于乳管内乳头状瘤,其次为乳管内癌;棕褐色溢液多为乳管内乳头状瘤或乳房囊性增生病;黄色或黄绿色溢液常为乳房囊性增生病。

2. 术后康复锻炼　是预防术后并发症、促进患肢功能恢复的重要手段,应成为护理计划中不可缺少的一部分。无特殊情况应鼓励病人早期锻炼。以减少避免手术后残疾,术后病人因疼痛、疲乏等原因,不能集中注意力学习,因此一定要在术前向病人讲明术后功能锻炼的重要性并教会锻炼方法,以便术后配合。

（1）手指抓墙运动:双脚分开直立于墙前,肘弯曲,手掌与肩同高贴在墙上,手指弯曲沿壁渐渐向上爬行,直至手臂完全伸直为止,然后手臂再向下移动至原位。

（2）划圈运动:取一根绳子,一端系于门柄上,另一端握于患侧手中,面门而立,以画圆圈的方式转动绳子做圆周运动,由小到大,由慢至快。

（3）滑轮运动:在高于头部的横杆上搭一根绳子,双手各持一端,先用健侧手将绳子往下拉,使手术侧手臂抬高,直至到达稍感不适的位置,然后抬高健侧手臂,使患侧手臂自然下降,如此反复,似做滑轮运动。

（4）举杆运动:双上肢伸直,双手握住杆子,相距 60 cm,再将杆子举高过头顶,弯曲肘部将杆子放在头后方;反方向将杆子举至头顶,再回到原来位置。

（5）上肢旋转及后伸运动:先将患侧上肢自然处垂,五指伸直并拢。自身体前方逐渐抬高患肢至最高点,再从身体外侧逐渐恢复原位。注意上肢高举时要尽量伸直,避免弯曲,动作应连贯,亦可从反方向进行锻炼。运动时应保持抬高挺胸。

以上锻炼要求每天练习 1~3 次,每次约 30 min。注意避免过度疲劳,应当循序渐进,适可而止。对有特殊情况的病人,应酌情减少或延缓锻炼时间,但不可停止练习。

3. 避孕　术后 5 年内避免妊娠,防止乳腺癌复发。

4. 义乳和假体　为改善自我形象,可给予义乳和假体,要告知病人义乳和假体的作用、使用方法和注意事项,义乳和假体分无重量和有重量,无重量用于刚手术后,有重量用于治愈后佩戴。根治术 3 个月后如无禁忌可行假体植入,有乳腺炎和肿瘤转移者除外。

5. 术后化疗或放疗　化疗应定期检查血常规、放疗应注意保护皮肤,避免造成放射性皮炎。

思　考　题

一、名词解释
1. 酒窝征　2. 橘皮样变　3. 卵巢去势

二、填空题
1. 乳腺癌侵及 Cooper 韧带,可出现_____征;侵及皮下淋巴管,导致淋巴水肿,可出现_____样改变。

2. 乳腺癌的手术方式包括_____、_____、_____和单纯乳腺切除术。

3. 乳腺癌常用的化疗方案包括_____方案或_____方案。

三、单选题
1. 乳腺癌多位于乳房的(　　)。
　　A. 外上象限　　　　　B. 内上象限　　　　　C. 外下象限
　　D. 内下象限　　　　　E. 乳晕区

2. 下列不属于急性乳腺炎病因的是(　　)。
　　A. 乳汁淤积　　　　　B. 乳头破裂　　　　　C. 授乳过频
　　D. 细菌入侵　　　　　E. 抵抗力下降

3. 乳腺癌最早期的表现是(　　)。

A. 乳房多发肿块　　　　　　　　　　　　B. 乳房疼痛

C. 无意中发现乳房单发无痛小肿块　　　　D. 皮肤呈"橘皮样"变化

E. 巨大无痛性肿块

4. 急性乳腺炎脓肿形成后的主要治疗措施(　　)。

A. 全身应用抗生素　　　　B. 局部热敷,理疗　　　　C. 局部注射抗生素

D. 切开排脓　　　　E. 断乳

5. 下列是乳腺癌显现外表橘皮征机制的是(　　)。

A. 乳房皮下淋巴管被癌细胞阻塞　　　　　　B. 癌肿侵入乳管使其收缩

C. 癌肿侵犯 Cooper 韧带使其收缩　　　　　D. 癌细胞浸润大片皮肤

E. 肿瘤恶性度高

四、简答题

1. 如何指导初产妇预防急性乳腺炎的发生?

2. 乳腺癌根治术后护理应注意哪些事项?

3. 急性乳腺炎脓肿形成后的护理措施有哪些?

4. 乳腺癌的淋巴转移途径有哪些?

五、护理病例

病人,45 岁,半年前无意中发现左乳房外上方有一豆粒大小的肿物,无疼痛,乳头无溢液,肿物渐增大,生长速度较快,但仍无局部红、肿、热、痛,乳头仍无溢液。体格检查:双侧乳头不对称,左侧略抬高,左侧乳房外上象限可见局限性凹陷,表面可见橘皮样外观;在乳房外上象限可触及一直径 2.5 cm 肿物,质地较硬,边界欠清楚,表面不光滑,活动度尚可,与胸肌无黏连。左侧腋窝可触及 2 个 1.5 cm×1.5 cm 大小的淋巴结,活动良好,无粘连,右侧腋窝未触及肿大淋巴结。其余检查未见异常。请问:

1. 本病例的医疗诊断、治疗原则是什么?

2. 护理评估和护理问题有哪些?

3. 写出护理措施。

(吴秀荣)

第十六章 胸部疾病病人的护理

【知识要点】

1. 概念 血胸、气胸、机化性血胸、进行性血胸、脓胸、中央性肺癌、周围性肺癌、开放性气胸、反常呼吸、连枷胸、纵隔摆动、胸腹联合伤、胸廓挤压试验。

2. 了解胸部损伤类型、特点。

3. 熟悉胸部肿瘤的病因、临床表现、处理原则。

4. 掌握对胸部损伤和胸部肿瘤的护理知识及操作技能,对胸部疾病的病人能够实施护理。

第一节 概　述

胸部由胸壁、胸膜和胸腔内组织和各种器官组成,胸部损伤,无论平时还是在战时均可发生,其发生率和危害程度都在创伤中占重要位置,胸部有许多重要组织器官,遭受暴力打击极易造成伤害。严重的胸部创伤可导致心、肺损伤而危及生命。

1. 按损伤暴力的性质分

（1）钝性伤:多因暴力挤压、冲撞或钝器打击胸部引起。损伤轻者为胸壁软组织挫伤或单纯肋骨骨折,损伤重者伴有胸腔器官损伤。

（2）穿透伤:开放性损伤伴有壁层胸膜破损者为穿透伤,无壁层胸膜破损者为非穿透伤。穿透伤造成胸壁组织有入口、出口者为贯通伤,有入口无出口者为非贯通伤。

2. 按损伤后胸膜腔是否与外界相通分

（1）闭合性胸部损伤:局限于胸壁,可同时兼有内脏损伤。

（2）开放性胸部损伤:平时多见于各种锐器损伤,战时以火器损伤为主,胸壁破损后多伴有胸腔内组织、器官裂伤。病人可因出血性休克而导致死亡。

3. 胸腹联合伤 闭合性或开放性损伤若并发膈肌破裂,并造成胸腔和腹腔器官同时损伤,称为胸腹联合伤。

第二节 胸部损伤病人的护理

一、肋骨骨折

肋骨骨折在胸部损伤中最常见,严重者可引起气胸或血胸,肋骨可发生单根和多根骨折,单根肋骨也可有一处或多处骨折。因第 1~3 肋粗短,且有锁骨、肩胛骨保护,第 8~10 肋骨形成肋弓借软骨与胸骨连接,第 11~12 肋前端为游离,弹性较大,均不易发生骨折,唯有第 4~7 肋骨长而薄且固定,最易发生骨折。老年人因骨质疏松、脆性大,较青少年易发生骨折。

【病因和病理】 直接暴力撞击胸部,导致着力处的肋骨向内弯曲折断;间接暴力前后挤压胸部,使肋骨向外过度弯曲折断(图 16-1)。骨折断端可刺破胸膜、肋间血管或胸腔内组织、器官,引起气胸或血胸。相邻多根多处肋骨骨折时,局部失去肋骨支持形成胸壁软化,临床称为连枷胸。这类病人产生反常呼吸(图 16-2),即吸气时软化的胸壁不能随胸廓扩张,反因胸膜腔负压增大而内陷,使该处肺受压,影响了空气进入和血液氧合;呼气时软化的胸壁不能随胸廓缩小,反因胸膜腔负压减小而外突,使该处肺膨胀重新吸入部分应排出的气体,造成体内缺氧和二氧化碳潴留。胸壁软化时由于两侧胸膜腔压力不平衡,导致呼吸时出现纵隔左右摆动,致使机体缺氧和二氧化碳滞留,静脉血液回流受阻,病人可发生严重的呼吸和循环功能障碍。

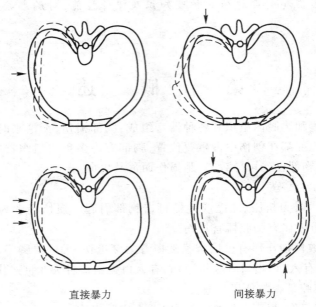

直接暴力　　　　　　　间接暴力

图 16-1　暴力引起的肋骨骨折

【临床表现】

1. 症状

(1) 疼痛:肋骨骨折端刺激肋间神经引起疼痛,当深呼吸、咳嗽或改变体位时疼痛加剧。

(2) 咯血:骨折端刺破肺组织时病人出现咯血。

(3) 呼吸困难:根据损伤程度可有不同程度的呼吸困难。

(4) 休克:严重损伤病人,肋间动静脉破坏较重,出血较多,加上紧张和疼痛,可有休克。

2. 体征

(1) 骨折处胸壁肿胀、压痛,前后、左右挤压胸部时疼痛加重,称胸廓挤压试验阳性。

(2) 骨折断端可触之骨擦感或骨摩擦音。

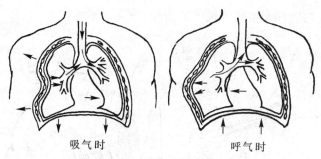

吸气时　　　　　　　呼气时

图 16-2　反常呼吸

（3）连枷胸病人，可见胸壁塌陷和反常呼吸运动，并伴有明显的呼吸困难表现，口唇发绀、面色苍白、脉搏快等。

（4）病人骨折并发气胸时胸壁可触及皮下气肿，形成血气胸可有血气胸表现。

【辅助检查】 胸部 X 线片可显示骨折线和骨折移位征象，气胸时，可显示胸膜腔积气、积液征象。血常规查看出血情况，B 超、CT 检查有无合并其他脏器损伤。

【治疗原则】

1. 闭合性肋骨骨折

（1）单根单段肋骨骨折：胸廓固定、镇痛和防治并发症。应用镇痛药物或采用肋间神经药物封闭镇痛。固定胸廓可采用弹性多头胸带或宽胶布呈叠瓦状固定 2～3 周（图 16-3），同时鼓励病人深呼吸，咳嗽排痰，防止呼吸系统并发症的发生。

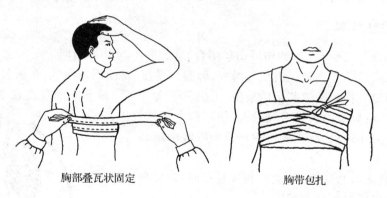

胸部叠瓦状固定　　　　　　胸带包扎

图 16-3　胸廓固定

（2）多根多段肋骨骨折：多根多段肋骨骨折后，胸壁没有支撑作用而软化，应立即固定，制止反常呼吸运动，固定的方法有：① 加压包扎固定法：适用于小范围胸壁软化。在胸壁软化部位放置厚层敷料垫，外缚胸带加压包扎。② 牵引外固定法：适用范围大的胸壁软化。用无菌巾钳夹住中央区游离段肋骨，连接牵引绳通过滑轮做重力牵引，或将无菌巾钳固定在钢丝架上，使浮动胸壁复位消除反常呼吸运动（图 16-4）。③ 手术内固定法：适用骨折错位较大的病人，通过胸腔镜直视下导入钢丝固定，或手术切开内固定肋骨骨折。对病情危重的连枷胸病人，要保持呼吸道通畅，对咳嗽无力、咳痰困难或呼吸衰竭者，应即刻行气管插管或气管切开手术,以利于吸痰、给氧和进行人工呼吸机辅助治疗。

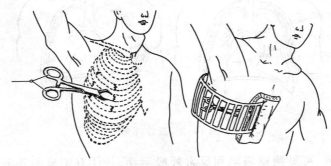

图 16-4　胸壁软化牵引固定

2. 开放性肋骨骨折　应力争 12 h 内彻底清创,固定骨折断端,逐层缝合胸壁伤口。对多根多段肋骨骨折病人,行手术切开钢丝内固定骨折端。如病人胸膜腔已穿破,可施行闭式胸腔引流,手术后应用抗生素控制感染。

二、气胸

胸膜腔内积气称之为气胸。胸膜腔具有负压,在胸壁损伤时,通过肺、气管、食管等器官的破裂伤口,外界空气进入胸膜腔,即造成气胸。发生率仅次于肋骨骨折。通常将气胸分为闭合性、开放性和张力性三类。

(一)闭合性气胸

【病因和病理】　闭合性气胸伤后伤口闭合,胸膜腔不与外界相同。空气主要来自破裂的肺组织,气胸形成后随着胸膜腔内积气增加,肺裂口受压、封闭不再漏气,在病人吸气时也不开放,气胸趋于稳定。伤侧胸膜腔负压减少,但仍低于大气压。肺萎陷的程度在 30% 以下时,常无明显症状。当胸膜腔内大量空气进入,伤侧肺大部分受压,纵隔被推向健侧(图 16-5),病人则出现严重的呼吸困难。

【临床表现】

(1)肺萎陷 30% 以下者,胸膜腔积气量少时,对呼吸和循环影响小,病人可无明显症状表现。

(2)当病人有 30%～50% 中量积气时,或 >50% 大量积气时可出现胸闷、胸痛、呼吸困难和发绀,查体发现伤侧胸壁饱满,闭合性气胸气管向健侧移位,胸部叩诊呈鼓音,呼吸音降低或消失。

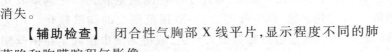

图 16-5　纵隔向健侧移位

【辅助检查】　闭合性气胸部 X 线平片,显示程度不同的肺萎陷和胸膜腔积气影像。

【治疗原则】

(1)闭合性气胸少量积气的病人,严密观察病情变化,无需特殊处理。

(2)大量气胸且有症状者须进行胸膜腔穿刺,抽尽气体,给予胸腔闭式引流术。促进肺组织尽快膨胀,同时应用抗生素预防感染。

(二) 开放性气胸

【病因和病理】 因胸壁有伤口,空气随呼吸经伤口可自由进出胸膜腔。当大量空气进入时,胸膜腔负压消失,胸膜腔内压几乎等同于大气压,伤侧肺完全压缩萎陷,纵隔向健侧移位。由于呼吸时两侧胸膜腔内压变化不平衡,吸气时空气经伤口进入,伤侧胸膜腔压力增大,将纵隔移向健侧,呼气时压力差缩小,纵隔返回原位,即发生纵隔扑动(图 16-6),纵隔扑动移位可引起静脉血液回流受阻,最终导致呼吸和循环功能障碍。

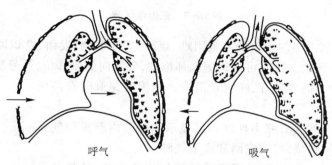

呼气   吸气

图 16-6 开放性气胸纵隔扑动

【临床表现】 病人可出现明显的呼吸困难、鼻翼扇动、口唇发绀,严重者有休克表现。伤侧胸壁的伤口,呼吸时能听到气体进出胸膜腔的嘶嘶样声音。查体可见气管移向健侧,伤侧胸部叩诊为鼓音,听诊呼吸音消失,颈静脉怒张,病情严重者可发生休克。

【辅助检查】 开放性气胸胸部 X 线平片,可显示大量积气影像,肺萎陷、纵隔向健侧移位。

【治疗原则】

(1) 急救要点为尽快封闭胸壁伤口,变开放性气胸为闭合性气胸。

(2) 现场急救时,因地制宜利用身边可用物品,如毛巾、衣服或纱布棉垫加压包扎伤口。

(3) 在转运医院途中,病人呼吸困难加重或出现张力性气胸表现时,需暂时打开敷料,排出胸腔内高压气体。

(4) 病人转入医院后,给予吸氧、补充血容量抗休克,清创缝合胸壁伤口、安置胸腔闭式引流、使用抗生素预防感染、注射 TAT 预防破伤风等治疗。如有胸腔内器官损伤或进行性出血者,应进行开胸手术探查。

(三) 张力性气胸

【病因和病理】 多见于严重的闭合性胸部损伤,因气管、支气管或肺损伤裂口与胸膜腔相通,呈活瓣状,吸气时空气经伤口进入,呼气时裂口活瓣关闭空气不能排出,胸膜腔的空气不断增多,压力进行性升高很快超过大气压。也称为高压性气胸(图 16-7),伤侧肺严重压缩萎陷,纵隔明显向健侧移位,健侧肺也受压出现不同程度的萎缩,产生呼吸、循环障碍。高于大气压的胸膜腔内压,驱使空气经胸部裂口处扩散,进入纵隔、颈、胸部皮下形成皮下气肿。

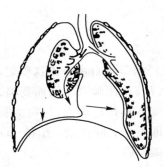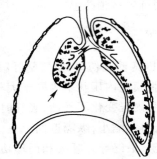

图 16-7　张力性气胸

【临床表现】　病人出现严重的呼吸困难、烦躁、大汗淋漓、发绀、意识障碍,甚至休克昏迷等,严重者出现窒息死亡。检查可见伤侧胸部饱满,气管向健侧移位,颈静脉怒张,并触及皮下气肿,伤侧胸部叩诊呈高度鼓音,呼吸音消失。胸膜腔穿刺时有高压气体冲出。

【辅助检查】　X线检查张力性气胸可显示胸膜腔内严重积气影像,肺完全萎陷,纵隔移位,可有纵隔和皮下气肿。

【治疗原则】　张力性气胸是可迅速致死的危急重症,抢救要争分夺秒,现场急救时应采用简易方法,迅速进行胸膜腔减压排气。用一个粗针头,针尾端绑缚一个顶端剪 1 cm 开口的橡胶指套,将粗针头在伤侧锁骨中线第 2~3 肋间刺入胸腔。针尾开口的橡胶指套,可起到活瓣作用(图 16-8)。病人入住医院后,进一步处理措施为:① 安置胸腔闭式引流,并连接负压吸引装置,以利于气体排出;② 应用抗生素预防感染;③ 病情严重者行手术探查。

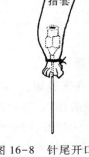

图 16-8　针尾开口的橡胶指套

三、血胸

损伤后胸膜腔积血称为血胸。单纯性血胸较少,多与气胸同时存在,临床上称为血气胸。

【病因和病理】　血胸多来自心脏和胸内大血管损伤,胸廓或肋间血管破裂以及肺组织出血。大量血液占据胸腔位置,造成同侧肺萎缩,挤压使纵隔向健侧移位,导致肺受压,影响静脉回流,影响呼吸和循环功能。胸膜腔快速大量积血,超出心包、肺、膈肌运动所起的去纤维蛋白作用时,血液发生凝固,形成凝固性血胸。胸膜腔内的血,长期积存可引起细菌的迅速繁殖,形成感染性血胸,最终变为脓胸。凝固性血胸不及时处理,将机化形成纤维性胸,使肺及胸廓的呼吸运动更加受限,对呼吸循环功能造成严重影响。胸膜腔活动性出血难以停止称为进行性血胸。

【临床表现】

1. 小量血胸　出血量在 500 ml 以内的出血,可有呼吸困难、脉快等,无明显失血休克症状和体征。

2. 中、大量血胸　出血量在 500~1 000 ml 的中量血胸或 1 000 ml 以上的大量血胸,尤其急性失血时,病人将迅速进入休克状态,可出现气促、脉搏增快、血压下降等低血容量性休克症状,气管向健侧移位,伤侧胸部叩诊浊音,呼吸音减弱或消失,胸膜腔穿刺抽出不凝固血液。

3. 进行性血胸 主要表现脉搏逐渐加快、血压继续下降,很快出现休克,虽经补充血容量血压仍不稳定和回升。有胸腔闭式引流者,每小时血量超过 200 ml,持续 3 h。红细胞计数、血红蛋白量、血细胞比容进行性减少,或引流血检查,红白细胞比例为 500∶1。胸穿抽出凝固性血液,或血液不易抽出。

4. 感染性血胸 表现高热、寒战、头痛、乏力等全身感染症状。抽出胸膜腔积血 1 ml 加入蒸馏水 5 ml,出现混浊或絮状物提示有感染。胸膜腔积血涂片、细菌培养可发现致病菌。

【辅助检查】 胸部 X 线检查显示大片密度增高阴影,血气胸时见气液平面。胸膜腔穿刺可抽出不凝固血液。必要时做 CT 检查。

【治疗原则】

1. 非进行性血胸 根据胸膜腔积血量多少,如少量可密切观察,多可自止。如量多可采取胸膜腔穿刺抽血液或胸腔闭式引流术,补充血容量,改善呼吸功能,应用抗生素控制感染。

2. 进行性血胸 经输血补液,抗休克的同时,应尽快开胸探查,结扎止血、修复损伤。

3. 凝固性血胸 在病人稳定后尽早手术清除血凝块,防止形成机化性血胸;脓胸应及时引流,必要时手术。近年来胸腔镜的应用,使得凝固性血胸和感染性血胸得到及时、很好的处理。

四、护理

【护理评估】

1. 健康史 详细了解病人受伤经过和发生机制,病人受伤后情况如何,是否发生意识障碍,恶心、呕吐、大量咯血等,询问病人现场急救情况和既往健康状况。病人有无胸部疾病史,特别是心肺疾病,如慢性支气管炎、肺气肿、冠心病、风湿性心脏病等。

2. 身体状况 观察病人有无意识障碍、肢体活动是否受限,注意有无呼吸困难、血压下降、脉搏细弱等呼吸、循环功能异常情况。初步判断损伤的类型和严重程度,根据伤后的症状和体征,判断是否有内脏损伤,有否活动性出血或空腔脏器破裂症状。开放性损伤注意损伤的部位、通道有否异物残留,有否胸、腹腔器官损伤等。

3. 辅助检查 血常规,结合 X 线、CT、MRI 等辅助检查,确定出血和肺压迫情况,了解骨折情况。

4. 心理社会 观察了解病人伤后的精神状态,有无焦虑、恐惧和烦躁等情绪变化。评估病人和家人对病情及康复的认知程度,了解病人医药费用的承担情况,家庭经济情况以及工作单位状况等。

5. 手术前后评估 主要是手术后止血是否彻底,呼吸循环是否能恢复正常,功能和形态是否正常,麻醉方式、手术中情况、引流管情况。

【护理问题】

1. 疼痛 与损伤、放置引流管有关。

2. 气体交换受损 与疼痛、肺损伤及胸廓活动受限有关。

3. 有效循环血量减少 与大量失血有关。

4. 恐惧心理　与突然遭受强大暴力打击、担心预后有关。

5. 体液不足　与外伤出血、摄入不足有关。

6. 潜在并发症　肺不张、肺内感染。

【护理目标】　疼痛得到减轻和消除。保持呼吸道通畅,维持正常气体交换状态。恐惧心理得到抚慰、减轻。补充血容量。并发症得到有效防治。

【护理措施】

1. 严密观察病情　严密监测生命体征、瞳孔、意识的变化。注意观察病人有无气促、发绀、呼吸困难、气管移位、皮下气肿等症状。胸部损伤后病情变化快,发现病人出现呼吸、循环、意识等异常情况时,应立即通知医生并积极协助进行抢救处理。

2. 维持正常呼吸功能　保持呼吸道通畅,及时清除口腔、呼吸道内的血痰和呕吐物。辅助给氧,协助病人翻身拍背,以利排痰,预防肺不张。因痰液黏稠不易排出时,使用祛痰药或雾化吸入稀释痰液促其排出,必要时应用吸引器吸痰。对咳嗽、咳痰无力或出现呼吸衰竭病人,应进行气管插管或气管切开,使用人工呼吸机辅助呼吸。

3. 维持正常循环功能　病人出现血压下降,呼吸困难,诊断失血性休克时,应迅速输血补液,恢复有效循环血容量。进行性血胸的病人在补液输血同时积极做好开胸手术准备。

4. 维持正常换气功能　维护固定、止痛,肋骨骨折病人采用胸带包扎时,注意及时调整胸带的松紧度。对连枷胸病人采用体外牵引固定,注意维护牵引轴线,并保持牵引装置稳定和有效牵引。胸痛可限制病人深呼吸和不能有效咳痰,影响呼吸功能。指导病人咳痰时用双手按压伤侧胸壁减轻疼痛,或遵医嘱使用止痛药物治疗。效果不佳者可采用2%利多卡因,行骨折部位封闭或肋间神经阻滞。

5. 血气胸病人护理　观察胸腔内积气积血变化。张力性气立即胸膜腔穿刺排气减压,并安置胸腔闭式引流。开放性气胸即刻封闭局部伤口并尽快进行清创手术,闭合伤口。血胸病人尽快查明胸腔内积血情况,是否存在活动性出血,必要时进行开胸手术止血,积极安置胸腔闭式引流,注意妥善固定引流管,保持引流通畅,观察引流液色泽、形状变化和记录引流血量。

6. 咯血病人的护理　痰中带有血丝可能为轻度肺、支气管损伤,休息静卧数日可基本痊愈。咯大量泡沫样血痰或血,考虑为严重损伤了肺和支气管,应镇静并稳定情绪,尽可能咯出肺和支气管内的积血,减少肺不张的发生。当有大量咯血时应行体位引流,防止窒息,并做好开胸探查的手术准备。

7. 并发症的预防及护理

（1）肺不张、肺感染:卧床病人,鼓励施行深呼吸和有效咳痰,协助翻身拍背以促排痰,预防肺不张、减少肺部感染的发生。呼吸困难者尽早做气管切开,辅助给氧、定时吸痰,维护良好的呼吸功能。

（2）肾衰竭:对严重失血者积极止血同时迅速输血补液,恢复有效循环血容量,保障正常肾灌流量,预防肾衰竭。

（3）肺水肿:对严重肺损伤病人,要严格控制液体入量,避免输液过快、过量而并发肺水肿。

8. 心理护理　胸部损伤病人出现紧张、焦虑情绪时,应加强沟通,与病人亲切交谈,关心体贴病人,消除病人紧张、恐惧心理。胸部损伤严重病人,常表现极度窘迫感。此时要病人保持镇静,认真做好基础护理,满足病人日常生活需要,耐心向病人说明必须进行的各项诊疗检查和护理操作的重要性,使其增强战胜疾病的信心,积极配合治疗护理。

9. 胸膜腔闭式引流及护理 胸膜腔闭式引流又称水封闭式引流。在胸科中最为常用,将引流管一端插入胸腔内,另一端置于密闭的引流瓶液体中,借助水封瓶中的液体,将胸膜腔与大气完全隔开,维持引流单一方向,避免逆流。当胸膜腔内的积气、积液压力升高时,在胸廓运动和肺膨胀的作用下,则促进积气、积液外流,排入到引流瓶中,重建胸膜腔内的负压。

(1) 胸膜腔闭式引流的目的及适应证

1) 目的:排出胸膜腔内渗液、血液和气体,重建和维持胸膜腔负压,维护纵隔的正常位置,促进患侧肺迅速膨胀和预防感染。

2) 适应证:用于气胸、血胸、脓胸及胸部手术后的胸腔引流。

(2) 闭式胸腔引流的方法:① 依据临床表现和胸部 X 线结果,确定胸膜腔内气体、液体的位置和程度。② 气体积聚在胸腔上部,引流气体应在锁骨中线第 2~3 肋间隙进行置管;液体处于胸腔下部,引流液体应在腋中、后线 7~8 肋间隙进行插管。③ 液体引流管宜选质地较硬,不易折叠堵塞,管径为 1.5~2 cm 的硅胶管或橡胶管,利于通畅引流。气体的引流管可选用质地较软、管径为 1 cm 的塑胶管,既能达到引流的目的,又可减少因局部刺激引起的疼痛。④ 置管时病人取坐位或半卧位,消毒局部皮肤,置管处用 2% 利多卡因进行浸润麻醉。作长约 2 cm 切口,将有侧孔的胶管插入胸膜腔内 4~5 cm,胶管远端连接于无菌引流瓶。缝合切口并包扎,妥善固定引流管。

(3) 胸腔引流的种类及装置

1) 单瓶水封闭式引流:取容量为 2 000~3 000 ml 的引流瓶,内装无菌生理盐水 500 ml,引流瓶橡皮塞有 2 孔,分别插长短两根中空玻璃管,短管为空气通路,长管插至水平面下 3~4 cm,另一端与病人的胸腔引流管连接[图 16-9(1)]。

2) 双瓶水封闭式引流 取 2 个相同容量的引流瓶,一个作水封瓶,另一个则是集液瓶,用于收集引流液。集液瓶介于病人和水封瓶之间,集液瓶的橡皮塞上插入两根短玻璃管,一根玻璃管连接病人胸腔引流管,另一根管则用一短橡皮管连接到水封瓶的长玻璃管上[图 16-9(2)]。

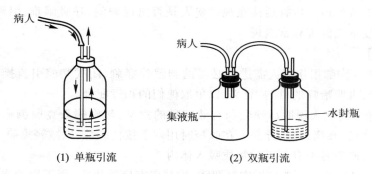

(1) 单瓶引流　　　　(2) 双瓶引流

图 16-9　水封瓶闭式引流

(4) 胸膜腔闭式引流注意事项

1) 保持引流管密闭、通畅:① 引流管的长度约 1 m,固定引流管并保持垂直降到引流瓶中,保持长玻璃管水平面下 3～4 cm,引流管不能绕圈造成引流阻塞。可用橡皮筋环绕引流管再用别针固定于床上。也可将病人床单拉紧形成一凹槽,再用别针固定。② 注意检查引流管不能受压、折曲、阻塞,造成引流障碍。引流瓶长管中的水柱随呼吸上下移动。发现引流液黏稠、有块状物时,应进行挤压引流管或机械抽吸及时疏通。③ 引流瓶应妥善安置避免意外碰倒,安放位置须低于胸腔引流处 60 cm 以上(图 16-10),避免反流。④ 病人需搬动时,应先用止血钳双重钳夹关闭引流管,再将引流瓶放在病床上同时搬运。放松止血钳时,需先把引流瓶安置低于胸腔的位置。⑤ 发现引流管连接处滑脱或引流瓶破裂,须先双重钳夹关闭引流管后,更换引流装置。病人胸腔引流管滑脱时,立即盖紧胸部伤口皮肤,用无菌凡士林纱布封闭包扎。

2) 体位与活动:胸腔引流最佳体位是半坐卧位。如果病人躺向插管侧,可在引流管两旁加垫避免引流管受压。鼓励病人做深呼吸与咳嗽,有利促进肺膨胀和胸膜腔气体、液体的排出。当病情稳定后,可指导病人进行适当的活动。但应注意活动时,暂时双重钳夹关闭引流管,以免引流管意外滑脱造成漏气。

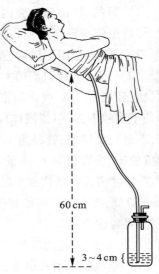

3) 胸腔引流的观察与记录:观察长玻璃管内的水柱高出水平面 4～6 cm,并随呼吸上下波动为正常,水柱波动过高可为肺不张,若水柱不波动提示引流不畅,应及时调整。观察引流液的颜色、性状、记录引流量。伤后出血停止,引流液多呈暗红色。若为鲜红色伴有血凝块,提示胸腔内有进行性出血,应通知医生并做好手术准备。

图 16-10 胸腔闭式引流管引流的示意图

(5) 胸腔闭式引流管的拔除:经临床观察无气体溢出,引流液量明显减少,而且颜色变淡,且当 24 h 引流液少于 50 ml 时,或脓胸病人少于 10 ml,病人无呼吸困难,听诊呼吸音恢复,X 线检查肺膨胀良好无漏气,即可拔除胸腔闭式引流管。方法为:安排病人坐在床边缘或躺向健侧,嘱病人深吸一口气,在吸气末快速拔管,并立即用凡士林纱布包扎固定。对于留置管时间长,管比较粗,拔后应有缝合线结扎,来封闭引流管口。拔管后注意观察病人是否出现胸闷、呼吸困难,引流管口处有无渗液、漏气、出血,皮下气肿等异常表现。

【健康指导】

1. 诊疗指导　胸部损伤病人需进行必要的胸膜腔穿刺、闭式胸腔引流操作时,应提前向病人或家属告知,讲明治疗的目的、意义,以争取他们的积极配合。

2. 健康指导　向病人说明深呼吸和有效咳嗽的意义,鼓励病人克服胸痛的影响,积极配合治疗,进行深呼吸、咳痰,并指导病人在咳痰时用双手按住胸部,以减轻疼痛。叮嘱病人手术前严格戒烟,术后避免各种有刺激的物质吸入体内。

3. 锻炼和定期复诊　肋骨骨折恢复期间,胸部仍有轻微疼痛,但不影响患侧肩关节活动,应早期进行肩关节功能锻炼。胸部损伤严重病人,出院后须定期来院复诊,以及时发现异常有效治疗。

第三节 食管癌病人的护理

一、概述

食管癌为常见的消化道癌肿之一。发病年龄多在 40 岁以上,男多于女。世界上每年约 30 万人死于食管癌,我国也是食管癌的高发地区之一,每年病死于食管癌的约有 15 万人。

【病因】 食管癌的病因,目前尚不完全清楚,下列情况被认为是重要的致癌因素。

1. 慢性刺激 长期大量饮烈性酒、过度吸烟。进食过快、喜食过热、过硬的食物。创伤、炎症、口腔不洁或存在慢性疾病等,对局部黏膜的慢性刺激引起癌肿发生。

2. 化学性因素 食物、饮水中的亚硝胺含量高。

3. 生物性因素 食管癌病人上消化道中,能分离出多种真菌,其中某些真菌可促进亚硝胺的形成。

4. 微量元素缺乏 经调查研究发现,在食管癌高发区,水源及食物中钼、铁、锌、氟、硒的含量低,缺乏维生素 A、维生素 B、维生素 C 及动物蛋白等。

5. 其他 遗传或食管自身疾病,如食管白斑、瘢痕狭窄、食管憩室等,与食管癌的发生有关。

【病理与分型】

1. 病理解剖 临床上将食管分为颈、胸、腹三段。又将食管胸段分为上、中、下三段(图 16-11)。癌肿多发病在胸中段,下段次之,上段较少。

食管癌起源于食管黏膜上皮,早期无明显肿块,表现为充血、糜烂、斑块或乳头状。癌肿逐渐增大侵及管壁全层,突入腔内,出现不同程度的食管阻塞。晚期癌肿穿透食管壁、还可侵入纵隔和心包。

2. 病理分型 食管癌鳞状上皮细胞癌最多见,其次是腺癌。临床按病理形态将食管癌分为四型:

(1)髓质型:约占 70%,癌瘤呈坡状隆起,侵及管壁周径全层或大部,恶性程度高。

(2)蕈伞型:约占 10%,癌瘤呈卵圆形扁平肿块状,呈蘑菇状突入食管腔内。

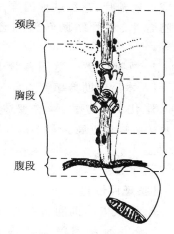

图 16-11 食管的分段

(3)溃疡型:约占 2.8%,癌瘤部位黏膜溃疡深陷而边缘隆起,似火山口样。

(4)缩窄型:约占 4.4%,癌瘤局部形成明显的环状狭窄,累及食管全周,早期出现梗阻。

3. 转移途径 食管癌以淋巴途径转移为主,血行转移发生较晚。

【临床表现】

1. 早期 食管癌早期有食物咽下哽噎感,胸骨后针刺样疼痛或烧灼感,食物通过缓慢,食管内有停滞感或异物感。

2. 中晚期 随病情进展症状逐渐加重,病人出现进行性吞咽困难,首先是难咽下干硬性食物,继而出现半流食物吞咽困难,最后连水也不能咽下。晚期病人出现持续性胸痛、背痛。体重下降、消瘦、贫血,呈现恶病质状态。癌肿侵犯食管周围的组织和器官,引起相应的症状,侵犯喉返神经可引起声音嘶哑,侵犯动脉血管引起大呕血,侵犯气管形成气管食管瘘引起呛咳及肺部感染等。

【辅助检查】

1. 食管钡餐 X 线造影 早期表现为局限黏膜皱襞紊乱、粗糙或有中断影像。小龛影或小充盈缺损。局限性管壁僵硬,蠕动中断。中晚期有明显不规则管腔狭窄和梗阻、充盈缺损和管壁僵硬,必要时 CT 检查与周围组织的粘连情况。

2. 食管镜检查 通过食管镜直接观察早期食管黏膜病变,钳取瘤体组织进行病理检查。

3. 食管拉网脱落细胞检查 采用有丝网的气囊导管,经口腔下到胃内,注气膨胀后缓慢拉出,检查丝网上的黏附物,查找脱落的癌肿细胞。

4. CT、B 超 查看病人其他器官情况和癌肿对周围器官的侵犯情况。

【处理原则】

1. 手术疗法

(1) 根治手术:适用身体状况好,心肺功能储备良好病人,原则是切除癌肿和所属区域淋巴,将胃提到胸腔与食管近端吻合(图 16-12)或用一段结肠或空肠与食管吻合。

(2) 姑息减状手术:晚期肿瘤不能切除者或放射治疗,存在进食困难,采取食管胃转流吻合术、食管结肠转流吻合术或胃造瘘术等。

2. 放射疗法 适用食管上段癌或晚期癌,以及术后辅助治疗。

3. 化学药物疗法 主要适用术后辅助治疗及缓解病情进展。

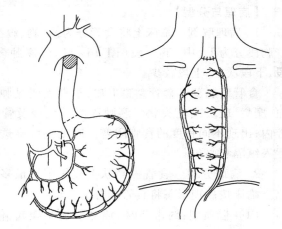

图 16-12 食管癌食管胃吻合术

二、护理

【护理评估】

1. 健康史 询问病人的家族史、饮食习惯,了解生活习惯及是否有长期酗酒、吸烟等。

2. 身体状况 确定肿瘤位置及有否转移。重要器官功能,有无伴随疾病。病人营养状况如何,有无贫血、低蛋白血症等。饮食情况,能否进饮食,有无吞咽困难,进食为半流食还是流食。是否存在水、电解质代谢紊乱。

3. 辅助检查 X 线钡餐和内镜检查看病变部位和程度,有无狭窄,溃疡和长度,CT 看病变与周围组织的关系。

4. 心理社会

5. 手术后评估 评估手术麻醉方法、手术过程和手术方式、手术后病人情况如意识、有无出血、呼吸和循环情况、手术后伤口情况、引流管情况、饮食情况,预后情况,生存质量。

【护理问题】

1. 营养失调 低于机体需要量,与进食减少和癌肿消耗有关。

2. 清理呼吸道无效 与手术麻醉有关。

3. 焦虑 对疾病的预后、术后能否正常进食表示担忧。

4. 有感染的危险 与食物反流、手术污染有关。

5. 口腔黏膜受损 与食物反流、术后一段时间内不能进食有关。

6. 潜在并发症 水、电解质紊乱,肺内感染,吻合口瘘。

【护理目标】 病人营养和全身状况得到改善。呼吸道保持通畅。病人和家属心态平稳,接受其诊断与治疗。手术严格无菌操作,感染被有效控制。口腔黏膜保持完整,饮食恢复正常。并发症得到预防或及时处理。

【护理措施】

1. 术前护理

(1) 心理护理。

(2) 营养支持:评估病人的营养状况,指导病人进高热量、高蛋白质和维生素丰富的食物,纠正低蛋白血症。对不能进食而营养状况差的病人,给予静脉高营养疗法,改善全身状况。

(3) 口腔护理:口腔内的致病菌可随食物进入食管,影响吻合口愈合。因此须加强口腔护理,每日用淡盐水或含漱液漱口数次。餐后或呕吐后立即漱口。积极治疗口腔慢性疾病。

(4) 呼吸道准备:病人术前2周严格戒烟,彻底治疗肺部原发疾病,改善肺功能。指导病人腹式呼吸和有效咳嗽、咳痰,预防术后肺炎和肺不张。

(5) 胃肠道准备:① 术前3日给予流质饮食,术前1日禁食。② 对进食后有滞留者,术前1日晚使用加抗生素的生理盐水冲洗食管和胃,减轻局部充血水肿、防止术中污染和术后吻合口瘘。③ 结肠代食管手术病人,术前3~5日口服抗生素,术前2日给予无渣流质饮食,术前晚进行清洁灌肠。④ 术前常规放置胃管,插管过程中因食管梗阻通过困难时,切不可强行置入,以免穿透食管。可暂时将胃管留在食管梗阻上方,待手术中置入胃内。

2. 术后护理

(1) 病情观察:每30 min测量一次生命体征,发现异常及时通知医生并协助处理。

(2) 呼吸护理:术后易发生呼吸困难、缺氧,并发肺不张、肺炎,应观察呼吸状态、节律,有无缺氧征兆。及时吸痰保持呼吸道通畅,协助病人深呼吸,尽快促使肺膨胀。对无力咳痰并出现呼吸异常者,应即刻给予鼻导管吸痰或纤维支气管镜吸痰,必要时进行气管切开吸痰。并做好气管切开的常规护理,拔管前,随时吸痰,保持呼吸道通畅。

(3) 饮食护理:① 食管与胃、肠吻合术后3~4日为局部充血水肿期,要禁食禁饮,禁食期间持续胃肠减压,注意补充水和营养,维持水、电解质平衡。② 术后5~6日待肛门排气,肠鸣音恢复,去除胃肠减压,观察无吻合口瘘症状后,可先试饮少量水,而后进流食,每2 h给100 ml,每日给6次,进食量逐日增加。术后8~10日改为半流食。2~3周后病人无不适反应,可进普通饮食。③ 改为普通饮食后要遵守少食多餐的原则,严防进食过多、速度过快造成大块、坚硬食物吞下,导致吻合口瘘。④ 食管与胃吻合病人,可出现进食后胸闷、气短,应告知病人,胃现在胸腔,进食后胃膨胀,肺受压暂不能适应引起,建议病人少食多餐,1~2月后此症状多可缓解。⑤ 食管癌术后可出现胃液反流,病人出现呕吐、反酸等症状,叮嘱病人餐后 2 h 内勿卧床,睡眠时应抬高枕头;⑥ 术后 3~4 周后病人再次出现吞咽困难,可为吻合口狭窄,应进行食管扩张术。

3. 胸腔闭式引流的护理　术后妥善固定引流管并保持通畅,观察引流液性状,记录引流液量。引流液呈鲜红色,病人烦躁不安、脉搏增快、血压下降应考虑活动性出血;引流液中有食物残渣应考虑吻合口瘘;引流液由清亮转为浑浊,且引流液量增多,应考虑乳糜胸的发生。

4. 胃肠减压　术后放置减压管 2~4 日,要妥善固定,防止脱出并保持减压通畅。注意维护检查防止管腔堵塞。发现减压管不通时,可用少量生理盐水冲洗并及时回抽,注意切不要强行加压疏通。减压管脱出后密切观察病情,不可再次盲目插入,导致发生吻合口瘘。

5. 并发症的预防与护理

(1) 肺不张、肺感染:术前彻底戒烟,积极治疗原发慢性肺部疾病,控制肺内感染。术后加强呼吸道护理,鼓励深吸气,协助病人叩背、有效咳痰。

(2) 吻合口瘘:为食管癌术后最严重的并发症。主要原因有解剖特点、食管血供,低蛋白血症、感染等。发生吻合口瘘病人表现为呼吸困难、胸腔积液、高热寒战,严重时发生休克或脓毒血症,吻合口瘘多发生在术后 5~10 日,护理措施为:① 立即行胸腔闭式引流,同时保证胃肠减压管通畅,避免胃膨胀增加吻合口张力;② 给予肠外营养支持,纠正低蛋白血症,加强抗感染治疗;③ 发生食管吻合口瘘后,病人应立即禁饮禁食,直到吻合口瘘愈合为止;④ 密切观察病情变化,积极进行抗休克治疗,并做好再次手术准备。

(3) 乳糜胸:多发生在 2~10 日,少数在 2~3 周。原因是手术中损伤了胸导管或其分支,禁食期间从胃肠减压管流出浅黄色液体,进食后流出白色液体,量为 100~1 000 ml/d。如不及时治疗可因脱水,营养消耗,严重衰竭而死亡。置胸腔闭式引流,禁食、全胃肠外营养,一般能自愈,如 2 周后未能治愈,则应考虑行胸导管结扎术。

6. 放疗、化疗护理　放疗期间易出现放射性食管炎,病人应避免吃干、硬食物,防止发生食管穿孔。放疗期间因病变部位水肿,引起进食困难。应预先告知病人作好思想准备。注意保持照射部位皮肤清洁,防止放射性损伤。化疗期间病人常出现恶心、呕吐、脱发等反应,给予对症处理。放疗和化疗都可导致造血系统抑制,白细胞数降低易引起感染,应注意口腔卫生,预防呼吸道感染。

7. 胃造瘘病人的护理　胃造瘘是对不能手术切除癌肿的病人,有效的解决进食问题的最好方法。

(1) 饮食准备:通常一天需要 2 000~2 500 ml 流质饮食,每 3~4 h 灌注一次,每次 300~500 ml,可选择牛奶、蛋花、果汁、米汤、肉沫汤等。灌食前加热饮食与体温相同。灌食器具应每天清洁消毒,防止感染。

(2) 病人准备:灌食前评估病人的肠蠕动状况,病人取半卧位,用屏风围挡。

(3) 灌食注意事项

1) 用灌食导管连接在造瘘管与灌食器。

2) 将食物放入灌食器,借重力作用将食物缓慢流入胃内,防止气体进入胃内,并调节进食的速度。

3) 灌食后用 20~30 ml 温水冲洗导管,防凝固阻塞、细菌滋生。取下灌食器,将造瘘管折曲,用纱布包裹,稳妥固定在腹壁上。

（4）胃造瘘口皮肤护理:每次灌食后用温水清洁瘘口皮肤,涂抹氧化锌软膏或用凡士林纱布保护,减少胃液对皮肤的刺激。造瘘管每天更换一次。

【健康指导】

1. 饮食调配　多进食高蛋白质、维生素丰富的食物。

2. 注意事项　病人避免吃干、硬食物,防止出现哽噎症状。进半流食仍有咽下困难应及时就诊。加强口腔清洁卫生。预防感染。结肠代食管的病人可能嗅到粪便气味,一般半年后症状逐渐减轻。发生反流症状者,睡眠最好取半卧位,可选择使用减少胃酸分泌的药物。

3. 定期复查或放化疗。

第四节　肺癌病人的护理

一、概述

肺癌(lung cancer)因多数源于支气管黏膜上皮,故又称为支气管肺癌。肺癌发病以男性居多,年龄多在 40 岁以上,男女之比为(3~5)∶1。在欧美一些国家和我国大城市中,肺癌的发病率居男性肿瘤的首位。

【病因】　肺癌的病因到目前仍未完全明确,但认为与下列因素有关。

1. 吸烟　流行病学调查结果提示,烟草燃烧时释放许多致癌物质。长期大量吸烟者,鳞癌、小细胞肺癌的发生率明显升高。

2. 化学放射物质　资料表明,某些化工、矿业的工人,因长期接触石棉、镍、铬、铜、锡、砷等及放射性物质,其肺癌的发病率高于其他部门的工人。

3. 大气污染　城市居民肺癌的发病率比农村为高,分析原因可能与城市的大气污染和烟尘中致癌物质含量较高有关。

4. 人体内在因素　人体自身的免疫状态、代谢活动、遗传因素、肺部感染等,认为可能对肺癌的发病产生影响。近年肺癌的分子生物学研究表明,p53 基因、mm23-H$_1$ 基因的表达和突变与肺癌的发生有密切联系。

【病理及分类】　肺癌起源于支气管黏膜上皮,癌肿可向支气管腔或邻近的肺组织生长,可通过淋巴、血行或经支气管转移扩散。临床上按细胞类型分为四类。

1. 鳞状细胞癌(鳞癌)　在肺癌中最常见,占 50%,男性占多数。大多起源于较大的支气管。为中心型,生长速度较缓慢,病程较长。对放疗和化疗较敏感,通常淋巴转移早于血行转移。

2. 小细胞癌(未分化小细胞癌)　发病率低于鳞癌,年龄较轻,多为男性。一般起源于较大支气管,小细胞癌恶性程度高,生长快,对放疗和化疗较敏感,较早出现淋巴和血行的广泛转移。

3. 腺癌　发病年龄较小,多见于女性。多数起源于较小的支气管上皮,为周围型肺癌。腺癌生长缓慢,淋巴转移发生较晚,但有些癌肿较早即发生血行转移。

4. 大细胞癌　此类肺癌甚少见,约半数起源于大支气管。该类型肺癌分化程度低,易发生血行转移。

【临床表现】

1. 早期　周围型肺癌可无任何症状,仅在 X 线检查时偶被发现。中心型肺癌病人常出现刺激性咳嗽(干咳),痰中带血丝、血痰或断续性少量咯血等。当肿瘤造成较大的支气管不同程度阻塞时,可引起肺不张,病人则出现胸闷、气短、发热、胸痛和喘鸣等症状。

2. 晚期　主要为癌肿的压迫、侵犯、转移等征象。① 压迫侵犯膈神经,导致受压侧膈神经麻痹。② 压迫侵犯喉返神经,出现声音嘶哑。③ 压迫上腔静脉,出现面、颈、上肢和上胸部静脉怒张。④ 侵犯胸膜及胸壁,胸腔出现血性积液和持续性剧烈胸痛。⑤ 侵犯纵隔,压迫食管引起吞咽困难。⑥ 出现淋巴转移,则引起淋巴肿大,血行转移可致肝、骨、脑等器官。晚期病人可出现恶病质。

3. 肺外表现　少数病人由于癌肿产生内分泌物质,临床上呈现非转移性的全身表现,如骨关节综合征、男性乳腺增大、重症肌无力等症状。

【辅助检查】

1. 影像学检查

(1) X 线检查:早期中心型肺癌 X 线可以无异常改变,当癌肿阻塞支气管后,可发生相应肺叶的肺不张、肺炎征象(图 16-13)。X 线片上可辨认直径大于 0.5 cm 的周围型肺癌。

(2) CT、MRI 检查:用于微小病灶检查及 X 线检查不易被发现隐蔽处(如肺尖、脊柱旁、心脏后、纵隔等处)的病变。

2. 细胞学检查　中心型肺癌,表面脱落的癌细胞随痰排出,取病人血痰检查,发现癌细胞即可确诊。抽取病人胸腔积液,经离心沉淀涂片查找癌细胞。

3. 纤维支气管镜检查　对中心型肺癌诊断率较高。可直接观察到肿瘤的形态,同时切取少量瘤体组织,还可刷取肿瘤表面细胞或吸取气管内分泌物等方法,查找癌细胞。

4. 其他检查　经胸壁肺穿刺检查,放射性核素扫描和纵隔镜检查等。

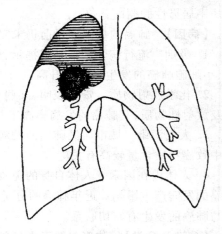

图 16-13　右上肺叶中心型肺癌(肺不张)

【治疗原则】

1. 手术疗法　适于肺癌病灶较小,局限在支气管肺内,尚未发现远处转移者。一般需切除病变所在的肺叶或整个一侧肺及其局部区域的淋巴结。

2. 放射疗法　是消灭局部肺癌病灶的一种手段,主要用于手术后残留病灶的处理或配合化疗。晚期病例放疗可减轻局部症状。

3. 化学疗法　对于分化程度低的肺癌,特别是小细胞癌,疗效较好。对晚期肺癌可减轻症状及延缓病情进展。目前对肺癌多采用手术与放疗或化疗结合的综合疗法。

4. 中医中药、免疫治疗　有一定的作用。

5. 其他　支气管动脉灌注及栓塞,以及纤维支气管镜电刀切除和放置放疗源等。

二、护理

【护理评估】

1. 健康史　了解有无吸烟史和吸烟量等。家族中有无肺部疾病、肺癌病人。询问病人有无肿瘤病史或手术史。是否存在糖尿病、冠心病、高血压、慢性支气管炎等伴随疾病。

2. 身体状况　① 病人症状:有无发热咳嗽、咳痰、咯血。疼痛部位、性质,有无牵扯痛或放射痛,有无继发肺炎、呼吸困难、发钳、杵状指(趾)。② 病人营养状况:有无贫血、低蛋白血症。

3. 辅助检查　通过 X 线、CT 等检查了解疾病的情况,血常规和生化检查了解病人的脏器功能,B 超、心电图等检查了解病人心肺功能状况。

4. 心理社会　病人和家属对所患疾病的认识程度,对治疗方案及手术有何心理。了解家人对病人的支持、关心程度,家庭经济状况和负担医疗费用的能力等。

5. 手术后评估　评估手术方法、麻醉方法、手术过程和手术情况、手术后病人呼吸循环情况,意识情况、出血情况、引流管情况,伤口愈合情况,手术后放化疗和生存情况。

【护理问题】

1. 气体交换受损　与肺不张、切除肺组织、胸腔积液有关。

2. 清理呼吸道无效　与胸痛、痰液黏稠不易咳出有关。

3. 心排血量减少　与心功能不全或出血有关。

4. 焦虑　与久咳不愈、咯血及担心预后有关。

5. 疼痛　与手术、癌症晚期有关。

6. 知识缺乏　缺乏肺癌治疗和康复相关知识。

7. 潜在并发症　肺不张、急性肺水肿、心律失常。

【护理目标】

病人呼吸道功能恢复正常。协助排痰,保持呼吸道通畅。有效循环血量和心脏功能维持正常。顾虑得到消除,积极配合诊断与治疗。疼痛得到缓解或消除。了解肺癌知识、术后配合各种综合治疗。并发症得到及时发现和有效防治。

【护理措施】

1. 术前护理

(1) 心理支持:观察病人的情绪变化,与病人亲切交流,向病人和家属介绍治疗方案及手术可能发生的意外情况,让病人做好充分准备。耐心解答病人的各种问题,给予心理上安慰和支持,争取彻底消除病人的焦虑和担心。

(2) 改善通气功能:病人术前彻底戒烟。保持呼吸道通畅,给予雾化吸入以助咳痰,痰量多时可应用祛痰药物。应用抗生素预防感染。

(3) 纠正营养状态:安置愉快的进食环境,提供营养丰富的饮食,增强病人体质。不能进食者,可通过胃肠外途径补充营养。

(4) 腹式呼吸与有效咳嗽训练

1) 腹式呼吸方法:以膈肌运动为主。病人采用鼻吸气,吸气时将腹部向外鼓起,屏气 1~2 s,以使肺泡张开,呼气时让气体从口中慢慢呼出,腹部向内凹陷。开始训练时护理人员应辅助练习。护士双手放在病人两侧肋弓下缘,当吸气时将双手抬起,呼气时双手轻轻加压,以助膈肌尽量上升。而后让病人自己练习,并逐渐移去手的辅助作用。

2)咳嗽训练方法:病人取坐位,在深而慢的腹式呼吸下,吸气后屏气3~5 s,而后用力从肺深部咳嗽,咳嗽时维持半开口形,注意勿要从咽喉部咳嗽,尽量经两次有力的咳嗽将痰咳出。

2. 术后护理

(1)安置合适体位:麻醉清醒、血压平稳者取半卧位,肺叶切除病人取侧卧位,病人一侧全肺切除后,为防止纵隔移位压迫健侧肺,须采取1/4侧卧位。

(2)观察病情变化:术后密切监测生命体征,定时测量血压、心率、呼吸等,注意预防血容量不足和心功能不全的发生。

3. 维护呼吸功能正常

(1)保持呼吸道通畅:术后病人带气管插管返回病房时,应注意保护防止滑出,及时清除呼吸道分泌物,避免造成通气障碍。密切观察呼吸深度、频率、动脉血氧饱和度的变化。

(2)使用辅助呼吸:病人心、肺功能差,术后动脉血氧饱和度较低时,应尽早短时间使用呼吸机辅助呼吸。保障充足通气和维护动脉血氧饱和度正常。

(3)雾化吸入:痰液黏稠不易咳出时,可采用超声雾化吸入,用于稀释痰液以利排出。

(4)协助深呼吸及咳嗽:方法为:① 护理人员站在病人健侧,双手抱住伤口部位,支托固定胸部伤口。固定胸部时,手掌张开手指并拢。让病人先慢慢轻咳再用力将痰咳出。② 护士站在病人患侧,一手放在术侧肩上同时下压,另手置伤口下支托胸部用于协助(图16-14)。

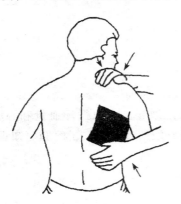 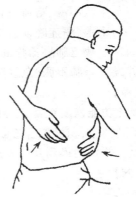

图16-14 协助咳痰、固定病人

4. 胸腔闭式引流护理 观察保持胸腔引流通畅,避免扭曲、折叠和阻塞,妥善固定引流管,严防病人翻身时引流管牵拉外脱,注意观察引流液的颜色、性状并记录引流量。

5. 术后并发症预防及护理

(1)肺不张与肺感染:预防的主要措施是,术后早期协助病人深呼吸、有效咳痰及床上运动,避免胸廓固定造成肺不张。发生肺不张或感染后,积极协助病人排痰,给予雾化吸入或使用支气管镜吸痰,抗感染等。

(2)急性肺水肿:肺切除后或有心、肾功能不全的病人,避免急性肺水肿的发生,应减慢输液速度,控制每日输液量,发现有急性肺水肿征象时,应迅速采取利尿、强心等治疗措施。

(3)心律失常:高龄、冠心病病人,胸部手术后易发生心律失常,为此术后须及时去除并发心律失常的诱因,对严重的心律失常病人,可使用抗心律失常药物进行治疗。

(4)全肺切除病人:应保护健侧肺功能,限制钠盐输入,注意补液量和速度,左侧全肺切除,造成胃体升高导致食物的消化或排空功能影响,甚至导致胃扩张,所以术后应暂禁食,待胃肠功能恢复后给予流质饮食,发生胃扩张应置胃管减压。

【健康指导】

(1)健康保健:早期诊断,中年以上出现久咳不愈或咳血痰,应及时到医院详细检查,明确诊断。宣讲吸烟的危害,鼓励病人彻底戒烟。进行腹式呼吸和有效咳嗽,增加通气量。练习深呼吸促进肺膨胀。预防肩关节僵直和防治血栓形成,尽早进行手和肩关节活动。

(2)出院指导:向病人告知预防呼吸道感染的重要性。避免与上呼吸道感染者接触,杜绝烟雾灰尘和化学物质的刺激。向病人讲解化疗或放疗的治疗意义,并叮嘱病人按时接受治疗。出院避免剧烈运动,应逐渐增加活动量,以活动后病人无心慌气短、周身乏力等症状为标准。病人发生伤口疼痛、剧烈咳嗽及咯血时应即刻返院治疗。

(3)定期放化疗,观察和发现副作用。

(4)加强营养,掌握使用氧的方法,告知病人特殊检查方法、注意事项、目的及其意义,取得病人和家属的理解和配合。

实训　胸腔闭式引流管的使用和观察

【目的】 胸腔闭式引流的目的:保持胸腔内负压,引流液体和气体,促进肺复张。通过操作,知道胸腔闭式引流的穿刺部位、指征,掌握无菌观念。

【物品准备】 胸穿包一个,注射器、麻醉药、消毒用物、胶布、引流管等。

【方法】

体位:平卧位、或趴在椅背上体位。

引流气体:穿刺位置在锁骨中线第2肋间。

液体引流:穿刺位置在腋中线或腋后线7~8肋间。

穿刺部位先消毒、铺巾,注射麻醉药,在肋缘上穿刺,有气体或液体流出,或者切开皮肤、皮下、肋间肌到胸腔,置引流管1枚,后接引流瓶固定。

【注意事项】

(1)注意无菌操作,放气或放液体不要过于急,液体一次不超过1 500 ml。

(2)穿刺过程中注意病人的情况,防止发生意外。

(3)管路必须密闭。

(4)引流瓶高度不要超过穿刺位置。

思　考　题

一、名词解释

1. 反常呼吸运动　2. 闭合性气胸　3. 开放性气胸　4. 张力性气胸　5. 血胸

二、填空题

1. 临床上将气胸分为三种类型_____、_____、_____。

2. 胸膜腔闭式引流在胸外科应用广泛,是治疗 _____、_____、_____ 的重要措施。

3. 目前食管癌最主要、最常用的检查方法是_____。

三、单选题

1. 下列不是诊断食管癌常规检查的是( )。

    A. 钡餐 X 线检查   B. 带网球囊细胞学检查   C. 食管镜检查

    D. 纵隔镜检查   E. CT 检查

2. 进展期食管癌的典型症状是( )。

    A. 进行性吞咽困难

    B. 胸骨后有针刺样疼痛或烧灼感

    C. 消瘦、贫血

    D. 肝大、锁骨上淋巴结肿大

    E. 胸腔积液、腹腔积液

3. 病人,男性,35 岁,右侧胸腔被刺伤 30 min,伤口与胸腔相通,极度呼吸困难,急救措施是( )。

    A. 迅速封闭胸壁伤口   B. 输血、输液   C. 立即手术

    D. 送医院做胸腔闭式引流   E. 立即吸氧

4. 最容易发生骨折的肋骨是( )。

    A. 第 1~3 肋骨   B. 第 4~7 肋骨   C. 第 8~10 肋骨

    D. 第 3~4 肋骨   E. 第 11~12 肋骨

5. 胸膜腔闭式引流术引流胸腔积液的插管位置是( )。

    A. 患侧锁骨中线第 2 肋间隙   B. 患侧腋中线与腋后线第 7~8 肋间隙

    C. 患侧锁骨中线第 4 肋间隙   D. 患侧腋中线与腋后线第 5~6 肋间隙

    E. 患侧腋中线与腋后线第 3~4 肋间隙

6. 反常呼吸运动产生的原因正确的是( )。

    A. 相邻多根多处肋骨骨折   B. 单根单处肋骨骨折   C. 胸椎骨折

    D. 张力性气胸   E. 胸壁软组织挫伤

7. 张力性气胸病人现场急救正确的方法是( )。

    A. 吸氧

    B. 用布类或手掌严密封盖伤口

    C. 伤侧锁骨中线第二肋间穿刺排气

    D. 开胸手术治疗

    E. 用胸带固定胸壁

四、简答题

1. 如何抢救张力性气胸病人?

2. 胸膜腔闭式引时,引流管脱落后会发生什么情况?如何处理?

3. 食管癌的术前胃肠道准备有哪些内容?

五、护理病例

病人,男性,45 岁,进食时胸骨后有针刺样疼痛、食管内异物感 4 个多月,近期进普通食物困难,靠吃面条、稀饭维持。经检查确诊为食管癌。

请回答以下问题:

1. 写出该病人的护理评估、护理问题、护理目标。

2. 制定该病人的护理措施。

3. 如何对该病人进行健康指导?

（陈 伟）

第十七章　心血管疾病病人的护理

【知识要点】

1. 了解心脏的基本结构与生理功能,熟悉心脏疾病的特殊检查方法,掌握心脏疾病特殊检查方法的护理措施。

2. 熟悉先天性心脏病的病因、临床表现,了解先天性心脏病的病理生理,掌握先天性心脏病的护理。

3. 熟悉心脏瓣膜病的病因、临床表现,了解心脏瓣膜病的病理,掌握心脏瓣膜病的护理。

4. 熟悉冠状动脉粥样硬化性心脏病的病因、临床表现,了解冠状动脉粥样硬化性心脏病的病理,掌握冠状动脉粥样硬化性心脏病的护理。

第一节　概　　述

一、心脏的基本结构与生理

心脏位于纵隔中部,被两侧肺覆盖,是一个类圆锥形的空心球体,接受来自上下腔静脉系统未经氧合的血液和经肺氧合的静脉血,泵出未经氧合的静脉血到肺循环和已经肺氧合的动脉血液到动脉系统供给全身氧气与营养。

心脏外面覆盖着心包膜,由内向外,分脏层和壁层心包膜。两层的间隙即为心包腔,内有10~20 ml浆液,起润滑作用,能减少心脏搏动时与心包的摩擦。心包脏层紧贴在心肌表面,并向大血管伸延数厘米;心包壁层在前面紧靠胸骨柄及剑突,后面是胸椎,下面与膈肌相连。

心壁结构有3层:心外膜为心包脏层;中层是肌肉组织;心内膜由内皮细胞组成,从心脏内面覆盖心脏及瓣膜。

【心脏】　心脏被房室间隔分隔为两个半部,半部的上部分别为左、右心房,收集回心血液;半部的下部分别为左、右心室,泵出血液。右心房壁薄,接受上、下腔静脉及冠状窦的回心血液,之后将血液挤入右心室。右心室贴在胸骨后面,在舒张期接受右心房静脉血,收缩期将血液射入肺。左心房在舒张期接受肺静脉血,之后将血液排入左心室,左心室在收缩期将血液射入主动脉,通过循环将血液分布到全身动脉系统。左心室要克服较高的全身循环阻力,才能将血液灌注到机体各器官及组织,因此,左心室壁的厚度达8~15 mm。

【瓣膜】　心脏共有四个瓣膜,有房室瓣与半月瓣两种类型。房室瓣将心房与心室分隔,右心房与右心室之间的瓣膜叫三尖瓣,左心房与左心室之间的瓣膜叫二尖瓣;半月瓣分隔肺动脉、主动脉与各自相应的心室,在左、右心室与其相应的大动脉之间。若半月瓣损伤,可形成关闭不全或狭窄。

【血管】 供给心脏血液的动脉有两支：一支是起自升主动脉根部左侧的左冠状动脉，起始部称左冠状动脉干，向左下方分前降支到心尖部，回旋支到左心后面。左冠状动脉血供给室间隔前部、左心室大部、右心室的前部及左房。另一支是自升主动脉右侧的右冠状动脉，供给心室间隔后部、右心房及右心室的血液。心脏的静脉伴随动脉，左右心的静脉汇合成心大静脉，在心脏后面注入冠状静脉窦回流至右心房。

【神经支配】 交感和副交感神经纤维分布至心脏各个部位，它们只能起到调节心率快慢作用，不能代替传导系统。

【传导系统】 心脏的传导系统起点在窦房结，以每分钟 $60\sim100$ 次的电流冲动引起心房收缩，再次传至房室结、房室束、左右束支及浦肯野纤维，调节心脏收缩和舒张。

【心音】 心脏在正常搏动时产生四个心音。二尖瓣和三尖瓣关闭时振动产生第一心音，是心室收缩的开始，为浊音，音调较第二心音低钝，在心尖部听诊最清楚。主动脉瓣与肺动脉瓣关闭时振动产生第二心音，是心室舒张的开始，音调较第一心音高而清脆，出现在心尖搏动之后，在心底部听诊最清楚。心室舒张早期血流自心房急流入心室振动产生第三心音。心房收缩震动而产生第四心音，出现在第一心音开始前的 0.1 s，正常情况下第三、四心音均听不到。杂音是由血流加速形成漩涡、心壁或血管产生振动所致。瓣膜口狭窄，血流通过狭窄部位产生漩涡；瓣膜关闭不全致血液反流也产生漩涡；心脏内或大血管间的异常通路等均可产生杂音。

二、心脏疾病的特殊检查方法及护理措施

【心导管检查术】

1. 目的 ① 发现心内畸形；② 测量心血管各部位压力；③ 在各部位采取血液标本测量血氧饱和度，以明确异常分流；④ 其他：描记心内心电图、做心血管造影、计算心排血量等。

2. 方法 右心导管检查术将心导管从肱静脉或股静脉插入右心和肺动脉。左心导管检查术经肱动脉、腋动脉或股动脉插入主动脉和左心室。进行测压、抽血液标本检查血氧饱和度及造影。

【右心导管适应证】

（1）先天性心脏病及手术治疗的心血管疾病。

（2）人工起搏治疗及监测血流动力学。

（3）心肌及内膜的活检。

【左心导管适应证】

（1）主动脉和左心室进行测压、抽血液标本检查血氧饱和度及造影。

（2）冠状动脉造影、介入治疗及活检等。

【心血管造影术】

1. 目的 检查心脏和大血管的形态及其缺损。可根据不同需要，选择左心室或升主动脉及其分支或肺动脉、右心室造影。

2. 方法 将造影剂从心导管注入心脏或血管内，用 X 线进行快速摄片，或摄制成电影、录像等。

【冠状动脉造影术】

1. 目的　明确冠状动脉分支是否畸形、狭窄，了解交通支分布情况；同时可做左心室测压及造影，以明确左心功能、并了解是否有心室壁瘤或二尖瓣关闭不全，计算出射血分数，对心功能做出评价，提供手术指征。

2. 方法　自股动脉插管，将特制冠状动脉导管分别置于升主动脉的左、右冠状窦内造影。

【护理】

以上心内检查，特别是冠状动脉造影术，都可能引起并发症，严重者甚至导致死亡。常见并发症有室上性心动过速、心动过缓、房扑、房颤、室颤、室性期前收缩、心搏骤停或急性心肌梗死等。因此，在进行心内各项检查时应采取相应护理措施：① 检查前备好心肺复苏术所需要急救药品、物品和器械。做好造影剂过敏试验；协助病人完成各项检查；向家属及病人讲解手术的重要性和必要性及危险性；术前备皮；足背动脉搏动情况；术前镇静药物等。② 术中监测心电图及血压变化，警惕因造影剂过敏发生的过敏性休克。③ 术后继续监测病人，用沙袋压迫穿刺部位并妥善固定防止出血。若有异常情况，及时报告医师处理。④ 常规静脉滴注抗生素预防心内膜感染。⑤ 右心检查后卧床休息 6~12 h；左心检查后卧床休息 12~24 h。⑥ 静脉穿刺侧肢体应伸直并制动 6 h，卧床 12 h。动脉穿刺侧用左手示、中指在皮肤穿刺点近心端 1~2 cm，按压止血 15~20 min，确认无出血后弹力绷带压迫加压包扎，并用 1 kg 沙袋压迫 6 h，同时穿刺肢体伸直制动 12 h，卧床 24 h。同时观察足背动脉搏动情况。⑦ 心血管及冠状静脉造影术术前 6 h 应禁食水，但不禁药。术前练习咳嗽动作和床上排便。

第二节　先天性心脏病病人外科治疗的护理

一、概述

（一）动脉导管未闭

【病因及发病机制】　动脉导管未闭（patent ductus arteriosus）（图 17-1）是主动脉和肺动脉之间的先天性异常通道，位于左锁骨下动脉的降主动脉峡部与左肺动脉根部之间。正常情况下在出生后 15~20 h 后关闭，4 周后闭锁退化为动脉导管韧带，若 2 岁后仍然未关闭，并伴有血液经导管分流，即是动脉导管未闭。未闭的导管长短和粗细不一，多数外径在 10 mm 左右，长为 6~10 mm。外形可呈管状、漏斗状，短粗者呈窗状。

【病理生理】　动脉导管是胎儿血液循环经肺动脉流至主动脉间的通道，出生后自行闭合。若未闭锁，则为动脉导管未闭。未闭的动脉导管使主动脉血液分流入压力较低的肺动脉内，增加了肺循环血量。分流量的多少取决于主动脉与肺动脉的压力阶差和未闭导管的粗细。左心室为了维持全身血液循环，增加 2~4 倍排血量，左心负荷的增加使左心室肥大、

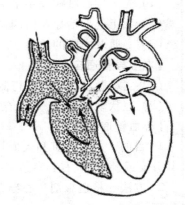

图 17-1　动脉导管未闭

肺充血,甚至导致左心衰竭。血液分流入肺动脉后增加了肺循环的血量和压力,使右心的负荷加重,引起右心室肥大,甚至衰竭。肺小动脉承受大量分流的血量之后,先发生反应性痉挛,以后管壁增厚和纤维化,使肺动脉压力持续上升。当肺动脉压力等于或超过主动脉压力时,左向右分流消失,甚至逆转为右向左分流,病人出现发绀,导致 Eisenmenger 综合征,最终因肺动脉高压、右心衰竭而死亡。

【临床表现】

1. 症状 导管口径细、分流量小者,常无明显症状,多在体格检查时才被发现。导管粗、分流量大者易患感冒或呼吸道感染,发育不良,甚至出现左心衰竭。早产婴儿动脉导管未闭容易引起呼吸窘迫综合征。当肺血管发生器质性变化导致双向分流时,病人轻度活动就可出现左心衰竭而死亡。

2. 心脏检查 体格检查时发现胸骨左边缘第 2 肋间粗糙的连续性机器样杂音,杂音占据整个收缩期和舒张期,以收缩期末最为响亮,并向左锁骨下窝或颈部和背部传导。在局部可扪及震颤。肺动脉高压明显者仅可听到收缩期杂音,肺动脉瓣区第二音亢进。分流量较大者,在心尖部可听到柔和的舒张期杂音。

3. 周围血管体征 由于动脉舒张压降低,可出现脉压增宽,水冲脉、甲床毛细血管搏动和股动脉枪击音。但随肺动压力升高、分流量下降而不显著以致消失。

【辅助检查】

1. 心电图检查 导管细小,分流量小的病人心电图可正常或电轴左偏。分流量较大者显示左心室高电压或左心室肥大。肺动脉高压明显者则显示左、右心室肥大。

2. X 线检查 心影增大,左心缘向下向左外延长。纵隔阴影增宽,主动脉结突出,呈漏斗状;肺动脉圆锥平直或隆出,肺血管阴影增粗。

3. 超声心动图 左心房、左心室内径增大,二维切面可示沟通主、肺动脉的动脉导管,并能测得其内径和长度。多普勒超声扫描提示有湍流并可判断分流量的大小。

【治疗原则】

1. 非手术治疗 先试服吲哚美辛(消炎痛),抑制前列腺素 E 对血管的扩张作用,促使导管收缩闭合。无效者,改为手术治疗。

2. 手术治疗 早产儿、婴幼儿反复发生肺炎、呼吸窘迫、心衰或喂养困难者及时手术。无明显症状者最好在学龄前手术。成年以后动脉逐渐硬化脆弱,手术危险性增大。并发细菌性心内膜炎者,用抗生素控制感染 2 个月后再施行手术。

(1)手术方式:根据情况选用动脉导管结扎术、切断缝合术,或在全麻低温体外循环下阻断心脏血循环,经肺动脉切口缝合动脉导管内口等。现阶段,有人采用心导管将一塑料塞导入动脉导管,将其堵塞,这个办法对细小的未闭导管效果良好,但不宜用于婴幼儿。胸腔镜钳闭合导管术适用于婴幼儿。

(2)手术禁忌:① 合并其他心血管畸形,动脉导管起代偿作用者,如主动脉缺如、法洛四联症等;② 肺动脉高压严重,以右向左分流为主,导管已经成为缓冲高压的引流管道。

(二)房间隔缺损

【病因及发病机制】 正常人的心脏分左、右心房和左、右心室,左、右心房被房间隔分开,互不相通。房间隔缺损(atrial septal defect)是指左、右心房之间的间隔在胎儿心脏发育时原始房间隔的发生、吸收和融合出现异常,使左右房之间仍然残留未闭合的房间孔。

【病理生理】 由于左心房压力比右心房高,使左心房内的血液通过房间隔缺损向右心房分流,分流量的多少与心房之间的压力阶差和缺损大小相关。在幼儿时期,左右心房压力相近,分流量不大。随着年龄增长,左右心房压力差增大,从左心房向右心房分流的血量逐渐增多,可高达体循环血流量的 2~4 倍,造成右心负荷加重,使右心房、右心室及肺动脉不断扩大,肺动脉压力逐渐升高,引起肺小动脉痉挛,管壁内膜和中层增厚,管腔狭小和阻力增大,最后导致梗阻性肺动脉高压等一系列变化。当右心房压力高于右心室压力时,引起发绀,最终因右心衰竭死亡。原发孔缺损常伴有二尖瓣反流,病理改变较重,病程进展快。

【临床表现】

1. 症状 原发孔缺损症状出现较早,早期为明显的肺动脉高压和右心衰竭。右向左分流病人,可出现发绀或杵状指(趾)等表现。多数继发孔缺损病人在青年期才开始出现症状,表现为劳累后气促、心悸、心房颤动。肺循环血流增多时,易发生右心衰竭或呼吸道感染。

2. 体征 右心室明显肥大,病人左侧前胸廓略隆起,能扪到心搏动增强。少数能扪及震颤。在肺动脉瓣区可听到 Ⅱ~Ⅲ 级吹风样收缩期杂音,伴有第二心音亢进、分裂。若分流量大,在心尖区能听到柔和的舒张期杂音。肺动脉高压者,肺动脉瓣区收缩期杂音减轻,但第二心音更加亢进、分裂。原发孔缺损伴有二尖瓣裂缺病人,在心尖区听到 Ⅱ~Ⅲ 级收缩期杂音。

【辅助检查】

1. 心电图检查 原发孔缺损多表现为电轴左偏、PR 间期延长,可有左心室高电压、肥大。继发孔缺损则电轴右偏,呈完全性或不完全性右束支传导阻滞、P 波高大、右心室肥大。

2. X 线检查 提示右心房、右心室增大,肺动脉圆锥突出,主动脉弓缩小,肺门阴影增大,肺纹理增多。

3. 超声心动图 原发孔缺损可见右心、左心扩大,二尖瓣裂缺及其所致的二尖瓣反流。继发孔缺损者可明确显示缺损位置、大小、心房水平分流的血流信号,右心房、右心室扩大。

【治疗原则】 对于诊断明确的病人,即使无症状也应在低温或常温体外循环下行心内直视修补术。肺动脉高压呈逆向分流者禁忌手术。

(三)室间隔缺损

【病因及发病机制】 室间隔缺损(ventricular septal defect)是指胎儿期室间隔发育不全,左右两室之间形成异常交通,引起血液左右分流,导致血流动力学异常称为室间隔缺损。室间隔缺损可以单独存在,也可是复杂心血管畸形的一部分。通常分为嵴上型、嵴下型、隔膜后型及肌型等类型。以位于膜部室上嵴下或三尖瓣隔瓣后多见,漏斗部较少见;肌部和左心室右心房间缺损则更少见。

【病理生理】 室间隔缺损(图 17-2)使心室血从左心室向右心室分流,血液分流量大小取决于缺损的大小、左右心室压力阶差及肺血管阻力。随右心负荷增加,肺动脉压力将逐渐上升。早期出现肺小动脉发生痉挛,管壁内膜和中层增厚,阻力增大,形成阻塞性肺动脉高压,导致左向右分流量明显减少,后期出现右向左分流,产生艾森曼格(Eisenmenger)综合征。

【临床表现】

1. 症状 室间隔缺损小的病人,多数无临床症状,缺损大的病人在出生后2~3个月后开始出现症状。在婴儿时期容易反复发生呼吸道感染,甚至发生左心衰竭。随着生长发育,缺损处逐渐缩小,临床症状能够逐渐减轻,约2岁后症状好转,但劳累后经常出现气促和心悸,小儿机体发育不良。进行性阻塞性肺动脉高压病人,在幼年时期即可出现发绀和右心衰竭。

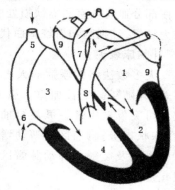

图17-2 室间隔缺损

2. 体征 在胸骨左缘第2~4肋间隙可扪及收缩期震颤,可听到Ⅲ~Ⅳ级粗糙响亮的全收期杂音。高位漏斗部的缺损,其震颤和杂音位于第2肋间。肺动脉高压病人,心前期杂音变得柔和、短促,肺动脉瓣区第二心音亢进,并可伴有肺动脉瓣关闭不全的舒张期杂音。分流量大者,心尖部可听到柔和的舒张中期杂音。

【辅助检查】

1. 心电图 室间隔缺损小的病人,显示正常心电图或电轴左偏。缺损较大的病人,显示左心室肥大、高电压或左右心室肥大。严重肺动脉高压病人,显示右心肥大或伴有心肌劳损。

2. X线 室间隔中度以上缺损病人,显示心影呈轻到中度扩大、左心缘向左下延长、肺动脉圆锥隆出、主动脉结变小及肺门充血。重度阻塞性肺动脉高压病人,显示右肺动脉粗大、远端突然变小、分支呈鼠尾状、肺外周纹理减少,心影扩大反而不显著。

3. 超声心动图 左心房、左心室内径增大,或双室扩大,二维超声显示室间隔缺损的部位和大小。多普勒超声可判断血液分流方向和分流量。

【治疗原则】

（1）室间隔缺损小、无血流动力学改变的病人,可先观察一段时间,有部分病例不需要手术可自行闭合。

（2）缺损大、分流量超过50%或伴有肺动脉压力增高的婴幼儿,早期在低温体外循环下行心内直视修补术。

（3）合并心力衰竭或并发细菌性心内膜炎的病人,需改善心功能或控制炎症后才施行手术。

（四）法洛四联症

【病因及发病机制】 法洛四联症(tetralogy of Fallot)是一种常见、复杂、发绀型的先天性心脏病,包括肺动脉口狭窄、室间隔缺损、主动脉骑跨和右心室肥大的联合心脏畸形,简称法洛四联症(图17-3)。肺动脉狭窄可发生在漏斗部、右心室体部、肺动脉瓣及瓣环、主动脉和左右肺动脉等处,可以是单处狭窄,也可以是多处狭窄。随年龄的增长,纤维环、心内膜增厚和进行性肌束肥大,会增加右心室流出道梗阻,甚至导致漏斗部闭锁。主动脉骑跨与室间隔缺损的位置和大小有关,右心室肥厚则由肺

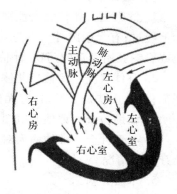

图17-3 法洛四联症

动脉狭窄所致。常见合并症有右位主动脉弓、房间隔缺损、动脉导管未闭和左位上腔静脉等。

【病理生理】 由于肺动脉口狭窄使右心室排血受阻,当右心室的压力上升超过左心室,迫使部分血流从室间隔缺损处由右向左分流,引起动脉血氧饱和度下降、肺循环血流量减少。因为缺氧,红细胞和血红蛋白代偿性增多。

【临床表现】

大多数法洛四联症病人出生就出现呼吸困难、生后 3~6 个月出现发绀,以哭闹时更加显著,并随年龄增长加重。患儿开始步行后常出现气促表现,蹲踞是特征性姿势。病情严重者可突发缺氧性昏厥甚至抽搐死亡。体检时发现患儿多有发育障碍,口唇、指(趾)甲发绀,杵状指等;胸前区心搏动增强,胸骨左缘第 2、3、4 肋间可听到 Ⅱ~Ⅲ 喷射性收缩期杂音,有时可扪及震颤。肺动脉瓣区第二音减弱或消失,通常被移位的主动脉瓣第二音掩盖,听似亢进。

【辅助检查】

1. 实验室检查 红细胞计数增多,可达 $(5~8)×10^{12}/L$,血红蛋白增加,多在 150 以上,动脉血氧饱和度下降,多数在 0.90~0.40。

2. 影像学检查

(1)心电图:显示右心室肥大、电轴右偏,很少伴有劳损。

(2)X 线:显示心影正常或稍大,肺血管纹理纤细,肺动脉段凹陷,心尖圆钝,呈"木靴"状,主动脉影增宽。

(3)超声心动图:显示室间隔的连续中断,右心室增大,流出道或/和肺动脉狭小,多普勒可见右向左分流的血流信号。二维左心室长轴切面显示升主动脉内径扩大,骑跨在室间隔上方。

(4)心导管:右心室压力等于或略高于主动脉,肺动脉压力低奶时导管可通过缺损进入左心室或升主动脉。

【治疗原则】 手术是本病目前唯一有效的治疗方法。2 岁以内手术效果最好。临床症状较轻的病人,可在 5 岁后施行根治术。周围动脉发育差及左心室发育不全的病人,可行姑息性手术。

二、护理

【护理评估】

1. 健康史 评估病人性别、年龄、身高、体重、发育及营养状况;评估病人过去发病情况和诊治经过;有无颅脑外伤史与其他伴随疾病;在胚胎期间有无病毒感染、是否接触过放射线物质或影响胚胎发育的药物;评估家族中有无心脏疾病病人。

2. 身体状况 评估患儿体格发育是否落后;患儿有无脉搏增快、呼吸急促、鼻翼扇动及三凹征;患儿皮肤是否发绀,有无杵状指(趾),活动耐力和生活自理能力等情况。

3. 辅助检查 评估心电图、X 线、超声心动图、心导管等辅助检查结果。

4. 心理社会 评估病人对疾病及手术的认知程度,家属及周围人群对病人的关爱情况及治疗支持情况等。

5. 术后评估

(1)评估麻醉、手术方式,手术中转流和阻断循环时间等情况。

（2）评估手术后心电监护显示的各项指标、生化检验结果、气管插入管有无移位及有无缺氧表现等。

（3）评估皮肤温度、湿度、色泽；评估各种引流液颜色、性状和量，切口敷料有无渗出，尿量及相对密度等情况。

（4）评估病人术后对监护室环境的适应，是否配合各项治疗和护理操作，家属对术后的注意事项是否了解等心理和认知状况。

【护理问题】

1. 焦虑或恐惧　与对手术操作及手术效果不了解或了解不多有关。

2. 活动无耐力　与心功能不全有关。

3. 营养失调：低于机体需要量　与心脏结构异常引起体循环血量减少，导致组织氧及营养缺乏有关。

4. 低效型呼吸　与肺淤血、手术及术后机械通气的影响有关。

5. 心排血量减少　与心功能不全和严重心律失常有关。

6. 知识缺乏　缺乏有关疾病知识及对术后恢复知识不了解有关。

7. 潜在并发症　心力衰竭、出血、脑血栓、感染性心内膜炎。

【护理目标】　心功能得到改善，无严重心律失常出现。活动后耐力改善，能维持足够的体力。营养失调得到改善。肺功能正常。焦虑情绪减轻或消除。病人和家属了解与本病相关的知识。并发症得到及时发现和防治。

【护理措施】

1. 手术前护理

（1）控制病情：轻型无症状病人可以正常儿童一样生活；有症状患儿须限制活动，尽可能地避免情绪激动与哭闹，以减轻心脏负担；重症患儿须卧床休息，并妥善护理。有严重发绀型的先天性心脏病病人，可在术前间歇性给氧1周，提高血氧分压。防治感冒和腹泻。发生感染的病人，须先控制感染之后再手术。

（2）预防感染：给患儿及家长讲解自我保护和防止感染的有关知识，避免与感染性疾病病人接触。病室空气流通良好、新鲜，穿着衣服冷暖要适中，防止受凉。一旦发生感染情况，须积极治疗。遵医嘱术前1天给予抗生素。

（3）做好手术前的特殊检查：对需要做心导管检查的病人，在检查前要备皮，遵医嘱用药；检查时要观察病人血压、心率、呼吸、神志，检查后在穿刺部位按压15～30 min，之后用沙袋压迫24 h，以防止穿刺部位出血或血肿形成；观察肢体色泽及有无血栓形成。

（4）术前准备：① 协助医生做好病人的心、肺、肾、肝等重要器官功能的检查。② 向病人及家属讲解术后留置导尿管、安置胸膜腔闭式引流管、测压管、输液管等管道的作用及意义，取得病人及家属的理解和配合。讲解术后可能出现的不适、注意事项及医护人员的应对办法，以消除病人和家属的心理顾虑。③ 在术前的晚上了解病人的睡眠情况，若睡眠质量差，可遵医嘱给予镇静、安眠药物。④ 术日晨测量体重、身高、血钾等，以备计算术中用药量。

2. 术后护理

（1）密切观察生命体征：遵医嘱术后每15～30 min测量1次血压、呼吸、心率，每1～2 h测量1次体温。根据病情需要每2～4 h测量中心静脉压（CVP）、肺动脉压、右心房压、肺毛细血管楔压等项。病情平稳后,可拔除桡动脉插管和漂浮导管,改为袖式自动测压或听诊器测压。术后早期,因为术中降温的影响,体温偏低,如果体温低于35℃时应注意保暖;若体温反跳性升高,高于38℃时,须使用冰枕、冷敷或乙醇擦浴等物理降温措施;若体温高于39℃时,遵医嘱使用药物降温。

(2)体位:术后病人麻醉完全清醒前,应去枕平卧,使头偏向一侧。麻醉清醒、生命体征平稳的病人可采取半卧位,有利于呼吸和引流。

(3)呼吸道管理:若术后需用呼吸机辅助呼吸的病人,应密切观察呼吸频率、节律及深浅,每15~30 min钟听诊呼吸音1次,同时观察有无发绀、张口呼吸等情况,如果有呼吸道分泌物和呕吐物堵塞应及时处理,防止发生肺部感染及窒息发生。病人清醒、自主呼吸恢复、血气分析正常后,可逐步脱离呼吸机,并继续吸氧。鼓励病人进行深呼吸和咳嗽,协助病人排痰,对痰液黏稠者可给予雾化吸入稀释痰液。

(4)饮食和输液:在拔除气管导管4~6 h后,无呕吐的病人可试进少量水,无不良反应者待肠道功能恢复后,可进流质,以后逐渐过渡到普食。如果饮食量不足,可从静脉补充。要随时监测水、电解质、酸碱平衡,有异常情况须及时纠正。

(5)引流管护理:心脏手术后对安置胸膜腔闭式引流管,胸骨后、心包内引流管及其他引流管者,不能接错,须妥善固定,并定时挤压引流管,以保持引流管通畅。密切观察引流的量和性状并做好记录,若出现异常须及时向医生汇报并协助处理。

(6)并发症护理:有可能发生出血、急性肾衰竭、心律失常、切口感染等并发症,可根据情况做好相应的护理。

(7)心理护理:以热情的态度关心病人,建立良好的护患关系。向病人讲解疾病的有关知识、治疗与护理计划、检查操作、医院环境等,以消除病人恐惧心理,使其主动配合各项检查、治疗及护理。

【健康指导】

(1)教会病人家属观察病情变化的相关知识。

(2)讲解进行适当户外活动,能增强机体抵抗力,可起到预防各种感染的作用。

(3)向病人及家属讲解进食高蛋白质、高热量、丰富的维生素和纤维素饮食,可避免便秘,以减少心脏负担。

(4)告诉病人及家属,在术后1年内应避免剧烈运动。定期到医院复查。

第三节 心脏瓣膜病病人的护理

一、概述

(一)二尖瓣狭窄

【病因及发病机制】 后天性心脏瓣膜病是常见心脏病之一,我国心脏外科病人中有30%左右是风湿热引起的瓣膜病。近年来,由于加强了对风湿病的防治,瓣膜病的发病率在逐渐下降。二尖瓣狭窄(mitral stenosis)大多是风湿热的后遗症,2/3的病人为女性。在儿童和青年时期产生风湿热后,往往在 20~30 岁以后才出现临床症状。

【病理生理】 二尖瓣由瓣叶、瓣环、腱索、乳头肌和相关的左右心室组成。瓣膜质地柔软。风湿病累及二尖瓣后,两个瓣叶(后瓣和前瓣)在交界处互相粘连甚至融合,造成瓣口狭窄。瓣叶增厚、挛缩、变硬和钙化都进一步加重瓣口狭窄,同时限制瓣叶活动。一般情况是小瓣(后瓣)的病变较大瓣(前瓣)更为严重。若瓣膜下方的腱索和乳头肌纤维硬化融合缩短,可将瓣叶向下牵拉,形成漏斗状。僵硬的瓣叶失去开启、闭合功能。风湿性二尖瓣狭窄可分为隔膜型狭窄和漏斗型狭窄。

二尖瓣狭窄时,舒张期血流由左心房流入左心室受限,引起左心房、肺静脉和毛细血管压力升高,使肺静脉扩张和淤血;肺循环血容量长期超负荷,可导致肺动脉压力上升,同时引起右心室肥厚和扩张,甚至发生右心衰竭。

【临床表现】

1. 症状

(1)呼吸困难:劳累性呼吸困难是最早的症状。随着病程不断发展,呼吸困难逐渐加重。情绪激动、劳累、呼吸道感染、妊娠或快速心房颤动等因素可诱发急性肺水肿。

(2)咳嗽:多为干性咳嗽,夜间睡眠及劳动后多见。

(3)其他:胸痛、咯血、血栓、栓塞等。

2. 体征

(1)二尖瓣狭窄听诊三联征:心尖区可听到舒张期隆隆样杂音、第一心音亢进和二尖瓣开瓣音。

(2)二尖瓣面容:严重二尖瓣狭窄的病人,因心排血量减低,病人两颧呈紫红色,口唇轻度发绀,四肢末梢也可见发绀。

【辅助检查】

1. X 线 轻度狭窄者心影可正常。中度以上狭窄者,左心房、右心室增大形成双重影。

2. 心电图 提示"二尖瓣型 P 波",P 波增宽有切迹。肺动脉高压时,提示右心室肥厚,晚期常有心房颤动。

3. 超声心动图 可明确诊断,并能测定二尖瓣口径。能明确有无血液反流和左心房血栓,可判断瓣膜结构的病变程度。

4. 心导管检查 可计算二尖瓣口面积、肺血管阻力及肺毛细血管嵌顿压。

【治疗原则】

1. 代偿期 注意休息,保护心功能。对于风湿热引起的二尖瓣狭窄病人,须积极预防链球菌感染、控制风湿活动以及防治感染性心内膜炎。

2. 失代偿期 遵医嘱给予利尿剂和强心剂,待心功能改善后再行手术解除二尖瓣狭窄。手术方式可根据情况选择:经皮穿刺二尖瓣球囊分离术、二尖瓣分离术、人工瓣膜替换术。

(二)二尖瓣关闭不全

【病因及发病机制】 二尖瓣关闭不全(mitral insufficiency)的主要病因是风湿病。在二尖瓣的瓣叶、瓣环、腱索和乳头肌中的任何结构发生异常或功能失调,均可导致二尖瓣关闭不全。二尖瓣关闭不全与二尖瓣狭窄常并存。

【病理生理】 二尖瓣反流导致左心房负荷和左心室舒张期负荷加重。左心房压力的升高引起肺静脉和肺毛细血管压力的升高,之后扩张和淤血,同时左心室舒张期容量负荷增加,左心室扩大。

急性二尖瓣关闭不全,左心房突然增加大量反流的血液,引起左心房的肺静脉压力急剧上升,造成急性肺水肿。

【临床表现】

1. 症状 劳力性呼吸困难,疲乏,端坐呼吸,活动耐力显著下降。右心衰竭时可出现肝淤血、肿大、踝部水肿,胸腔积液或腹腔积液。急性者出现左心衰竭或肺水肿。

2. 体征 在心尖区会听到Ⅲ级以上收缩期吹风样杂音,可伴有收缩期震颤。并有左心房和左心室扩大的临床表现。

【辅助检查】

1. X线 严重者显示左心房和左心室明显增大,明显增大的左心房可推移和压迫食管。肺动脉高压或右心衰竭时,显示右心室增大。

2. 心电图 严重者,提示左心室肥大和劳损;肺动脉高压时,可提示左、右心室肥大。

3. 超声心动图 能准确检测和定量二尖瓣反流。

4. 心导管及造影 能明确反流的程度及心室收缩功能。

【治疗原则】

(1) 休息、限制钠摄入、保护心功能,遵医嘱给予利尿剂、血管扩张剂、强心剂。

(2) 有明显症状或心功能2级以下者,须及时手术。可根据情况选择瓣膜修复术、人工瓣膜置换术。

(三) 主动脉瓣狭窄

【病因及发病机制】 主动脉瓣狭窄(aortic stenosis)的主要原因是急性风湿性心脏病后遗症,少数是先天因素。风湿性病变侵害主动脉瓣致瓣叶增厚粘连,瓣口狭窄。病程长者可发生钙化或合并心内膜炎。先天性主动脉瓣二瓣化畸形者,成年或老年时发生瓣叶钙化,瓣口狭窄。

【病理生理】 主要病理生理改变:收缩期左心室阻力增加,左心室收缩力增强,经过一定时期后引起左心室肥厚。严重狭窄者,左心房压、肺动脉压及右心室压均可升高,使心脏排血量减少。

【临床表现】

1. 症状 主动脉瓣狭窄严重者,常有劳累性呼吸困难、心绞痛、晕厥三联征,或者单独出现。晚期可有周围性发绀,左、右心力衰竭。

2. 体征 在胸骨右缘第二肋间可听到粗糙、响亮的喷射性收缩期杂音,向颈动脉及锁骨下动脉传导,呈先递增后递减。

【辅助检查】

1. X线 提示左心室、左心房增大。

2. 心电图 提示左心室肥厚与劳损。

3. 超声心动图 提示主动脉瓣变厚,活动幅度减小。二维超声心动图上显示主动脉瓣收缩期呈向心性弯曲形运动,可明确先天性瓣膜畸形。

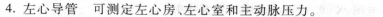

4. 左心导管 可测定左心房、左心室和主动脉压力。

【治疗原则】

（1）休息、定期随访复查，必要时使用强心剂、利尿剂、血管扩张药。

（2）重度主动脉狭窄、钙化性主动脉瓣狭窄、主动脉瓣狭窄合并关闭不全时行手术治疗。常采用的手术方法有：经皮穿刺主动脉瓣球囊分离术、直视下主动脉瓣交界分离术、人工瓣膜替换术。

（四）主动脉瓣关闭不全

【病因及发病机制】 主动脉瓣关闭不全（aortic insufficiency）大多数是风湿热造成主动脉瓣叶损害引起，男性病人多见。此外，还有细菌性心内膜炎、先天性主动脉瓣畸形、主动脉夹层动脉瘤、马方综合征（Marfam's syndrome）等也可以引起主动脉瓣关闭不全。主动脉瓣叶变形、增厚、钙化、活动受限而不能严密对合。

【病理生理】 主动脉瓣膜关闭不全的主要病理生理改变：舒张期主动脉大量血液反流回压力低的左心室，引起左心室舒张期负荷加重，经过一定时期后使心肌肥厚。反流明显时，导致冠状动脉灌注压降低。急性主动脉关闭不全时，很快发生急性左心衰竭或出现肺水肿。

【临床表现】

1. 症状 心悸出现较早，尤其是左侧卧位或俯卧位时明显，情绪激动或体力活动加剧。严重者有劳累性呼吸困难，甚至端坐呼吸和夜间阵发性呼吸困难、胸痛、晕厥等表现，晚期可发生右心衰竭。

2. 体征 主动脉瓣区能听到舒张期叹息样杂音，并向心尖区传导。当左心室明显扩大时，在心尖区可听到全收缩期吹风样杂音。

病人面色较苍白，心浊音界向左下扩大。颈动脉搏动明显增强，并呈双重搏动。可有周围血管体征。

【辅助检查】

1. X线 提示左心室明显增大。

2. 心电图 提示左心室肥大和劳损，电轴左偏；晚期可有束支传导阻滞。

3. 超声心动图 可观察到主动脉瓣关闭不全及血液反流情况。

【治疗原则】

（1）休息、低钠饮食，遵医嘱用洋地黄类药物、利尿剂及血管扩张剂。

（2）有症状、左心室功能不全或心脏明显增大者手术治疗。根据病情选用人工瓣膜置换术、瓣膜修复术。人工瓣膜置换术是治疗主动脉瓣关闭不全的主要手段。

二、护理

【护理评估】

1. 健康史 评估病人年龄、性别、身高、体重、发育和营养状况。询问有无风湿病病史，有风湿病病史者要询问治疗情况。了解家族成员中有无类似疾病史。

2. 体征与症状 评估病人的生命体征、皮肤色泽、有无发绀及杵状指（趾），活动时的耐力和生活自理能力。评估劳累后是否有心悸、呼吸困难、乏力等情况。

3. 辅助检查　评估心电图、X 线、超声心动图等检查结果。

4. 心理社会　评估病人对疾病和手术治疗的认知程度。评估家属及周围人群对病人的关爱程度和对治疗的支持程度。

5. 术后评估

（1）评估麻醉、手术对病人呼吸、循环等系统功能的影响，了解术中有关情况。

（2）评估手术后算心电监护下显示生命体征是否正常，循环功能恢复是否正常。切口及引流情况。

（3）心理与对手术的认知程度：评估病人对康复的信心，对疾病、预后的认知程度。

【护理问题】

1. 心排血量下降　与心脏瓣膜发生病变相关。

2. 活动耐力差　与心功能不全有关。

3. 焦虑或恐惧　与对手术相关情况不了解或了解不多及担心手术预后有关。

4. 知识缺乏　缺乏对心脏瓣膜疾病相关的治疗、预防及护理知识。

【护理目标】

心功能明显改善。活动耐力明显改善。焦虑或恐惧情绪减轻。病人和家属获得疾病相关知识。

【护理措施】

1. 术前护理

（1）卧床休息：让病人卧床休息，保障睡眠充分，以减轻心脏负担。

（2）改善心功能：遵医嘱应用强心剂、利尿剂、极化液等，注意观察用药效果和反应，并详细记录。

（3）改善营养状况：遵医嘱给予高蛋白质、高热量、丰富维生素饮食。不能进食者从静脉补充，以改善病人营养状况。

（4）重要脏器功能检查：按要求帮助完成心、肺、肝、肾等重要脏器功能检查，掌握病人机体功能状况。改善术前不良状况，提高对手术的耐受力。

（5）肠道、皮肤准备：做好术前肠道准备和皮肤准备。

（6）心理护理：向病人介绍同种病例治愈病人，帮助病人增强自信心对病人解释术后可能出现的不适情况，让病人做好充分的心理准备。

2. 术后护理

（1）密切观察病情：遵医嘱测量生命体征，每 15～30 min 测心率、心律、血压、呼吸一次，平稳后改为 1 h 一次。

（2）引流管护理：注意观察引流液性质、量，定时挤压引流管，保证引流通畅，防止心脏压塞。如果血性引流液的量超过 150 ml/h，应及时向医生报告，并遵医嘱输血，应用止血药等。若非手术亲疗法止血无效，根据要求，帮助医生行手术必止血。术后 2～3 d，观察到胸腔或纵隔引流管内无血性渗液（如有气管切开需在拔除气管插管后），拔除引流管。

（3）保证呼吸道通畅：术后通畅要进行 12 h 的机械辅助呼吸。加强护理，及时清除呼吸道分泌物。维持动脉血氧饱和度在 95% 以上，动脉血氧分压在 10.6 kPa（80 mmHg）以上。病人麻醉清醒，循环功能良好，自主呼吸恢复，无大出血，自主呼吸 30～45 min，血气分析结果正常者可拔除气管插管,同时观察病人呼吸变化。

(4) 维持肾脏功能:在术后 6~8 h 内测量尿量、尿相对密度及 pH,维持尿量在 1~2 ml/(kg·h),若尿少应及时通知医生,迅速查找原因。如果是血容量不足引起,遵医嘱输血、扩容,以保持肾血流的灌注。疑有肾衰竭,应用利尿剂,须完善各项检查,限制水、钠摄入,并详细记录出入水量。

(5) 使用抗凝药:对施行瓣膜置换术的病人,在拔除引流管后,遵医嘱给予抗凝药物,使凝血酶原时间达到 20~25 s。定时监测凝血酶原时间,做好记录,作为调整药物剂量依据。使用抗凝血药物期间,密切观察病人有无牙龈出血、鼻出血等情况,注意防止凝血系统破坏。

(6) 抗生素使用:遵医嘱在术前 1 d 和术后 3 d 使用有效抗生素预防感染。

(7) 并发症的护理:有出血、心律失常、心力衰竭、低心排综合征、急性肾衰竭等并发症者按相关护理内容护理。

【健康指导】

(1) 注意改善环境卫生,避免风湿性心脏病发生。如果病人心瓣膜已有病变,应该采取相应措施,减少细菌侵入。

(2) 在工作生活中,若有不明原因发热、心慌、气促、水肿、突然晕厥、血尿等须及时就诊。

(3) 出院后,告诉病人要保持心情舒畅、冷暖适宜,形成规律的生活方式。防止感冒、受伤、感染和传染性疾病的发生。锻炼适度,避免劳累。

(4) 科学饮食,不能集中食用过多高脂食物或蔬菜。应用排钾利尿药,应多食海产类、豆类、蕈类和水果类等含钾丰富的食物。避免吃太咸的食物。

(5) 指导病人适度活动,以不引起心慌、气喘为度。术后 3~6 个月容易发生栓塞,应以休养为主,不要参加体力劳动。6 个月后根据心脏功能情况,逐渐恢复正常工作。若出现呼吸困难或夜间阵发性呼吸困难,是左心衰竭的早期表现,立即让病人半卧位或两腿下垂,减少回心血量以减轻肺水肿。并立即送到医院治疗。

(6) 嘱咐心脏瓣膜置换术后病人按时服用抗凝药物,如漏服抗凝药,须补服。术后前 6 个月每 1~2 周复查 1 次,6 个月后每 2~3 个月复查 1 次,1 年以后 3 个月复查 1 次,每次都应将检查结果与此正常值做对照。

(7) 术后可以结婚,若为育龄妇女,应避孕到 2~3 年后生育。妊娠期间在医生指导下使用抗凝药物。

第四节 冠状动脉粥样硬化性心脏病病人的护理

一、概述

冠状动脉粥样硬化性心脏病(atherosclerotic coronary artery disease)简称冠心病,是由于冠状动脉粥样硬化,引起冠状动脉管腔狭窄或阻塞,导致心肌供血不足和缺氧。

【病因及发病机制】 高血压、吸烟、高脂蛋白血症、糖尿病、肥胖、高密度脂蛋白过低等是冠心病发生的主要原因。冠心病主要是由于冠状动脉粥样硬化斑块形成后,造成冠状动脉管壁增厚、管腔狭窄,最后导致阻塞,引起心肌供血不足和缺氧。

【病理生理】 冠状动脉出现长时间痉挛、血管腔内形成血栓、急性阻塞等,可造成心肌局部缺血、坏死。机体在进行体力活动或情绪激动时,心搏次数增多、心肌收缩力增强、心室壁张力增高,使心肌耗氧量增大、动脉血氧分压降低,冠状动脉血流量相应增多,以满足心肌的氧需要。如果冠状动脉管腔存在狭窄,在心脏需氧量增大时,而冠状动脉供血量不能相应增多,导致心肌缺血,可造成心肌局部坏死,即心肌梗死。多发生在左冠状动脉前降支分布区域。

【临床表现】

1. 心绞痛　轻者可无症状。重者,冠状动脉供血减至仅能供给静息时的心肌需氧量。在从事体力劳动、情绪激动或饱餐情况下,因心肌需氧量增加而供给不足时发生心绞痛。

2. 心肌梗死　表现为突然发生剧烈持续的心绞痛,伴恶心呕吐、大汗淋漓、发热、心律失常、发绀、血压下降、休克、心力衰竭等表现,甚至发生突然猝死。

陈旧性心肌梗死者,坏死心肌被瘢痕组织替代,该处心室壁薄弱,过一定时间后还可形成室壁瘤。病变波及乳头肌或腱索,可发生二尖瓣关闭不全,出现二尖瓣关闭不全的相应表现;病变波及室间隔,可发生穿孔,出现室间隔穿孔的相应表现。

3. 缺血性心肌病　心肌长时间缺血、缺氧,可引起心肌广泛变性,经过一定时期发生纤维化,导致心肌扩张。表现为以心功能不全为主的综合征,即缺血性心肌病。

【辅助检查】

1. 选择性冠状动脉造影检查　可明确冠状动脉粥样硬化情况,同时能够确定冠状动脉的狭窄程度、部位、范围及侧支循环形成等情况。

2. 超声心动图检查　可探测心脏各腔室大小,室壁运动情况及有无合并其他异常情况。

【治疗原则】

1. 目的　可通过手术改善心肌供血状况,消除症状、延长寿命。

2. 手术方式　可根据病情选择:① 冠状动脉旁路移植手术(即搭桥术):将取自自身的大隐静脉的近心端和远心端分别与狭窄段远端的冠状动脉分支和升主动脉作端侧吻合。② 胸廓内动脉与狭窄段远端的冠状动脉分支端侧吻合。③ 单根大隐静脉或胸廓内动脉与邻近的数处狭窄血管做贯序或蛇形端侧吻合,适用于有多根或多处冠状动脉狭窄者。

二、护理

【护理评估】

1. 健康史　评估病人性别、年龄、身高、体重、发育和营养状况。评估有无高血压、吸烟、高脂蛋白血症、糖尿病、肥胖、高密度脂蛋白过低等情况。询问家族成员中有无类似疾病史。

2. 身体状况　评估冠状动脉粥样硬化斑块形成,冠状动脉管壁变化及管腔狭窄情况,心肌供血不足和缺氧情况。

3. 辅助检查　评估选择性冠状动脉造影检查与超声心动图检查情况。

4. 心理社会　评估病人对冠心病和手术治疗的认知程度。评估家属及周围人群对病人的疾病治疗的支持程度。

5. 术后评估

(1) 评估术中存在的相关情况及手术、麻醉等对病人呼吸、循环、泌尿等系统功能的影响。

(2) 评估各种引流管引流液的色、性状与量;切口敷料是否渗血、渗湿等情况。

(3) 评估病人及家属能否适应监护室环境、心理状况与对手术的认知程度;评估病人对康复的信心,对疾病预后的认知程度等。

【护理问题】

1. 焦虑　与对疾病的认识不足、担心手术和预后有关。

2. 低效性呼吸型态　与刀口疼痛、使用呼吸机及排痰无力有关。

3. 知识缺乏　缺乏疾病、手术及康复相关知识。

4. 心排血量减少　与心肌供血不足、缺氧等有关。

5. 潜在并发症　出血、急性心包炎、感染、室壁瘤、二尖瓣关闭不全、室间隔缺损等。

【护理目标】

焦虑减轻或消失。呼吸功能恢复正常。获得与疾病相关的知识。心排血量增多,能满足心肌的需要。无潜在并发症发生。

【护理措施】

1. 术前护理

(1) 术前 3~5 日停用洋地黄、奎尼丁、抗凝剂、利尿剂等药物,防止术中洋地黄毒性反应、出血不止等。充分休息,保障睡眠。使用硝酸甘油、氯化钾等药物改善心功能。

(2) 给予低胆固醇、低脂饮食。心功能差者给予低盐饮食。进食较少者注意纠正水、电解质代谢紊乱,必要时从静脉补充营养和液体。嗜烟者戒烟 2 周以上,教会病人深呼吸及有效咳嗽咳痰方法。

(3) 加强与病人交流沟通,减轻恐惧心理,增强对疾病治疗的信心。

2. 术后护理

(1) 除按心脏术后的常规护理外,对术前心肺功能不良者,适当延长呼吸机使用时间。

(2) 遵医嘱连续监测病人动脉血压、左心房压、中心静脉压及心电图变化,防止血压波动。若存在心律失常和心功能不全,要及时纠正。

(3) 术前使用 β-受体阻滞剂或钙离子阻滞剂的病人,术后应继续应用,降低围术期心肌梗死的发生率与死亡率。能进食者给予阿司匹林口服,避免吻合口血栓形成。

(4) 用弹力绷带包扎取大隐静脉处,次日可开始活动肢体。

【健康指导】

(1) 指导病人根据病情调整治疗冠心病的药物剂量。向病人讲解用药注意事项,并让病人学会观察药物的不良反应。

(2) 告诫病人避免暴饮暴食,以免增加心脏负担。嗜烟者要求戒烟。养成良好的排便习惯,防止便秘。

(3) 教会病人调节情绪的方法,保持心情舒畅。保证充分睡眠和休息。适度活动,以不出现呼吸困难、疲劳、胸痛、心跳明显加快等表现为度。

(4) 定时到医院复查血糖、血脂、血压。教会病人自我测尿量和自觉症状方法,若出现异常变化须及时就诊。

思　考　题

一、名词解释

1. 法洛四联症　2. 冠心病

二、填空题

1. 心壁的三层结构是＿＿＿＿＿＿、＿＿＿＿＿＿、＿＿＿＿＿＿。

2. 二尖瓣狭窄听诊三联征是＿＿＿＿＿＿、＿＿＿＿＿＿、＿＿＿＿＿＿。

3. 主动脉瓣狭窄严重者常有的三联征是＿＿＿＿＿＿、＿＿＿＿＿＿、＿＿＿＿＿＿。

三、单选题

1. 冠状动脉粥样硬化性心脏病手术前后使用 β-受体阻滞剂或钙离子阻滞剂的目的是（　　）。

　　A. 降低围术期心肌梗死的发生率　　B. 降低围术期心肌梗死的死亡率

　　C. 降低术后血管内的血栓形成　　D. 改善呼吸功能

　　E. 降低围术期心肌梗死的发生率与死亡率

2. 对施行瓣膜置换术的病人，在拔除引流管后，使用抗凝药物，应用凝血酶原时间达到（　　）。

　　A. 5～10 s　　B. 10～15 s

　　C. 15～20 s　　D. 20～25 s

　　E. 25～30 s

3. 先天性心脏病手术早期体温高于38℃时的护理措施是（　　）。

　　A. 使用冰枕降温　　B. 用冷敷降温

　　C. 用乙醇擦浴降温　　D. 用降温药物降温

　　E. 低温麻醉方法降温

四、简答题

1. 叙述心内各项检查的护理措施。

2. 室间隔缺损有哪些治疗要点？

3. 怎样护理冠状动脉粥样硬化性心脏病术前病人？

（董会娟　杨　洁）

第十八章 腹外疝病人的护理

【知识要点】

1. 概念 疝、腹外疝、腹股沟斜疝、腹股沟直疝、易复性疝。
2. 熟悉腹外疝病因、病理解剖、临床类型、治疗原则。
3. 了解腹股沟斜疝与直疝的鉴别要点。
4. 熟悉腹外疝病人的护理评估要点。
5. 掌握腹外疝病人的常见护理问题、预期目标、护理措施。

第一节 概 述

任何组织和器官通过正常或异常的间隙或薄弱处离开原来的位置突入其他部位,形成肿块称为疝。腹腔内脏器或组织连同壁腹膜,经腹壁的薄弱点或缺损处向体表突出,局部形成的肿块总称为腹外疝。是最常见的外科疾病之一。

【病因】 腹外疝的发生主要是由于腹壁强度降低和腹内压力增高。

1. 腹壁强度降低 分先天性和后天性两种。先天性因素常见于胚胎期内某些组织结构穿过腹壁造成的腹壁缺损,如精索或子宫圆韧带斜穿腹前壁形成腹股沟管、股动静脉垂直下穿盆腔底壁形成股管、脐血管穿过腹壁形成脐环等;后天性因素有腹壁手术切口愈合不良、外伤、感染,或年老体弱、久病、肥胖等所致肌肉萎缩等。

2. 腹内压力增高 常见原因有慢性咳嗽、习惯性便秘、排尿困难、腹腔积液、多次妊娠、婴儿经常啼哭等。

【病理解剖】 典型腹外疝由疝环、疝囊、疝内容物、疝外被盖四部分组成(图18-1)。疝环也称疝门,即腹壁薄弱或缺损处,疝囊和疝内容物经此突出腹腔外,如腹股沟管的内环、股管的股环等。各种腹外疝即以疝环作为命名依据,如腹股沟疝、股疝等。疝囊为壁腹膜经疝环向外突出形成的囊袋,分颈、体、底三部分。囊颈是疝囊与腹腔相通的狭窄部分,其位置相当于疝环。疝内容物是突入疝囊的腹腔脏器或组织,以小肠、

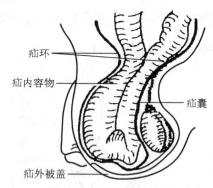

图 18-1 腹外疝的组成

大网膜最多见,盲肠、阑尾、乙状结肠、横结肠等较少见。疝外被盖为疝囊以外的各层组织。

【临床类型】 腹外疝按病理变化和临床表现分为易复性疝、难复性疝、嵌顿性疝和绞窄性

疝四种类型。① 易复性疝:是指当腹内压增高时,疝内容物突出于疝囊;平卧或用手推送疝内容物时,又可还纳回腹腔内的疝。② 难复性疝:是指疝内容物不能完全还纳回腹腔的疝。③ 嵌顿性疝:是指疝环较小而腹内压突然升高时,疝内容物强行扩张囊颈进入疝囊,随后囊颈弹性回缩,将内容物卡住而不能还纳回腹腔。④ 绞窄性疝:是指嵌顿如不能及时解除,疝内容物发生血液循环障碍时即为绞窄性疝。

【治疗原则】

1. 非手术治疗 1 岁以内的患儿,腹壁肌可随其生长发育而逐渐增强,脐疝和腹股沟疝可自愈,可暂时采用压迫疝环的方法。如腹股沟斜疝可用棉束带压迫包扎压迫,避免疝内容物脱出。年老体弱或伴有严重慢性疾病不能耐受手术者,如无嵌顿或绞窄,可佩带特制的疝带压迫疝环。

2. 手术治疗 手术是治疗腹外疝的有效方法。嵌顿疝和绞窄性疝原则上行紧急手术,及时解除嵌顿,防止肠壁坏死。

第二节　常见腹外疝

一、腹股沟疝

腹股沟疝可分为腹股沟斜疝和直疝两种。疝囊从腹壁下动脉外侧的腹股沟管内环突出,向内、下前斜行进入腹股沟管,再穿出腹股沟管外环并进入阴囊,称为斜疝。疝囊从腹壁下动脉内侧的直疝三角区直接由后向前突出,不经内环也不进入阴囊,称为直疝。腹股沟疝在各类腹外疝中约占85%,其中斜疝约占腹股沟疝的95%,男性多于女性;右侧多于左侧。

【发病机制】

1. 腹股沟斜疝 有先天性和后天性两种。

(1) 先天性斜疝:婴儿出生后,如腹膜鞘突不闭锁或闭锁不全,与腹腔相通,当小儿啼哭、排便等腹内压增加时,腹腔内脏器即可进入鞘突形成先天性斜疝(图 18-2)。因右侧睾丸下降较晚,鞘突闭锁较迟,故右侧斜疝较左侧斜疝多见。

(2) 后天性斜疝:内环处缺陷和腹内斜肌及腹横肌薄弱,当腹内压增高时,内环处的腹膜向外突出形成疝囊,腹内脏器或组织随之进入疝囊(图 18-3)。

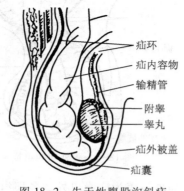

图 18-2　先天性腹股沟斜疝

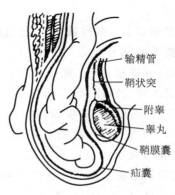

图 18-3　后天性腹股沟斜疝

2. 腹股沟直疝 是后天性的,老年人腹壁肌肉薄弱,如有慢性咳嗽、排尿困难或习惯性便秘等,使腹内压经常或突然增高,腹内脏器由直疝三角向外突出,形成直疝。

【临床表现】

1. 腹股沟斜疝 主要的临床表现是腹股沟区有一突出的肿块。有的病人开始时肿块较小,仅通过内环刚进入腹股沟管,疝环处仅有轻度坠胀感。

(1)易复性斜疝:病人站立、行走、咳嗽或劳动时,在腹股沟区出现肿块,日渐进入阴囊或大阴唇。肿块呈梨形,平卧或用手将肿块向腹腔推送,肿块可向腹腔内还纳而消失。还纳后用手指通过阴囊皮肤伸入外环,可感外环松弛扩大,嘱病人咳嗽,指尖有冲击感。用手指经腹壁皮肤压迫内环口,让病人站立并咳嗽,肿块不再出现;将手指松开,则肿块又出现。疝内容物如为肠袢,触诊肿块表面光滑,较软,叩诊呈鼓音,听诊有肠鸣音。如为大网膜叩诊呈浊音。阴囊透光试验阴性。局部除坠胀感外一般无症状。

(2)难复性疝:除坠胀感稍重外,主要特点是疝块不能完全回纳腹腔。

(3)嵌顿性疝:常发生在强体力劳动或用力排便等腹内压骤增时。表现为疝块突然增大,伴有明显胀痛。平卧或用手推送不能使疝块回纳。触诊肿块紧胀发硬,且有明显触痛。嵌顿内容物如为大网膜,局部疼痛常较轻微;如为肠袢,不但局部疼痛明显,还伴有腹痛、恶心、呕吐、腹胀、停止排便排气等机械性肠梗阻的表现。

(4)绞窄性疝:临床症状多较严重。绞窄时间较长者,由于疝内容物发生坏死感染,侵及周围组织,引起疝外被盖组织的急性炎症。严重者可有脓毒血症的表现。

2. 腹股沟直疝 常见于年老体弱者。临床特点不同于腹股沟斜疝(表18-1),主要表现为病人站立或腹内压增高时,在腹股沟内侧、耻骨结节上外方,出现一半球形肿块。不伴疼痛和其他症状。平卧后疝块多能自行消失,不需用手推送复位,极少发生嵌顿。疝内容物不进入阴囊。疝块还纳后指压内环,不能阻止疝块出现。

表18-1 腹股沟斜疝和直疝的鉴别要点

	斜 疝	直 疝
发病年龄	多见于儿童及青少年	多见于老年人
突出途径	经腹股沟管突出,可进入阴囊	由直疝三角突出,不进入阴囊
疝块外形	椭圆或梨形,上部呈蒂柄状	半球形,基底较宽
回纳疝块后指压内环	疝块不再出现	疝块仍可突出
外环指诊	外环扩大,咳嗽时有冲击感	外环大小正常,无咳嗽冲击感
术中所见	精索在疝囊后方,疝囊颈在腹壁下动脉外侧	精索在疝囊前外方,疝囊颈在腹壁下动脉内侧
嵌顿机会	较多	极少

【治疗原则】

1. 非手术治疗 可使用包扎法或疝带(图18-4,图18-5)。

2. 手术治疗 是腹股沟疝有效的治疗方法。如病人有慢性咳嗽、排尿困难、习惯性便秘、腹腔积液、妊娠等腹内压增高的情况,术前应先予以处理,否则成为术后疝复发的因素。

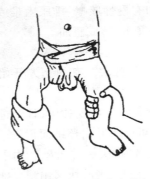 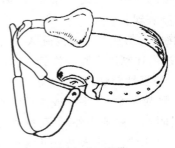

图 18-4　腹股沟斜疝棉线束带包扎法　　　　图 18-5　疝带

（1）疝囊高位结扎术：适用于疝比较小、腹壁肌发育健全的患儿。在疝囊颈以上高位结扎疝囊，不进行腹股沟管的修补。

（2）疝修补术：适用于腹壁缺损不很严重，仅腹横筋膜松弛，腹股沟管后壁较为薄弱的病人。在疝囊高位结扎的基础上，用周围的健康组织进行修补，以加强腹壁。目前有无张力疝修补术，系用合成材料修补缺损和松弛处。其优点是创伤小、恢复快、术后可早下床活动。缺点是有排异、感染。目前有人应用腹腔镜行疝修补术。

（3）疝成形术：适用于巨大腹股沟疝、腹股沟管后壁严重缺损、周围组织薄弱难以修补的病人。在疝囊高位结扎后取同侧腹直肌前鞘或游离的阔筋膜来缝补腹壁结构。

嵌顿性疝在以下情况时先试行手法复位：嵌顿时间在 3~4 h 内，局部压痛不明显，也无腹部压痛或腹肌紧张等腹膜刺激征者；婴幼儿、年老体弱或伴有其他严重疾病不能耐受手术，而且估计疝内容物尚未绞窄坏死者。手法复位时动作必须轻柔，切忌暴力；复位后须严密观察腹部情况 24 h，如出现腹膜炎或肠梗阻表现，说明手法复位失败应立即手术治疗。绞窄性疝必须紧急手术治疗。

二、股疝

腹腔内脏器经股环、股管向股部卵圆窝突出形成的疝称为股疝。发生率约占腹外疝的 5%，是腹外疝中最容易发生嵌顿的疝，可达 60%，多见于中年以上多次妊娠的女性。

【发病机制】　女性骨盆较宽阔，联合肌腱和腔隙韧带较薄弱，导致股管上口宽大松弛；加之多次妊娠和分娩致腹内压增高，使腹腔内脏器连同腹膜进入股管，自卵圆窝突出（图 18-6）。疝内容物多为小肠和大网膜。因股环较小，周围是坚韧的韧带，而股管几乎垂直向下，在卵圆窝处向前转折形成锐角，因此股疝容易发生嵌顿。一旦发生嵌顿可迅速发展为绞窄性疝。

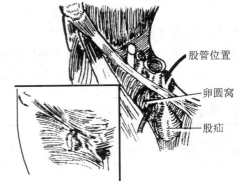

股管位置
卵圆窝
股疝

图 18-6　股管解剖及股疝

【临床表现】　股疝一般不大，而且多无明显症状，尤其是肥胖的病人难以察觉。当腹内压增高时，在股部卵圆窝处出现一半球形肿块，质软、有轻度胀痛感。易复性股疝的症状较轻,平卧时肿块可消失。如发生嵌顿,局部肿块不能回纳而有触痛。伴有阵发性或持续性呈阵发性加重的腹痛、呕吐、肛门停止排气等急性肠梗阻表现。

【治疗原则】 因股疝容易嵌顿,又可迅速发展为绞窄性疝,所以确诊后应及早手术治疗,以防止嵌顿发生,一旦嵌顿应急诊手术。如股疝较小或年老体弱者可采用股疝修补术,而较大股疝或嵌顿性股疝可经腹股沟进行修补。

第三节 护 理

【护理评估】

1. 健康史 应详细询问病史,找出引起腹内压增高的因素,如有无慢性咳嗽、习惯性便秘、排尿困难、多次妊娠、大量腹腔积液、从事重体力劳动或婴儿经常性哭泣。

2. 身体状况 检查疝块的位置、大小、质地、能否回纳、有无压痛等,有无肠梗阻或肠绞窄征象。

3. 心理社会 了解病人有无因疝块反复突出影响工作或生活而带来的焦虑情绪;了解病人对疝的病因和治疗方法的认知程度;了解病人是否有预防疝内容物嵌顿或手术后预防复发措施的相关知识。

4. 手术后评估

【护理问题】

1. 疼痛 与疝块突出或嵌顿有关。

2. 体液不足 与嵌顿性疝或绞窄性疝引起的机械性肠梗阻有关。

3. 知识缺乏 缺乏预防腹内压增高的相关知识。

4. 潜在并发症 术后阴囊血肿,切口感染,膀胱、肠管等脏器损伤。

【护理目标】 疼痛减轻或消失。机体的水、电解质保持平衡。病人能获得预防腹内压增高的有关知识。并发症能得到预防、及时发现并及时处理。

【护理措施】

1. 术前护理

(1)心理护理:向病人解释腹外疝的发病原因,说明手术治疗的必要性和手术方案,同时消除病人的各种顾虑。

(2)消除腹内压增高的因素:除紧急手术外,术前如有咳嗽、便秘、排尿困难等引起腹内压增高的因素均给予相应处理,待症状控制后再择期手术。术前2周病人戒烟;注意保暖,防止着凉感冒;多饮水,多吃蔬菜等粗纤维食物,以保持大便通畅。

(3)休息:疝块较大者应多卧床休息以减少活动,离床时应用疝带压住疝环口,避免腹腔内容物脱出而造成嵌顿。

(4)观察腹部情况:病人如出现腹痛,伴疝块突然增大、紧张发硬且触痛明显,平卧时不能还纳腹腔应警惕嵌顿性疝发生的可能。

(5)备皮:术前病人沐浴,按规定的范围严格备皮。手术当日清晨再次检查,如有皮肤破损应暂停手术。

(6)灌肠与排尿:手术前晚灌肠,清洁肠内粪便,以防止术后腹胀及便秘。病人进入手术室前排尽尿液防止术中损伤膀胱。

（7）急诊手术前护理：嵌顿性或绞窄性腹外疝，尤其是合并急性肠梗阻的病人，往往有脱水、酸中毒和全身中毒症状，甚至发生感染性休克，此时应紧急手术治疗。除进行一般护理外，还需禁食、输液、抗感染、胃肠减压，纠正水、电解质和酸碱平衡紊乱等一系列措施。

2. 术后护理

（1）卧位：术后取仰卧位，膝下垫一软枕，使膝关节、髋关节微屈，以松弛腹股沟区的切口张力，减小腹腔内压力，有利于伤口愈合和减轻切口疼痛。次日改为半卧位。

（2）活动：术后 3～6 日可离床活动，这样既能保证手术切口愈合的牢固，又可避免腹内压的增高。采用无张力疝修补术的病人可以早期离床活动，但年老体弱、复发性疝、绞窄性疝、巨大疝的病人应推迟离床活动的时间。

（3）饮食：术后 6～12 h 如病人无恶心、呕吐等症状可进流质饮食，逐步改为半流质饮食、普通饮食。行肠切除吻合术者术后应禁食，待胃肠道功能恢复后才可进食流质饮食，再逐步过渡到半流质饮食。

（4）预防阴囊血肿：术后 24 h 病人平卧时可在切口部位用纱袋压迫，以帮助止血。术后 12～24 h 病人去除纱袋。因阴囊部位比较松弛，位置较低，渗血、渗液容易积聚，可用疝带托起阴囊或在阴囊下方垫一小软枕改变阴囊位置，有利于静脉、淋巴回流，避免阴囊内积血积液。如已形成阴囊血肿，应协助穿刺抽血并行加压包扎等方法处理。绞窄性疝手术后，应放置引流管并保持引流通畅，注意观察引流物的性质和量。

（5）预防感染：应保持切口敷料清洁、干燥，避免大小便污染，尤其是婴儿应加强护理。如发现敷料污染或脱落应及时更换。绞窄性疝行肠切除、肠吻合术后易发生切口感染，术后需用抗生素。注意观察体温、脉搏的变化及切口有无红肿、疼痛，一旦出现感染症状应尽早处理。

（6）防止腹内压增高：剧烈咳嗽和用力排便均可使腹内压增高。因此术后应注意保暖，以防受凉引起咳嗽。如有咳嗽除应药物治疗外，还应指导病人在咳嗽时用手掌按压切口，以避免不利于切口的愈合。保持排便通畅，如有便秘应及时给予通便药物。

（7）如因麻醉或手术刺激引起尿潴留的病人可肌注卡巴胆碱或其他方法促进膀胱平滑肌收缩，必要时行导尿术。

（8）病情观察：观察生命体征，如血压、脉搏、体温和呼吸。观察伤口渗血、渗液情况。

【健康指导】

（1）病人出院后应适当休息，可进行一般工作或活动，3 个月内不得参加重体力劳动或提举重物。

（2）积极预防和治疗引起腹内压增高的因素如慢性咳嗽、习惯性便秘、排尿困难、腹腔积液等。

（3）如出现腹外疝复发，应及时诊治。

思 考 题

一、名词解释

1. 腹外疝　2. 腹股沟疝　3. 股疝

二、填空题

1. 典型腹外疝由_____、_____、_____、_____组成。

2. 腹外疝按病理变化和临床表现分为_____、_____、_____、_____四种类型。

三、单选题

1. 临床上最多见的腹外疝是(　　)。
   A. 腹股沟斜疝　　　　B. 腹股沟直疝　　　　C. 股疝
   D. 脐疝　　　　　　　E. 切口疝

2. 临床上最容易发生嵌顿的腹外疝是(　　)。
   A. 腹股沟斜疝　　　　B. 腹股沟直疝　　　　C. 股疝
   D. 脐疝　　　　　　　E. 切口疝

3. 儿童疝手术疗法的年龄是(　　)。
   A. 1个月　　　　　　B. 3个月　　　　　　C. 6个月
   D. 12个月　　　　　E. 2岁以上

4. 疝手术后(　　)不能负重。
   A. 7天　　　　　　　B. 14天　　　　　　C. 30天
   D. 50天　　　　　　E. 90天以上

5. 疝普通手术方法术后(　　)下床活动。
   A. 1天　　　　　　　B. 2天　　　　　　C. 3天
   D. 5天　　　　　　　E. 7天

6. 关于腹外疝疝内容物多见的是(　　)。
   A. 盲肠　　　　　　　B. 阑尾　　　　　　C. 乙状结肠
   D. 膀胱　　　　　　　E. 小肠、大网膜

7. 不属于腹外疝的是(　　)。
   A. 腹股沟直疝　　　　B. 腹股沟斜疝　　　　C. 股疝
   D. 脐疝　　　　　　　E. 膈疝

8. 嵌顿性疝和绞窄性疝的根本区别是(　　)。
   A. 疝环　　　　　　　B. 疝囊　　　　　　C. 疝内容物
   D. 疝外被盖　　　　　E. 有无血运障碍

9. 有关腹股沟斜疝错误的是(　　)。
   A. 多见于儿童及青壮年　B. 属易复发极少嵌顿
   C. 肿块可进入阴囊　　　D. 疝块呈椭圆形
   E. 外环口扩大

10. 有关腹股沟直疝错误的是(　　)。
    A. 多见于老人　　　　B. 不进入阴囊　　　　C. 疝块呈半球形
    D. 嵌顿机会较多　　　E. 极少嵌顿

四、简答题

1. 简述腹外疝的发病原因。

2. 简述腹股沟斜疝与直疝的鉴别要点。

五、护理病例

病人,女性,40岁,自述3年前右腹股沟区出现约2 cm×3 cm大小的肿块,站立行走或咳嗽时出现,平卧时消失,近期肿块逐渐增大,突出时感下腹坠胀,隐痛。体检发现右腹股沟区出现约5 cm×6 cm大小的肿块,质软,进入阴囊,不能回纳。请回答:

1. 根据病史,该病人的诊断可能是什么?

2. 说出该病人的护理评估要点、护理问题、护理措施。

3. 出院时做哪些健康指导工作?

(张志勇)

第十九章　急性腹膜炎与腹部损伤病人的护理

【知识要点】

1. 了解腹膜的解剖结构和生理功能。
2. 了解急性腹膜炎病人的病因、临床表现及治疗原则。
3. 掌握急性腹膜炎、腹部损伤病人常见的护理问题和护理措施。
4. 了解腹腔脓肿病人的病因、临床表现及治疗原则。
5. 熟悉腹部损伤病人的病因、临床表现及治疗原则。
6. 掌握腹部损伤病人常见的护理问题和护理措施。
7. 掌握胃肠减压的作用，胃肠减压病人的护理。

第一节　急性腹膜炎病人的护理

一、概述

急性腹膜炎是指腹膜受到细菌感染、腹部损伤、化学性刺激所引起的腹膜急性炎症性病变。临床上以急性继发性弥漫性化脓性腹膜炎最常见，简称急性腹膜炎。主要表现为急性腹痛、恶心、呕吐、腹膜刺激征和全身感染中毒症状。

腹膜是覆盖于腹、盆壁内面，腹、盆腔脏器表面的浆膜，由间质和结缔组织构成。覆盖于腹壁、盆壁内面的腹膜称为壁腹膜，覆盖于脏器表面的腹膜称为脏腹膜。覆盖于横结肠的腹膜下垂形成大网膜，活动度较大。腹膜腔（图 19-1）是壁腹膜和脏腹膜间的一个不规则腔隙，是人体最大的体腔。男性的腹膜腔是密闭的，女性的腹膜腔则经输卵管、子宫、阴道与体外相通。正常腹膜腔内含少量液体，对脏器有保护、润滑作用。

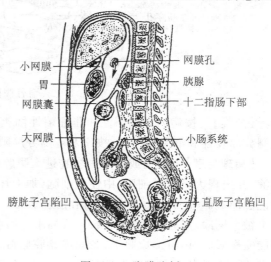

小网膜　　　　　　　　　　网膜孔
胃　　　　　　　　　　　　胰腺
网膜囊　　　　　　　　　　十二指肠下部
大网膜　　　　　　　　　　小肠系统
膀胱子宫陷凹　　　　　　　直肠子宫陷凹

图 19-1　腹膜腔剖面

　　腹膜的动脉来自肋间动脉和腹主动脉的分支,静脉则汇入门静脉和下腔静脉,所以当门静脉或下腔静脉循环受阻时,腹腔内可积聚大量液体。壁腹膜主要受脊神经的支配,对各种刺激敏感,痛觉定位准确。因此当腹前壁腹膜受炎症刺激后可引起局部疼痛、压痛,腹壁肌反射性收缩导致腹肌紧张。刺激膈腹膜,通过膈神经反射引起肩部放射性疼痛或呃逆。脏腹膜受自主神经支配,对牵拉、胃肠腔内压力增加及炎症、压迫等刺激较敏感。常表现为钝痛、定位性差,多局限于脐部。严重刺激可引起心率减慢、血压下降和肠麻痹等。

　　腹膜的生理作用有:① 润滑:正常腹膜可分泌少量液体,能减轻胃肠蠕动时与其他脏器的摩擦。② 渗出和吸收:腹膜是双向的半透膜,能渗出大量液体以稀释毒素减少刺激,也可吸收大量积血、积液、空气和毒素。所以腹膜炎病人因吸收大量的毒性物质而引起感染性休克。③ 防御:腹膜的渗出液中含有大量的淋巴细胞和吞噬细胞,能吞噬细菌、异物和破碎组织。④ 修复:腹膜渗出液中的纤维蛋白沉积于病灶周围,使病变局限,防止感染扩散,使受损的组织易于修复。但也因此造成脏器功能的损伤,如粘连性肠梗阻。

　　【病因】　急性腹膜炎多指继发性的急性化脓性腹膜炎,多由腹腔内空腔脏器穿孔、破裂、感染、外伤和手术污染引起,临床上极为常见(图19-2)。常见致病菌为大肠埃希菌,其次为肠球菌、链球菌、变形杆菌和厌氧类杆菌。一般由多种需氧菌和厌氧菌所致混合感染,故病情严重,一般需外科手术处理。原发性腹膜炎不多见,腹腔内无原发灶经血行传播到腹腔,女性经生殖道感染,播散到腹膜腔,引起腹膜炎,多为链球菌和肺炎球菌引起。

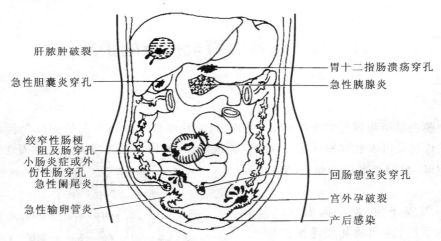

图 19-2　急性腹膜炎的常见原因

　　【分类】　按病因分细菌性和非细菌性两类,按临床经过分急性、亚急性、慢性三种,发病机制分原发性和继发性两类,按累及范围分局限性和弥漫性腹膜炎。

　　【病理生理】　细菌或胃肠内容物进入腹腔后,腹膜受到刺激而充血、水肿,产生浆液性渗出液,并出现大量巨噬细胞、中性粒细胞,加上坏死组织、细菌和凝固的纤维蛋白,使渗出液变为混浊而成脓液,并形成脓苔附着在脏器表面。当机体抵抗力强或细菌毒力弱、数量少时,感染可被大网膜、肠管粘连而局限,形成局限性腹膜炎,以后炎症逐渐被吸收而痊愈。如渗液多,未能完全吸收,即可形成膈下、肠间或盆腔脓肿。当机体抵抗力差,或细菌毒力强、数量多时,则炎症迅速扩散而形成弥漫性腹膜炎,此时肠管浸于脓液中,发生肠管壁炎症、水肿,甚至出现麻痹性肠梗阻,引起严重脱水、电解质代谢紊乱、感染性休克。

【腹膜炎转归】 腹膜炎转归取决于病人全身的和腹膜局部的防御能力;污染细菌的数量、毒力和时间。当年轻体壮,抵抗力强,细菌毒力小,炎症局限形成局限性腹膜炎和脓肿。腹膜炎痊愈后,腹腔有纤维素性粘连,可造成不同程度的肠梗阻。腹膜炎治疗由于机体抵抗力差,细菌毒力强,治疗不及时,腹腔渗液多,加之限制食物和水的进入,发热,可能使病人有效循环血量减少。肠管受炎性渗液的浸泡,活动及功能受限造成腹胀;毒素被吸收,造成感染性休克,最终导致多系统多器官功能衰竭,直至死亡。

【临床表现】 继发性腹膜炎多继发于腹腔内脏器穿孔、炎症、损伤破裂、手术污染或吻合口瘘等,故多先有原发病的病史和临床表现,以后才突然或逐渐出现腹膜炎表现。

1. 腹痛 是最主要的临床表现。疼痛起始于原发病灶部位,呈持续性,一般均很剧烈,难以忍受,随炎症扩散而波及全腹。

2. 恶心、呕吐 早期因腹膜受刺激,引起反射性恶心、呕吐,呕吐物多为胃内容物,以后发生麻痹性肠梗阻可吐出黄绿色胆汁或棕色肠内容物。

3. 全身症状 全身感染中毒症状多较严重,可有寒战、高热、脉速、呼吸浅快、口干,以后面色灰白、眼窝凹陷、出冷汗、四肢发凉、呼吸急促、口唇发绀、脉细弱、体温骤升或下降、血压下降、神志恍惚或不清,提示重度脱水、代谢性酸中毒或感染性休克。

4. 体温与脉搏 毒素吸收可导致体温升高,导致脉搏增快。如脉搏快而体温低预示病情危重。

5. 腹部体征 视诊腹式呼吸减弱或消失、腹部膨隆。触诊腹部压痛、反跳痛、肌紧张即腹膜刺激征,是腹膜炎的主要体征,以原发病灶部位最明显。腹肌紧张的程度随病因及病人全身情况不同而不等,如急性胃穿孔时,因胃酸强烈刺激,可引起剧烈持续性刀割样腹痛伴腹壁板样强直。叩诊因胃肠胀气而呈鼓音。肝浊音界缩小或消失,腹腔积液多时可叩出移动性浊音。听诊肠鸣音减弱或消失。直肠指诊:直肠前窝饱满及触痛,甚至有波动感,提示盆腔有感染或形成盆腔脓肿。

6. 辅助检查 ① 实验室检查:血中白细胞计数及中性粒细胞比例增高,病情严重时白细胞计数不增,仅中性粒细胞比例增高,甚至有中毒颗粒。② 影像学检查:常用于确定腹内原发病灶,早期诊断腹腔内脓肿,引导经皮腹腔内穿刺及引流。常用方法有腹部 X 线立位平片,可见膈下游离气体,常提示有胃肠道穿孔;B 超对膈下、盆腔、肝下、肝内脓肿均能较好显示,并能通过 B 超定位和引导进行穿刺抽液检查。B 超尚可显示腹腔内积液及病变器官的病理改变等;CT 对腹腔内脓肿诊断准确率在 90% 以上。③ 诊断性腹腔穿刺术、腹腔灌洗术:可抽取腹腔内液体,根据穿刺液性状可初步判断病因,抽出液还可做涂片、细菌培养及生化检查。

【治疗原则】 继发性腹膜炎以手术治疗为主,应积极控制感染性休克,尽早施行剖腹探查,消除引起腹膜炎病因,清除和引流腹腔内脓性渗出物。

1. 非手术治疗 对病情较轻,或病程较长超过 24 h,且腹部体征已减轻或有减轻趋势者,可行非手术治疗。非手术治疗也可作为手术前的准备工作。包括取半卧位;禁食、胃肠减压;纠正水、电解质代谢紊乱和酸碱失衡;根据细菌培养出的菌种及药敏结果选用抗生素,目前临床常用第三代头孢菌素;支持对症治疗,补充热量和营养支持。密切观察病情。

2. 手术治疗   继发性腹膜炎绝大多数需要手术治疗。

（1）手术适应证：① 经上述非手术治疗 6~8 h 后（一般不超过 12 h），腹膜炎症状及体征不缓解或反而加重者。② 原发病严重，如胃肠道或胆囊坏死穿孔、绞窄性肠梗阻、腹腔内脏器损伤破裂，胃肠手术后短期内吻合口瘘所致的腹膜炎。③ 腹腔内炎症较重，有大量积液，出现严重的肠麻痹或全身中毒症状，尤其是休克表现者。④ 腹膜炎病因不明，无局限趋势。

（2）手术原则：① 处理原发病：手术切口应根据原发病变的脏器所在部位而定。如不能确定原发病变位于哪个脏器，以右旁正中切口为好。② 清理腹腔：吸尽腹腔脓液，清除脓苔及坏死组织；局限性腹膜炎不冲洗，以免感染扩散。③ 适当引流：为防止腹腔脓肿发生，应将腹内残留渗液和继续产生的渗液经引流物排出体外。

常用引流物有硅橡胶管、双腔管、烟卷引流条等，从腹壁另切口引出。必要时可定期经引流管用抗生素溶液灌洗腹腔。放置引流管指征是：① 胃肠或胆管吻合口不够满意，有渗漏可能者。② 坏死灶未能切除或有大量坏死组织无法清除者。③ 手术部位有较多渗液或渗血。④ 已形成局限性脓肿。

二、护理

【护理评估】

1. 健康史   询问病人既往有无胃十二指肠溃疡病史、慢性阑尾炎发作史、腹部外伤史、其他腹内脏器疾病及手术史；对儿童应重点询问近期有无肾病、猩红热等抵抗力降低病史，发病前有无饱餐、剧烈运动等诱因。

2. 身体状况

（1）局部症状：了解腹痛发生的时间、部位，疼痛的程度、范围及伴随症状，有无腹膜刺激征及部位、程度和范围，了解有无肠鸣音的变化，有无移动性浊音或其他腹部体征。

（2）全身症状：观察病人的精神状态，饮食、活动情况，生命体征的改变，有无全身中毒反应和水、电解质代谢紊乱及酸碱失衡，有无休克征象。

3. 辅助检查   血常规、尿常规、心电图、胸片、B 超甚至 CT、血生化检查、凝血系列等。

4. 心理社会

5. 手术后评估   原发病变、腹腔内炎症、手术后引流管位置、引流及切口愈合情况。

【护理问题】

1. 疼痛   与腹膜炎刺激，腹腔感染有关。

2. 焦虑或恐惧   与剧烈疼痛、病情严重、担心预后等因素有关。

3. 体液不足   与呕吐、禁食、高热和腹腔内大量积液有关。

4. 体温过高   与腹腔感染有关。

5. 营养失调   与禁食、机体能量消耗过多等因素有关。

6. 潜在并发症   感染性休克、腹腔脓肿、粘连性肠梗阻等。

7. 组织灌注不足   与炎症渗出、有效循环血量降低有关。

【护理目标】   疼痛减轻或消失。焦虑或恐惧程度减轻，病人情绪稳定。体液得到充分补充。全身营养状况得到及时改善。体温逐渐接近正常。并发症得到及时发现和处理。血容量得以维持，各脏器血供正常。

【护理措施】

1. 非手术治疗的护理

（1）心理护理：向病人和家属介绍腹膜炎的有关知识，有针对性地做好解释工作。

（2）密切观察病情变化：监测生命体征，记录液体出入量，观察有无水、电解质代谢紊乱及酸碱平衡失调。询问腹痛情况，检查腹部体征，以判断病情变化。当病情突然加重时应及时报告医师。

（3）体位：无休克的病人宜取半卧位，能使腹痛减轻并有利于炎性渗出物进入盆腔，如脓肿形成有利于引流，可减轻病人中毒症状。半卧位膈肌下移，减轻腹胀对呼吸和循环的影响。

（4）禁食与胃肠减压：病人入院后禁饮食，对胃肠道穿孔或肠梗阻等病人应及时行胃肠减压，吸出胃肠内气液体，促进胃肠功能恢复。

（5）纠正电解质代谢紊乱：迅速建立通畅的静脉输液通道，补充水、电解质和营养物质，安排合理的输液顺序并根据病人情况调整输液量、速度和种类，保证尿量每小时 30 ml 以上。

（6）控制感染：按医嘱应用抗生素和甲硝唑，注意药物的配伍禁忌。

（7）对症护理：疼痛时慎用镇痛药。对诊断不明的病人禁用吗啡、哌替啶等强镇痛药；高热病人给予降温。

（8）补充热量和能量：当病人应激、感染时，病人高分解代谢，应加强营养和能量补充，增加病人的抵抗力和伤口愈合能力。

2. 手术治疗的护理

（1）手术前护理：原则上同非手术治疗的护理。

（2）手术后护理

1）体位：病人回病房后取去枕平卧，全麻病人未清醒时头偏向一侧，防止呕吐物误吸，保持呼吸道通畅。清醒后半卧位，鼓励病人活动、翻身、预防肠粘连。

2）禁食与胃肠减压：术后继续禁食和胃肠减压，待肠蠕动恢复、肛门排气后，拔出胃管，停止胃肠减压。留置胃管期间行口腔护理。

3）观察病情：定时测量生命体征，检查腹部体征，如有膈下脓肿或盆腔脓肿应及时发现，及早处理。同时监测重要器官功能，如肝、肾、肺和心脏等。

4）切口护理：保持切口敷料的清洁、干燥，如有渗血、渗液应及时更换。同时应加强观察切口情况，发现切口有感染征象及时处理。

5）腹腔引流管护理：术后病人有多根腹腔引流管时，及时接通并妥善固定，防止受压、脱出、扭曲，保持引流通畅。观察引流液的量、性状、颜色。如果病人一般情况好转，腹部症状、体征缓解，引流液明显减少、色清淡，即可考虑拔管。带管期间经常挤捏引流管，防止引流管堵塞，保持引流管通畅。

6）补液与营养支持：加强营养，促进伤口愈合，增加抵抗力。合理补充水、电解质，必要时给高营养液。

7）抗生素的应用：根据病情选用合理的抗生素。

【健康指导】

（1）向病人说明非手术期间禁食、胃肠减压、半坐卧位的意义，病人学会观察腹部症状和体征。

（2）指导病人正确饮食，应循序渐进，少量多餐，食入易消化、高蛋白质、高热量、高维生素食物。

（3）鼓励病人术后早期活动,病情允许情况下尽早下床活动,以促进肠功能恢复,防止术后肠粘连。

（4）出院后如突然出现腹痛、腹胀、恶心、呕吐等不适时,应及时就诊。

第二节　腹腔脓肿病人的护理

急性腹膜炎局限后,残留的脓液未完全吸收,被大网膜、肠袢和纤维组织增生粘连所包围而逐渐形成腹腔脓肿。多为大肠埃希菌和厌氧菌混合感染。临床上以盆腔、膈下或肠间脓肿较多见(图19-3)。

一、膈下脓肿

脓液积聚在膈下、横结肠及其系膜以上的间隙内者,通常称为膈下脓肿。其中以右膈下脓肿较多见,常继发于阑尾穿孔、胃十二指肠溃疡穿孔和肝胆系的急性感染。膈下脓肿全身感染中毒症状较严重,可使病人因感染致身体消耗以至衰竭死亡。膈下感染可经淋巴途径蔓延到胸腔引起胸膜炎、胸腔积液,也可穿入胸腔形成脓胸、肺脓肿等并发症,向腹腔扩散,可引起弥漫性腹膜炎。

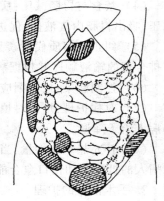

图19-3　腹腔脓肿的位置

【临床特征】

（1）早期症状可被原发病或手术后的反应所掩盖。一般多在原发病或手术反应好转后又出现全身感染症状,如寒战、弛张热、乏力、食欲不振、出汗、脉速、消瘦等,季肋部疼痛逐渐明显,并向肩部放射或有呃逆、咳嗽、深呼吸痛。

（2）辅助检查:① 实验室检查:血中白细胞计数及中性粒细胞比例增加。② 影像学检查:X线检查可见患侧膈抬高、运动减弱或消失,肋膈角不清,或右胸腔反应性积液,可有膈下液平面;B超和CT检查可显示液性平段及脓肿部位和大小。根据症状、体征,结合X线和B超检查,可做出诊断。在B超定位下做膈下诊断性穿刺即可确诊。标本即送细菌培养和药敏试验。

【治疗原则】　膈下脓肿较小时除加强支持、使用抗生素外,近年来多采用经皮穿刺插管引流术使脓肿缩小或吸收。脓肿较大,如穿刺失败或发生并发症,应采用手术切开引流。

二、盆腔脓肿

【发病机制】　盆腔处于腹腔最低位,腹内炎性渗出物或腹膜炎的脓液易积聚于此而形成脓肿。

【临床特征】

（1）急性腹膜炎治疗过程中、阑尾穿孔或结直肠手术后,出现体温下降后又升高、典型的直肠或膀胱刺激症状,如里急后重、大便频而量少、黏液便、尿频、排尿困难等,应考虑到本病的可能。直肠指检在直肠前壁触及向腔内膨隆、有触痛肿块,有时有波动感。

（2）辅助检查:腹部 B 超或直肠 B 超检查可帮助明确脓肿的大小及位置等。

【治疗原则】 盆腔脓肿较小或未形成时,可采用非手术治疗。全身应用抗生素,辅以热水坐浴,温盐水保留灌肠及物理透热等疗法。脓肿较大者,须采用手术切开引流。

第三节 腹部损伤病人的护理

根据腹壁有无伤口分为开放性和闭合性损伤两大类。

一、概述

【病因和分类】

1. 闭合性损伤 是指伤后腹壁保持完整者,但皮下组织以内(包括腹腔内组织器官)可有各种损伤。主要是因暴力挤压、撞击或钝器伤及腹部所致。此类损伤的特点是可能仅限于腹壁,也可同时兼有内脏损伤。

2. 开放性损伤 是指伤后腹壁失去完整者。腹部开放性损伤根据有无腹膜破损分为穿透伤和非穿透伤两大类,有腹膜破损者称为穿透伤;腹膜没有破损者称为非穿透伤。子弹及刀具等锐器造成腹部伤口,根据伤口特点如有出入口者称为贯通伤,有入口而无出口者称为非贯通伤。此类损伤的特点是伤口受外源性污染,异物存留、内脏损伤或内脏脱出腹腔外。

无论开放性或闭合性损伤,都可导致腹内脏器损伤。常见受损腹内脏器依次是脾、肝、胃、小肠、结肠等。胰腺、十二指肠、直肠等解剖位置较深,损伤机会较少。

【临床表现】

1. 腹壁损伤 闭合性腹壁损伤常见表现为受伤部位肿痛和压痛,有时可见皮下瘀斑,其程度和范围随时间推移逐渐减轻,而且无休克、胃肠道症状及腹膜刺激征;开放性腹壁损伤可见伤口,伤口有流血或腹腔液体流出。

2. 腹内器官损伤 腹内器官如仅有挫伤,无明显的临床表现;如腹内器官或血管破裂则伤情严重,临床表现明显。

（1）空腔器官破裂:以腹膜炎的表现为主。主要为持续性腹痛和胃肠道症状(恶心、呕吐、呕血、便血等);有明显的腹膜刺激征,其程度因空腔器官内容物不同而异。有的出现气腹征。直肠损伤可见鲜血便,泌尿系统损伤可有血尿、少尿或无尿。

（2）实质器官和血管破裂:以内出血失血性休克表现为主。主要有面色苍白、脉搏加快、血压下降、尿少等,甚至发生休克。出血量多于 500 ml 时腹部可出现移动性浊音。肝、肾、胰腺破裂时,可有胆汁、尿液、胰液进入腹腔,有明显的腹膜刺激征。

3. 辅助检查 ① 实验室检查:如腹腔内空腔器官破裂,血中白细胞计数和中性粒细胞比例明显增高。实质性器官破裂血中红细胞、血红蛋白、血细胞比容明显下降。胰腺损伤多有血、尿淀粉酶升高。泌尿系统损伤可出现血尿。② 影像学检查:腹部立位 X 线透视或平片可显示膈下游离气体、腹内积液,以及肝、脾、肾等的大小、形状和位置改变;B 超检查主要用于肝、脾、胰腺、肾等实质性器官检查,诊断率在 95% 以上,还可用于探测某些脏器外形和大小、腹腔积液;CT 检查可清晰地显示肝、脾、胰腺、肾等脏器的大小、形状、包膜的完整性、出血量的多少,对显示胰腺损伤及腹膜后间隙的异常变化比 B 超准确。③ 腹腔穿刺术和腹腔灌洗术

（图19-4），空腔器官破裂可抽出胃肠内容物、胆汁或混浊液体；实质性器官破裂可抽出不凝固血液。④ 腹腔镜检查：如果经过以上检查仍不能确诊时，可考虑腹腔镜检查。

【治疗原则】 腹部损伤往往伴有腹部以外的合并伤，应全面衡量分清轻重缓急，首先处理对生命威胁最大的损伤，如心搏呼吸骤停、窒息、大出血、开放性气胸等。遇有腹内脏器脱出，可用消毒或清洁碗覆盖保护再包扎，然后迅速送医院进一步治疗。

1. 非手术治疗 适用于暂时不能确定有无内脏损伤或轻度的实质性脏器损伤，生命体征平稳或仅有轻度变化者。也可作为手术前的准备工作。

治疗措施包括取半卧位、禁食水；持续胃肠减压；静脉补液维持水、电解质和酸碱平衡；应用广谱抗生素防治腹腔内感染；补充血容量防治休克；结合临床症状对症处理，包括绝对卧床，不随意走动，不使用镇痛剂，密切观察病情，有情况随时告知医生。

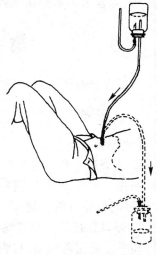

图 19-4 腹腔诊断性灌洗术

2. 手术治疗

（1）清创术：开放性腹部损伤一般需进行清创术。穿透性腹壁伤并腹内脏器损伤的在腹壁伤口清创后，另做切口行剖腹手术，以免发生伤口愈合不良；有内脏脱出者，将内脏消毒后还纳腹腔再清创。

（2）剖腹探查术指征：用于开放性穿透性腹部损伤；确诊或高度疑有内脏损伤者；经非手术治疗休克不见好转或继续加重者；腹膜炎有扩大趋势、腹痛有加重、肠鸣音减弱或消失、腹胀明显者；全身情况恶化，脉搏加快超过 100 次/min，白细胞计数升高、红细胞计数下降，胃肠道出血不易控制，积极抗休克不见好转等。

术后禁食水、持续胃肠减压，肛门排气后拔除胃管，开始进流质饮食；禁食水期间静脉补液维持水、电解质和酸碱平衡及营养支持；应用广谱抗生素防治腹腔内感染；观察并记录腹腔引流情况；防治并发症等。

二、护理

【护理评估】

1. 健康史 向病人或现场目击者了解病人受伤原因、时间、地点、受伤部位、致伤物的性质和暴力的大小。询问受伤后是否接受过治疗，效果如何。既往有无其他慢性疾病及不良嗜好。

2. 身体状况

（1）局部表现：腹壁肿胀、瘀斑程度及范围；腹痛的程度和性质；腹膜刺激征的程度和范围；腹胀的程度；腹部有无移动性浊音等。

（2）全身表现：监测生命体征的变化；有无休克的表现；有无合并胸部、颅脑或四肢等其他部位的损伤。

3. 辅助检查 根据病情需要，可选择实验室检查如血常规、腹腔穿刺或灌洗、X 线、B 超、

CT 等检查。

4. 心理社会 腹部损伤多数突然发生,有病人紧张、痛苦、恐惧等心理变化,尤其腹壁有伤口、出血、内脏脱出需紧急手术时更为明显。还要了解病人及家属对腹部损伤有关知识的认识程度和对治疗费用的承受能力。

5. 康复状况评估 麻醉方式、手术类型、原发病变、腹腔内炎症、手术后引流管位置、引流及切口愈合情况。

【护理问题】

1. 疼痛 与腹部损伤有关。

2. 焦虑或恐惧 与意外创伤的刺激,出血、内脏脱出的刺激等有关。

3. 体液不足 与腹部损伤后出血、呕吐有关。

4. 营养失调 营养物质摄入量低于机体需要量。

5. 潜在并发症 腹腔感染、失血性休克、腹腔脓肿。

【护理目标】 病人腹痛缓解。焦虑或恐惧减轻,病人情绪稳定。体液平衡得以维持。营养状况得到改善。并发症得到预防或及早发现及时处理。

【护理措施】

1. 现场急救 首先处理心搏呼吸骤停、窒息、开放性气胸、大出血等。对已发生休克者应迅速建立通畅的静脉通路,快速补液,必要时输血。对开放性腹部损伤,应妥善处理伤口,如有小肠脱出,可用清洁或消毒碗覆盖保护后再包扎,不可现场还纳,以防腹腔污染。

2. 非手术治疗护理

(1) 一般护理

1) 病人绝对卧床休息,不随意搬动病人,以免加重病情。如病情稳定后取半卧位。

2) 病人禁食,以防造成腹腔污染或加重病情。有空腔脏器损伤或腹胀明显者应进行胃肠减压。禁食期间,静脉补液,必要时输血,以防止水、电解质代谢紊乱及酸碱平衡失调。

(2) 严密观察病情:每 15~30 min 监测血压、脉搏、呼吸 1 次。观察腹部体征的变化,尤其是腹膜刺激征的程度和范围,移动性浊音的变化,肝浊音界范围等。在观察期间,有下列情况之一,应考虑有腹内脏器损伤:① 伤后短时间内出现明显的失血性休克表现;② 腹痛和腹膜刺激征进行性加重或范围扩大;③ 肝浊音界缩小或消失,出现明显腹胀;④ 出现呕血、便血或尿血,直肠指检前壁有压痛或波动感,或指套染血者;⑤ 腹腔穿刺阳性;⑥ 膈下有游离气体;⑦ 化验检查红细胞计数进行性下降,B超、X线、CT检查等有助于诊断。

(3) 抗感染:腹部损伤后遵医嘱应用广谱抗生素以防治腹腔感染。

(4) 术前准备:除尽快完成常规准备外,还应:① 交叉配血试验,特别是有实质性脏器损伤的病人,要有充足的配血量;② 留置胃管、导尿管;③ 迅速补充血容量;④ 对严重血容量不足的病人,在严密监测中心静脉压的前提下,在 15 min 快速补液 1 000~2 000 ml。

(5) 心理护理

3. 手术治疗病人的护理

(1) 术前护理:原则同非手术治疗护理措施。

(2) 术后护理:原则上同急性腹膜炎病人术后护理,对不同脏器损伤术后的特殊护理见有关章节。

【健康指导】

（1）加强安全生产宣传教育，增强劳动保护意识，遵守交通规则，避免意外损伤发生。

（2）普及急救知识，在意外事故发生时，能进行简单的急救或自救。

（3）病情恢复期间，注意饮食调节，保持大便通畅。

（4）无论损伤轻重，都应有专业医务人员检查，以免误诊。

（5）出院后要注意休息，增加营养，适度锻炼，促进康复。如出现腹痛、腹胀、肛门停止排气、排便等不适，应及时到医院就诊。

第四节　胃肠减压病人的护理

胃肠减压是利用负压吸引和虹吸作用的原理，将胃肠道内积聚的内容物吸出，以降低胃肠内压力的方法。胃肠减压器种类繁多，但其装置结构均由导管、负压产生部分和液体收集瓶组成。图19-5所示的气箱式胃肠减压器装置和图19-6所示的一次性负压吸引袋。

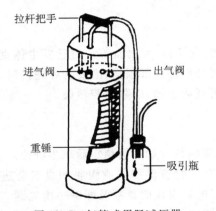

图 19-5　气箱式胃肠减压器

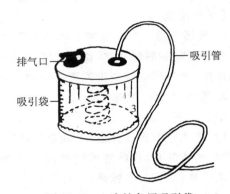

图 19-6　一次性负压吸引袋

【胃肠减压的作用】

（1）对腹腔手术后，可以消除胃肠道胀气，促进胃肠功能的恢复。

（2）对肠梗阻病人，能够降低胃肠道内压力，改善肠壁的血液供应。

（3）能够防止胃肠道内容物漏入腹腔。

（4）减小胃肠道手术后切口的张力，有利于促进胃肠吻合口愈合，防止肠瘘形成。

【护理措施】

（1）向病人和家属说明胃肠减压的意义，取得病人的理解和配合。

（2）使用前检查胃肠减压装置是否通畅，有无漏气等情况。

（3）进行胃肠减压时，压力应调至 -50 mmHg 为宜。

（4）保持胃肠减压持续通畅，防止内容物阻塞。每天用生理盐水冲洗胃管，每次为 $30\sim 40$ ml。

（5）胃肠减压期间应禁食、禁饮，停止口服药物，如需经胃管注药时，片剂应研碎溶解后注入，注药后夹闭胃管 $30\sim 60$ min，以免药物吸出。

（6）及时更换集液瓶（袋），防止因贮液过多而使液体被吸入减压器内。

（7）观察并记录引流液的量和性质，如有鲜血经胃液吸出，说明有术后出血，应停止减压并及时报告医师。

（8）持续减压时间较长时，加强口腔护理，每日吸入蒸气以保护鼻咽部黏膜。

（9）在胃肠减压期间，如病人肠鸣音恢复，肛门排气，可拔出胃管。先将胃管与负压吸引器分离，捏紧胃管口，嘱病人吸气末屏气，迅速拔出。

实训　胃肠减压术

【目的】　通过实验达到会置胃管的目的。

【物品准备】　一次性胃肠减压器多个、气箱式胃肠减压器，消毒的物品，液状石蜡，胶布，注射器，盐水等。

【方法】　分组发放减压器，操作使用方法，先老师示教，后分组操作。

【注意事项】

（1）注意置管的正确性，保证在胃内，知道置管的深度。

（2）置管后出现无胃内容物引出，可用无菌盐水冲洗，不可量大和用力。

（3）不可强行吸引，易导致吸破胃壁黏膜而出血。

思　考　题

一、名词解释

1. 急性腹膜炎　　2. 膈下脓肿　　3. 胃肠减压

二、填空题

1. 急性继发性腹膜炎是由_____、_____、_____、_____等因素引起。

2. 腹内脏器实质脏器损伤以_____为主、空腔脏器以_____为主。

三、单选题

1. 急性腹膜炎病人最主要的临床表现是（　　）。

　　A. 腹痛　　　B. 呕吐　　　C. 发热　　　D. 口渴　　　E. 少尿

2. 腹腔脏器中最容易受损伤的脏器是（　　）。

　　A. 脾　　　B. 肝　　　C. 胰腺　　　D. 小肠　　　E. 结肠

3. 腹膜炎病人如无休克其体位是（　　）。

　　A. 平卧位　　B. 半卧位　　C. 头低脚高位　　D. 头偏向一侧　　E. 侧卧位

4. 下列不是腹膜炎非手术治疗方法的是（　　）。

　　A. 抗生素的应用　　　　　B. 补液

　　C. 镇痛　　　　　　　　　D. 胃肠减压

　　E. 观察

四、简答题

1. 急性腹部损伤病人出现哪些情况应考虑有腹内脏器损伤？

2. 简述胃肠减压护理要点。

五、护理病例

李某,女性,30岁,以上腹剧痛伴恶心、呕吐3 h入院。既往有溃疡病史。体检:生命体征平稳。腹部平坦,腹式呼吸消失,未见肠型及肠蠕动波,压痛、反跳痛以上腹最明显,全腹肌紧张如木板状,肝浊音界消失,肠鸣音减弱,诊断性腹腔穿刺抽到有食物残渣的浑浊液体3 ml,化验检查:白细胞数$18×10^9$/L,中性粒细胞80%,尿常规正常,请问:

1. 根据病史,该病人的诊断可能是什么?

2. 请指出该病人的护理评估、护理问题、护理目标、护理措施。

3. 如何做好病人出院时的健康指导工作?

（张志勇）

第二十章 胃、十二指肠疾病病人的护理

【知识要点】

1. 概念 残胃癌、早期胃癌、倾倒综合征、碱性反流性胃炎。
2. 了解胃、十二指肠的解剖生理、手术方式。
3. 熟悉胃、十二指肠溃疡的病因、病理、临床表现、诊断要点及处理原则。
4. 掌握胃、十二指肠溃疡外科治疗的护理。
5. 熟悉胃癌的病因、病理、临床表现、诊断要点及处理原则。
6. 掌握胃癌病人的护理。

第一节 概　　述

【胃、十二指肠的解剖】　胃是消化道最膨大的部分。位于腹腔左上方,有上下两口,大小两弯和前后两壁。入口与食管相连为贲门,出口与十二指肠相连为幽门。胃呈弧形凸出为胃大弯,与大弯相应向内凹陷为胃小弯。距幽门 5~6 cm 处的胃小弯有一凹陷,叫做胃切迹,亦称幽门切迹。胃分为胃底、胃体和胃窦部。胃壁有 4 层结构,由内向外分为黏膜层、黏膜下层、肌层、浆膜层。胃的肌层在贲门和幽门处均有调节胃内容物的流入和流出的括约肌,黏膜下层为疏松结缔组织,有丰富的血管、淋巴及神经丛。

胃的血液供应极为丰富,动脉来源于腹腔动脉干,有胃左、右动脉,胃网膜左、右动脉和胃短动脉供应,这些动脉的分支广泛吻合,形成网状分布,静脉与同名动脉伴行,最后均汇集于门静脉。

胃黏膜下淋巴管网非常丰富,各群淋巴管之间相互交通,最后均经腹主动脉周围淋巴结汇入胸导管。

胃的神经调节包括交感神经与副交感神经两部分。胃交感神经的作用是抑制胃的运动和胃液分泌及并传出痛觉;副交感神经来自迷走神经,促进胃的运动,增加胃液分泌。两者的神经纤维共同在肌层和黏膜下层构成神经网,协调胃的分泌和运动功能。左、右迷走神经沿食管下行,左迷走神经在贲门前分出肝胆支和胃前支;右迷走神经在贲门背侧分出腹腔支和胃后支。迷走神经的胃前、胃后支都沿胃小弯走行,分别发出分支与胃动、静脉分支伴行,并进入胃前后壁;最后的终末支,在距幽门 5~7 cm 处,进入胃窦形似"鸦爪",管理幽门的排空功能。

十二指肠上接幽门,下续空肠。是小肠中最粗、最短、大部分位置固定的一段。长约

25 cm,呈"C"形环抱胰头。分为四部分:① 壶腹部:大部分被腹膜覆盖,活动度大,为十二指肠溃疡的好发部位。② 降部:与壶腹部呈锐角下行,胆总管和胰管开口于此处。③ 水平部:自降部向左平行,肠系膜上动、静脉在横部的末端前方下行。④ 升部:与空肠相接,系于十二指肠悬韧带。胰十二指肠上动脉和胰十二指肠下动脉是十二指肠的主要血供。

【胃、十二指肠的生理】 胃具有运动和分泌两大功能。通过接纳、储藏食物,将食物与胃液研磨、搅拌、混匀,初步消化,形成食糜并逐步分次排入十二指肠。此外,胃黏膜还具吸收某些物质的功能。

胃的运动是食物在胃内的储藏、混合和搅拌以及有规律的排空的原动力,主要由胃的肌肉运动参与完成。一般胃排空需 4~6 h。

胃黏膜层含有大量的胃腺,由功能不同的细胞组成:① 主细胞:分泌胃蛋白酶和凝乳酶原。② 壁细胞:分泌盐酸和抗凝血因子。③ 黏液细胞:分泌黏液,保护胃黏膜。④ 胃窦部有 G 细胞,分泌胃泌素。D 细胞分泌生长抑素,胃底尚有功能不明的嗜银细胞。在正常情况下,成人每 24 h 可分泌胃液 1 500~2 500 ml。胃的分泌可分为基础分泌和餐后分泌。基础分泌指不受食物刺激时的自然胃液分泌,餐后分泌可分为头相、胃相和肠相。消化期胃液分泌有着复杂而精确的控制机制,维持胃液分泌的相对稳定。

十二指肠球部黏膜薄而平滑,自降部始黏膜呈环形皱襞。十二指肠是胆汁、胰液和自胃内排出食糜的汇集处,内含多种消化酶,如肠蛋白酶、乳糖酶、蔗糖酶等,有利于进行消化和吸收。十二指肠分泌的胃肠激素,如胃泌素、胆囊收缩素、抑胃肽、促胰液素等,在调节胃肠功能中起着重要作用。

第二节 胃、十二指肠溃疡外科治疗病人的护理

一、概述

胃、十二指肠黏膜的局限性圆形或椭圆形的全层黏膜缺损,称之为胃、十二指肠溃疡。十二指肠溃疡较胃溃疡多见。

【病因】

1. **胃酸分泌过多** 虽然胃、十二指肠溃疡病因学取得了一些进展,但胃液酸度过高,激活胃蛋白酶原,产生黏膜自家消化仍然被认为是胃、十二指肠溃疡发病的主要机制。溃疡只发生在胃肠道分泌胃酸的黏膜处和经常与胃酸接触的邻近部位的黏膜。十二指肠溃疡病人的基础胃酸分泌和食物刺激后的胃酸分泌均高于健康人,可能与迷走神经的张力及兴奋性过度增高有关,亦可能与壁细胞数量增多有关。

2. **幽门螺杆菌(HP)** HP 感染与胃、十二指肠溃疡形成之间的关系已经得到了公认,胃、十二指肠溃疡病人 HP 检出率分别是 80% 和 95%。HP 感染破坏胃黏膜细胞与胃黏液屏障,引起胃酸分泌增加,损坏胃酸分泌调节机制,是导致胃、十二指肠溃疡发生的重要原因。

3. **胃黏膜屏障受损** 胃黏膜屏障由胃黏液和黏膜柱状上皮细胞的紧密连接构成。许多药物,特别是水杨酸类(阿司匹林)、皮质类固醇、胆盐、乙醇等都是胃黏膜屏障的破坏者。胆

汁反流入胃内也可以直接破坏黏膜。此外,胃的机械性损伤、缺血性病变、营养不良均可减弱胃黏膜的抵抗力。

4. 其他因素 胃十二指肠溃疡常见于神经系统不稳定型,多愁易感的人,所谓"溃疡病素质"。持续强烈的精神紧张、忧虑、过度的脑力劳动与溃疡发病或加重病情有一定关系。"O"型血的人较其他血型者有较高的发病率,表明溃疡病与遗传有关。

【病理】 胃溃疡多位于与泌酸区毗邻的胃小弯侧及幽门前区,有时也可发生在小弯上端或贲门,偶见于大弯,亦可位于幽门管。十二指肠溃疡多位于球部,前壁较后壁常见,偶见位于球部以下十二指肠乳头以上,称球后溃疡。溃疡一般为单发,少数可有 2 个以上,称多发性溃疡,十二指肠前后壁有一对溃疡者,称对吻溃疡。胃和十二指肠同时有溃疡者称为复合性溃疡。十二指肠溃疡直径一般小于 1 cm,胃溃疡小于 2.5 cm,大于 3 cm 者,称巨大溃疡。典型溃疡呈圆形或椭圆形,边缘整齐,急性活动期充血水肿明显,有炎细胞浸润及肉芽形成,溃疡深度不一。

【临床表现】

1. 胃溃疡 腹痛的节律性不如十二指肠溃疡明显。疼痛多位于剑突下正中或偏左。多在餐后半小时出现,持续 1~2 h,逐渐消失,直至下次进餐后重复上述规律,抗酸治疗后常易复发。

2. 十二指肠溃疡 有周期性发作的特点,好发于秋冬季。疼痛位于上腹正中或偏右,多在饥饿时出现,持续至下次进餐,进食或服用制酸剂后完全缓解。腹痛一般在午餐或晚餐前及晚间睡前或半夜出现,为空腹痛及夜间痛。周期性很强。

【辅助检查】

1. X 线钡餐检查 示龛影的溃疡,蠕动情况。

2. 胃镜 可以明确溃疡部位、病变的类型,并可取活检行细胞学检查。

3. 胃液分析 确定基础酸和最大酸的分泌量,判断手术前后的治疗效果。

4. 幽门螺杆菌 对致病因素进行分析。

【治疗原则】 一般内科治疗收到较好效果,外科是治疗其并发症。

【常见并发症】

（一）胃十二指肠溃疡急性穿孔

1. 病因病理 溃疡病穿孔是活动期的溃疡逐渐向深部侵蚀,穿透浆膜的结果。多为幽门附近的胃或十二指肠前壁穿孔,穿孔的直径一般在 0.5 cm 左右。溃疡急性穿孔后,胃、十二指肠内容物流溢至腹腔内,由于高度酸性或碱性液体引起化学性腹膜炎,经 6~8 h 后,转为细菌性腹膜炎,病原菌以大肠埃希菌多见。由于强烈的化学刺激、渗出液体导致有效循环血量的减少、细菌毒素的吸收,严重可导致休克。

2. 临床表现 约 70% 有长期的溃疡病史。穿孔前常觉症状加重,常有暴食、进刺激性食物、情绪激动或过度疲劳等诱发因素。

（1）腹痛:突然发生剧烈腹痛是穿孔的最初、最经常和最重要的症状。疼痛最初开始于上腹部或穿孔的部位,常呈刀割或烧灼样痛,一般为持续性,但也有阵发生性加重。疼痛很快扩散至全腹部。刺激横膈疼痛可放射到肩部。这种剧烈疼痛初期是由强的化学性刺激所致,腹膜大量渗出液将消化液稀释,疼痛可以减轻。继发细菌感染后可再次导致腹痛加剧。

（2）休克症状:主要是腹膜受刺激后引起的神经性休克,待腹膜反应性大量渗出中和消化液,休克症状往往自行好转。病情发展至细菌性腹膜炎和肠麻痹,病人可再次出现中毒性休克现象。

（3）恶心、呕吐:在早期为反射性,并不剧烈,呕吐物可能有血,肠麻痹时呕吐加重,同时有腹胀、便秘等症状。

（4）体征:穿孔后全腹有压痛、反跳痛、肌紧张体征。常呈所谓"板样强直",腹肌强直在穿孔初期最明显,晚期腹膜炎形成后,强直程度反有相应的减轻。腹膜大量渗出,腹腔积液超过 500 ml 时,可叩出移动性浊音。腹腔有游离气体存在,体检时约有 75% 病人中发现肝浊音区缩小或消失。

3. 辅助检查

（1）X 线检查　80%～90% 病人膈下见到半月状的游离气体影。

（2）血常规检查　白细胞增多,中性粒细胞增高。

（3）B 超　发现腹腔积液。

（4）腹腔诊断性穿刺　可抽出浑浊液体或脓液。

4. 治疗原则

（1）非手术治疗　适用于单纯溃疡小穿孔,腹膜炎已有局限趋势,无严重感染及休克者。禁食水,胃肠减压,半卧位,输液、输血维持水电解质平衡,加强营养,给予抗生素,应用制酸药物等。密切观察病人情况,如 6～8 h 不见好转则应考虑手术治疗。

（2）手术治疗　单纯穿孔缝合术或胃大部切除术。

（二）胃、十二指肠溃疡急性大出血

1. 病因病理　是溃疡侵蚀基底血管破裂的结果。胃溃疡大出血一般位于胃小弯,来自于胃左右动脉及其分支,十二指肠溃疡大出血位于后壁,来自于胰十二指肠上动脉或胃十二指肠动脉及其分支。出血后有效循环血量减少,血压降低,血流缓慢,在血管破裂口处形成血凝块而暂时停止出血。当胃肠蠕动,补血补液血压升高或胃肠内容物与病灶接触,可能把血凝块移位或溶解,再次发生大出血。

2. 临床表现

（1）呕血与黑便:根据出血量的多少、快慢,临床上主要是呕血和柏油样便,呕血前可有恶心,便血前后常有心悸、头晕甚至晕厥。多有溃疡病史。

（2）休克:当失血在 800 ml 时,可出现明显休克现象。

（3）贫血:大量出血,血红蛋白、红细胞计数和血细胞比容均下降。

（4）其他症状:有腹膜刺激征,可能同时伴有溃疡穿孔。

3. 辅助检查

（1）血常规:血色素和红细胞降低。

（2）便常规:潜血阳性。

（3）胃镜:证实出血原因和部位。

（4）血管造影:选择性动脉造影多能确定病变性质和出血部位,并能通过注射栓塞药物栓塞血管,或注射缩血管药物如垂体后叶素等达到止血目的。

4. 治疗原则

(1) 非手术疗法:溃疡病大出血病人多数可一般治疗,如禁食水、卧床休息、镇静、吸氧、输血补液、止血、应用抑酸药物。同时应用冷生理盐水洗胃,内镜下注射肾上腺素,激光凝固或选择性动脉注射血管收缩剂等治疗。

(2) 如有下列情况,应考虑手术治疗:① 急性大出血,伴有休克现象者;② 在 6~8 h 内输入血液 600~1 000 ml 后情况不见好转;③ 不久前曾发生类似的大出血者;④ 内科住院治疗中发生大出血者;⑤ 年龄在 50 岁以上或有动脉硬化者;⑥ 大出血合并穿孔或幽门梗阻。需要手术治疗的病人,应积极输血,抗休克等,手术最好争取在出血 24 h 内进行,若拖延到病情十分危险时再手术则死亡率较高。

手术治疗方法国内普遍采用包括溃疡在内的胃大部切除术。在病人病情危重,不允许做胃大部切除时,可采取单纯贯穿结扎止血法。近年来有人对十二指肠溃疡出血,在贯穿结扎溃疡出血处理后,再施行迷走神经切断加引流术。

(三) 胃、十二指肠溃疡瘢痕性幽门梗阻

1. 病因 溃疡病并发幽门梗阻有四种:前两种是暂时性,后两种是永久性,须施行手术治疗。① 痉挛性梗阻:溃疡刺激幽门括约肌反射性痉挛所致。② 炎症水肿性梗阻:幽门区溃疡本身炎症水肿。③ 瘢痕性梗阻:溃疡胼胝硬结,溃疡愈后瘢痕挛缩。④ 粘连性梗阻:溃疡炎症或穿孔后引起粘连或牵拉。

2. 病理 梗阻初期,为了克服梗阻,胃蠕动加强,胃壁肌肉呈相对地肥厚,胃轻度扩张。到梗阻晚期代偿功能减退,胃蠕动减弱,胃壁松弛。因而胃扩张明显。长期有大量胃内容物潴留,黏膜受到刺激,而发生慢性炎症,又将加重梗阻,因而形成恶性循环。长期不能进食,经常呕吐,造成水电解质代谢紊乱和严重的营养不良。大量氢离子和氯离子随胃液吐出,血液中氯离子降低;碳酸氢离子增加,可造成代谢性碱中毒。钾除呕吐丢失外,随尿大量排出,可以出现低血钾。因此,低钾低氯性碱中毒在幽门梗阻病人中较为多见。

3. 临床表现

(1) 呕吐:呕吐多发生在下午或晚上,每天呕吐量为 1 000~2 000 ml,呕吐物有酸臭味,不含胆汁。呕吐后感觉腹部舒服,因此病人常自己诱发呕吐。

(2) 胃蠕动波:上腹可见隆起的胃型,有时见到胃蠕动波,蠕动起自左肋弓下,行向右腹,甚至向相反方向蠕动。

(3) 振水音:胃扩张内容物多,用手叩击上腹时,可闻及水振荡声。

(4) 其他:尿少、便秘、脱水、消瘦,贫血、营养不良,严重时呈现恶病质。

4. 辅助检查

(1) X 线钡餐检查:24 h 后胃内仍有钡剂滞留(一般 4~6 h 消失)。

(2) 胃镜检查:发现胃内滞留大量胃液和食物残渣,不能通过幽门。

5. 治疗原则

(1) 非手术疗法:由幽门痉挛或炎症水肿所致梗阻,应以非手术治疗,禁食水、胃肠减压、保持水电解质平衡及全身支持治疗。

（2）手术疗法：瘢痕所致幽门梗阻和非手术治疗无效的幽门梗阻应视为手术适应证。目的是解除梗阻，使食物和胃液能进入小肠。胃大部切除术在我国为最常用的术式。迷走神经切断术对年轻病人较适宜。术前 2~3 日行胃肠减压，每日用温盐水洗胃，减少胃组织水肿。输血、输液及改善营养，纠正水电解质代谢紊乱。

【胃、十二指肠外科治疗的适应证】 大多数胃、十二指肠溃疡属于内科治疗范围，仅其中一小部分需要外科治疗。胃、十二指肠溃疡的主要手术适应证如下：① 溃疡病急性穿孔；② 溃疡病急性大出血，或反复呕血，有生命危险者；③ 并发幽门梗阻，严重影响进食及营养者；④ 溃疡病可疑恶变者；⑤ 内科治疗无效的顽固性溃疡。

【外科治疗手术方法及理论依据】 外科治疗胃、十二指肠溃疡的目的是：治愈溃疡、消除症状、防止复发。由于导致溃疡的胃酸和胃蛋白酶分别由壁细胞和主细胞分泌，其分泌活动主要是受神经系统（通过迷走神经、头相）和体液因素（胃窦黏膜分泌的胃泌素、胃相）所调节的。因此切除迷走神经加胃窦切除或切除胃的大部，能减少胃酸和胃蛋白酶的分泌，使溃疡得到治愈。目前主要手术方法有以下两类：

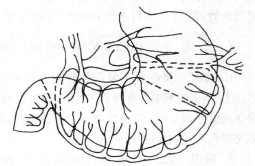

图 20-1　胃大部切除术范围

1. 胃大部切除术　理论依据：切除溃疡及好发部位；切除胃窦，减少了 G 细胞引起的胃酸分泌增多；切除胃大部，使主细胞和壁细胞数目减少，减少了胃酸分泌（图 20-1）。切除吻合术方式基本可以分为两类（图 20-2）：

（1）比尔罗特（Billroth）Ⅰ式：是在胃大部切除后将胃的剩余部分与十二指肠切端吻合。此法的优点是：操作简便，吻合后胃肠道接近于正常解剖生理状态，所以术后由于胃肠道功能紊乱而引起的并发症少。此术式多用于胃溃疡。

（2）比尔罗特（Billroth）Ⅱ式：是在胃大部切除后，将十二指肠残端闭合，而将胃的剩余部分与空肠上段吻合。此法胃切除多少不因吻合的张力而受限制，胃体可以切除较多。溃疡复发的机会较少，由于食物和胃酸不经过十二指肠，直接进入空肠，十二指肠溃疡即使未能切除，也因不再受刺激而愈合。因此临床上应用较广，适用于各种情况的胃十二指肠溃疡，特别用于十二指肠溃疡。

2. 胃迷走神经切断术（图 20-3）　主要用于治疗十二指肠溃疡。理论依据：胃迷走神经

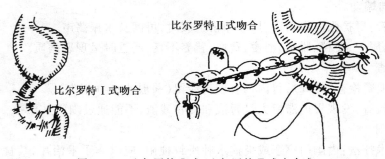

比尔罗特Ⅱ式吻合

比尔罗特Ⅰ式吻合

图 20-2　比尔罗特Ⅰ式、比尔罗特Ⅱ式吻合术

切断后,阻断迷走神经对壁细胞的刺激,消除了神经性胃酸分泌,也消除了迷走神经引起的胃泌素分泌,从而减少体液性胃酸分泌,达到治愈溃疡病的目的。胃迷走神经切断术有三种类型:① 迷走神经干切断术:将神经干切除 5~6 cm,再行胃空肠吻合或幽门成形术。② 选择性迷走神经切断术:将胃左迷走神经分离清楚在肝支下切断,同样胃右迷走神经分离出腹腔支下,加以切断,从而避免了发生其他器官功能紊乱。为了解决胃潴留问题,则需加胃引流术。③ 高选择性胃迷走神经切断术:此法仅切断胃近端支配胃体、胃底的壁细胞的迷走神经,而保留胃窦部的迷走神经。此法既消除了神经性胃酸分泌,又保

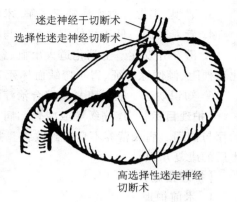

图 20-3 迷走神经切断术

留胃的形态和其他功能,减少胆汁反流和倾倒综合征的发生机会,不需附加引流术,且手术简单安全,缺点是迷走神经解剖上的变异,切断不易保证安全,仍有一定的复发率。

二、护理

【护理评估】

1. 健康史 病人的年龄、性别、性格特征、职业、饮食习惯等一般资料。病人家族中有无胃、十二指肠溃疡病人。病人过去有无溃疡病史。特别是非甾体类抗炎药和皮质类固醇的用药史。

2. 身体状况 上腹疼痛的性质、部位、时间以及疼痛的节律性,有无压痛、反跳痛、肌肉紧张等腹膜炎的症状。病人有无泛酸、嗳气、食欲减退、恶心、呕吐等上消化道症状。观察病人的生命体征,急性大出血根据临床表现评估出血量程度:出血达 50~80 ml 即可出现柏油样血便;突然大量出血即出现呕血;如果十二指肠出血量大而迅猛,可出现色泽鲜红的血便;短期内出血量超过 400 ml 时,病人出现面色苍白、口渴、脉搏快速有力、血压正常但脉压小的循环代偿现象;当失血量超过 800 ml 时,可出现出冷汗、脉搏细速、呼吸浅粗、血压降低等明显休克现象。急性穿孔可有腹痛和腹膜炎表现;幽门梗阻有呕吐和营养差等表现。

3. 辅助检查 监测血红蛋白、红细胞计数、血细胞比容、血生化、白细胞计数和中性粒细胞比例等,以评估病人有无水、电解质代谢紊乱、血容量丢失、感染等情况。B 超、X 线检查、纤维胃镜来判断病变部位等。

4. 心理社会 病人的生活状况、工作情况和精神状态等。病人对所患疾的有关知识认知情况和心理反应。

5. 手术后评估 麻醉方法、手术中情况、手术方式。手术后引流管和伤口愈合情况、手术后并发症等。心理和知识认知情况。

【护理问题】

1. 疼痛 与胃、十二指肠溃疡及其并发症、手术的损伤有关。

2. 体液不足或有体液不足的危险 与合并出血、急性穿孔后禁食、腹膜大量渗出、幽门梗阻病人呕吐导致的水和电解质丢失有关。

3. 恐惧、焦虑　对疾病缺乏了解、术前惧怕手术及与术后手术恢复过程有关。

4. 营养失调　低于机体需要量。与摄入不足和消耗增加有关。

5. 潜在并发症　上消化道大出血、急性穿孔、切口感染、术后出血、十二指肠残端破裂、消化道梗阻、倾倒综合征、胃小弯缺血坏死等。

6. 知识缺乏　缺乏康复及综合治疗相关的知识。

【护理目标】　疼痛缓解或减轻。病人水、电解质维持平衡。病人恐惧、焦虑减轻,能配合治疗与护理。病人营养不良得到改善。并发症得到及时预防、及时发现与处理。病人能复述术后的康复知识。

【护理措施】

1. 术前护理

（1）心理护理

（2）择期手术病人的准备:饮食宜少量多餐,给予高蛋白质、高热量、富含维生素、易消化及无刺激性的食物。拟行迷走神经切断术的病人,术前应做基础胃酸分泌量和最大胃酸分泌量的测定,以鉴定手术后效果。其他同腹部外科前一般护理。

（3）急性胃穿孔病人的护理:取半坐卧位,禁食水,持续胃肠减压。补液加抗生素预防感染,预防及治疗休克,严密观察病情变化。若经非手术治疗 6~8 h 病情不见好转或反而加重者,立即手术治疗。

（4）急性大出血病人的护理:病人平卧位、吸氧、暂禁食;情绪紧张者,可给予镇静剂;输血、输液,按时应用止血药物,以治疗休克和纠正贫血;生理盐水 200 ml 加去甲肾上腺素 8 mg,经鼻胃管分次灌注,每 4~6 h 一次。严密观察生命体征,记录呕血量和便血量。若经止血、输血而出血仍在继续者,应行手术治疗。

（5）幽门梗阻病人的护理:完全梗阻者术前禁食,肠外营养支持;非完全性梗阻病人可予无渣半流质饮食,以减少胃内容物潴留。输血、输液,纠正脱水、低氯、低钠、低钾和代谢性碱中毒。术前 3 日每日用温等渗盐水 300~500 ml 洗胃,直至洗出液澄清,以减轻胃黏膜水肿,防止术后吻合口愈合不良。

（6）胃酸测定:迷走神经切断术的病人术前应测基础酸和最大酸测定,行胰岛素分泌量试验以判断手术前后效果。

（7）用药护理:按时服用抗酸药物,并观察药物疗效和不良反应。

其他:手术病人术前放置胃管,防止麻醉及手术过程中呕吐、误吸,便于术中操作,减少手术时腹腔污染。

2. 术后护理

（1）体位:病人术后平卧位,血压平稳后,改为半卧位。

（2）定时测定病人的生命特征:术后每 30 min 测量血压 1 次,以后改为每小时一次。血压平稳后延长测量时间。同时观察病人的脉搏、呼吸、神志、肤色、尿量、切口渗液情况。

（3）胃管和饮食护理:保持胃肠减压通畅,胃肠减压期间观察并记录引流液的性质和量,防止胃管脱出、堵塞,始终处于负压状态,可用盐水冲洗通畅。术后 24 h 内可由胃管引流出少量血液或咖啡样液体 100~300 ml。若有较多液体,应警惕有吻合口出血。胃管必须在术后胃肠功能恢复,肛门排气后才可拔除。拔管后当日可少量饮水,每次 4~5 汤匙,1~2 h 一次;

第2日给少量流质,每次 100~150 ml;第3日进全量流质饮食,若进食后无腹痛、腹胀等不适,拔管后第4日,可改半流质;第 10~14 日可进软食,术后1个月内,应少食豆类、牛奶等产气食物,避免生、冷、硬、辣以及不易消化饮食,少食多餐,开始时每日 5~6 餐,以后逐渐减少进餐次数并增加每日进餐量,逐步恢复正常饮食。胃管放置期间应加强口腔护理。

(4)术后镇痛的护理:病人术后有不同程度的疼痛,适当应用止痛药物,病人应用自控止痛泵者,应做好预防并处理可能发生尿潴留、恶心、呕吐等并发症。

(5)补液加强营养、预防感染:记录液体出入量,加强营养,改善病人状况,促进伤口愈合,并按医嘱静脉给予抗生素预防感染。

(6)术后活动:鼓励病人术后早期活动,可促进肠蠕动,预防肠粘连,促进呼吸和血液循环,减少术后并发症。术后第1日可协助病人坐起并做轻微的床上活动;第2日可下地,床边活动;第3日可在室内活动。病人活动量应根据病人具体情况而定。

(7)注意做好伤口及腹腔引流管的护理:保持引流管通畅,并记录每日引流液的形状和数量,保持引流管周围皮肤清洁干燥。

3. 术后并发症的护理

(1)术后出血:胃大部切除术后,一般在 24 h 以内,可以从胃管引流出少量暗红色或咖啡色血性内容物,一般不超过 300 ml。量逐渐减少、颜色变淡,属于术后正常现象。如果短期内自胃管引流出较大量的血液,尤其是鲜血,可采取禁食、止血药物、输鲜血及胃镜下止血等措施,多可使出血停止;经非手术处理效果不佳,甚至血压逐渐下降,或发生出血性休克,应再次手术止血。

(2)十二指肠残端破裂:是胃大部切除术毕Ⅱ式中最严重的并发症,死亡率为 10%~15%。多发生在术后 3~6 日,表现为右上腹突然发生剧烈疼痛,局部或全腹明显压痛、反跳痛、腹肌紧张等腹膜炎症状,右上腹穿刺可抽出胆汁样液体。多因十二指肠残端处理不当,输入空肠襻梗阻,胆汁、胰液及肠液滞留在十二指肠腔内,十二指肠膨胀,肠腔内压力不断增高而致残端破裂。一旦发生残端破裂,手术修补很难成功,应在十二指肠残端破裂处行引流,残端周围另置烟卷引流。用氧化锌糊剂保护伤口周围皮肤以防消化液的腐蚀。以全胃肠外营养或空肠造瘘高营养流食维持水、电解质平衡和充足的营养。此外,要应用抗菌药物防治腹腔感染。经上述处理,多能自愈。

(3)吻合口破裂或瘘:多发生在术后 5~7 日,多见于毕Ⅱ式胃大部切除术,大多由缝合不当,吻合口张力过大,局部组织水肿或低蛋白血症等原因所致组织愈合不良。可禁食、胃肠减压、充分引流、肠外营养支持、全身用广谱抗生素;如因吻合口破裂所致腹膜炎,须立即手术进行修补术后保持胃肠减压,加强输血、输液等支持疗法。如吻合口破裂发生较晚,局部已形成脓肿逐渐向外穿破而发生胃肠吻合口外瘘,除引流外,还要胃肠减压和支持疗法,一般在 4~6 周吻合口瘘常能自行愈合。若经久不愈者,应考虑手术。

(4)术后梗阻

1)输入段梗阻:多见于毕Ⅱ式胃大部切除术,分两类:① 慢性不完全性输入段梗阻,食后 15~30 min 即发生呕吐,上腹胀痛,呕吐物含胆汁,呕吐后症状缓解。多数可用非手术疗法使症状改善和消失,如在数周和数月内不见好转,需手术治疗。② 急性完全性输入段梗阻:突发剧烈腹痛,呕吐频繁,呕吐量少,不含胆汁,上腹偏右有压痛及肿块,随后可出现烦躁、脉速和血压下降等休克表现,应及早手术治疗。

输入段综合征:进食后消化液分泌增加,积累一定量时,腹腔压力升高,刺激肠管而发生强烈的输入段肠蠕动,引起喷射状呕吐。

2)吻合口梗阻:常由于吻合口过小或水肿引起,病人表现为进食后呕吐、呕吐物不含胆汁,上腹饱胀,X 线检查示造影剂滞留在胃内。一般经禁食、胃肠减压、补液等措施,多可使梗阻缓解,如不能缓解则应手术治疗。

3)输出段梗阻:多因粘连、大网膜水肿,或炎性肿块压迫所致。表现为上腹饱胀,呕吐食物和胆汁,非手术疗法如不能自行缓解,应立即手术加以解除。

(5)倾倒综合征:① 早期倾倒综合征:多发生在餐后 10~30 min,因胃容积减少和失去对胃排空的控制,在进食高渗性食物快速进入十二指肠或空肠,大量细胞外液转移到肠腔,循环血量骤然减少。同时肠道遭受刺激后,释放多种消化道激素,引起血管舒缩功能紊乱,病人出现消化道症状如上腹胀痛不适、恶心、呕吐、肠鸣音活跃,可有绞痛,继而腹泻。循环系统出现全身乏力、头晕、心悸、出汗、面色潮红和苍白。60~90 min 后缓解。经调整饮食,少食多餐,避免过甜、过咸的食物,进低糖、高蛋白质饮食,饭后平卧 10~20 min,多数病人术后半年或 1 年内逐渐痊愈。② 晚期倾倒综合征:又称低血糖综合征,为高渗食物快速进入小肠,吸收后血糖升高,迫使机体释放大量胰岛素,继而发生反应性低血糖。表现为餐后 2~4 h,病人出现心慌、无力、出汗、手颤、嗜睡以至虚脱等。出现症状后进食,尤其是糖类可缓解,术后早期指导病人饮食,使胃肠逐渐适应。

(6)胃排空延迟或残胃蠕动无力:多发生在术后 7~10 日,多为病人情况良好且进流食几日后,改为半流食时,突然发生上腹疼痛、饱胀,继而呕吐,呕吐物含有胃液和胆汁,有时呈现高位肠梗阻的表现。病因有:① 含胆汁的十二指肠液进入胃,干扰残胃功能;② 输出段肠麻痹,功能紊乱;③ 与变态反应有关。处理包括:禁食水、胃肠减压、维持水电解质和酸碱平衡、增加营养、应用促胃动力药物,轻者 2~3 日、重者 20~30 日好转。

(7)迷走神经切断术后并发症

1)胃潴留:多发于高选择性迷走神经切断术。原因为神经切断后胃张力减退,蠕动消失。多发生在手术后 3~4 日,表现为去除胃管后出现上腹饱胀、不适、呕吐含有胆汁的食物。X 线造影显示胃扩张膨大,无排空、大量滞留胃液。治疗包括禁食水、胃肠减压、温盐水洗胃一日多次,输液补血、肌内注射新斯的明,10~14 日后好转。

2)吞咽困难:多为迷走神经干切断,导致食管炎或食管下段运动失调,表现为术后早期咽固体食物时胸骨后疼痛,X 线钡餐检查显示食管下段贲门痉挛或食管狭窄,多于术后 1~4个月自行缓解。

3)腹泻:由于迷走神经切断后,支配脏器的神经功能消失,造成胃肠道和胆胰功能异常而引起腹泻。治疗注意饮食、口服助消化的药物及胃肠收敛剂,多数病人可于数月后症状逐渐减轻或消失。

4)胃小弯坏死穿孔:多见于高选择性迷走神经切术后,因胃小弯无黏膜下血管丛而成为易缺血区,造成胃小弯缺血坏死,最终导致穿孔。穿孔后突发上腹部剧烈疼痛,形成弥漫性腹膜炎,需立刻手术治疗。

(8)远期并发症

1）碱性反流性胃炎：多发生于手术后数月或数年，多见于毕Ⅱ式手术，由于碱性的十二指肠、胆汁反流入胃，腐蚀破坏胃黏膜屏障，导致胃炎。表现为上腹部或胸骨后烧灼痛，体重减轻，贫血。多用 H_2 受体拮抗剂治疗，能基本好转，严重者需手术治疗。

2）营养障碍性并发症：多见于毕Ⅱ式手术，由于手术后胃肠道功能紊乱或障碍，导致营养不良、贫血、脂肪泻和骨病等。可调节饮食、补充营养，必要时药物预防和治疗。

3）吻合口溃疡：多见于毕Ⅱ式手术，一般在手术后 2 年内，主要表现消化道溃疡症状，按溃疡病治疗，多可缓解。严重病人可手术。

4）残胃癌：是指胃十二指肠溃疡行胃大部切除术 5 年以上而发生的残胃原发癌。多见于手术后 20~25 年，与胆汁反流和萎缩性胃炎等有关。

【健康指导】

（1）做好心理疏导，使病人保持良好的心理状态，掌握放松技巧，减少生活和工作中的压力。指导病人自我心理调节，不劳累，戒烟、戒酒。

（2）合理安排饮食，多进高蛋白、高热量饮食，少食腌制食品，煎炸食品，避免过冷、过热、过辣等食品。胃大部切除的病人应少量多餐，每日 6 餐。尽量避免食用易产气食物和刺激性食物，有利于伤口愈合。

（3）出院后定期复查，发现以下症状及时就诊，切口部位红肿或有异常疼痛，腹胀、停止排便、排气等。

第三节　胃　　癌

一、概述

【病因】

1. 胃癌的发病与病人的生活习惯、职业、饮水、环境土壤等关系密切，如水土中含过多硝酸盐、微量元素比例失调，饮食习惯改变，吸烟、饮酒过度，缺乏新鲜蔬菜、水果，经常食用霉变、腌制、熏烤等食物，过多摄入食盐，均可增加胃癌发生的危险性。其机制可能与引起胃黏膜损伤，食物中含有硝酸盐、亚硝酸盐、多环芳烃化合物等前致癌物或致癌物，食物中缺乏具有保护作用的抗氧化剂（维生素 C、维生素 E 和微量元素硒）等因素有关。

2. 癌前病变　如胃息肉、胃溃疡、萎缩性胃炎，恶性贫血病人胃癌的发生率比一般人高 21.9 倍。

3. 胃幽门螺杆菌（HP）感染　其胃癌发生的危险性是 HP 感染阴性人群的 6 倍。HP 在胃内能产生氨，中和胃酸，胃中的硝酸盐在偏碱的环境下能转化成亚硝酸盐，亚硝酸盐与食物中的二级胺结合成亚硝胺，而亚硝胺是强烈的致癌物。

4. 遗传因素　研究证明，胃癌病人的亲属其发病率较对照组高 4 倍。

【病理】

1. 部位　胃癌的发病部位以胃窦部最为常见，占全部胃癌的 50%~70%，早期向胃小弯蔓延，很少向十二指肠进展；其次为贲门和胃底部，约占 25%；发生在胃体以及全胃广泛浸润者则比较少见。

2. **大体分型**　胃癌按病期和大体形态可分为：

（1）早期胃癌：病变仅限于黏膜层和黏膜下层，而不论有无淋巴结转移，癌病灶在 10 mm 内的称小胃癌，在 5 mm 内的称微小胃癌。可分隆起型：癌块突向胃腔；浅表型：癌块比较平坦，没有明显的隆起与凹陷；凹陷型：似较深的溃疡。上述各型可并存。

（2）进展期胃癌：病变深度已超过黏膜下层的胃癌，病变已侵入肌层者称为中期，已侵入浆膜层或浆膜外组织者称为晚期。可分为Ⅰ型：块状型，呈息肉样或菜花样突入胃腔，肿瘤表面可有溃烂，生长缓慢，转移较晚；Ⅱ型：溃疡型，呈单个或多个溃疡，溃疡发生于突入胃腔的癌组织上；转移早，预后差；Ⅲ型：溃疡浸润型，溃疡周围黏膜因癌组织浸润而隆起。Ⅳ型：浸润型，胃壁因癌组织浸润而增厚，局限性者形成硬癌，弥漫性者形成皮革状胃。

3. **组织学分型**　按组织学分为普通型、特殊型和类癌。普通型包括腺癌、黏液细胞癌、印戒细胞癌；特殊型包括低分化癌、腺鳞癌、鳞状上皮癌和未分化癌等类型。临床上以腺癌多见。

4. **转移途径**　胃癌有四种转移途径。

（1）淋巴转移：此为最早、最多见的转移途径，最初多局限于胃大、小弯和胃周围的淋巴结，而后至远处淋巴结如左上锁骨上淋巴结、腋下淋巴结等。

（2）直接蔓延：病变直接侵及邻近器官，如肝、脾、胰、横结肠等。

（3）血行扩散：癌细胞经门静脉转移至肝，并经肝静脉转移至肺、脑、骨骼等，为晚期转移方式。

（4）腹腔种植：腹腔内癌细胞种植如癌细胞脱落种植于直肠周围及卵巢等。

【临床表现】　早期胃癌 70% 以上无明显症状，随着病情的发展，可逐渐出现非特异性的、类同于胃炎或胃溃疡的症状，包括上腹部饱胀不适或隐痛、泛酸、嗳气、恶心，偶有呕吐、食欲减退、消化不良、黑便等。进展期胃癌症状见胃区疼痛与体重减轻，与进食无明显关系，也有类似消化性溃疡疼痛，进食后可以缓解。上腹部饱胀感、沉重感、厌食、腹痛、恶心、呕吐、腹泻、消瘦、贫血、水肿、发热等。贲门癌主要表现为剑突下不适，疼痛或胸骨后疼痛，伴进食梗阻感或吞咽困难；胃底及贲门下区癌常无明显症状，直至肿瘤巨大而发生坏死溃破引起上消化道出血时才引起注意，或因肿瘤浸润延伸到贲门口引起吞咽困难后始予重视；胃体部癌以膨胀型较多见，疼痛不适出现较晚；胃窦小弯侧以溃疡型癌最多见，故上腹部疼痛的症状出现较早，当肿瘤延及幽门口时，则可引起恶心、呕吐等幽门梗阻症状。晚期病人可出现贫血、消瘦、消化不良甚至恶病质的表现。

早期胃癌可无任何体征，中晚期癌的体征中以上腹压痛最为常见。1/3 病人可扪及上腹部肿块，质坚而不规则，可有压痛。癌肿扩散转移可引起锁骨上淋巴结肿大、腹腔积液、黄疸、腹部肿块等相应体征。

【辅助检查】

1. **血液检查**　常有不同程度的贫血，血沉增快。

2. **粪便潜血检查**　多持续阳性。

3. **胃液检查**　胃液可混有血液或呈咖啡色样沉渣，胃酸缺乏，乳酸浓度多增高。

4. **X 线钡餐检查**　为重要的诊断方法之一。早期胃癌 X 线征较难发现，中晚期胃癌钡餐阳性率可达 90%。

5. 纤维胃镜检查　是早期诊断的最有效方法,活检结合细胞学检查可提高胃癌的诊断率。

6. CT 与 MRI(磁共振成像)　可检查腹部肿块、肿大淋巴结、肝转移和腹腔积液等。由于早期胃癌局限于黏膜和黏膜下层,通常较小而且与胃壁紧密相连,所以 CT 与 MRI 对早期胃癌的诊断受到一定的限制,不作为诊断胃癌的首选方法。

【治疗原则】

1. 手术治疗　是根治胃癌最有效的方法。对中晚期病人也应尽可能予以切除。

(1) 根治性手术:切除癌灶和可能受浸润胃壁在内的大部或全部,按临床分期标准整块清除胃周围的淋巴结,并重建消化道。

(2) 姑息性切除术:根据病人的具体情况做姑息性胃切除术、胃肠吻合术或空肠造口术。

2. 化学治疗　抗癌药物常用以补充疗法,在术前、术中和术后使用,以抑制癌细胞的扩散和杀伤残存癌细胞,以提高手术疗效。胃癌辅助性化疗常用 FAM 方案,即氟尿嘧啶+阿霉素(ADM)+丝裂霉素 C(MMC),或用呋喃氟尿嘧啶方案。

3. 其他　根据病人具体情况还可以选用放射疗法、免疫疗法、中医中药治疗、激光微波治疗等。

二、护理

【护理评估】

1. 健康史　了解病人的年龄、性别、饮食习惯等一般资料。病人家族中有无胃癌或癌前病变病人。了解病人有无长期胃部慢性炎症病史或胃的癌前病变史。

2. 身体状况　了解病人反酸、嗳气、食欲减退等类似溃疡病的上消化道症状。上腹疼痛的性质、部位,病人的营养状况、重要脏器功能、体重变化等情况。

3. 辅助检查　胃镜、钡餐造影、脱落细胞学检查等,血尿便三大常规的检查等。

4. 心理社会

5. 手术后评估

【护理问题】

1. 疼痛　与疾病、手术的损伤有关。

2. 焦虑、恐惧或绝望　与对疾病的发展及预后缺乏了解、对疾病的治疗效果没有信心等有关。

3. 营养失调　与以下因素有关:① 胃功能降低、营养摄入不足;② 肿瘤生长消耗大量能量;③ 禁食;④ 化疗产生的消化道反应,病人食欲差。

4. 知识缺乏　缺乏有关胃癌的疾病与综合治疗知识。

5. 潜在并发症　上消化道出血、术后出血、十二指肠残端瘘、倾倒综合征。

【护理目标】　病人疼痛降至最低限度,主诉疼痛减轻。营养状况得到改善,手术耐受能力增强。能复述术后康复知识。并发症能得到预防、及时发现和处理。

【护理措施】

1. 术前护理　胃癌病人的特点是随着疾病的发展,消化道症状逐渐明显,身体营养状况日益低下,因病人对疾病的发展和治疗缺乏了解,对手术及预后消极悲观,个别人甚至产生了绝望心理,应予以重视。其他方面的护理与胃、十二指肠溃疡病人的护理基本相同。

（1）心理护理

（2）给予舒适的体位,保证病人得到足够的休息。观察病人疼痛的部位、性质及持续时间。分散病人的注意力,如听音乐、看书报等;必要时遵医嘱给予止痛剂。

（3）营养护理:改善病人的营养状况。给予高蛋白、高热量、高维生素、少渣的半流质或流质饮食。纠正电解质紊乱。对重度营养不良、低蛋白血症及贫血者,术前静脉补充白蛋白及输血,必要时给予全胃肠外营养(TPN),纠正负氮平衡,提高手术耐受力和术后恢复能力。

（4）有幽门梗阻者,术前3日每晚用温生理盐水洗胃,清除胃内容物,减轻胃膜水肿,严重幽门梗阻者术前1~3日进行持续胃肠减压及用生理盐水洗胃,直至洗出液澄清。手术日晨放置胃管,抽尽胃液后留置胃管。

2. 术后护理

（1）严密观察生命体征变化:预防早期出血,血容量不足引起的脉速及血压下降。术后每30 min测量血压1次,以后改每小时测1次,血压平稳后可延长测量时间。

（2）术后体位:全麻清醒后,生命体征平稳应采用半卧位,以利呼吸和腹腔引流,减轻腹肌张力。

（3）预防肺部并发症:鼓励深呼吸,给予雾化吸入,协助正确排痰,定时翻身拍背和鼓励早期活动。

（4）保持腹腔引流管通畅:腹腔引流管接无菌引流袋,无菌引流袋应每日更换,以防逆行感染。引流管不宜过长,妥善固定,注意观察有无扭曲、挤压、脱落等现象。严密观察引流液颜色、性质及量,并认真记录。一般24 h引流液量在200 ml左右,为血浆样浅红色渗出液。如手术当日在短时间内有鲜红血样液体流出,量在300~500 ml,且脉速、血压下降,面色苍白,应考虑有出血倾向,需及时报告医生。

（5）胃肠减压:① 持续胃肠减压管保持通畅,用生理盐水冲洗胃管,每次不得超过20 ml,并相应抽出;② 冲洗时避免压力过大或冲洗液过多,以免引起吻合口出血;③ 注意胃液颜色、性质及量,详细记录,如有鲜红色血性液体流出应及时报告医生;④ 胃管要固定好,注意有无脱落或侧孔吸住胃壁,及时纠正以免影响减压效果;⑤ 禁食期间注意口腔护理。

（6）术后饮食:术后禁食,给予全胃肠外营养。停止胃肠减压后,可少量饮水,术后3日可进流质饮食,再逐渐过渡至半流质、普通饮食。

（7）术后并发症护理:吻合口出血、十二指肠残端瘘、吻合口梗阻、倾倒综合征等并发症的预防及处理见"胃、十二指肠溃疡外科治疗病人的护理"一节。

【健康指导】

（1）做好心理疏导,鼓励病人保持良好的心态,增强治病的信心。

（2）帮助病人改进饮食习惯和方式。要按时进食,避免进食粗糙食物;少吃或不吃盐腌食品;少吃烟熏、油炸和烘烤食物;多吃新鲜的蔬菜和水果;避免暴饮暴食;食物不能过烫,进食不宜过快;进食时情绪愉快;不饮烈酒,不抽烟。

（3）向病人解释定期化疗的必要性和化疗药物的不良反应,定期复查。告知病人如有不适,及时就诊。

思 考 题

一、名词解释

1. 倾倒综合征　2. 残胃癌　3. 早期胃癌

二、填空题

1. 胃、十二指肠溃疡重要的致病因素是_____、_____与_____。
2. 外科治疗胃、十二指肠溃疡的目的是_____、_____与_____。
3. 胃十二指肠外科手术后 24 h 内胃管引流液一般不超过_____ml。
4. 胃癌伴有幽门梗阻者,术前_____日,每晚用_____洗胃。
5. 胃、十二指肠溃疡术后常见的并发症有_____、_____、_____、_____、_____。

三、单选题

1. 至今被认为是胃、十二指肠溃疡发病的主要原因是(　　)。

A. 胃酸分泌过多　　　　　B. 遗传　　　　　C. 胃黏膜屏障受损

D. 幽门螺杆菌(HP)感染　　E. 精神因素

2. 十二指肠溃疡好发于(　　)。

A. 球部　　B. 降部　　C. 水平部　　D. 升部　　E. 全程

3. 关于十二指肠溃疡腹痛的性质,下列描述错误的是(　　)。

A. 疼痛位于上腹正中或偏右

B. 空腹痛及夜间痛

C. 多在餐后 2~3 h 出现,持续至下次进餐

D. 抗酸治疗后常易复发

E. 有周期发作的特点

4. 以下不是胃、十二指肠溃疡外科治疗适应证的是(　　)。

A. 溃疡病急性穿孔

B. 并发幽门梗阻,严重影响进食及营养者

C. 溃疡病有恶变的可疑者

D. 直径小于 5 mm 的溃疡或低位溃疡

E. 溃疡急性大出血

5. 诊断早期胃癌有效的辅助检查是(　　)。

A. X 线钡餐检查　　　B. 纤维胃镜　　　C. 腹部超声

D. 螺旋 CT　　　　　E. 胃液检查

6. 关于急性胃穿孔病人的护理,以下护理不当的是(　　)。

A. 平卧位

B. 禁食

C. 持续胃肠减压

D. 全身使用抗生素

E. 严密观察病情变化,经非手术治疗 6~8 h 不见好转,立即转行手术治疗

四、简答题

1. 胃、十二指肠溃疡胃大部切除的理论依据是什么？

2. 十二指肠溃疡病人迷走神经切断的理论依据是什么？

3. 胃、十二指肠溃疡手术后的术后并发症有哪些？

五、护理病例

病人，男性，55岁，反复上腹部疼痛12年，呕吐3天入院。疼痛好发于夜间，有黑便史两次，曾在外院诊断为"十二指肠溃疡"。药物治疗效果欠佳，症状逐年加重。入院前4天的夜间无明显诱因出现上腹部胀痛不适，进食后加重，次日下午出现呕吐，呕吐物量大为宿食，近3天来每天下午出现呕吐。请回答：

1. 该病人的护理评估、护理问题是什么？

2. 术前主要的护理措施有哪些？

3. 如何进行健康指导？

（朱珍玲　张婉君）

第二十一章　肠疾病病人的护理

【知识要点】

1. 概念　结肠充气试验、肠梗阻、肠扭转、肠套叠、肠堵塞、大肠癌。
2. 掌握急性阑尾炎的临床表现、治疗原则、护理诊断和护理措施。
3. 掌握肠梗阻的分类；叙述肠梗阻的病理要点、临床表现和治疗原则；叙述肠梗阻的护理评估，提出护理诊断及相应护理措施。
4. 了解几种常见肠梗阻的临床特点和治疗原则。
5. 了解结肠癌和直肠癌的临床表现特点及早期诊断方法。
6. 掌握大肠癌的护理评估、相应护理措施，并做好健康指导。

第一节　概　　述

【小肠与阑尾解剖】　小肠分十二指肠、空肠和回肠三部分，始于幽门，下接盲肠。十二指肠呈 C 形，长约 25 cm，位置深且固定，其与空肠的分界标志为十二指肠空肠悬韧带；小肠的上 2/5 为空肠，小肠的下 3/5 为回肠，空、回肠通过扇形的小肠系膜固定于腹后壁，活动性大，可能发生肠扭转。小肠肠壁的组织结构由内向外包括黏膜、黏膜下层、肌层（环形和纵形）和浆膜。

空肠和回肠血液供应来自肠系膜上动脉，小肠静脉汇集于肠系膜上静脉，与脾静脉汇合成门静脉干。

空肠黏膜下有散在性孤立淋巴小结，至回肠则有许多淋巴集结，小肠淋巴管起源于小肠绒毛中央的乳糜管，淋巴液汇流于肠系膜根部的淋巴结，再经肠系膜上动脉周围淋巴结，腹主动脉前的腹腔淋巴结而至乳糜池。

小肠的神经包括交感神经和副交感神经两种。交感神经兴奋时，抑制肠蠕动和肠腺分泌，肠血管收缩；副交感神经兴奋时，促进肠蠕动和肠腺分泌。

阑尾为一管状器官，位于右髂窝部，远端为盲端，近端开口于盲肠，位于回盲瓣下方 2 ~ 3 cm 处。外形呈蚯蚓状，长为 5 ~ 10 cm，直径 0.5 ~ 0.7 cm。其体表投影约在脐与右髂前上棘连线中外 1/3 交界处，称为麦氏（McBurney）点，是选择阑尾手术切口的标记点。阑尾的基底部与盲肠关系恒定，因此阑尾的位置也随盲肠的位置而变化。阑尾的位置可以其基底部为中心，阑尾尖端可指向不同方向，此点决定了病人临床症状及压痛部位的不同。

阑尾系膜为两层腹膜包绕阑尾形成的一个三角形皱襞，内含血管、淋巴管和神经。阑尾系膜短于阑尾，因此阑尾蜷曲。

阑尾的血液供应来源于阑尾动脉,系回结肠动脉的分支,是一支无侧支的终末动脉,当血运障碍时,易导致阑尾坏死。阑尾静脉与阑尾动脉伴行,最终回流入门静脉。当阑尾炎症时,菌栓脱落可引起门静脉炎和细菌性肝脓肿。

阑尾的组织结构与结肠相似,阑尾黏膜由结肠上皮构成。黏膜上皮细胞能分泌少量黏液。黏膜和黏膜下层中含有丰富的淋巴组织。阑尾的淋巴管与系膜内的血管伴行,引流到回结肠淋巴结。

阑尾的神经有交感神经纤维经腹腔丛内脏小神经传入,由于其传入的脊髓节段在第10、11胸节,所以当急性阑尾炎发病开始时,常表现为脐周的牵涉痛,属内脏性疼痛。

【小肠与阑尾生理】 小肠是消化食物和吸收营养的主要部位。小肠蠕动推动食糜向下运行。如运动功能障碍则引起肠梗阻。小肠黏膜分泌含有多种酶的碱性肠液,使食物在小肠消化和吸收。除食物外,水、电解质、各种维生素以及胃肠分泌液和脱落的胃肠道上皮细胞在内的大量内源性物质(多达 8L),由小肠黏膜吸收。因此,如果发生肠梗阻、肠瘘则吸收严重受损,导致体液失衡。小肠还分泌多种胃肠激素调节各种消化液的分泌及排出。肠淋巴组织可产生以抗体介导为主的免疫防御反应,以 IgA 为主。

阑尾是一个淋巴器官,参与 B 淋巴细胞的产生和成熟。具有一定的免疫功能。60 岁以后完全消失,故切除成人的阑尾,无损于人体的免疫功能。

第二节　急性阑尾炎病人的护理

一、概述

【病因】

1. **阑尾管腔的阻塞**　阑尾的管腔狭小而细长,系膜短,使阑尾蜷曲,管腔发生阻塞是急性阑尾炎最常见的病因。阻塞阑尾管腔的有粪石、异物、炎性狭窄、蛔虫、肿瘤等。

2. **细菌入侵**　阑尾腔内存在大量细菌,主要为大肠埃希菌、肠球菌等。阑尾管腔发生阻塞后,细菌繁殖,分泌内毒素和外毒素,损伤黏膜上皮,形成溃疡,细菌经溃疡面进入阑尾肌层引起急性炎症。

3. **胃肠道疾病的影响**　如急性肠炎、血吸虫病可引起胃和肠道功能紊乱,均可反射性引起阑尾环形肌和阑尾动脉的痉挛性收缩,血液循环发生障碍,引起炎症。

【病理】　急性阑尾炎根据病理严重程度,可分为单纯性阑尾炎、化脓性阑尾炎、急性穿孔(坏疽性)和阑尾周围脓肿四种病理类型。

1. **急性单纯性阑尾炎**　阑尾轻度肿胀,浆膜充血,附有少量纤维蛋白性渗出。阑尾黏膜可能有小溃疡和出血点,腹腔内少量炎性渗出。阑尾周围脏器和组织炎症尚不明显。

2. **急性化脓性(蜂窝组织炎性)阑尾炎**　阑尾显著肿胀、增粗,浆膜高度充血,表面覆盖有脓性渗出。阑尾黏膜面溃疡和坏死,腔内积脓,壁内也有小脓肿形成。腹腔内有脓性渗出物。

3. **急性穿孔性(坏疽性)阑尾炎**　阑尾壁的全部或一部分全层坏死,浆膜呈暗红色或黑紫色,局部可能已穿孔。穿孔的部位大多在血运较差的远端部分,也可在粪石直接压迫的局部,穿孔后或形成阑尾周围脓肿,或并发弥漫性腹膜炎。此时,阑尾黏膜大部分已溃烂,腔内脓液呈血性。

4. 阑尾周围脓肿　急性阑尾炎化脓、坏疽或穿孔时,大网膜可移至右下腹部,将阑尾包裹并形成粘连,即形成炎性肿块或阑尾周围脓肿。

急性阑尾炎的转归取决于机体抵抗力及治疗情况,可有三种转归:① 炎症消退:部分单纯性阑尾炎经及时药物治疗后炎症消退,无解剖学上的改变。但化脓性阑尾炎经药物治疗后,即使炎症消退,也可遗留阑尾管腔狭窄、管壁增厚、阑尾粘连扭曲,使炎症易复发。② 炎症局限:部分化脓、坏疽或穿孔性阑尾炎被大网膜包裹粘连后,炎症局限,形成阑尾周围脓肿。经药物治疗后,炎症可逐渐被吸收。③ 炎症扩散:阑尾炎症较重,发展快,未及时药物治疗或手术切除,可发展为弥漫性腹膜炎、化脓性门静脉炎或感染性休克。

【临床表现】

1. 腹痛　典型的临床表现为转移性右下腹痛。腹痛开始的部位多在上腹部、剑突下或脐周围,经数分钟左右,腹痛部位逐渐下移,最后固定于右下腹部。腹痛多数以突发性和持续性开始,少数可能以阵发性腹痛开始,而后逐渐加重。若病情发展快,腹痛一开始即可局限于右下腹,而无转移性右下腹痛病史。若持续性剧痛范围扩大,波及腹大部或全部,是阑尾坏死或穿孔并发腹膜炎的表现。

2. 胃肠道症状　病人可有恶心、呕吐,食欲下降,常很早发生。开始为反射性的,程度不重,后因弥漫性腹膜炎导致麻痹性肠梗阻而症状加重。部分病人可有便秘、腹泻等胃肠功能紊乱症状,多不严重。当出现盆腔脓肿时,可有大便次数增多、里急后重、黏液便等直肠刺激症状。恶心、呕吐最为常见,早期呕吐多为反射性,常发生在腹痛的高峰期,呕吐物为食物残渣和胃液,晚期呕吐则与腹膜炎有关。

3. 全身反应　早期有乏力、胃脘部或脐周不适;炎症发展,可出现脉速、发热等,体温多在38℃以下。阑尾穿孔形成腹膜炎者,出现寒战、体温明显升高,体温可达40℃以上。若发生门静脉炎则可出现寒战、高热和轻度黄疸。

4. 腹部体征

（1）右下腹固定压痛:是急性阑尾炎的重要体征。压痛点通常位于麦克伯尼点(图 21-1),也可随阑尾的解剖位置变异而改变,但始终固定在一个位置,压痛程度与病变程度相关。当阑尾炎症波及周围组织时,压痛范围也相应扩大,但仍以阑尾所在部位的压痛最明显。

（2）腹膜刺激征:包括腹肌紧张、反跳痛和肠鸣音减弱或消失等,是壁腹膜受到炎症刺激的一种防御性反应,常表示阑尾炎症加重,有渗出、化脓、坏疽或穿孔等病理改变。但小儿、老人、孕妇、肥胖、虚弱者或盲肠后位阑尾炎时,腹膜刺激征不明显。

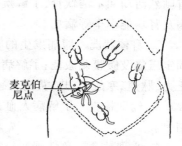

麦克伯尼点

图 21-1　麦克伯尼点

（3）结肠充气试验:病人仰卧位,检查者一手压住左下腹降结肠部,另一手反复压迫近侧结肠部,结肠积气可传至盲肠和阑尾部位,若出现右下腹疼痛,为结肠充气试验阳性(图 21-2)。

（4）腰大肌试验:病人左侧卧位,将右下肢向后过伸,出现右下腹疼痛者为阳性。提示阑尾位置较深或盲肠后位靠近腰大肌处,或炎症已波及腰大肌。

（5）闭孔内肌试验：病人仰卧位,右髋及右膝均屈曲90°,将右股向内旋转,引起下腹疼痛者为阳性。提示阑尾位置较低,靠近闭孔肌。

（6）直肠指诊：盆腔阑尾炎症时,早期即直肠前壁有触痛,若盆腔形成炎性肿块或积脓时,触痛更明显,可扪及肿块或有波动感。

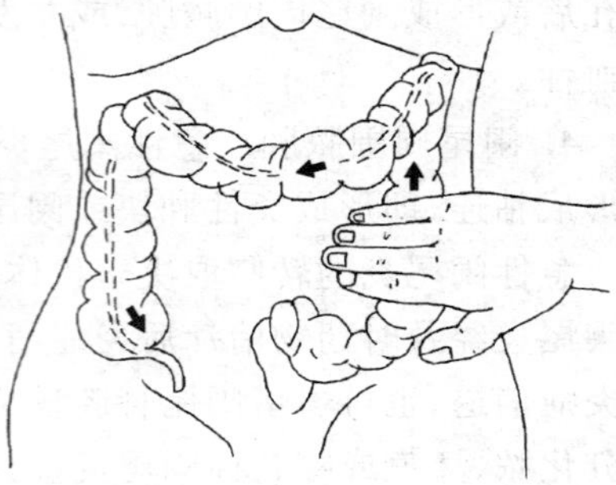

图 21-2　结肠充气试验

【辅助检查】

1. 实验室检查　血白细胞总数及中性粒细胞计数升高。尿常规多数病人正常,但当发炎的阑尾直接刺激到输尿管和膀胱时,尿中可出现少量的红细胞和白细胞。

2. 影像学检查　B超可进行诊断和鉴别其他疾病。阑尾穿孔、腹膜炎时,腹部 X 线平片可见盲肠扩张和气液平面。

【治疗原则】

1. 化脓性、穿孔性阑尾炎　原则上应立即实施急诊手术,切除病理性阑尾,术后应积极抗感染,预防并发症。

2. 急性单纯性阑尾炎　条件允许时可先行中西医相结合的非手术治疗,但必须仔细观察,如病情有发展应及时转手术治疗。经保守治疗后,可能遗留有阑尾腔的狭窄,且再次急性发作的机会很大。

3. 发病已数日且合并炎性肿块的阑尾炎　可暂行保守治疗,促进炎症的尽快吸收,待肿块消失 3 个月以后,再行阑尾切除术。如脓肿增大、体温升高,应行切开引流术。

二、护理

【护理评估】

1. 健康史　询问病人既往病史,如有无急性肠炎、慢性炎性肠病、蛔虫病等;发病前是否有剧烈活动和不洁饮食,了解疾病发生的诱因。对老年病人,应了解是否有心血管疾病、糖尿病及肾功能不全等病史。

2. 身体状况　腹痛发生的时间、部位、性质、程度及范围等,有无转移性右下腹痛、右下腹固定压痛及腹膜刺激征;了解病人的精神状态、饮食、活动及生命体征等改变。注意病人有无乏力、脉速、寒战、高热、黄疸及感染性休克等表现。

3. 辅助检查　了解病人血常规、尿常规、腹部 X 线、B 超等与手术耐受性相关的辅助检查结果。

4. 心理社会　急性阑尾炎常因突然发作,腹痛明显,且需急诊手术治疗,病人常因毫无心理准备而产生焦虑和恐惧。

5. 手术后评估

【护理问题】

1. 疼痛　与阑尾炎症、手术创伤有关。

2. 体温过高　与化脓性感染有关。

3. 体液不足　与发热、呕吐、禁食、禁饮有关。

4. 焦虑　与突然发病、环境改变和惧怕手术有关。

5. 潜在并发症　急性腹膜炎、感染性休克、腹腔脓肿、门静脉炎等。

6. 术后潜在并发症　内出血、切口感染、腹腔脓肿、粘连性肠梗阻、粪瘘。

7. 知识缺乏　缺乏疾病相关知识。

【护理目标】　疼痛减轻或疼痛缓解。体温基本正常。体液平衡。能有效预防并及时处理术后并发症。病人焦虑减轻或缓解。非手术治疗后的病人能说出预防方法。

【护理措施】

1. 非手术治疗的护理

（1）卧位与饮食：病人取半卧位，禁食水，以减少肠蠕动，有利于炎症局限。

（2）抗感染：静脉输注抗生素控制感染。

（3）严密观察病情：观察病人生命体征、精神状态、腹部体征以及血白细胞计数的变化。每 3～4 h 测量生命体征一次。若短时间内体温升高至 38.5℃ 以上，脉搏 100 次/min 以上，腹痛加重，或出现腹膜刺激征，说明病情加重。

（4）对症护理：如物理降温、止吐等。腹痛病人观察期间，禁止服止痛药物，以免掩盖腹部体征，影响观察。禁服泻药及灌肠，以免导致炎症扩散及阑尾穿孔。凡经非手术治疗短期内病情不见好转，或病情已发展为化脓性、坏疽性阑尾炎，应与医师联系，及时手术。阑尾周围脓肿非手术治疗期间，若脓肿范围逐渐扩大，全身中毒症状不断加重，应及时报告医师，考虑手术引流，以防脓肿破裂造成炎症扩散。便秘者可用开塞露。

（5）保健指导：经非手术治疗好转后，指导病人注意饮食卫生，避免腹部受凉，生活规律，劳逸结合等，避免形成慢性阑尾炎或防止慢性阑尾炎急性发作。阑尾周围脓肿出院时，嘱其 3 个月后再次住院行阑尾切除术。

2. 手术前护理

（1）心理护理

（2）严密观察病情变化：及时巡视，定时测量体温、脉搏、呼吸、血压。观察病人腹部体征及腹痛变化。观察的结果应及时准确地报告医师。

（3）避免增加肠内压力：观察期间，病人应禁食，补液、应用抗生素，禁服泻药及灌肠，以免导致炎症扩散及阑尾穿孔。

（4）对老年病人应做心、肺、肾功能的检查，余按腹部手术常规准备。

3. 术后护理

（1）卧位：病人回病房后，应按不同的麻醉方式安置体位。待血压平稳后，改为半卧位。以减少腹壁张力，减轻切口疼痛，有利于呼吸和引流，防止膈下感染。

（2）饮食：手术后禁食水，静脉补液，待胃肠功能恢复，肛门排气后，可进食流质，如无不适 1～2 日后改半流质，逐步过渡到普食。但一周内忌牛奶或豆制品，以免腹胀。

（3）抗感染补液：遵医嘱使用抗生素，并做好静脉输液的护理。

（4）早期活动：轻症病人术后当天即可起床活动，重症病人应在床上翻身、活动四肢，待病情稳定后，及早起床活动，以促进肠蠕动恢复，防止肠粘连发生，同时可增进血液循环，促进伤口愈合。

（5）严密观察病情：及时巡视，定时测量体温、脉搏、呼吸、血压。观察病人切口及腹部体征变化，保持切口敷料清洁干燥，发现异常及时通知医师。术后 3～5 日禁用强泻剂和刺激性强的肥皂水灌肠，以免增加肠蠕动，而使阑尾残端结扎线脱落或伤口裂开。老年病人术后注意保暖，经常拍背，帮助咳嗽，预防坠积性肺炎。

（6）切口和引流管的护理：术后 48～72 h，当引流量逐渐减少、颜色逐渐变淡至浆液性，病人体温及血象正常，可考虑拔管。

4. 术后并发症处理

（1）切口感染：是阑尾炎手术后最常见的并发症。多见于化脓性或穿孔性阑尾炎，为手术时污染伤口或腹腔引流不畅所致。表现为术后 3～5 日体温升高，切口局部胀痛或跳痛，切口周围皮肤红肿、压痛等。处理：先试穿刺抽脓液，或在波动处拆除缝线敞开伤口，排除脓液，放置引流，定期换药。一般于短期内可愈合。

（2）腹腔内出血：常发生在术后 24 h 较少见，但很严重。多因阑尾系膜的结扎线松脱而引起系膜血管出血所致。常发生于术后数分钟至数日内。临床表现为腹痛、腹胀，并伴有面色苍白、脉速、出冷汗、血压下降等失血性休克症状，处理：一旦发生出血，立即平卧、给氧、静脉输液、输血，必要时紧急手术止血。

（3）腹腔脓肿：多发生于化脓性或坏疽性阑尾炎术后，由于腹腔残余感染或阑尾残端处理不当所致。常发生于术后 5～7 日，病人表现为体温持续升高或下降后又上升，有腹痛、腹胀、腹部肿块，腹肌紧张及腹部压痛，也可表现为直肠子宫膀胱刺激症状及全身中毒症状。处理：采取半坐位，使脓液流入盆腔，减少中毒反应。同时使用抗生素，未见好转者，应及时行手术切开引流。

（4）粘连性肠梗阻：常为慢性不完全性肠梗阻，可有阵发性腹痛、呕吐、肠鸣音亢进等表现。与局部炎性渗出、手术损伤和术后长期卧床等因素有关。一般经非手术治疗可痊愈，完全性肠梗阻者应手术治疗。

（5）粪瘘：多因阑尾残端结扎线脱落或术中损伤所致。感染较局限，病人表现为持续性低热、腹痛、切口不能愈合且有粪水不断地从肠腔流至腹腔或腹壁外。应及时更换伤口敷料，要加强切口周围皮肤的护理，在切口处涂氧化锌软膏，防止皮肤糜烂。形成感染时一般局限在盲肠周围，无弥漫性腹膜炎的危险，体温不很高，营养缺失亦不严重，应用抗生素、加强营养、局部引流治疗等非手术治疗后大多能治愈，如长期不能愈合，则需手术修补。

（6）阑尾残株炎：阑尾切除时若残端保留过长超过 1 cm 术后残株易复发炎症，仍表现为阑尾炎的症状。可采用 X 线钡剂检查，以明确诊断。症状严重时，须手术切除阑尾残株。

【健康指导】

（1）对非手术治疗的病人，应向其解释禁食的目的，教会病人自我观察腹部症状和体征变化的方法。

（2）指导病人术后饮食，鼓励病人摄入营养丰富齐全的食物，以利于伤口愈合；饮食种类及量应循序渐进，避免暴饮暴食；注意饮食卫生，避免进食不洁食物。

（3）介绍术后早期活动的意义，鼓励病人尽早下床活动，促进肠蠕动恢复，防止术后肠粘连。

（4）病人出院后,若出现腹痛、腹胀等不适,应及时就诊。

第三节 肠梗阻病人的护理

一、概述

任何原因引起肠内容物正常运行或顺利通过肠道发生障碍,即成为肠梗阻。肠梗阻为常见急腹症,可因多种因素引起。起病初,梗阻肠段先有解剖和功能性改变,继之发生体液和电解质的丢失,肠壁血液循环障碍、肠壁坏死和继发感染,如不能及时诊断、积极治疗,最后可致毒血症、休克、甚至死亡。

【分类】

1. 按照肠梗阻发生的原因分类

（1）机械性肠梗阻:最常见,是指各种原因引起肠腔变窄、肠内容物通过障碍。原因包括:① 肠腔堵塞:如寄生虫、粪块、结石、异物等;② 肠管受压:如粘连带压迫、肠扭转、嵌顿疝或肿瘤压迫等;③ 肠壁病变:如先天性肠道闭锁、狭窄、肿瘤等。

（2）动力性肠梗阻:较少见,肠壁本身无病变。其梗阻原因是由于神经反射或毒素刺激引起肠壁肌肉功能紊乱,使肠蠕动丧失或肠管痉挛,以致肠内容物不能正常运行。可分为麻痹性肠梗阻与痉挛性肠梗阻两类。麻痹性肠梗阻是肠管丧失蠕动功能,导致肠内容物停止运行。常见于急性弥漫性腹膜炎、腹部大手术、腹膜后血肿或感染等。痉挛性肠梗阻较少见,是由于肠壁肌肉异常收缩所致。可见于急性肠炎或慢性铅中毒。

（3）血运性肠梗阻:较少见,由于血液循环受阻引起,例如,肠系膜上动脉或静脉出现栓塞或血栓形成,使肠管缺血、坏死而发生肠麻痹,肠内容物不能通过。

2. 按照肠壁血供有无障碍分类

（1）单纯性肠梗阻:只是肠内容物通过受阻,而无肠壁血运障碍。

（2）绞窄性肠梗阻:梗阻并伴有肠壁血运障碍者。

肠梗阻还可按梗阻部位分为高位肠梗阻(空肠上段)和低位肠梗阻(回肠末端和结肠);按梗阻程度分为完全性肠梗阻和不完全性肠梗阻;按梗阻发展缓急分为急性肠梗阻和慢性肠梗阻;如一段肠袢两端受阻,称为闭袢性肠梗阻。上述肠梗阻的类型并非固定不变,随着病情的发展,某些类型的肠梗阻在一定条件下可以相互转换。

【病理生理】

1. 局部变化 机械性肠梗阻发生后,梗阻以上肠蠕动增强,以克服肠内容物通过障碍。另一方面,肠腔内因气体和液体的积贮而膨胀。肠梗阻部位愈低,时间愈长,肠膨胀愈明显。梗阻以下肠管则塌陷、空虚或仅存积少量粪便。扩张肠管和塌陷肠管交界处即为梗阻所在。急性完全性梗阻时,肠管迅速膨胀,肠壁变薄,肠腔压力不断升高,肠壁血管受压,肠壁血运障碍。最初主要表现为静脉回流受阻,肠壁充血、水肿,呈暗红色;继而出现动脉血运受阻,血栓形成,肠壁失去活力,肠管变成紫黑色。加之肠壁变薄、缺血和通透性增加,肠内容物和大量细菌渗入腹腔,引起腹膜炎。最后,肠管可因缺血坏死而溃破穿孔。

2. 全身变化

（1）水、电解质和酸碱失衡：肠梗阻时，吸收功能障碍，胃肠道分泌的液体不能被吸收返回全身循环而积存在肠腔，同时肠壁继续有液体向肠腔内渗出。高位肠梗阻出现的大量呕吐更易出现脱水，同时丢失大量的胃酸和氯离子，故有代谢性碱中毒；低位小肠梗阻丢失大量的碱性消化液，加之组织灌注不良，酸性代谢产物剧增，可引起严重的代谢性酸中毒。

（2）感染和中毒：肠梗阻特别是低位性肠梗阻时，在梗阻以上的肠腔内细菌数量显著增加，细菌繁殖产生大量毒素。同时肠壁通透性增加，细菌和毒素可以透过肠壁引起腹腔内感染，并经腹膜吸收引起全身性中毒。

（3）休克：严重的缺水、血液浓缩、血容量减少、电解质紊乱、酸碱平衡失调、细菌感染、中毒等，均可引起休克。当肠坏死、穿孔，发生腹膜炎时，全身中毒尤为严重。最后可引起严重的低血容量性休克和中毒性休克。

（4）呼吸和循环功能障碍：肠膨胀时腹压增高，横膈上升，影响肺内气体交换；腹痛和腹胀可使腹式呼吸减弱；腹压增高和血容量不足可使下腔静脉回流量减少，心输出量减少。最终导致呼吸循环衰竭直至死亡。

【临床表现】

1. 症状

（1）腹痛：单纯性机械性肠梗阻一般为阵发性剧烈绞痛，由于梗阻以上部位的肠管强烈蠕动所致。多位于腹中部。常突然发作。逐步加剧至高峰，持续数分钟后缓解。间隙期可以完全无痛，但过一段时间后可以再发。绞痛的程度和间隙期的长短则视梗阻部位的高低和病情的缓急而异。若腹痛为持续性腹痛伴有阵发性加重，疼痛也较剧烈，应考虑可能发生绞窄性肠梗阻。麻痹性肠梗阻时，腹痛多不明显，为持续性胀痛。

（2）呕吐：早期为反射性的。根据梗阻部位不同，呕吐出现的时间和性质各异。高位肠梗阻时，呕吐出现早且频繁，呕吐物为胃液、十二指肠液和胆汁；低位肠梗阻呕吐出现较晚，呕吐物常为带臭味的粪汁样物。若呕吐物为血性或棕褐色液体，常提示肠管有血运障碍。麻痹性肠梗阻时的呕吐物呈溢出性。

（3）腹胀：腹胀一般在梗阻发生一段时间以后开始出现。腹胀程度与梗阻部位有关，高位小肠梗阻时腹胀不明显，低位梗阻则表现为全腹膨胀，常伴有肠型。麻痹性肠梗阻时全腹膨胀显著，但不伴有肠型。闭袢型肠梗阻可以出现局部膨胀，叩诊鼓音。

（4）排便排气停止：在完全性梗阻发生后排便排气即停止。在早期由于肠蠕动增加，梗阻以下部位残留的气体和粪便仍可排出，所以早期少量的排气排便不能排除肠梗阻的诊断。在某些绞窄性肠梗阻如肠套叠、肠系膜血管栓塞或血栓形成，可自肛门排出血性液体或果酱样便。

2. 体征

（1）腹部体征

1）视诊：单纯性机械性肠梗阻常可见腹胀、肠型和异常蠕动波；肠扭转等闭袢性肠梗阻的腹胀多不对称；麻痹性肠梗阻则呈均匀性全腹胀。

2）触诊：单纯性肠梗阻可有轻度压痛但无腹膜刺激征，绞窄性肠梗阻时可有固定压痛和腹膜刺激征。

3）叩诊:绞窄性肠梗阻时腹腔有渗液,可有移动性浊音。

4）听诊:机械性肠梗阻时,可闻及气过水泡音或金属音、肠鸣音亢进。麻痹性肠梗阻则肠鸣音减弱或消失。

（2）全身体征:单纯性肠梗阻早期多无明显全身改变,晚期可有唇干舌燥、眼窝凹陷、皮肤弹性差、尿少等脱水体征。严重脱水或绞窄性肠梗阻时,可出现脉搏细速、血压下降、面色苍白、四肢发凉等中毒和休克征象,严重出现 MSOF。

【辅助检查】

1. 实验室检查　肠梗阻由于失水、血液浓缩,白细胞计数,血红蛋白、血细胞比容均有增高,尿相对密度也增高,晚期由于出现代谢性酸中毒,血 pH 及二氧化碳结合力下降,严重呕吐出现低钾。

2. X 线检查　在梗阻发生 4~6 日后即可出现变化,可见到有充气的小肠肠袢,而结肠内气体减少或消失。空肠黏膜的环状皱襞在空肠充气时呈"鱼肋骨刺"样。较晚期时小肠肠袢内有多个液面出现,典型的呈阶梯状。绞窄性肠梗阻可见孤立、突出胀大或有假叶征阴影的肠袢,且不受体位、时间的影响(图 21-3)。

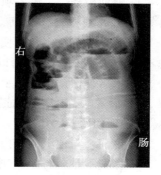

图 21-3　急性肠梗阻 X 线片(立位)

【治疗原则】　肠梗阻的治疗原则是解除梗阻和纠正因梗阻所引起的全身生理紊乱。不论是否采取手术治疗,首先应给予基础疗法以纠正梗阻带来的全身性生理紊乱,改善病人状况,同时为手术创造条件。

1. 非手术治疗也称为基础治疗　适用于单纯性粘连性肠梗阻、麻痹性肠梗阻、蛔虫或粪块堵塞引起肠梗阻以及肠套叠早期。

（1）胃肠减压:是治疗肠梗阻的主要方法之一,通过胃肠减压,吸出胃肠道内的气体和液体,可减轻腹胀,降低肠腔内压力,改善肠壁的血液循环,减少肠腔内的细菌和毒素,促使肠腔恢复通畅,有利于改善局部病变及全身状况。

（2）纠正水、电解质及酸碱平衡失调:不论采用非手术治疗或手术治疗,纠正水电解质紊乱及酸碱失衡均为极重要的措施。输液的量和种类根据呕吐及脱水情况、尿量并结合血液浓缩程度、血清电解质和血气分析结果决定。肠梗阻已存在数日、高位肠梗阻及呕吐频繁者,需要补钾。必要时,输全血、血浆或血浆代用品,以补偿已丧失的血浆和血液。

（3）防治感染:应用抗生素防治细菌感染、减少毒素的产生。

（4）禁食水:恢复肠道,解除不适,严防病情加重。

（5）镇静、解痉:腹痛剧烈可给予镇静、解痉等对症治疗。

（6）密切观察病情:肠梗阻病人应密切观察病人的生命体征、腹部症状和全身情况。

2. 解除梗阻　可分手术治疗和非手术治疗两大类。

（1）非手术治疗:主要适用于单纯性粘连性不完全性肠梗阻,麻痹性或痉挛性肠梗阻。最重要的措施是基础治疗,还可采用中医中药辅助治疗。在采用非手术疗法的过程中,需严密观察病情变化,以免丧失手术时机而影响预后。

（2）手术治疗:各种类型的绞窄性肠梗阻、肿瘤及先天性肠道畸形引起的肠梗阻,以及非手术治疗无效的病人,适应手术治疗。手术方式有去除梗阻的原因、肠切除吻合术、肠短路吻合术、肠造口或肠外置术四种。

二、护理

【护理评估】

1. 健康史　评估时应注意询问腹部手术或外伤史,有无腹外疝、腹腔炎症、肿瘤病史,有无便秘习惯,既往腹痛史及本次发病的诱因等。

2. 身体状况　了解病人腹痛、腹胀、呕吐、排便排气停止症状,以及症状出现的时间及动态变化;观察呕吐物、肛门排出物、胃肠减压抽出液的性质和量;腹部体征的动态变化。有无腹膜刺激征;了解病人的神志、生命体征的变化;有无口唇干燥、眼窝内陷、皮肤弹性差、尿少等明显脱水征象;有无脉搏细弱、血压下降、面色苍白、四肢冰冷等中毒性休克的表现。

3. 辅助检查　了解各项检查结果,判断病人有无体液及酸碱平衡失调,如血常规生化和血气分析,X线检查、B超等。

4. 心理社会　多数肠梗阻病人是突然发病且病情严重,病人在异常痛苦中心情紧张,焦虑不安,盼望及时得到救治以解除病痛。

5. 术后评估　评估非手术疗法的效果,是否转为手术,采用何种麻醉、手术方式、手术过程、手术后效果,有无并发症和其他意外等。是否有复发或梗阻越来越重。

【护理问题】

1. 疼痛　与梗阻的肠内容物不能运行或通过障碍,肠蠕动增强有关。
2. 体液不足　与禁食、呕吐造成血容量不足有关。
3. 有感染的危险　与肠管过度膨胀、缺血、坏死有关。
4. 舒适的改变　腹胀、呕吐,与肠梗阻致肠腔积液、积气有关。
5. 潜在并发症　肠坏死、腹膜炎、中毒性休克、切口裂开。
6. 知识缺乏　缺乏肠梗阻护理及预后知识。

【护理目标】　病人疼痛减轻。维持病人体液和酸碱平衡。不发生感染或感染及时被控制。避免发生并发症。病人能说出术后活动的意义及饮食的注意要点。

【护理措施】

1. 非手术治疗的护理

(1) 体位:取半卧位,有利于减轻腹部张力,减轻腹胀、改善呼吸和循环功能;休克病人应改成平卧位,并将头偏向一侧,防止误吸而导致窒息和吸入性肺炎。

(2) 饮食:肠梗阻者应禁食禁饮,待梗阻缓解,病人排气排便,腹痛腹胀消失后 12 h 方可进少量流食,但忌甜食和牛奶,以免引起肠胀气,48 h 后可试进半流食。

(3) 胃肠减压:妥善固定胃管,保持通畅,持续负压吸引。每日用滴管向插有胃管的鼻孔内滴入数滴液状石蜡,减少胃管对鼻孔的刺激。观察和记录颜色、性状及量,当出现血性引流液时,应考虑为绞窄性肠梗阻。

(4) 解痉、止痛:单纯性肠梗阻可应用阿托品类解痉药缓解疼痛,禁用吗啡类止痛药,以免掩盖病情而延误诊断。

(5) 静脉补液纠正水、电解质以及酸碱失衡:急性肠梗阻病人都有不同程度的体液失衡,严重者出现低血容量性休克,因此应在短时间内补液输血扩充血容量;严格遵医嘱正确补充液体,用 5% 的 $NaHCO_3$ 纠正代谢性酸中毒;当尿量大于 30 ml/h 需补充 KCl。记录 24 h 出、入液体量及性状,包括呕吐物、胃肠减压引流物、尿量及输入的液体等。

(6) 防治感染和中毒:遵医嘱应用抗生素,以减少毒素吸收,减轻中毒症状。对单纯性肠梗阻时间较长,特别是绞窄性肠梗阻以及手术治疗的病人应足量使用。

(7) 用药观察:观察用药后的效果和不良反应,非绞窄性肠梗阻可用抗胆碱类药物,禁用吗啡等止痛剂,以免延误病情。

(8) 呕吐的护理:呕吐时应坐起或头偏向一侧,并及时清除口腔内呕吐物,防止发生误吸和窒息,观察记录呕吐物的量和性状,呕吐后给予漱口,定期进行口腔护理,保持口腔清洁。

(9) 病情观察:严密观察病情变化,及时发现绞窄性肠梗阻的征象。出现下列情况时应考虑到有绞窄性肠梗阻的可能,绞窄性肠梗阻的临床特征:① 起病急,腹痛发作急剧,起始即为持续性腹痛,或在阵发性加重之间仍有持续性腹痛。肠鸣音可不亢进;呕吐早、剧烈而频繁。② 腹胀不对称,腹部有局限性隆起或触及压痛性包块(胀大的肠袢)。③ 有明显的腹膜刺激征,体温上升,脉率增快,白细胞计数增高。④ 病情发展快,感染中毒症状重,休克出现早或难以纠正。⑤ 呕吐物、胃肠减压抽出液、肛门排出物为血性,或腹腔穿刺抽出血性液体。⑥ 移动性浊音或气腹征阳性。⑦ 经积极的非手术治疗,症状无明显改善。⑧ 腹部 X 线检查所见符合绞窄性肠梗阻的特点,此类病人病情危重,多处于休克状态,应在抗休克、抗感染的同时积极做好术前准备。

2. 手术治疗的护理

(1) 术前准备:除上述非手术护理措施外,按腹部外科常规术前准备。

(2) 术后护理

1) 卧位:回病房后根据麻醉方式给予适当的卧位。麻醉清醒后,血压、脉搏平稳给予半卧位。

2) 饮食:禁食水、胃肠减压,待肛门排气,拔出胃管后当日每 1 ~ 2 h 饮 20 ~ 30 ml 水,第 2 日喝米汤 50 ~ 80 ml,每 2 h 一次,每日 6 ~ 7 次;第 3 日改进流食(忌食甜食和牛奶、豆浆),每次 100 ~ 150 ml,以藕粉、蛋汤、肉汤为宜,每日 6 ~ 7 次;第 4 日增加稀粥;1 周后改半流食,加蛋羹、面片,每日 5 ~ 6 餐;2 周后可吃软食,忌生冷、油炸及刺激性食物,每日 5 ~ 6 餐,直至完全恢复。

3) 活动:鼓励病人早期活动,以利于肠功能恢复,防止肠粘连。

4) 抗炎补液防治感染、加强营养:遵医嘱应用抗生素,补充水电解质和纠正酸碱平衡,加强营养。

5) 胃肠减压:待胃肠功能恢复,如肠鸣音恢复,肛门排气,腹不胀,可拔出胃管。

6) 病情观察:观察生命体征、伤口敷料及引流情况,及时发现术后并发症。若出现腹部胀痛、持续发热、白细胞计数增高,腹壁切口出现红肿,或腹腔引流管周围流出较多的带有粪臭味的液体时,应警惕腹腔内或切口感染及肠瘘的可能,肠瘘多在术后 1 周发生,应及时报告医师。

【健康指导】

(1) 注意饮食卫生,不食不洁净的食物,不暴饮暴食,多吃易消化的食物,进食后不做剧烈运动。

（2）保持大便通畅：老年及肠功能不全者，有便秘现象应及时给予缓泻剂，必要时灌肠，促进排便。

（3）有腹痛等不适，及时来医院就诊。

第四节　大肠癌病人的护理

源自大肠黏膜上皮的恶性肿瘤称为大肠癌。大肠癌包括结肠癌、直肠癌。发生在齿状线至直肠与乙状结肠交界处之间的癌称直肠癌，发生在升结肠、横结肠、降结肠和乙状结肠的癌称结肠癌。

一、结肠癌

【病因】

1. 饮食因素　长期进食高脂肪、低纤维、动物蛋白与低渣食物，一方面，促使胆汁分泌过多，经代谢后的胆酸、胆盐在肠道内被厌氧菌分解为不饱和的多环烃、甲基胆蒽等致癌物质；另一方面，高营养而少消化残渣的食物不利于排便，食物在肠管内停留的时间过长，从而可以使食物中的致癌物质长时间的刺激肠黏膜。

2. 遗传因素　约 1/4 的病人有癌肿家族史，目前家族性肠息肉病变，是已被公认的癌前病变。

3. 癌前病变　结肠腺瘤、慢性溃疡性结肠炎、结肠血吸虫病肉芽肿等与结肠癌的发病也有着密切的关系。

【病理】　结肠癌的基本病理形态是形成肿块、溃疡和浸润，每一病理标本往往同时存在这三种改变，但常以某种形态改变为主。肉眼所见结肠癌可分为三型（图 21-4）。

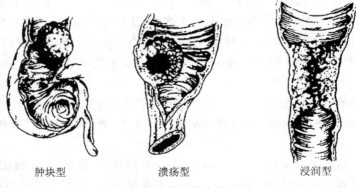

肿块型　　　　　溃疡型　　　　　浸润型

图 21-4　结肠癌肉眼分型

1. 肿块型　癌瘤呈菜花状或结节状向腔内生长，表面不光滑，浸润浅且局限，较晚发生向深层组织侵袭和转移，预后较好。此型多发生在右半结肠。

2. 浸润型　肿瘤生长主要沿肠壁浸润，使肠腔狭窄，变成细管状，容易发生肠梗阻。因范围广、转移早而预后差。此型多发生在左半结肠。

3. 溃疡型 此型最多见。肿瘤生长如扁平碟状,少数突入肠腔,以后其中央迅速破溃,形成不规则巨大溃疡;溃疡边缘隆起。由于浸润显著,可累及肠壁全周,易出血、感染和坏死,转移早,预后较差。

组织学上,大多数结肠癌都是腺癌,其次是黏液腺癌和未分化癌。结肠癌的转移途径有直接蔓延、淋巴转移、血行转移,浸润与直接种植。远处转移的主要器官是肝脏,其次为肺、骨等。

【转移途径】

1. 直接浸润 结肠癌穿透肠壁后可浸润邻近器官,如乙状结肠癌肿常侵犯膀胱、子宫、输尿管,横结肠癌肿常侵犯胃壁,甚至形成内瘘。

2. 淋巴转移 这是结肠癌转移的主要途径。常先累及邻近病变部位的淋巴结,再至所属的动脉旁淋巴结,以后可经肠系膜上下动脉根部淋巴至腹主动脉旁的淋巴结并向上转移;晚期病人可出现左锁骨上淋巴结转移。

3. 血行转移 不多见,晚期病人癌细胞常经血液循环转移至肝脏和肺,少数病人可转移至脑或骨骼。

4. 种植转移 癌肿穿透肠壁后,癌细胞可脱落、种植在腹膜或其他器官上。

【分期】 根据癌肿的范围进行分期,目前采用 Dukes 分期法。

A 期 癌肿局限于肠壁内,未超过浆膜层。

B 期 癌肿穿透肠壁或侵及肠壁外组织、器官,无淋巴结转移。

C 期 癌肿穿透肠壁或侵及肠壁任何一层,但有淋巴结转移。

D 期 癌肿已侵犯邻近器官且有远处转移。

【临床表现】 结肠癌早期症状不明显,易被忽视,至中晚期可出现下列症状和体征。

(1)排便习惯及粪便性状的改变:是结肠癌最早出现的症状,由于肿瘤坏死形成溃疡或继发感染所致。多表现为排便次数增多,腹泻、便秘交替出现,粪便带血、脓或黏液。

(2)腹痛:也是早期症状之一,常为定位不确切的持续性隐痛,或仅为腹部不适、饱胀感。出现肠梗阻时腹痛加剧或为阵发性绞痛。

(3)腹部包块:肿瘤较大时,可触及包块,肿块形状不规则,质硬,表面不平,压之轻痛。若为乙状结肠癌或横结肠癌,可予一定活动度。

(4)肠梗阻症状:一般属结肠癌的晚期症状,主要表现为腹胀和便秘,腹部胀痛或阵发性绞痛。当发生完全性梗阻时,症状加剧。

(5)全身症状:由于慢性缺血、癌肿溃烂、感染、毒素吸收等,病人可出现贫血、消瘦、乏力、低热等症状。晚期可出现肝大、黄疸、水肿、腹腔积液、锁骨上淋巴结肿大、恶病质等。

由于结肠癌的部位不同,临床表现也有区别。右半结肠与左半结肠相比,肠腔较大,肠内容物多为液体,一般不易发生肠梗阻,因此右半结肠癌以全身症状如贫血、消瘦、全身乏力及腹部肿块为主要表现。而左半结肠肠腔较小,肠内容物为半固体状,加之癌肿浸润,极易引起肠腔环行狭窄,因此左半结肠癌以肠梗阻、便秘、腹泻、便血等症状为主。

【辅助检查】

1. 大便隐血试验 结肠癌早期可能有少量出血,故隐血试验多阳性。可帮助及时发现早期病变。

2. 乙状结肠镜或纤维结肠镜检查　是诊断结肠癌最有效、可靠的方法。不仅可发现病变,还可了解病变的位置、大小及范围,并可作活组织病理检查。

3. 影像学检查　X线钡剂检查或气钡双重对比造影检查可明确癌肿的部位和范围;B超、CT检查可提示腹部肿块、腹腔内肿大淋巴结和有无肝内转移等。

4. 血清癌胚抗原测定　诊断特异性不高。但对判断病人预后、疗效和复发有一定作用。

5. 血常规、生化检查和酶学检查　有助于诊断和判断脏器功能。

【治疗原则】　手术切除仍然是目前的主要治疗方法,可辅以化疗、免疫治疗、中药以及其他支持治疗。

1. 根治术　手术切除包括原发病灶在内的较长肠断、相应的肠系膜和所属区域淋巴结,范围较广泛。因癌肿部位不同而手术方式不同(图21-5)。

（1）右半结肠切除术:适用于盲肠、升结肠及结肠肝曲部的癌肿。

（2）横结肠切除术:适用于横结肠癌肿。

（3）左半结肠切除术:适用于降结肠、结肠脾曲部癌肿。

（4）乙状结肠癌肿的根治切除:根据癌肿的具体部位,除切除乙状结肠外,或做降结肠切除或部分直肠切除。作结肠与结肠或结肠与直肠端端吻合。

2. 姑息手术　癌肿无法根治时,可做局部肠段切除术;肿瘤局部浸润广泛,或与周围组织、脏器固定不能切除或肠管已梗阻,可用肿瘤远侧与近侧的短路手术,也可作结肠造口术。

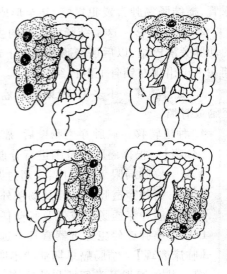

图21-5　各种部位结肠切除范围

3. 辅助治疗　化疗配合根治切除手术,可提高治疗效果,常用药物为5-氟尿嘧啶等。免疫治疗:诸如干扰素、白细胞介素、转移因子、肿瘤坏死因子等,不但可以提高病人的免疫能力,而且可以配合化疗的进行。

二、直肠癌

【病因】　病因尚未明确,可能和下列因素有关。

1. 饮食因素　长期进食高脂肪、低纤维、高蛋白食物,经代谢后产生致癌物质,如胆酸、胆盐增加,大便中厌氧菌增多,使致癌原和促致癌原形成;另一方面,饮食中纤维素含量减少,使粪便通过肠道速度减慢,致癌物质与肠黏膜接触时间延长,增加致癌作用。

2. 遗传因素　如家族性肠息肉、直肠腺瘤已被视为癌前病变。

3. 直肠的某些良性病变　如慢性炎症如溃疡性结肠炎、血吸虫病等使肠黏膜处于反复破损和修复状态而癌变。

【病理】　基本病理形态是形成肿块、溃疡和浸润,三种病理形态常同时存在,但常以某种形态改变为主。

1. 肿块型　又称菜花型。癌肿向肠腔突出,肿块增大时表面可产生溃疡,肿块向四周浸润较少,恶性程度较低。

2. 溃疡型　多见,占直肠癌的 50% 以上。肿瘤向肠壁深层生长并向四周浸润,边缘隆起外翻,底部为坏死组织,易致肠壁出血、感染、穿孔。分化程度低,转移较早。

3. 浸润型　少见,沿肠壁蔓延浸润,浸润范围较广,易引起肠腔狭窄。转移早,预后差。

组织学分型以腺癌最为多见,占 75%～85%,黏液腺癌次之,占 10%～20%,预后较差,其他还有未分化癌、鳞状细胞癌,未分化癌预后最差。

【转移途径】

1. 直接浸润　癌肿从黏膜下向肠管上下四周及肌层浸润,可侵入邻近脏器。如前列腺、膀胱、子宫、阴道等处。

2. 淋巴转移　是直肠癌主要的扩散途径。有三种转移方向,向上转移者为主要流向,可经直肠旁淋巴结、直肠上淋巴结、肠系膜下淋巴结,最后到达腹主动脉旁淋巴结。向下及两侧转移者较少见。

3. 血行转移　癌栓可沿门静脉进入肝脏,其次还可转移至肺、骨和肾等处。

病理分期同结肠癌。

【临床表现】　直肠癌早期可无症状,随着癌肿的逐渐增大,可出现一系列的症状。

1. 直肠刺激症状　癌肿刺激直肠产生频繁便意,致排便习惯改变、腹泻、里急后重、排便不尽、便前肛门下坠感等肠道刺激症状。

2. 肿瘤破溃感染症状　癌肿破溃时,大便表面带血及黏液。血便是直肠癌病人最常见的早期症状。感染严重时出现脓血便,大便次数增多。

3. 肠腔狭窄症状　癌肿突入肠壁使肠腔狭窄,使大便变形、变细,癌肿继续增大造成部分肠梗阻后,可出现腹胀、阵发性腹痛、肠鸣音亢进,排便困难。

4. 晚期症状　癌肿侵犯前列腺、膀胱,可发生尿频、尿痛;侵犯骶前神经则发生持续性剧烈疼痛。出现肝转移时有腹腔积液、肝大、黄疸、贫血、水肿等恶病质表现。

【辅助检查】

1. 大便潜血试验　是发现早期直肠癌的有效措施。应用此法对高危人群进行监测,可达到早期诊断的目的。

2. 直肠指检　是诊断直肠癌的主要方法。直肠癌大多在直肠中下段,约 75% 的直肠癌于直肠指检时能扪及肿瘤,并能了解癌肿的部位、大小、范围、活动度、与周围组织的关系、有无溃疡、有无肠腔狭窄等。

3. 内镜检查　直肠指检后应作直肠镜或乙状结肠镜检查,在直视下观察病变,同时采集病理标本,以明确诊断。

4. 影像学检查　X 线钡剂灌肠检查　为排除结肠、直肠多发性肿瘤,常规应行钡剂灌肠或气钡双重造影检查。B 超、CT 检查了解直肠癌的浸润深度及局部转移情况;了解直肠癌在盆腔内的扩散情况、肝内有无转移等。

5. 其他检查　血清癌胚抗原测定阳性率可达 60%,对评价治疗和预后有一定帮助。直肠下端癌肿较大时,女性病人应做阴道双合诊检查。男性病人有泌尿系统症状时,应做膀胱镜检查。

【治疗原则】

1. 手术治疗　分根治性和姑息性两种。

（1）根治性手术：手术应切除包括原发病灶在内的较长肠段，相应的肠系膜和所属区域淋巴结，范围较广泛，因癌肿部位不同而手术方式不同。

1）经腹会阴联合切除（miles 手术）：主要适用于腹膜返折以下的直肠癌。该方法切除范围大，治疗彻底，治愈率高，但手术损伤大，同时要做永久性人工肛门，术后终身要用人工肛门袋，部分病人难以接受（图 21-6）。

2）经腹低位切除和腹膜外一期吻合术，也称直肠癌前侧切除术（dixon 手术）：适用距肛缘 5 cm 以上的直肠癌，此手术的损伤性小，且能保留原有肛门，较为理想。

3）保留肛括约肌的直肠癌切除术：适用于距肛缘 7~11 cm 的早期直肠癌。

（2）姑息性手术：如癌肿局部浸润严重或转移广泛而无法根治时，为了解除梗阻和减少病人痛苦，可行姑息性切除，将有癌肿的肠段作有限的切除，缝闭直肠远切端，并取乙状结肠作造口。如不可能，则仅作乙状结肠造口术，尤其是在已伴有肠梗阻的病人。

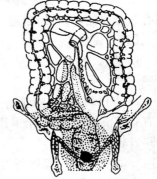

图 21-6　腹会阴联合手术
切除范围

2. 非手术治疗

（1）化学治疗：常用药物为 5-氟尿嘧啶等。

（2）放射治疗：放射治疗在直肠癌治疗中的地位已日益受到重视，术前放疗可控制原发病灶，控制淋巴结转移，提高切除率和减少局部复发，术后放疗适用于病理检查证实有淋巴结转移，癌肿已明显浸润至肠壁外，盆腔内残留无法切除的病灶。

（3）局部治疗：肿瘤局部冷冻、激光和烧灼治疗，可作为一种姑息治疗方法。

三、护理

【护理评估】

1. 健康史　询问病人年龄、性别、生活和饮食习惯；了解有无家族性息肉，家族中有无大肠癌或其他肿瘤病人；是否有溃疡性结肠炎、克罗恩病史、腺瘤病史或手术治疗史。

2. 身体状况　了解疾病性质和手术耐受力情况。病人有无大便习惯改变，腹泻、便秘、大便带血、黏液和脓液的情况；腹部有无肿块、肿块大小、活动度及压痛程度；记录检查结果及肿瘤转移情况；检查全身营养状况，有无消瘦、贫血。

3. 辅助检查　如隐血试验、直肠指检、X 线检查、B 超、CT 检查和内镜检查，重要脏器功能检查结果。

4. 心理状况　了解病人对结肠造口知识及手术前配合和术后护理知识的了解和掌握程度。病人对接受手术及手术可能导致的并发症、结肠造口带来的自我形象紊乱和生理机能改变的恐惧、焦虑程度和心理承受力。

5. 手术后评估　评估人工肛门的使用与处理、生存质量和生存时限。

【护理问题】

1. 焦虑、恐惧或绝望　与癌症威胁、个人意志及生活环境等因素有关。

2. 营养失调　低于机体需要量，与癌症消耗、饮食控制、手术创伤或化疗反应有关。

3. 自我形象紊乱 与人工肛门病人对自己身体结构和功能的改变不能接受有关。

4. 潜在并发症 ① 排尿异常,与手术损伤盆腔神经丛有关;② 排便异常,与排便方式改变(人工肛门)有关;③ 感染,与术中术后污染、引流不畅、吻合口瘘及抵抗力低下有关;④ 瘘口周围皮肤糜烂、瘘口肠黏膜水肿、缺血坏死、外翻脱出或内陷,与粪便污染刺激及瘘口肠管血供不良或手术操作等因素有关。

5. 知识缺乏 与缺乏大肠癌疾病知识和相关治疗知识有关。

【护理目标】 病人对疾病及手术的焦虑及恐惧减轻,建立信心,能主动配合治疗和护理。病人身体营养状况得到改善。人工肛门得到适当护理,并逐渐能够自理。有关并发症可及时发现、及时处理。获得有关疾病的医疗保健知识。

【护理措施】

1. 术前护理

(1) 心理护理 有计划地向病人介绍有关癌肿治疗、手术方式及结肠造口术的知识,增强病人对治疗的信心,使其能更好地配合手术治疗和护理,同时取得病人家属的配合和支持。作直肠癌根治术时,病人不愿接受人工肛门,精神负担很大,护理人员应耐心解释人工肛门的必要性,说明造口手术只是将排便出口由原来的肛门移至左下腹部,对消化功能无大影响,只要学会如何护理造口,如何正确使用造口器材,保持乐观态度,"它"所存在的不便将减低到最低程度。人工肛门如果处理得当,经过一段时间的训练,也可自主排便,不会影响正常的生活和工作。介绍人工肛门的处理方法,备好肛袋。

(2) 加强营养:术前应多给予高蛋白、高热量、高维生素、易于消化和少渣饮食,如因胃肠道准备需要限制饮食,可由静脉补充,必要时少量多次输血,以纠正贫血和低蛋白血症。若脱水明显,应注意纠正水、电解质及酸碱平衡的紊乱,以增强其对手术的耐受性。

(3) 全面检查心、肝、肾等重要脏器功能:伴有高血压、冠心病、糖尿病等疾病者,应及时控制后方可手术。

(4) 肠道准备:术前清洁肠道,可减少术中污染,防止术后腹胀和切口感染,有利于吻合口愈合,防止吻合口瘘,恢复肠功能。肠道准备包括控制饮食、清洁肠道和药物使用三大措施。

1) 全肠道灌洗法:术前 12 ~ 14 h 开始口服灌洗液,引起容量性腹泻。灌洗液为每 1 000 ml 温开水中加入氯化钠 6 g、碳酸氢钠 2.5 g、氯化钾 0.75 g 配制而成,经胃管注入,全过程 3~4 h,灌洗量不少于 6 000 ml。灌洗液中可加入抗菌药物。年老体弱、心、肾功能不全及肠梗阻者,不宜选用。

2) 甘露醇口服肠道准备法:术前 1 日午餐后 0.5 ~ 2 h 内口服 5% ~ 10% 的甘露醇 1 500 ml。因甘露醇为高渗性,口服后可吸收肠壁水分,促进肠蠕动,起到有效腹泻,达到清洁肠道的效果。此法基本不改变病人饮食或术前 2 日进少渣半流质饮食,但术前有肠梗阻、年老体弱及心、肾功能不全者应禁用。

3) 硫酸镁口服肠道准备法:口服硫酸镁 50 g,再口服 2 000~3 000 ml 水,必要时再清洁灌肠一次即可。

(5) 术日晨安置导尿管、胃管。

(6) 直肠癌病人术前 2 日每晚用 1:5 000 高锰酸钾溶液作肛门坐浴,如是女性病人同时用该浓度药液作阴道冲洗。

（7）术前备皮、皮试、配血等常规准备，并做好三大常规、出凝血时间、肝肾功能、胸透、心电图、CT、B超等常规检查。

（8）备好术中所用抗癌药物（如 250 mg 5-氟尿嘧啶 3 支）。

2. 术后护理

（1）一般护理：术后平卧 6 h，如无禁忌可改半卧位，以利呼吸和腹腔引流。

（2）观察病情变化：① 观察生命体征：术后每 30 min 测脉搏、呼吸、血压 1 次，4~6 h 后改为每小时 1 次，至平稳后延长间隔时间。② 局部出血情况：由于肠癌手术范围大，渗血多，若有止血不全、缝线脱落等，均可引起术后出血。术后应观察腹腔引流液及骶前引流液的颜色、性状和量，同时要观察腹部及会阴部创面敷料，如局部出血较多需及时处理。观察造瘘口处黏膜血运情况，如发现异常应及时报告给医生，协助处理。

（3）饮食：禁食水、胃肠减压期间静脉补充水和电解质，准确记录 24 h 出入水量，防止水、电解质平衡紊乱，2~3 日后肛门排气或结肠造口开放后即可拔除胃肠减压，进流质饮食；若无不适，改为半流质饮食，术后 1 周可进少渣饮食，2 周左右可进普食，应给予高热量、高蛋白、高维生素、低渣、易消化的食物。

（4）应用抗生素：由于肿瘤病人抵抗力下降，结肠、直肠癌手术创面暴露时间长，术后可能发生切口感染或腹腔感染，为防止感染应使用有效的抗生素。

（5）引流管护理：骶前引流管接负压装置，避免受压、扭曲、堵塞，防止渗血、渗液潴留于残腔；观察和记录引流液性状和量，5~7 日后如无引流液排出者可拔除引流管，拔出后用纱条填塞换药处理。肛门部切口手术后 3~4 日，可开始用 1:5 000 的高锰酸钾溶液坐浴，1 日 3 次，水温 38~41℃，持续 10~20 min，同时更换敷料，保持清洁，加速血液循环，促进伤口愈合和缓解疼痛。

（6）直肠癌术后导尿管护理：留置导尿一般需 1~2 周；每日用 1:5 000 呋喃西林液冲洗膀胱 1~2 次，每周更换导尿管；数天后关闭导尿管，每隔 4~6 h 或有尿意时开放尿管一次，训练膀胱收缩排尿功能；拔管后如排尿困难，可先试行针刺、按摩、热敷等。

（7）排便护理：有些病人术后出现排便增多和失禁现象，应指导病人锻炼肛门括约肌舒缩，调节病人饮食。

3. 人工肛门（结肠造口）护理　结肠造口是将近端结肠固定于腹壁外，粪便由此排出体外，又称人工肛门。

（1）保护腹壁切口：用凡士林或生理盐水纱布外敷结肠造口，外层敷料渗湿后应及时更换，防止感染。人工肛门一般于术后 2~3 日肠功能恢复后开放，开放时宜取左侧卧位，并预先用塑料薄膜将造瘘口与腹部切口隔开；腹部切口用特制胶布封闭，以防粪便污染。

（2）结肠造瘘口的护理：结肠造口一般于术后 2~3 日开放。开放后注意瘘口周围皮肤和瘘口情况，注意瘘口有无张力过大、缝合不严、血运障碍等原因导致肠段回缩、出血、坏死等。① 注意保持肠液不外流，不接触皮肤，一旦接触了皮肤马上擦净和洗净污染的皮肤，用中性皂液或 0.5% 氯己定（洗必泰）溶液清洁造口周围皮肤，再涂上氧化锌软膏，防止皮炎和皮肤糜烂；观察造口周围皮肤有无红、肿、破溃等现象。② 观察造口的肠管颜色，颜色一般为粉红色，术后可有水肿，如黑色表明肠管坏死，应报告给医生处理。③ 造口开放与排便后应用凡士林纱布覆盖外露的肠黏膜,并外盖敷料保护。

(3) 正确使用造口袋:造口与皮肤愈合后改用造口袋,以保护周围皮肤。注意:① 选择袋口合适的造口袋。袋口对准造口贴紧,袋囊朝下,用有弹性的腰带固定造口袋;② 更换造口袋,当造口袋内充满 1/3 排泄物时,应及时更换。戴新袋前先用中性皂液或 0.5% 氯己定溶液清洁造口周围皮肤,再涂上氧化锌软膏,防止皮炎和皮肤糜烂;③ 除使用一次性造口袋外,病人可备 3~4 个造口袋用于更换,使用过的造口袋可用中性洗涤剂和清水洗净,或用 1∶1 000 氯己定溶液浸泡 30 min,擦干、晾干备用,也可使用一次性造口袋。换袋时间一般是餐前、餐后 2~4 h 或睡觉前。人工肛门袋不宜长期应用,以防造瘘口黏膜和皮肤糜烂。

(4) 便秘的护理:手术后病人应加强锻炼排便习惯,注意病人有无恶心、呕吐、腹胀、腹痛,停止排气排便等肠梗阻表现,若进食 3~4 日后仍未排气排便或发生便秘,可用液状石蜡或肥皂水经造瘘口低压灌肠,灌肠管可用粗导尿管,插入深度不超过 10 cm,压力不可过大,以防肠管穿孔破裂。

(5) 饮食指导:结肠造口病人一般不需要限制饮食,应指导病人注意饮食卫生,避免食物中毒而引起腹泻,避免食用产气性食物、刺激性食物或引起便秘的食物,注意饮食均衡,并保证足够的水分摄入,鼓励病人进食新鲜蔬菜与水果。

(6) 造口病人的心理护理:应帮助病人适应身体形象的改变,接受现实,提高自我护理能力,评估病人是否有否认、愤怒、抑郁等情绪反应,鼓励病人说出自己的感受,针对病人的感受采取相应的措施,使病人和家属接受造口的事实存在。逐步指导病人进行自我护理,与病人研讨护理过程中的一些问题,达到病人能自己护理自己的能力。护理过程中要保护病人的隐私与自尊,鼓励家属参与病人的护理,鼓励病人逐渐恢复自己正常的生活,参加适量的活动和社交活动,和其他病人互相交流、学习,体会经验感受等,学习控制新的排便方式,获取自信,开始新的生活。

4. 术后并发症的观察和护理　术后并发症包括切口感染、吻合口瘘、出血、造口坏死和狭窄等。

(1) 切口感染:观察病人的体温和切口局部情况,保持切口清洁干燥,及时更换敷料,尤其会阴部伤口,加强营养支持以促进伤口愈合。手术后遵嘱给抗生素。

(2) 吻合口瘘:结肠吻合病人可出现吻合口瘘,常于术后 1 周左右出现,手术后应注意有无腹膜炎和盆腔脓肿形成,切口处或引流管有无粪样物流出,手术后 7~10 日禁忌灌肠,以免影响吻合口愈合,一旦发生瘘,应进行持续的引流、吸引,若引流不畅应重新置管,禁食水、胃肠减压,静脉补液加强营养,抗生素,如瘘口大,伴有腹膜炎和盆腔脓肿,应清理腹腔,手术根据情况切除病灶或外置肠管以及充分引流。

(3) 造口狭窄:结肠造口手术后 1 周,需要预防造口狭窄,可用手指扩张造口,每周 2 次,每次 5~10 min,持续 3 个月,每次操作应轻柔,指套上涂液状石蜡,避免损伤造口和肠管。

【健康指导】

(1) 手术前宣教。

(2) 防癌教育:合理饮食,要低脂肪、合理的蛋白、高纤维素的饮食,多食水果和新鲜蔬菜,积极防治癌前病变,对有家族史的病人应定期检查,对不明原因的乏力、贫血、体重减轻及有排便习惯改变的病人应及时到医院检查。达到早期发现、早期诊断、早期治疗。

（3）结肠口灌洗：结肠造口定时灌洗可以帮助病人刺激肠道达到规律蠕动，从而达到规律排便的目的，指导病人用适量 40℃ 左右的水 500~1 000 ml 经导管注入造瘘口内，灌洗前准备好物品，灌洗时处于舒适体位，灌注过程中应注意有无腹痛、腹胀等不适，若灌注过程中阻力太大，不可强行灌注，防止肠穿孔，灌肠后更换造口袋。当病人排便成形或规律排便时，可不用戴造口袋，用清洁敷料盖住结肠造口即可。

（4）饮食指导：有结肠造口的病人，需要了解食物代谢最终排出物的知识，鸡蛋、大蒜、鱼、芦笋、洋葱、甘蔗、大白菜等排出物有臭味，豆类、奶酪、啤酒、碳酸饮料、洋葱易产气，酒、绿豆、辛辣食物、咖啡、菠菜水果等易引起腹泻等。

（5）活动指导。

（6）人工肛门的护理：给病人介绍结肠造口的护理方法和护理用品，目前的造口袋有一件式和两件式，一件式造口袋朝向皮肤侧有胶贴，可直接贴在皮肤上，用法简单，但刺激皮肤，两件式造口袋在胶贴面上有凹凸面，加以咬合，不漏气、不漏液、容易更换，皮肤无刺激。

（7）随访：一般在手术后 3~6 个月复查一次，化疗的病人需要告知病人坚持化疗，定期检查血常规和其他检查。腹部感觉疼痛，腹胀，排气、排便停止，应立即就医。

实训　腹腔引流管的护理

【目的】　引流腹腔内液体，防止脓肿形成。

【物品准备】　引流管、纱布、胶布、缝合包、聚维酮碘或碘酊、乙醇、盐水、注射器、引流袋等。

【方法】　把引流管放置在炎症最重或可能发生瘘的位置，或把管放置在脓肿最低位。

【注意事项】

（1）保持管路通畅。

（2）注意引流物的性质、颜色和量。

（3）拔管时间根据病情而定。

（4）肠管功能恢复易早拔管为宜。

（5）固定好引流管。

思　考　题

一、名词解释

1. 麦氏点　2. 急性单纯性阑尾炎　3. 肠梗阻

二、填空题

1. 肠梗阻按病因分为 _____、_____、_____。

2. 全肠道准备目前有 _____、_____、_____ 方法。

3. 阑尾炎主要症状是 _____、_____、_____。

三、单选题

1. 急性阑尾炎最常见的病因是（　　　）。

A. 阑尾管腔阻塞   B. 细菌入侵

C. 胃肠功能紊乱引起阑尾管壁痉挛 D. 血吸虫病

E. 淋巴结肿大

2. 阑尾炎非手术治疗,以下不对的是( )。

 A. 病人取半卧位   B. 高热者给予物理降温

 C. 腹痛者给予针刺止痛   D. 便秘者给予口服泻剂

 E. 补液抗生素

3. 阑尾切除术后5~7天,病人体温下降后又升高,并有排尿排便改变,此时,应考虑发生了( )。

 A. 腹腔内出血   B. 腹腔脓肿   C. 黏连性肠梗阻

 D. 切口感染   E. 休克

4. 单纯性肠梗阻病人不能采取的止痛方式是( )。

 A. 皮下注射阿托品止痛   B. 针刺止痛

 C. 穴位封闭止痛   D. 肌注哌替啶止痛

 E. 以上都不对

5. 左半结肠癌多见的病理形态是( )。

 A. 溃疡型   B. 浸润型   C. 肿块型

 D. 胶样型   E. 隆起型

四、简答题

1. 试比较左、右半结肠癌的临床表现特点。

2. 试述永久性人工肛门病人的护理措施和健康指导。

五、护理病例

病人,女性,25岁,农民,已婚。6 min前上腹及脐周疼痛,为阵发性,伴恶心,呕吐一次,呕吐物为黄色胃内容物,现右下腹持续性疼痛,体温38.1℃。查体:右下腹压痛,位置固定。血常规检查:白细胞$10.5×10^9$/L,中性粒细胞80%,尿常规正常。请问:

1. 对该病人的初步诊断是什么?该如何治疗?

2. 该病人存在的主要护理问题是什么?

3. 应采取哪些相应的护理措施?

(李雪涛)

第二十二章 直肠与肛管疾病病人的护理

【知识要点】

1. 概念 痔、内痔、外痔、肛裂、直肠肛管周围脓肿、肛瘘、直肠脱垂、齿状线、前哨痔、血栓性外痔。
2. 了解痔、肛裂、直肠肛管周围脓肿、肛瘘、直肠脱垂的病因、临床表现和治疗原则。
3. 掌握直肠肛管疾病病人常见的护理问题、护理措施。
4. 在护理中体现对病人的关心、爱护和尊重。

第一节 概 述

【解剖】 直肠是大肠的末端上接乙状结肠,下连肛管,长 12~15 cm,沿骶骨凹向下向前,到尾骨尖又转向后,形成两个弯曲。直肠上 1/3 前面和两侧有腹膜,中 1/3 的腹膜向前返折成直肠膀胱或直肠子宫陷凹。腹膜返折距会阴部皮肤 7~8 cm,女性较低。下 1/3 无腹膜。直肠腔上段较窄,下面扩大成直肠壶腹。在壶腹部还有上、中、下三个横的半月形皱襞,叫直肠瓣。直肠下部因括约肌收缩,黏膜成纵皱襞,叫直肠柱也叫肛柱,长 1~2 cm,约 10 个,相邻两个直肠柱基底之间有半月形皱襞,叫做肛瓣,肛瓣与直肠柱之间的黏膜形成口向上,底在下的袋状小窝,叫做肛窦(隐窝),深 3~5 mm,底部有肛腺开口,此处常积存粪屑,容易感染,发生肛窦炎,肛管与直肠柱连接的部位,常有三角形乳头状隆起,称为肛乳头。上述解剖结构,使直肠与肛管交界处形成一条不整齐的线,称为齿状线,成为直肠与肛管的分界线。肛管上自齿状线,下至肛门缘,长3~4 cm。

神经:肛管属体神经系统的阴部内神经,可控制肛门括约肌功能。直肠属自主神经系统,交感神经有抑制直肠蠕动,并使肛门内括约肌收缩,副交感神经有增加直肠蠕动,促进分泌和内括约肌松弛,齿状线以上直肠黏膜一般无痛感,肛管和肛周皮肤则感觉敏锐。

血管:该区动脉有四支,即直肠上动脉、直肠下动脉、肛管动脉和骶中动脉。直肠上动脉是直肠血供中最主要的一支,来自肠系膜下动脉,该区有两个静脉丛:① 直肠上静脉丛,位于齿状线以上的直肠黏膜下层内,扩张形成内痔,经肠系膜下静脉注入门静脉。② 直肠下静脉丛位于齿状线以下的肛管皮肤下层,是外痔的发生部位,直接或经阴部内静脉流入髂内静脉,以上两静脉丛之间有丰富的吻合支成为门静系统和体静脉系统的一个重要侧支循环道路。

淋巴分布:淋巴引流以齿状线为界,分为上、下两组。上组在齿状线以上,引流途径向上流入肠系膜下血管根部淋巴结,它是直肠最主要的淋巴引流途径,向两侧、向下流入髂内淋巴结;下组在齿状线以下,经会阴部流入腹股沟淋巴结,然后至髂外淋巴结。

肌肉:该区有肛门外括约肌、肛门内括约肌、肛提肌和纵形肌。肛门外括约肌是随意肌,有括约功能,它有三组,即皮下部、浅部和深部。肛门内括约肌是不随意肌,由外层纵肌和内层环肌组成。直肠肛管周围有数个间隙,常见的有骨盆直肠间隙、坐骨肛管间隙和肛门周围间隙,其内充满脂肪组织,此部位易发生感染(表22-1)。

表 22-1 齿状线上、下组织的结构临床意义

部位	组织	血液供应		神经支配	淋巴回流
		动脉	静脉		
齿状线以上	黏膜	直肠上、下动脉	直肠上静脉丛,回流入门静脉	自主神经支配,无痛觉	腹主动脉周围或髂内淋巴结
齿状线以下	皮肤	肛管动脉	直肠下静脉丛,回流入下腔静脉	阴部内神经支配,痛觉敏感	腹股沟淋巴结及髂外淋巴结

【生理】 直肠肛管的主要生理功能是排便,直肠分泌黏液帮助粪便排出,也能吸收少量水、盐、葡萄糖和部分药物。排便时通过结肠蠕动,由乙状结肠送至直肠,刺激肠壁神经丛,产生便意。排便时肛管外括约肌反射性松弛,粪便经肛门排出体外,排便后括约肌收缩,肛门紧闭。但若经常抑制便意,粪便在大肠内停留过久,水分被吸收而变干硬,易造成便秘。

第二节 直肠与肛管常见疾病

一、痔

痔是直肠末端黏膜下或肛管皮下静脉丛淤血而扩张迂曲形成的静脉团。可产生出血、栓塞、脱出。分为内痔、外痔和混合痔,任何年龄都可发病,最多见于成年人。

【病因病理】 直肠上静脉丛位于门静脉系的最低位,门静脉及其分支无静脉瓣,血液易淤积,直肠黏膜下组织疏松,有利静脉扩大。如习惯性便秘、长期坐位、妊娠期、盆腔肿瘤、前列腺肥大排尿困难等使腹内压力增高,静脉回流受阻,静脉丛血流淤滞。此外肛窦、肛腺等组织的慢性感染可致静脉丛周围炎,使静脉壁失去弹性容易扩张逐渐破坏平滑肌纤维和弹性结缔组织,使静脉曲张。长期饮酒、喜食辛辣食物等因素与痔的形成也有密切的关系。

【临床表现】

1. 内痔 是直肠上静脉丛的静脉曲张而形成团块,位于齿状线以上,表面为直肠黏膜覆盖,主要表现为排便时无痛性出血和痔块脱出。我国目前将内痔分为4期:Ⅰ期,排便时无痛性出血,痔块不脱出肛门外,仅肛镜检查可见。Ⅱ期,便血加重,严重呈喷射状,排便时痔块脱出肛门外,便后自行回复。Ⅲ期,排便时痔块脱出肛门外,不能自行回复而需用手托回,便血相对减少。内痔脱出不断加重,全部脱出肛门外的叫"环形痔"。Ⅳ期:痔块长期脱出于肛门外,或回纳后又脱出,有时痔块脱出肛门外又为痉挛的括约肌所嵌顿,以致淤血水肿,呈暗紫色甚至坏死,是极为严重的并发症。因反复脱出擦伤黏膜,黏膜糜烂、水肿、继发感染可有疼痛,如发生嵌顿绞窄,坏死感染,可有剧痛。

2. 外痔 是直肠下静脉丛的曲张静脉团块,位于齿状线以下,表面为肛管皮肤所覆盖,常因静脉内血栓形成而突出在肛门口或肛门外。因排粪或用力,肛门边缘静脉破裂,血液渗出皮下组织,成为血肿,凝结成疼痛肿块,触痛明显,称为血栓性外痔。并发感染的外痔称为炎性外痔,局部红肿热痛,也可形成脓肿。

3. 混合痔 由直肠上、下静脉丛互相吻合,互相影响,痔块位于齿状线上、下,表面同时为直肠黏膜和肛管皮肤所覆盖。在临床表现上同时兼有内、外痔的特征。

【治疗原则】 以保守治疗为主,能不手术则不手术,并且不治疗无症状的痔。

1. 一般治疗 适用于内痔和外痔,是Ⅰ期内痔的主要治疗方法。包括:① 调节饮食,加强体育锻炼,保持大便通畅。② 便后热水坐浴,改善肛门部血液循环。③ 肛门内可用栓剂,如痔疮栓,有消炎、滑润、收敛的作用。血栓性外痔局部外敷消炎止痛膏或理疗。④ 若内痔脱出,应用温水洗净,涂润滑油复位;水肿明显者可用高锰酸钾溶液热敷,待水肿消退后复位。嵌顿性外痔早期应尽快手法复位还纳。

2. 硬化剂注射疗法 适用Ⅰ期、Ⅱ期内痔,将药物注射入痔基底部黏膜下层的痔静脉丛周围组织内,发生无菌性炎症反应,达到小血管闭塞和痔内纤维增生,硬化萎缩。常用的硬化剂有 5%鱼肝油酸钠、复方明矾注射液、5%酚甘油溶液等。

3. 冷冻疗法 适用于较小的出血性痔,应用液氮通过冷冻探头与痔块接触,使组织坏死脱落,创面逐渐愈合。

4. 手术疗法 适用于痔脱出较重者或混合痔环状脱垂,手术较好。常用方法有:

(1) 结扎法:在痔根部用粗丝线贯穿结扎,使痔缺血,坏死脱落。需注意术后继发大出血。

(2) 胶圈套扎法:将特制的 0.2~0.3 cm 宽的乳胶圈套在痔根部,使痔缺血坏死脱落。

(3) 痔切除术:适用于孤立的脱出性内外痔,将曲张静脉团剥出、结扎切除,皮肤切口敞开引流。

(4) 血栓外痔剥离术:对疼痛剧烈的血栓性外痔,可在局麻下切开皮肤,取出凝血块,敞开切口换药。

(5) 吻合器痔上黏膜环切术:环形切除齿状线 2 cm 以上的直肠黏膜 2~3 cm 主要适用于Ⅱ、Ⅲ期内痔、环状痔和部分Ⅳ期内痔。

二、肛裂

肛裂是肛管皮肤的全层裂开所形成的慢性溃疡,大多发生在肛管后正中线部位。多见于中青年人。

【病因和病理】 长期大便秘结,因粪块干而硬,便时用力过猛,损伤肛管皮肤,反复损伤使裂伤深及全层皮肤。肛裂多为单发的纵形、椭圆形溃疡,反复损伤、感染,使基底较硬,肉芽灰白,裂下端皮肤因炎症、浅静脉及淋巴回流受阻,发生水肿,形成突出于肛门外的袋装皮垂,形似外痔,称"前哨痔"。肛裂上端肛窦因炎症,肛乳头变成肥大乳头。肛裂、肥大乳头、前哨痔常同时存在,构成肛裂的"三联症"。

【临床表现】 典型症状是疼痛、便秘、出血。排便时干硬粪便直接摩擦溃疡面和撑开裂口,造成剧烈疼痛,粪便排出后疼痛短暂缓解,经数分钟后由于括约肌反射性痉挛,引起较长时间的强烈疼痛。因此肛裂病人恐惧排便,使便秘加重,形成恶性循环。创面裂开可有少量出血,在粪便表面或便后滴血。

检查时用双手拇指轻轻分开肛门口,即见溃疡面,新发生的肛裂边缘整齐、软、溃疡底浅,无瘢痕组织,色红、易出血。慢性肛裂深而硬,灰白色,不易出血。裂口下方为"前哨痔"(图22-1)。

【治疗原则】

1. 新鲜肛裂 经非手术治疗可达愈合,如局部热水坐浴,便后用 1:5 000 高锰酸钾溶液坐浴,可促使肛门括约肌松弛;溃疡面涂抹消炎止痛软膏(含丁卡因、小檗碱、甲硝唑等),促使溃疡愈合;口服缓泻剂,使大便松软、润滑;疼痛剧烈者可用普鲁卡因局部封闭或保留灌肠,使括约肌松弛。

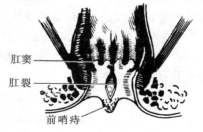

图 22-1 肛裂示意图

2. 陈旧性肛裂 经上述治疗无效,可采用手术切除,创面不予缝合,术后保持排便通畅,热水坐浴和伤口换药,直至完全愈合。近年来采用液氮冷冻肛裂切除术,获得满意疗效。

三、肛瘘

肛门瘘管简称肛瘘,是肛管或直肠远端与肛周皮肤间形成的感染肉芽肿性管道,由内口、瘘管和外口三部分组成。其内口位于齿状线附近,外口位于肛门周围皮肤上,经久不愈。

【病因】 大部分肛瘘由肛门直肠脓肿破溃或切开排脓后形成。脓肿逐渐缩小,但肠内容物仍不断进入脓腔,在愈合缩小的过程中,常形成迂曲的腔道,引流不畅不易愈合,日久腔道周围有许多疤痕组织,形成慢性感染性管道。行走在内外括约肌附近,外口皮肤生长较快,常有假性愈合,引起反复发作。脓肿亦可从另处皮肤穿出形成新口,反复发作形成多个瘘口。

【分类】 根据瘘口和瘘管的位置、深浅、高低及数目来分类(图22-2)

1. 按瘘的外口所在位置分 ① 外瘘:肛瘘外口在肛门周围皮肤;② 内瘘:肛瘘的内口和外口都在直肠肛管腔内。临床所见90%为外瘘。

2. 根据瘘的部位分 ① 低位瘘:瘘管位于肛管直肠环平面以下;② 高位瘘:瘘管位于肛管直肠环平面以上。

3. 按瘘管多少分 ① 单纯性瘘:仅有一个内口、一个外口和一个瘘管;② 复杂性瘘:有一个内口,多个外口和多个瘘管。

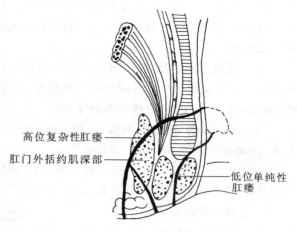

图 22-2 肛瘘及其分类

【临床表现】 外口流脓性分泌物是主要症状,脓液多少与瘘管长短、多少有关,新生瘘管流脓较多,分泌物刺激皮肤而瘙痒不适,当外口阻塞或假性愈合,瘘管内脓液积存,局部肿胀疼痛,甚至发热,以后封闭的瘘口破溃,症状才开始消失。由于引流不畅,脓肿反复发作,也可溃破出现多个外口。

病人肛周皮肤上有单个或多个外口,呈红色乳头状隆起,挤压外口时有少量脓液或脓血性分泌物排出。直肠指诊在病变区可触及硬结或条索状物,有触痛,随条索状物向上探索,有时可扪及内口。肛镜查内口,碘油造影可确定瘘管走向,外口注入亚甲蓝可沿瘘管流入内口,而直肠肛管内塞入一纱布,染成亚甲蓝色处即是内口所在位置。

【治疗原则】 手术切开或切除瘘管,敞开创面,促进愈合。

1. 瘘管切开术 适用于低位单纯性肛瘘,内外括约肌之间的外瘘。切开瘘管,靠肉芽组织生长使伤口愈合。

2. 挂线疗法 适用于高位单纯性肛瘘,采用瘘管挂线,使要扎断的括约肌与四周组织先产生粘连,因结扎后局部缺血、坏死,采用边切开边愈合的原理,经 10~14 日后自行断裂,此时不发生收缩失禁,瘘管敞开成创面,达到逐渐愈合。

3. 肛瘘切除术 适用于低位单纯性肛瘘,与切开不同之处在于将瘘管及周围组织分开并切除,直至显露健康组织。创面内小外大,一般不缝合,术后坐浴、换药,直至愈合。

第三节　常见直肠与肛管疾病病人的护理

【护理评估】

1. 健康史 了解病人的性别、年龄、职业以及饮食习惯,是否常吃辛辣食物或饮酒;有无长期站立、坐位或腹内压增高的因素;有无心血管疾病和糖尿病等病史。评估发病以来的治疗情况以及有无伴随疾病。

2. 身体状况 了解疾病情况,有无排便困难、便血及排便时剧痛。局部皮肤有无红、肿、热、痛及脓肿。

(1) 便秘:是大多数直肠肛管疾病的发病诱因,也是最常见的症状。表现为排便间隔延长,粪便硬结使排出困难。

(2) 疼痛:因直肠肛管的炎症及损伤引起。直肠的病变表现为灼痛、直肠坠胀痛;肛管的病变可出现剧痛。根据有无疼痛、疼痛的程度与其他症状的关系,常为疾病性质和种类提供有效评估依据。

(3) 便血:齿状线附近的直肠肛管疾病出血,常发生在排便时,其特点是间歇性,色鲜红,量不多。不与粪便混合。Ⅱ期内痔出血较多,可呈便后肛门滴血。直肠中上段病变出血,色酱红或暗红,与大便相混,常伴有黏液排出。

(4) 肛门部肿块脱出:肛管、直肠下端的肿块可突出于肛门外,应注意肿块脱出与排便的关系,肿块外形,质地、颜色及伴随症状。

(5) 其他:如发热、贫血及全身营养状况。有无直肠刺激症状或排尿障碍,术后有无出血、肛门失禁或肛门狭窄等并发症。

3. 直肠肛管的检查

(1) 安置检查体位

1) 左侧卧位:左下肢微屈,右下肢屈髋、屈膝均90°。适用于年老体弱及重病病人的检查(图 22-3)。

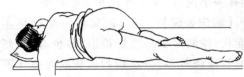

图 22-3　左侧卧位

2）膝胸位：临床最常用（图 22-4）。适用于一般病人的短时间检查，如肛门指诊及内镜检查。

3）蹲位：病人下蹲作排便姿势，并用力增加腹压做排便动作。适于检查内痔、直肠息肉和直肠脱垂等（如图 22-5）。

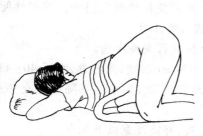
图 22-4 膝胸位

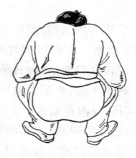
图 22-5 蹲位

4）截石位。

（2）视诊：观察肛管有无裂口、溃疡，肛门周围皮肤有无瘘口，肛周皮肤有无红肿，肛口有无肿物脱出，并记录肿物位置、形状、大小、质地、色泽及有无出血等。

（3）直肠指诊与内镜检查

1）检查前准备：检查前向病人及家属说明检查的目的、方法、不适，消除病人的恐惧、压力，检查应在检查室内进行，必要时用屏风遮挡。内镜检查应在门诊手术室内进行，告知病人排空大便，或行清洁灌肠，护士应准备好所需要的物品，如电源、内镜、手套、液状石蜡、棉签、盛标本的小瓶等。

2）检查：病人选择适宜的体位，检查者戴无菌手套或指套，以液状石蜡润滑示指，用指腹轻压肛门口，嘱病人深呼吸，肛门括约肌放松，将食指缓慢伸入肛管和直肠内，检查括约肌是否有力，肠壁有无肿物及其大小、位置、质地，是否有蒂，有无触痛，有无波动等，之后注意指套是否有血迹。患有肛管狭窄、肛周急性感染、肛裂者以及女性病人月经期为直肠指诊的禁忌。

3）记录：直肠指诊和某些视诊发现肛管直肠疾病时要准确记录病变的位置。首先记录检查的体位，然后按时针定位法记录。如截石位的 6 点，正是膝胸位的 12 点，都是肛管直肠的后正中位。

4. 心理社会 病人对疾病及治疗方法的认识及手术后康复知识的了解程度。

5. 术后评估 肛门出血、疼痛、尿潴留、大便失禁等情况。

【护理问题】

1. 疼痛 与肛管病变、手术创伤有关。

2. 便秘 与饮水或纤维素摄入不足、肛周疼痛害怕解大便及身体活动少有关。

3. 有感染的危险 与伤口污染有关。

4. 知识缺乏 缺乏疾病相关知识。

5. 潜在并发症 切口出血、尿潴留、排便失禁等。

【护理目标】 病人疼痛缓解。排便、排尿通畅。伤口感染有效控制。并发症能及时发现和预防。

【护理措施】

1. 一般护理

（1）饮食：鼓励多饮水，多吃蔬菜、水果以及富含纤维素的食物，以利通便。少食辛辣食物。

（2）保持大便通畅：养成每日定时排便的习惯，并避免排便时间过长。习惯性便秘病人，每日服适量蜂蜜。不能缓解者可服用缓泻剂，如液状石蜡油等。

（3）保持肛门清洁：每日清洗肛门，及时治疗直肠肛管炎性疾病。

（4）热水坐浴：坐浴的盆应该足够大，能盛放 3 000 ml 溶液，先消毒，水温 40~43℃，将全部肛门会阴部浸泡在温水中。每次 15~20 min，每天 2~3 次，如水温下降应补充热水。可用 1:5 000 的高锰酸钾或 0.1% 的苯扎溴铵溶液坐浴。

2. 手术前后护理　按外科一般手术前后护理常规，并需注意以下几点：

（1）术前护理

1）肠道准备：术前 3 日进少渣饮食，并口服缓泻剂及肠道杀菌剂，以预防感染。术前晚和手术日晨清洁灌肠，女性已婚病人冲洗阴道。

2）纠正贫血：有严重贫血者，需输血，纠正贫血。注意防止病人在排便或坐浴时晕倒受伤，应该有人陪伴。

3）若痔脱出未能复位而有水肿及感染者，应先卧床休息，局部用热敷或热水坐浴，或用润滑剂将其推回，有助消肿，待水肿消退或感染控制后方可手术。

（2）术后护理

1）病情观察：术后 24 h 内应注意观察有无出血，定时观察血压、脉搏、呼吸及伤口渗血情况，如病人出现面色苍白、出冷汗、头晕、心慌、脉细速等现象，或病人有肛门下坠胀痛和急迫排便感，应及时通知医师，准备好消毒凡士林纱布，以填塞肛门压迫止血，并做好输血准备。

2）疼痛护理：肛管手术后因括约肌痉挛，或肛管内敷料填塞过多而加剧伤口疼痛，必要时可撤除肛门填塞的油纱布等。术后 1~2 日应适当给予止痛剂。如无出血危险者，可给予温水坐浴、局部热敷或涂消炎止痛软膏。

3）饮食和排便护理：术后第 1 日进流质饮食，术后 2~3 日改进少渣饮食或半流饮食，逐步改为普食，术后 3 日排便为宜，有利于伤口愈合，便秘者给予口服液状石蜡等药物通便，术后 7~10 日内一般不做灌肠。

4）尿潴留的护理：术后 24 日应注意观察病人有无腹胀及尿潴留。当肛门内敷料填塞过紧或手术后肛门疼痛，反射性引起膀胱括约肌痉挛，加之，手术时麻醉所致反射性抑制作用，导致尿潴留。经过止痛、热敷、诱导排尿等处理，多能自行排尿。若因肛门内敷料填塞过紧，应及时松解填塞的敷料。经上述方法处理后，仍不能自行排尿者，应在无菌操作下导尿。

5）伤口护理：术后取仰卧位，臀部垫气圈，以防伤口受压，肛门部手术后，多数伤口敞开不缝合，每日均需换药。排便后伤口被粪便污染，应立即用 1:5 000 的高锰酸钾溶液温水坐浴，然后再换药。

6）预防并发症：注意病人有无排便困难，大便变细或大便失禁等现象。为防止肛门狭窄，术后 5~10 日内可用食指扩肛，每日 1 次。并鼓励病人有便意时尽快排便。肛门括约肌松弛者,手术 3 日后可做肛门收缩舒张运动。

【健康指导】

（1）饮食　注意饮食调节,多饮水,多吃蔬菜、水果以及富含纤维素的饮食,少吃辛辣刺激性的食物,避免大量饮酒。

（2）排便　养成每日定时排便的习惯,防止便秘和排便时间过长,便后清洗肛门局部。

（3）活动与锻炼　经常锻炼身体,坚持体育活动,对久站久坐或年老体弱的人要坚持保健操。包括肛门括约肌的舒缩练习,以促进盆腔静脉回流,增强肠管蠕动和肛门括约肌的舒缩功能。

（4）出院后伤口未愈合者,仍需排便后坐浴。

（5）有肛门狭窄者,坚持扩肛治疗,有排便困难者来院检查。

思 考 题

一、名词解释

1. 痔　2. 内痔　3. 外痔　4. 肛裂　5. 肛瘘

二、填空题

1. 痔可分为_____、_____、_____三类。

2. _____、_____、_____同时存在,构成肛裂的三联症。

3. 肛瘘由_____、_____、_____三部分组成。

4. 肛裂常发生在_____部位。

三、单选题

1. 硬化剂注射治疗方法适用于(　　)。

　A. 内痔　　　　　　　B. 炎性外痔　　　　　　C. 血栓性外痔

　D. 混合痔　　　　　　E. 前哨痔

2. 以下既是直肠肛管疾病的发病诱因,也是直肠肛管疾病最常见症状的是(　　)。

　A. 肛门部肿块脱出　　B. 疼痛　　　　　　　　C. 便血

　D. 便秘　　　　　　　E. 腹泻

3. 挂线疗法适用于(　　)。

　A. 低位单纯性肛瘘　　B. 高位单纯性肛瘘　　　C. 高位复杂性肛瘘

　D. 低位复杂性肛瘘　　E. 肛裂

4. 直肠肛管疾病病人坐浴时,以下护理措施不对的是(　　)。

　A. 坐浴的盆应足够大,能盛水 3 000 ml

　B. 水温 40~43℃

　C. 每次 15~20 min,每天 2~3 次

　D. 可用 0.02% 的高锰酸钾或 0.01% 的苯扎溴铵溶液

　E. 杀菌药液

5. 肛门手术病人一般取的体位是(　　)。

　A. 侧卧位　　　B. 膝胸位　　　C. 截石位　　　D. 蹲位　　　E. 俯卧位

四、简答题

1. 齿状线上、下组织结构有何区别？

2. 如何选择直肠肛管疾病病人的检查体位？一位左侧卧位的病人,检查发现肛管左侧有一内痔,时针定位法如何记录？

3. 为什么说便秘是直肠肛管疾病的常见病因？应该如何防治？

五、护理病例

病人,女性,43 岁,农民,已婚。主诉:排便后肛门有肿块脱出,用手轻按即可还纳,一年余。近日咳嗽、便秘,肛门肿块经常脱出,肛门疼痛,出血、下坠、胀痛感,内裤经常有黏液污染,临床考虑为痔。

1. 该病人护理评估、护理问题、护理措施有哪些？

2. 如何对病人进行健康指导？

（朱珍玲　张婉君）

第二十三章 肝外科疾病病人的护理

【知识要点】

1. 概念 原发性肝癌、小肝癌、亚临床肝癌、门静脉高压症。

2. 了解原发性肝癌的病因。熟悉原发性肝癌的诊断和治疗、熟悉原发性肝癌护理问题、掌握原发性肝癌的护理措施。

3. 了解门静脉高压症病因、病理,熟悉临床表现与诊断、治疗原则、门静脉高压症护理评估,掌握其护理问题。

4. 掌握门静脉高压症的护理措施。

肝脏是人体内最大的实质性脏器,约占成年体重的1/40,肝脏位于右上腹,上界在右锁骨中线第五肋骨间隙,下界一般不超过肋弓,一般在肋缘下摸不到,肝脏呈红褐色,质地柔而脆,受到暴力打击时容易破裂出血。分为上、下两面,前、后、左、右四缘。肝上面叫做膈面。右叶大而厚,左叶小而薄。肝横沟有肝管、淋巴管、神经、门静脉及肝动脉的分支出入,叫做第一肝门。肝被膜深入肝内形成网状支架,将肝实质分隔为许多具有相似形态和相同功能的基本单位,称为肝小叶。肝小叶呈多角棱柱体,约 1 mm×2 mm 大小,小叶的中轴贯穿一条静脉,为中央静脉。肝细胞以中央静脉为中心呈放射状排列,形成肝细胞索。肝细胞相互吻合成网,网眼间有窦状隙和血窦。肝细胞间的管状间隙形成毛细胆管,毛细胆管汇合成胆小管,逐渐将肝细胞分泌的胆汁汇集至肝小叶周边的小叶间胆管内。经多次汇集每半肝形成一条肝管,即左、右肝管,出肝后再汇成一个肝总管。

肝脏的血液供应 70%~80%来自门静脉,20%~30%来自肝动脉,但由于肝动脉的压力大,含氧量高,故门静脉和肝动脉对肝的供氧比例约各占 50%。肝、胆管、胆囊的淋巴汇集到肝门和十二指肠韧带上的淋巴结。肝脏的神经来自肝丛,包括交感神经和副交感神经。

肝脏是人体最大的腺体,它在人的代谢、胆汁生成、解毒、凝血、免疫、热量产生及水与电解质的调节中均起着非常重要的作用。

第一节 原发性肝癌病人的护理

一、概述

【病因】

1. 慢性肝炎 原发性肝癌病人约 1/3 有慢性肝炎史。肝癌高发区 HBsAg 阳性者发生肝癌机会比阴性者高 6~50 倍;而肝癌病人 HBsAg 阳性率又显著高于健康人群;说明肝癌和乙型肝炎有着的密切关系。

2. **肝硬化** 肝细胞癌变是在肝细胞再生过程中发生,即通过肝细胞破坏-增生-异常增生而致癌变,50%～80%的原发性肝癌病人合并肝炎性肝硬化。

3. **黄曲霉毒素** 动物实验证明,黄曲霉素是肝癌最强的致癌物。东南沿海地区,玉米、大豆、花生等容易霉变,受黄曲霉素污染的情况也比较严重,流行病学调查这些地区肝癌的发病率也较高。

4. **饮水污染** 调查发现沟溏水中有一种兰绿藻产生藻类毒素可能是饮水污染与肝癌发生的有关因素。

5. **遗传因素** 肝癌有时出现家族集中发病现象,尤以共同生活并有血缘关系的肝癌发病率高。可能与乙型肝炎病毒的传播有关。

【病理】

1. **组织学分类** 分为肝细胞型肝癌、胆管细胞型肝癌和混合型肝癌三种。其中肝细胞型肝癌最多见,占85%以上,且大多数伴有肝硬化。

2. **大体分类** 原发性肝癌的大体分型可分为三型:结节型、巨块型和弥漫型。结节型为大小不一的结节性癌灶,癌块体积小、分布广泛、多伴有较严重的肝硬化,手术切除率低,预后不良;巨块型是单个癌块或多个癌结节融合而成,较少伴发肝硬化,质硬,呈膨胀性生长,手术切除的机会较多,预后较好;弥漫型呈灰白色结节布满全肝。

小肝癌是指单发直径小于 3 cm 或者两个癌灶之和小于 3 cm。亚临床肝癌是指无症状的肝癌,常于体检或者腹部其他手术中偶然发现,治疗效果较好。

3. **转移** 肝内血行转移发生最早,也最常见,瘤栓脱落在肝内可引起多发性转移病灶,门静脉主干瘤栓阻塞可引起门静脉高压和顽固性腹腔积液。晚期多经血行转移至肺、骨、脑等。淋巴转移多至肝门淋巴结,也可向邻近器官直接蔓延或腹腔种植转移。

【临床表现】

1. **症状** 无特征性表现,可有上腹不适、饱胀、食欲下降,无力等表现。

(1) **肝区疼痛**:为最常见症状,因癌瘤使肝包膜紧张所致,多为胀痛、钝痛和刺痛;多为间歇性,亦可为持续性。病变侵及横膈或腹膜后时,可有肩背或腰部胀痛;突然发生的剧烈腹痛和腹膜刺激征则为肝癌破裂。

(2) **消化道症状**:食欲减退、消化不良、恶心、呕吐和腹泻等,因缺乏性特异性而易被忽视。

(3) **发热**:一般为低热,在 37.5～38℃,呈持续或午后低热或弛张型热。

(4) **消耗**:病人常有进行性消瘦、乏力、食欲不振、营养不良等,晚期病人可呈恶病质。

(5) **转移灶症状**:肿瘤转移之处产生相应的症状,如肺转移可引起咳嗽、咯血、呼吸困难;胸膜转移可引起胸痛和胸腔积液;转移至骨可引起局部疼痛或骨折;颅内转移可出现局灶症状;癌栓阻塞肝静脉可出现下肢水肿。

2. **体征**

(1) **肝大**:质坚硬、表面凹凸不平、有大小不等的结节,有轻度触痛,肝癌突出肋弓下或剑突下时,最容易触及肝表面的癌结节。

(2) **脾大**:多见于合并肝硬化与门静脉高压症的病人。肝癌压迫及门静脉内癌栓堵塞都能引起脾大。

（3）腹腔积液：多为草黄色或血性，是因合并肝硬化、门静脉高压、门静脉或肝静脉癌栓所致。

（4）黄疸：常在晚期出现，癌肿压迫胆管或者肿瘤坏死组织落入胆道引起胆道阻塞。

另外，晚期病人可出现肝性脑病、消化道出血、肝癌破裂、继发感染等并发症。肝性脑病是肝癌晚期的常见并发症，占死亡原因的34.9%。

【辅助检查】

（1）甲胎蛋白测定：甲胎蛋白（AFP）是用放射免疫方法测定胚胎抗原，为目前诊断肝细胞癌特异性最高的方法之一。在排除活动性肝病、生殖腺胚胎瘤和妊娠的情况下，若AFP定量>500 μg/L（正常值<20 μg/L）持续4周，或>200 μg/L持续8周，则支持原发性肝癌。从病理类型看，中度分化的肝癌细胞，合成AFP较多；高分化和低分化肝细胞癌可呈阴性，因此有10%~30%的肝癌病人AFP并不升高。

（2）血液酶学及其他肝癌标志物的检测：对肝癌诊断具有较高价值的有血清碱性磷酸酶、乳酸脱氢酶、γ-谷氨酰转肽酶（GGT）及其同工酶（GGT Ⅱ）、异常凝血酶原、醛缩酶、5-核苷酸磷酸二酯酶、酸性同工铁蛋白等，但是其特异性都较AFP差，多作为辅助诊断或结合AFP联合检测。但是对于AFP阴性的病人，酶学检查对诊断有帮助，如GGT Ⅱ在AFP阴性的病人阳性率占84%；异常凝血酶原阳性率占80%。

（3）超声检查：可发现2 cm以上的肝癌，是目前检查肝癌最常用检查方法。尤其是彩色多普勒血流成像可以显示肿瘤的大小、形态、血流、门静脉的堵塞情况。

（4）计算机断层扫描（CT）：可发现直径约1.0 cm左右的早期肝癌包块，能反映病灶大小、形态、部位，了解其周围浸润性情况。对于肝癌的诊断符合率高达90%。

（5）磁共振成像（MRI）：可发现小于1.5 cm的癌灶及转移灶，可以鉴别肝癌和肝内其他占位病变。

（6）肝穿刺活体组织检查：在实时超声或CT导引下活检或细针穿刺行组织学或细胞学检查，是目前获得2 cm直径以下小肝癌确诊的有效方法。但近边缘的肝癌易引起肝癌破裂，此外，并有针道转移的危险。

【治疗原则】

1. 手术治疗　早期切除是提高生存率的关键，肿瘤越小，5年生存率越高。对亚临床肝癌或小肝癌，应力争手术切除；对不易切除的小肝癌，可行肝动脉栓塞化疗，或采用多弹头射频毁损治疗、瘤内无水乙醇注射等局部治疗，对肝功能储备好的大肝癌应力争根治性切除。

2. 化学药物治疗　临床常选用的药物如5-氟尿嘧啶、丝裂霉素、卡铂、阿霉素、氨甲蝶呤、足叶乙甙等药物。原则上不提倡全身化疗，多采用肝动脉给药或栓塞作区域性化疗，也可以配合内放射治疗效果明显。

3. 肝动脉插管化学药物治疗（TACE）　经胃右动脉或胃网膜右动脉做肝动脉插管，注入化疗药物，也可以连接微量泵给予持续微量灌注。TACE也可以和肝动脉栓塞配合使用，以提高疗效。

4. 肝动脉栓塞（THACE）　方法是将碘化油混合化疗药物或放疗药物经肝动脉注入肿瘤血管，再用吸收性明胶海绵等栓塞剂堵塞肿瘤近端肝动脉，致使肿瘤病灶缺血坏死，同时化疗和放疗药物可以长时间小范围的起效。

5. 射频毁损法（RF）　以影像引导经皮穿刺,射频电极针插入瘤组织,用射频产生的热使肿瘤组织凝固坏死,称射频毁损法。现在使用的中空冷却射频、集束电极射频,大幅度提高了射频能量释放,保护了周围组织,一次毁损可达直径 5 cm 的肿瘤。

6. 导向治疗　是化学治疗药物、免疫毒素、标记核素与人肝癌蛋白单克隆抗体、抗甲胎蛋白单克隆抗体或抗铁蛋白单克隆抗体偶联,使单克隆抗体发挥指向导航作用,选择性地作用于肝癌细胞,已在临床中应用,是很有前途的治疗方法。

7. 肝移植　效果较理想。

二、护理

【护理评估】

1. 健康史　评估病人有无慢性肝炎、肝硬化病史;有无经常食入受黄曲霉素污染的食物或饮用被污染的水;家族中有无乙肝和肝癌病史。

2. 身体状况　早期无特征性表现,一旦出现症状多为进展期肝癌。了解有无肝区疼痛、消化道症状、发热及消耗症状。了解有无肝大、脾大、腹腔积液、黄疸等;了解有无肝性脑病、消化道出血、肝癌破裂等并发症。

3. 辅助检查　了解病人甲胎蛋白测定、超声检查、CT、MRI、肝穿刺活体组织检查等辅助检查手段情况。

4. 心理社会。

5. 手术后评估。

【护理问题】

1. 焦虑、恐惧或绝望　与下列因素有关:① 突然发病或病情较长;② 忍受较重的痛苦;③ 担忧预后;④ 经济拮据等。

2. 疼痛　与肿瘤的迅速生长使肝包膜牵张有关。

3. 营养失调　低于机体需要量,与肿瘤的代谢性消耗、肝功能不良及营养摄入不足等因素有关。

4. 潜在的术前并发症　急性腹膜炎、上消化道出血、休克等,与肝癌突然破裂有关。

5. 潜在的术后并发症　腹腔内出血、胃肠道出血、肝衰竭或肝性脑病、腹腔积液、胸腔积液、胆汁渗漏、腹腔感染等。

6. 知识缺乏　缺乏肿瘤的有关知识有关。

【护理目标】　病人思想负担,焦虑和恐惧减轻,增强战胜疾病的信心。病人疼痛减轻或者缓解。遵循营养计划,保证各种营养的摄入,能接受手术。肝癌破裂等并发症及时被发现。腹腔内出血、胃肠道出血、肝衰竭或肝性脑病发生的危险性减小且能及时被发现。视病人的心理承受力,使病人获得肝癌的相关知识。

【护理措施】

1. 手术前护理

（1）心理护理:病人常有焦虑、恐惧或绝望的心理,分析其程度,制定措施;为病人提供舒适的条件,做好对症护理以减轻病人痛苦;适当介绍有关治疗方法和意义,以取得病人的配合;对病人要注意医疗保护制度。

（2）注意观察病情的突然变化：在术前护理过程中，肝疾病可能发生多种危重并发症，尤其是原发性肝癌破裂，出现急性腹膜炎表现及内出血表现。部分病人可发生上消化道大出血、肝性脑病等并发症。

（3）改善肝功能及全身营养状况：术前应注意休息并积极纠正营养不良、贫血、低蛋白血症及凝血功能障碍，采取有效保肝措施。给予低脂、高糖、高维生素饮食，适当限制蛋白质的摄入。术前常规使用葡醛内酯、肌苷等保肝药。

（4）改善凝血功能：由于肝脏合成凝血因子减少，故手术前 3 天可以输入新鲜血或静脉滴注维生素 K，预防术中、术后出血。

（5）肠道准备：对拟行广泛肝组织切除术或肝血管结扎术、栓塞术者，尤其是合并肝硬化者，为抑制其肠道内细菌，清除肠道内粪便，以减轻术后腹胀及血氨来源，防止肝性脑病等并发症的发生，术前 3 天开始口服新霉素和甲硝唑，术前 1 日晚清洁灌肠。

（6）注意药物的副作用：避免使用巴比妥类、红霉素类等对肝有损害的药物。

2. 手术后护理

（1）体位及活动：病情平稳后宜取半卧位。肝手术后一般不宜过早起床活动，尤其是肝叶切除术后过早活动易致肝断面出血。

（2）严密观察病情变化：肝手术后易发生并发症，死亡率甚高。尤其是肝脏血运丰富，术后容易出现创面渗血，因而术后必须严密观察生命体征、出血症状，观察有无切口渗血；另外注意观察病人意识变化、黄疸、腹腔积液、尿量等情况；注意各项相关的检查，如血、尿常规、电解质及酸碱平衡指标、肝肾功能、超声波、X 线等。如发现有关并发症发生时，当及时与医师联系，做好相应治疗护理工作。

（3）饮食与营养：术后禁饮食，做胃肠减压，同时维持水、电解质及酸碱平衡。对广泛肝叶切除术后，需静脉高营养支持。胃肠功能恢复后再给调整饮食。

（4）引流管护理：肝手术后可能有多种引流管，应保持各种引流管通畅，妥善固定，详细观察并记录引流量和内容物的性状及变化情况。严格无菌操作，每日更换引流接管及引流瓶。如引流液含胆汁，应考虑胆瘘；如引流液为持续血性，应警惕腹腔内出血。渗液明显减少时应及时去除引流管，但是由于手术创伤白蛋白低，腹腔积液量较大，腹腔引流管也不宜过早拔除。

（5）继续使用抗生素：防治肝创面、腹腔及胸部等各种术后感染。

（6）继续采取保肝措施：方法同术前护理。

（7）疼痛的护理：肝脏手术疼痛较重，可以采用镇痛泵、镇痛药，帮助病人采取舒适的卧位，用腹带加压包扎，咳嗽时保护伤口等方法来减轻病人的疼痛。

3. 肝动脉插管化疗病人的护理

（1）妥善固定导管。

（2）严格遵守无菌原则，每次注药前消毒导管，注药后用无菌纱布包扎，防止细菌沿导管发生逆行性感染。

（3）防止导管堵塞，注药后用肝素稀释液（25 U/ml）冲洗导管。

（4）注意化疗副作用，如腹痛、恶心、呕吐、食欲不振。

（5）注意病人白细胞数减少。

（6）若系胃、胆、脾动脉栓塞出现的上消化道出血等并发症时，须密切观察生命体征和腹部体征,及时通知医师进行处理。

(7) 拔管后,加压压迫穿刺点 15 min 并卧床休息 24 h,防止局部形成血肿。

4. 介入治疗的护理

(1) 心理护理:介绍介入治疗的可行性、安全性以及术中、术后可能出现的情况,从而使病人有充分的思想准备,消除其恐惧、紧张、忧虑的心理,积极配合治疗。

(2) 常规准备:术前禁食 4 h,会阴部备皮,训练病人床上排尿排便。

(3) 穿刺部位的护理:术后穿刺部位沙袋应加压 12 h,绝对卧床休息 24 h,穿刺侧肢体避免弯曲受压,避免穿刺口包扎松动,还应观察下肢皮肤颜色、皮肤温度及足背动脉搏动情况,观察穿刺部位有无渗血、血肿。

(4) 观察出血情况:密切注意血压、脉搏变化,每 2 h 测量血压、脉搏一次,并做记录,连续 24 h 血压正常时才可停止。

(5) 恶心、呕吐的护理:化疗药物及造影剂可引起恶心、呕吐症状,也容易造成消化道出血,术中注入化疗药物前肌注甲氧氯普胺 10 mg,栓塞后推注甲氧氯普胺、地塞米松,以减轻胃肠道症状。

(6) 发热的护理:主要为肿瘤坏死吸收造成。大多数病人会出现程度不同的发热,体温多≤38.5℃,一般 5~7 日自行消退,可不予处理,只要给病人保暖、病室通风,并密切观察体温变化;如出现高热,则给予物理降温或药物降温及抗生素治疗。若术后 7 日体温再次升高,血象升高,则应注意肿瘤坏死后继发局部或全身感染。由于病人抵抗力低下,介入治疗时器械要严格消毒灭菌,执行无菌操作。术后常规使用抗生素防止感染。

5. 并发症的预防和护理

(1) 癌肿破裂出血:为原发性肝癌的常见并发症,应嘱咐病人避免腹内压骤然升高,避免右上腹受伤,避免剧烈活动,病人突发腹痛,伴有腹膜刺激征、休克表现应考虑有癌肿破裂,及时通知医生,配合抢救治疗。

(2) 上消化道大出血:是病人晚期癌肿或肝硬化造成门脉高压症突发上消化道大出血,病人应以高营养少纤维的软食为主,忌辛辣性食物、咖啡、浓茶等,加强肝功能保护和监测,及时纠正出凝血障碍,一旦发现出血应紧急抢救,采取措施。

(3) 肝性脑病的预防和护理:术后应加强生命体征和意识状态的观察,若出现性格行为变化,如欣快感、表情淡漠等前驱症状时,及时通知医师。对此类病人,应注意:① 避免肝性脑病的诱因,如上消化道出血、高蛋白饮食、感染、镇静催眠药等;② 禁用肥皂水灌肠,可用生理盐水或弱酸性溶液(如食醋 1~2 ml 加入生理盐水 100 ml),使肠道 pH 保持为酸性;③ 口服新霉素或卡那霉素,以抑制肠道细菌繁殖,有效减少氨的产生;④ 使用降血氨药物,如谷氨酸钾或谷氨酸钠静脉滴注;⑤ 便秘者可口服乳果糖,促使肠道内氨的排出。

【健康指导】

(1) 大力宣传进行一级预防,不吃霉变食品和粮食,避免生活用水污染,戒酒。

(2) 接种乙肝疫苗,预防肝炎;对高发地区人群,应定期进行体检;肝炎后肝硬化病人应定期查甲胎蛋白和 B 超检查,可早诊断,早治疗。

(3) 自我护理:在病情允许的情况下可以适量活动,选择富有营养、清淡、易消化的食物,少食多餐。有腹腔积液、水肿者,应严格控制食盐和水的摄入。保持生活有规律防止情绪剧烈波动和劳累。

（4）鼓励病人参加社会性抗癌组织活动，以增添精神支持力量。

（5）乙型肝炎常由注射器或输血器感染，提倡用一次性用品。

（6）嘱病人定期复查。

第二节 门静脉高压症病人的护理

一、概述

门静脉高压症是指门静脉血流受阻、血液淤滞、门静脉系统压力增高，继而引起脾大及脾功能亢进、食管和胃底黏膜下静脉曲张及破裂出血、腹腔积液等一系列症状的临床病症。门静脉的正常压力为 $13\sim24$ cmH_2O，平均为 18 cmH_2O，若超过正常水平即为门静脉高压症。

【解剖概要】 门静脉是由肠系膜上、下静脉和脾静脉汇合而成。在肝门处门静脉分为左右两支，分别进入左、右半肝，进肝后再逐渐分支，其小分支和肝动脉小分支的血流汇合于肝小叶的肝窦，然后流入肝小叶的中央静脉、肝静脉，进入下腔静脉。所以门静脉系统是位于两毛细血管网之间，一端是胃肠脾胰的毛细血管网，另一端是肝小叶的肝窦。门静脉系统和腔静脉之间有四个交通支，在正常情况下这些交通支血流量都很小（图23-1）。

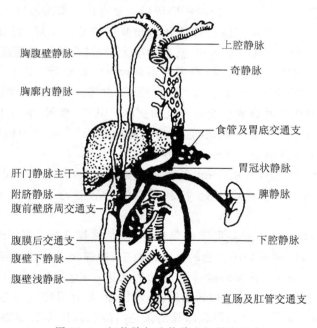

图 23-1 门静脉与腔静脉之间的交通支

1. 胃底、食管下段交通支 门静脉血流经胃冠状（胃左）静脉，胃短静脉通过食管静脉丛与奇静脉相吻合，流入上腔静脉。

2. 直肠下端、肛管交通支 门静脉血流经肠系膜下静脉，直肠上、下静脉与肛管静脉丛吻合，流入下腔静脉。

3. 腹壁交通支　门静脉经脐旁静脉与腹壁上、下静脉吻合,血流入上、下腔静脉。

4. 腹膜后交通支　肠系膜上、下静脉分支与下腔静脉支吻合。

【病因】　门静脉高压分为肝前型、肝内型与肝后型三类。我国 90% 为肝内型病变所引起,如肝炎后肝硬化,血吸虫病肝硬化和胆汁淤积性肝硬化。

1. 肝前型　主要原因有门静脉血栓形成、门静脉受压、先天门静脉闭塞等。

2. 肝内型　又分为肝窦前阻塞与肝窦后阻塞。

(1) 肝内型窦前阻塞常见的原因是血吸虫病性肝硬化:血吸虫在门静脉系统内发育产卵,虫卵沿门静脉血流到肝小叶汇管区的门静脉小分支,从而引起这些小分支堵塞,门静脉压力升高。

(2) 肝内型窦后阻塞的常见病因是肝炎后肝硬化:肝小叶内纤维组织和肝细胞增生,挤压肝小叶内的肝窦,使之变窄和阻塞,引起门静脉压力升高,部分压力高的肝动脉血流经肝小叶汇管区的动脉交通支,直接注入压力低的门静脉小支,使门静脉压力更高。

3. 肝后型　指因肝静脉的流出道(包括肝静脉、下腔静脉、右心)阻塞而引起的门静脉高压症。常见原因为肝静脉阻塞综合征(Budd-Chiari 综合征)、缩窄性心包炎、严重右心衰竭等。

【病理】　门静脉系统位于两毛细血管网之间,另外门静脉及其属支在解剖上均无瓣膜,其血流方向容易受压力影响而从高压流向低压,因此当流出道阻力增高时,门静脉血即发生倒流,门静脉系统发生普遍扩张。门静脉高压形成后主要有以下病理改变。

1. 脾大、脾功能亢进　肝总动脉与脾动脉均起源于腹腔干动脉,当肝动脉灌注阻力增大时,腹腔干动脉进入脾脏的血流明显增加,营养物质大量增加,脾组织逐渐增大;脾窦的长期充血,脾内纤维组织增生和脾髓细胞增生,则发生不同程度的脾功能亢进。

2. 交通支扩张　当门静脉高压时,正常的门静脉血流通路受阻,即可出现食管-胃底下段、直肠下端-肛管、前腹壁及腹膜后交通支迂曲扩张。其中,食管-胃底黏膜下静脉曲张破裂后可引起上消化道大出血;直肠下端-肛管黏膜下静脉曲张,可表现为内痔;脐旁交通支发生扩张出现腹壁上、下浅静脉怒张。

3. 腹腔积液　其原因是:肝功受损,低蛋白致血浆胶体渗透压降低;门静脉压升高,淋巴液大量漏出;肝硬化时肝脏对醛固酮、抗利尿素的灭活能力不足,致水钠潴留,产生腹腔积液。

【临床表现】　门静脉高压症多见于中年男子,病情发展缓慢。临床表现有两类,一是肝炎、肝硬化的表现,二是门静脉高压引起的继发性改变,如脾大、脾功能亢进、呕血和腹腔积液。

1. 脾大　脾大程度不一,脾大多合并有脾功能亢进。白细胞和血小板可有明显的下降,红细胞也有不同程度的减少,可以出现牙龈出血、鼻出血、妇女月经过多等出血倾向。

2. 上消化道出血　食管下端和胃底静脉曲张是门静脉高压症的重要表现,有半数的病人可以出现曲张的静脉破裂出血。由于有肝功能不良,凝血机能障碍,出血不易自止。临床表现为呕血和柏油样便,甚至引起失血性休克。大量血液在肠道中被分解,毒素进入肝脏,加之肝脏的进一步缺血,容易出现急性肝衰竭。首次大出血死亡率可达 25%,过后病人常会反复出血。

3. 腹腔积液　是门脉高压症的晚期表现,病人可有腹胀、气急等。

4. 体征　病人可有腹壁静脉曲张、黄疸、面色变黑、肝掌、蜘蛛痣、男性乳房发育等。

【辅助检查】

1. 血常规检查　白细胞和血小板下降。

2. 肝功能检查　白蛋白降低而球蛋白升高,甚至出现白、球蛋白比例倒置,凝血酶原时间延长,转氨酶和胆红素升高。

3. X线食管钡餐　在钡剂充盈时显示食管下端和胃底有虫蚀样改变,排空时有蚯蚓样或串珠样影。

4. 内镜检查　即使在出血期也可以进行此项检查,并且在直视下作硬化剂及套扎治疗。

5. 超声检查　可以了解门静脉的扩张情况,测量血流量,了解脾的大小,有无腹腔积液。

【治疗原则】　因大部分门静脉高压是由肝硬化所致,故基本的治疗仍然是内科治疗,外科治疗主要是针对其并发症。治疗门静脉高压症的目的是预防和控制急性食管-胃底曲张静脉破裂引起的大出血、消除脾大和脾功能亢进、逆转顽固性腹腔积液。

1. 上消化道大出血的治疗　上消化道大出血是门静脉高压症严重的并发症。肝硬化病人中有40%出现食管胃底静脉曲张,但食管胃底静脉曲张的病人中有50%~60%可并发大出血。大出血后,病人不仅可因急性大出血发生休克,还可能发生肝性脑病。

(1) 补充足够血容量:输新鲜全血和补液。

(2) 垂体加压素:可以使内脏小动脉收缩,减少门静脉系统血流量。10~20 U 溶解在 5% 的葡萄糖溶液 200 ml 内静脉滴注,在 20~30 min 内滴完。

(3) 生长抑素:可以选择性减少内脏血流量,降低门静脉压力,减少胃酸和胃蛋白酶的分泌,减少出血,保护胃壁,其止血率远远高于加压素,是目前治疗食管胃底静脉曲张破裂出血的首选药物。首次剂量 0.25 mg 静脉注射,半衰期仅 2~3 min,以后 0.25 mg/h 持续静脉滴注。

(4) 三腔管压迫止血:利用充气气囊分别压迫胃底和食管下端的曲张的静脉,以达到止血的目的。三个腔分别通胃囊、食管囊和胃腔(图 23-2)。使用前检查气囊是否漏气,表面涂上石蜡油,经病人鼻孔送入胃内(图 23-3)。先向胃气囊充气 150~200 ml,将胃气囊拉到胃底,用 0.5 kg 力量牵拉,观察止血效果,如仍然出血,再向食管气囊内注气 100~150 ml。每间隔 12 h 将气囊放气 10~20 min,以防胃底和食管下端黏膜压迫坏死。放置三腔管的时间不宜持

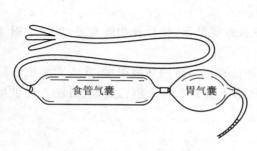

图 23-2　三腔二囊管示意图

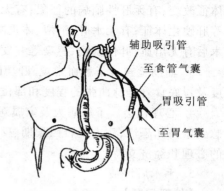

图 23-3　三腔管放置的位置

续超过 5 日,否则,可使食管或胃底黏膜因受压迫太久而发生溃烂,保留 3～5 日仍不能止血,应考虑手术治疗。出血停止 24 h,先将食管气囊放气,观察 24 h 后如果仍无出血可以拔管,拔管前放胃囊气体,嘱病人喝一口液状石蜡,防止撕裂曲张的静脉。

(5)内窥镜治疗:适用于肝功能不良不能耐受手术者。① 注射硬化剂,如用5%鱼肝油酸钠、氨基己酸油酸盐等注入曲张静脉腔内及其周围组织以引起纤维化;② 食管静脉套扎术,将曲张的静脉吸入结扎器内,用橡皮套结扎或用钛夹嵌夹其底端;③ 组织黏合剂,一种快速固化水样物质,与血液接触后立即产生聚合和硬化,能有效地闭塞血管和控制曲张静脉出血,还可使曲张静脉消失而降低再出血的危险性。尤其对胃底静脉曲张出血的治疗是一种很好的治疗手段。

2. 手术治疗　手术是控制出血和防止出现肝性脑病的最有效措施。手术方式有门体分流、脾切除+门奇断流、肝移植术。

(1)分流手术:用血管吻合的方法将门静脉系统主干及其主要分支与腔静脉及其主要分支连通起来,使较高压力的门静脉血液分流入腔静脉中去,能有效的降低门静脉压力,是防治大出血的较为理想的方法。

(2)断流术:门奇断流术是将胃冠状静脉和胃短静脉结扎,阻断血液流向奇静脉和半奇静脉。优点是不仅能紧急手术止血,同时不降低肝脏灌注,肝功能影响小,术后肝性脑病发生率低。

脾切除可以消除脾功能亢进的病理影响,同时减少 40% 的门静脉血流,降低门静脉压力,对食管胃底静脉曲张破裂有较好的近期效果。

(3)肝移植术:肝移植不仅可治疗门静脉高压症,也解决了原有肝脏疾病,肝移植是门静脉高压症的根本疗法。但由于肝脏来源不足、终生使用免疫抑制剂、费用昂贵等一些条件的限制,也限制了肝移植的临床应用。

二、护理

【护理评估】

1. 健康史　了解有无慢性肝炎、肝硬化、血吸虫病史;有无感染、创伤引起门静脉血栓形成病史;有无肝静脉阻塞综合征、缩窄性心包炎或严重右心衰竭等病史。

2. 身体状况　有无呕血和柏油样便,观察呕血、黑便的数量及颜色;有无失血引起的生命体征改变;有无肝性脑病的征象;有无黄疸、肝掌、蜘蛛痣、腹壁静脉显露、肝脾大、移动性浊音等肝硬化体征;有无水肿、消瘦、体重减低等营养不良体征;有无腹胀、气急及腹腔积液的表现。术后有无出血、肝性脑病、感染等并发症。

3. 辅助检查　了解血常规、肝功能和影像学检查等结果,估计脾功能亢进、肝功能损害程度及胃底食管静脉曲张的程度和部位等。

4. 心理社会　了解病人及家属对门静脉高压症和再出血的知晓程度;病人对大出血是否感到紧张和恐慌;病人是否因长期、反复发病而焦虑不安或悲观失望;家庭成员能否提供足够的心理和经济支持。

5. 手术后评估

【护理问题】

1. 恐惧　与突然大量呕血、便血及病情危重有关。

2. 营养失调：低于机体需要量　与肝功能损害、营养素摄入不足、消化吸收障碍等有关。

3. 体液过多：腹腔积液　与门静脉压力增高、低蛋白血症及醛固酮增加等有关。

4. 有体液不足的危险　与食管胃底静脉破裂出血有关。

5. 知识缺乏　缺乏预防上消化道出血的有关知识。

6. 潜在并发症（术前）　失血性休克、肝性脑病。

7. 潜在并发症（术后）　术后出血、肝性脑病、感染、静脉血栓形成。

【护理目标】　病人恐惧减轻或消失，情绪稳定。病人营养不良得到纠正，体重增加。病人腹腔积液减少或消失，尿量增加。病人的水、电、酸碱平衡得到维持。能叙述预防上消化道出血的有关知识。手术前后潜在并发症能被及时发现，并得到有效控制。

【护理措施】

1. 术前护理

（1）卧床休息：可以降低机体的能量消耗，降低肝的代谢率，减轻肝脏的负荷；增加肝脏的血流量，有助于肝细胞修复；增进肝循环，改善腹腔积液和水肿。指导病人合理休息与适当活动，避免过于劳累，一旦出现头晕、心慌和出汗等不适，立即卧床休息并且通知医生。

（2）改善营养状况：低蛋白血症者需补充水解蛋白或白蛋白；贫血者输新鲜血；凝血障碍者给予维生素 K。

（3）饮食指导：给予高糖、高维生素及低脂饮食；肝功能损害较轻者，适量摄取高蛋白饮食；肝功能损害严重者，应限制蛋白质的摄入；有腹腔积液病人限制水和钠的摄入。以无渣半流食为准，避免油炸、干硬、粗糙、有骨刺的食物，温度也不易过热，防止引起曲张的静脉破裂出血。

（4）术前不放置胃管以防损伤胃底静脉出血：如需要可嘱病人口服液状石蜡 10～20 ml，并用 2% 利多卡因凝胶润滑胃管前端 15～20 cm 后再插。

（5）注意自身防护：用软牙刷刷牙，避免牙龈出血，防止外伤。

（6）避免腹腔内压突然升高的活动：如剧烈咳嗽、喷嚏、用力排便、抬重物。

（7）消化道的准备：灌肠用酸性液，不用肥皂水。

（8）减少腹腔积液形成和积聚：指导病人注意休息，尽量取平卧位，以增加肝、肾血流灌注；下肢水肿，可抬高下肢减轻水肿；每日液体入量限制在 1 000 ml；氯化钠摄入量限制 2 g 以内，减少食盐和含钠味精的摄入量；每日测腹围一次，每周测体重一次，以判断腹腔积液的消长情况；使用利尿剂，记录 24 h 出入液量，并观察有无低钾、低钠血症的症状和体征。

2. 急性大出血期的护理

（1）维持循环稳定：开放较大静脉、配血。应用新鲜血，因为新鲜血含氨量低，富含凝血因子，有利于止血和防止肝性脑病。快速输液输血保证心、脑、肾等重要器官的血液供给。

（2）止血：① 冰盐水胃内灌洗，低温可使胃黏膜血管收缩，减少血流，降低胃酸分泌及运动；② 按时应用止血药，注意药物不良反应。

（3）三腔管压迫止血。

（4）生长抑素的使用：生长抑素可以① 选择性收缩内脏血管，减少内脏的循环血流量及门静脉系统的血流量，产生降低门静脉压力的作用；② 对食管下段静脉血管丛有收缩作用，导致食管曲张静脉的血流量减少；③ 能强力抑制胃酸和胃蛋白酶作用，并有保护胃黏膜细胞的功能。其中疗效比较突出的是生长抑素（奥曲肽，14 肽）和生长抑素衍生物（善得定，8 肽）。

将维持剂量的生长抑素(每天常用 6~12 mg)加入液体中,首先经静脉推注冲击剂量(0.25 mg)然后做持续静脉滴注。生长抑素半衰期仅 2 min 左右,维持持续静脉滴注十分重要,一旦发生静脉外渗应立即再次静脉穿刺,并再做冲击剂量注射治疗。因此,对于持续静脉点滴病人,护士加强巡视工作,每 24 h 更换注射部位。静脉推注生长抑素不宜过快,注射过快可引起心悸、恶心等副作用。

(5) 内镜治疗的护理:内镜下治疗是食管、胃底静脉曲张的新治疗方法。病人术前 6 h 禁食水,减少胃液分泌量;有胃内容物潴留者,术前洗胃,用 2%利多卡因黏膜麻醉。一般用套扎加硬化的两种方法联合应用,2 次套扎治疗后再对残留细小曲张静脉行硬化治疗,降低再出血的发生。

(6) 保护肝功能:大量出血时可使肝功能受损严重,使黄疸、腹腔积液加重,出现肝性脑病甚至肝衰竭。必须在早期及时纠正休克,给予吸氧和保肝药物;注意清除肠道内积血,防止产氨增加引起肝性脑病;禁用碱性溶液灌肠。

(7) 防止急性肝衰竭:要注意有无意识障碍(烦躁不安、嗜睡甚至昏迷)、黄疸出现或加重、呼吸深大或呼气带异味(肝臭)、皮肤出血斑点等,发现时立即通知医生,积极处理。

3. 手术后护理

(1) 观察病情:观察生命体征、神志、尿量,记录 24 h 液体出入量。注意观察术后出血和肝性脑病的症状和体征。脾切除术后 2 周内,应每日或隔日复查血小板,若血小板明显升高,应注意观察静脉血栓的形成。

(2) 卧位与活动:断流术和脾切除术后,生命体征平稳后取半卧位,可早期下床活动。施行分流术后 48 h 内平卧位或低坡卧位,同时制动,以预防血管吻合口破裂出血,翻身时动作要轻柔;术后 1 周可下床活动。

(3) 饮食:术后禁饮食 2~3 日,直到肠蠕动恢复、肛门排气,指导病人从流质开始逐步过渡到正常饮食。分流术后病人应限制蛋白质的摄入量,食物要细软、易消化,忌食粗糙和过热食物。

(4) 禁用吗啡、哌替啶、巴比妥类药物及一切对肝脏有损害的药物。

(5) 保护肝脏:观察肝功能有无进一步损害的表现,如黄疸加深,腹腔积液增多和烦躁不安,要警惕发生肝性脑病,给予积极的护肝治疗。保肝措施同手术前。

(6) 引流管护理:腹腔引流管应妥善固定,避免扭曲或受压,注意是否通畅;严格无菌操作,定时更换引流管口处的敷料和引流袋;观察引流液的性质和量,若发现引流液为血性,量较多,应考虑内出血,立即通知医生并协助处理;一般术后 24~48 h 引流量减少,但是在低蛋白等因素下引流量很不稳定,遵医嘱处理。

4. 并发症的护理

(1) 术后出血:可因分流术后血管吻合口破裂、血小板减少、肝功能损害后凝血功能障碍等引起。注意观察病人的生命体征、症状、流液的性质和量。一旦发生积极配合医生给予输液、输血、止血等非手术治疗,必要时手术止血。

(2) 肝性脑病:多见于分流术后,因部分门静脉血流未经肝脏解毒而直接进入体循环、手术对肝功能的损害而诱发。术后应动态监测肝功能、血气、血氨等,注意观察病人意识情况,如果病人意识朦胧、表情淡漠、嗜睡、谵妄等,为即将出现肝性脑病,应及时报告医生。可静脉滴注或口服谷氨酸钠;饮食上限制蛋白质的摄入,选用高支链氨基酸类食物,以减少血氨的产生;忌用肥皂水灌肠,减少血氨的吸收。

（3）静脉血栓形成:脾切除后血小板迅速增高,有诱发静脉血栓形成的危险。术后不应用维生素 K 和其他止血药物;注意用抗凝药物前后的凝血时间变化;术后 2 周内每日或隔日复查 1 次血小板,若超过 600×10^9/L,应立即通知医生,协助给予阿司匹林、双嘧达莫等抗凝治疗。

（4）感染:主要由受凉、体质虚弱、抵抗力低、腹腔积液等因素而引起。治疗上给予足量对肝无损害的抗生素;保持腹腔引流管通畅,各项治疗护理严格执行无菌操作;嘱病人注意保暖,预防感冒;常改变体位,定时翻身拍背,并做好皮肤、口腔、会阴护理,预防感染性并发症。

5. 心理护理　调动病人的主观能动性,使其与医护人员配合,充分做好术前的准备。门静脉高压症病人因长期患病对战胜疾病的信心不足,一旦并发急性大出血,会极度焦虑、恐惧,甚至悲观失望。因此在积极治疗的同时,应做好病人的心理护理,减轻病人的焦虑,稳定其情绪,使之能配合各项治疗和护理,帮助病人增强战胜疾病的信心。

【健康指导】

1. 生活指导　告知病人要规律生活,按时作息,保证足够的睡眠时间,避免过度操劳,还要保持心情舒畅,避免情绪波动。进食富含营养和易消化的软食,以改善营养状况和肝功能,分流术后或严重肝功能障碍的病人应限制蛋白质的摄入,以防出现肝性脑病。不吃粗糙、干硬、过热、刺激性食物,禁烟酒,少喝咖啡或浓茶等,避免用力排便、剧烈咳嗽,以免诱发食管胃底曲张静脉破裂出血。脾大、脾功能亢进者应做好自我保护,以防意外损伤后出血不止或脾破裂;有出血倾向者用软毛牙刷刷牙,以防牙龈出血。

2. 用药指导　指导病人遵医嘱服用保肝药物,避免使用对肝脏有损害的药物,定期复查肝功能。

3. 定期复查　出院 3 个月、半年、一年各复查一次,询问病人饮食、呕血、黑便、腹腔积液情况;复查项目,包括血常规、肝功能、AFP、B 超、钡餐或胃镜等。

思 考 题

一、名词解释

1. 门静脉高压症　2. 门腔分流术　3. 门奇断流术　4. 小肝癌

二、填空题

1. 门静脉高压症 90% 以上是由_____引起。

2. 正常门静脉压力为_____,当门静脉血流受阻,压力>_____时,称为门静脉高压症。

3. 肝脏是体内唯一享受双重血液供应的器官,肝脏的血液供应量主要来自_____,少量来自_____。

4. 门静脉高压症的主要临床表现为_____、_____、_____。

5. 门静脉高压症最危险地并发症是_____。

6. 预防肝性脑病发生,忌用_____灌肠,减少血氨吸收。

7. 门静脉高压症病人放置三腔二囊管,胃气囊需注入_____ ml 空气,食管气囊注入_____ ml 空气。

三、单选题

1. 关于门静脉高压症的术前护理,下列错误的是(   )。

    A. 卧床休息,适当活动   B. 低蛋白血症者需补充白蛋白

    C. 避免油炸、干硬、粗糙的食物   D. 术前常规放置胃管

    E. 凝血酶原时间减少

2. 门静脉高压症饮食的护理,下列错误的是(   )。

    A. 高维生素   B. 高蛋白质   C. 高碳水化合物

    D. 低脂肪   E. 有食管静脉曲张者,避免过热、干硬食物

3. 关于门脉高压症分流术后护理,下列不正确的是(   )。

    A. 早期起床活动   B. 低蛋白饮食   C. 使用抗生素

    D. 忌食粗糙食物   E. 术后平卧 48 h

4. 门静脉高压症手术前准备,下列错误的是(   )。

    A. 保肝治疗   B. 无渣高糖饮食

    C. 输新鲜血液   D. 肌内注射维生素 K

    E. 为了提高血容量增加食盐的摄入

5. 门静脉高压症食管静脉曲张破裂出血时,三腔二囊管压迫期间应(   )。

    A. 每 12 h 放气 20~30 min

    B. 每 1 h 放气 20~30 min

    C. 每 24 h 放气 20~30 min

    D. 每 48 h 放气 20~30 min

    E. 出血停止后即放气 20~30 min

四、简答题

1. 门静脉系统和腔静脉之间有哪四个交通支?

2. 肝癌术后引流管护理要点是什么?

五、护理病例

男性,44 岁,1 h 前自觉上腹部胀满,恶心,突然呕出大量鲜血,内有少量食物残渣。既往有乙型肝炎病史。查体:消瘦,贫血貌,血压 11.1/8 kPa,脉搏 106 次/min,心肺未见异常,腹平软,无压痛,肝肋下 3 cm,质较硬,表面不平,左肋下可触及肿大的脾,无移动性浊音。急查血白细胞 $2.1×10^{12}$/L,血小板数 $56×10^9$/L,胆红素 34.2 mmol/L,尿常规无异常。

1. 首先应考虑的诊断是什么?

2. 简述该病人有哪些护理问题?

3. 此时应采取哪些护理措施?

(陈明慧)

第二十四章 胆道疾病病人的护理

【知识要点】

1. 概念 原发性结石、继发性结石、墨菲征、夏柯征、雷诺征。
2. 掌握胆囊炎及胆石症的分类、分布、临床表现、护理及健康指导。
3. 掌握胆道疾病的特殊检查方法及护理。
4. 掌握胆管结石及胆管炎的解剖及生理、临床表现及护理,熟悉胆道肿瘤的病因、病理、临床表现、诊断和处理原则。

第一节 概　　述

【胆道系统的解剖】 胆道系统可分为肝内胆管和肝外胆道两部分。

1. 肝内胆管 起始于肝内毛细胆管,汇集成小叶间胆管、肝段、肝叶胆管和肝内左右肝管。

2. 肝外胆道 包括肝外左右肝管、肝总管、胆囊、胆囊管和胆总管。

胆总管长 7~9 cm,直径 0.6~0.8 cm。80%~85% 人的胆总管下端与主胰管在十二指肠壁内汇合成一共同通道,并膨大形成乏特(Vater)壶腹后,再开口于十二指肠乳头。壶腹周围有 Oddi 括约肌围绕,具有调节和控制胆汁和胰液的排放,防止十二指肠液反流的作用。

3. 胆囊 位于肝脏脏面的胆囊窝内,外观呈梨形,约 8 cm×3 cm 大小,可储存胆汁 50 ml 左右,胆囊分为底、体、颈三部分。颈部呈囊性膨大,称 Hartmann 袋,此处常有胆囊结石存在。

4. 胆囊管 自胆囊颈部延续向下,与肝总管汇合成胆总管,长 2~3 cm,直径约 0.3 cm。由肝总管、胆囊管与肝脏下缘构成的三角区称为胆囊三角(calot 三角),其中有胆囊动脉、副右肝管等走行,是手术时易误伤的部位。

【胆道系统的生理功能】 胆道系统的主要生理功能是输送和调解肝分泌的胆汁进入十二指肠。

1. 胆汁的生成、分泌、代谢和功能

(1) 胆汁的生成和成分:胆汁由肝细胞分泌为主,每日分泌量为 800~1 200 ml。其中水分占 97%,其余成分包括胆汁酸、胆盐、胆色素、胆固醇、磷脂酰胆碱(卵磷脂)、脂肪酸、酶类、电解质和一些肝代谢产物。

(2) 胆汁的生理功能:包括排泄各种肝代谢产物、乳化脂肪、协助脂溶性维生素的吸收、抑制肠内致病菌生长和内毒素生成、刺激小肠和结肠蠕动、中和胃酸等。

(3) 胆汁分泌调节:胆汁分泌的受神经内分泌调节。迷走神经兴奋,可促进胆汁分泌;交感神经兴奋,胆汁分泌减少;胃酸接触十二指肠黏膜后释放的促胰液素亦可使胆汁分泌增加。

（4）胆汁的代谢:胆汁中的胆汁酸由胆固醇在肝内合成,随胆汁分泌后主要在胆囊内贮存并浓缩。进食时,胆盐随胆汁排至肠道,其中95%的胆盐能被肠道重新吸收至肝脏,以保持胆盐池的稳定,称为肝肠循环。胆盐的肝肠循环被破坏,胆汁中的胆盐浓度下降,易于形成结石。

正常胆汁中胆盐、磷脂酰胆碱、胆固醇三种成分按一定的比例组成微胶粒溶液。如果胆汁中的胆盐与胆固醇比例失调,则易使胆固醇析出、沉淀形成结石;胆红素在肝内与葡萄糖醛酸结合,成为正常胆汁中的胆红素,它是可溶性的结合胆红素。当胆道感染时,大肠埃希菌所产生的β-葡萄糖醛酸酶将结合性胆红素水解为非结合性胆红素,后者与钙结合形成胆红素钙,进而积聚沉淀,形成胆色素结石。

2. 胆囊的生理功能

（1）胆汁贮存和浓缩:由肝细胞和胆道分泌的胆汁直接进入肠道,进食间隔期,Oddi 括约肌收缩,胆道关闭,胆汁在胆道压力的驱使下绝大部分进入胆囊。胆囊黏膜有很强的选择性吸收胆汁中的水和电解质功能,胆汁中90%的水分被胆囊吸收后,使胆汁浓缩 5~10 倍后呈棕黄色并贮存于胆囊。

（2）排出胆汁:主要受体液因素和神经系统的调节,也与进食的食物种类和量有关。进食后肠黏膜释放缩胆囊素,使胆囊收缩和 Oddi 括约肌舒张,胆总管内压下降,胆汁排出;迷走神经兴奋使胆囊收缩和 Oddi 括约肌舒张,而交感神经兴奋则使胆囊收缩作用受到抑制。胆囊收缩后可产生 30 cmH_2O 的内压,促使胆汁排入十二指肠。当胆囊炎症或 Oddi 括约肌功能失调时,胆汁排出障碍,胆汁淤滞,固体成分沉淀,成为结石形成的因素之一。胆囊切除术后,胆总管呈代偿性扩张,取代一部分胆囊的功能。

（3）分泌功能:胆囊黏膜可分泌黏液性物质,约 20 ml/d。主要是黏蛋白,可保护胆囊黏膜不受胆汁侵蚀,胆囊管完全梗阻后,胆汁中胆红素被吸收,胆囊黏膜分泌的黏液积存在胆囊内成为无色透明液体,称为"白胆汁",也称为胆囊积水。

第二节　胆道疾病的特殊检查与护理

一、影像学检查

【超声波检查】　B 型超声在胆道结石、胆道肿瘤、胆管扩张及阻塞性黄疸的鉴别诊断中有重要的价值,是诊断胆道疾病的首选方法,也可协助诊断胆囊炎、胆囊息肉、胆道蛔虫症等疾病。超声检查应在钡餐造影或内镜检查之前或钡餐检查 3 日之后进行,以免影响检查效果。肠道积气较多者,事先可服缓泻剂或灌肠排便后再行检查,以减少气体的干扰。检查胆囊时,须空腹 8 h 以上,前一天晚餐宜进清淡素食。小儿或不合作者可给予安眠药后在睡眠状态下检查,指导病人严格按照预约单上的要求进行检查前准备。B 超对胆道结石的诊断率高达90%以上;对黄疸的原因可进行定位和定性诊断。亦可在手术中检查胆道并引导手术取石,减少术后残余结石发生率。

【放射学检查】

1. 经皮肝穿刺胆管造影（PTC）　能发现胆道病变的部位、程度和范围。在 X 线透视或 B

超引导下,利用特制穿刺针经皮肤经肝穿刺,将造影剂直接注入肝内胆管,显示整个胆道系统。该法为有创检查,有发生胆汁漏、出血、胆道感染等并发症的可能,故术前应作充分的检查和准备,术后注意观察并发症的发生。

(1) 目的:了解胆道梗阻情况及病变部位,必要时可置管于肝胆管内引流减压,暂时缓解梗阻性黄疸,改善肝功能。

(2) 适应证:① 原因不明的梗阻性黄疸行内镜逆行胰胆管造影(ERCP)检查失败者;② 术后黄疸,疑有残余结石或胆管狭窄者;③ B超提示有肝内胆管扩张者。

(3) 禁忌证:① 凝血机制有严重障碍;② 严重的急性化脓性梗阻性胆管炎;③ 心功能、肝、肾功能差;④ 病人年龄过大,全身条件差者应慎重。

(4) 造影前准备:① 检查前3日全身应用抗生素;② 碘过敏试验,普鲁卡因过敏试验;③ 凝血酶原时间、血小板计数测定,如延长应给维生素K以纠正;④ 造影前一晚清洁灌肠,并给镇静剂,手术日晨禁食;⑤ 造影前1 h给镇静剂,但禁用吗啡,以免引起Oddi括约肌痉挛导致错误诊断;⑥ 造影前腹部透视,观察肝下有无充气肠管,以免穿刺时误伤。

(5) 注意事项:① 经右腋中线8~9肋间穿刺时,病人取仰卧位,经腹膜外肝穿刺时取俯卧位;② 嘱病人在穿刺过程中平稳呼吸,避免憋气或深呼吸;③ 术后平卧4~6 h,每小时测血压、脉搏至平稳为止;④ 密切观察腹部情况,注意有无出血;⑤ 有引流者注意观察引流是否通畅,有无胆道出血,必要时用生理盐水冲洗;⑥ 遵医嘱应用抗生素及止血药。有些行PTC的病人遇到胆管炎、胆道下端梗阻,一时还无法解除的情况下,从穿刺处置入一硅胶管引流胆汁减压,称为PTCD。

2. 内镜逆行胰胆管造影(ERCP)

(1) 目的:可直接观察十二指肠乳头情况,显示胰胆管系统,鉴别肝内外胆管梗阻的部位和病变范围,取活体组织,收集十二指肠液、胆汁和胰液做理化及细胞学检查,胆道结石取石及胆管引流。

(2) 适应证:凡属胰胆疾病及疑有胰胆疾病者皆为适应证,如梗阻性黄疸原因不明、胰腺炎(急性、慢性)、胆管结石、胆管、胰腺肿物等。同时还可进行乳头切开、取石、胆管支架放置等治疗。

(3) 禁忌证:① 因溃疡、肿瘤或其他原因致十二指肠肠腔狭窄、梗阻及重度食管静脉曲张者;② 严重心肺疾患及其他无法耐受内镜检查者;③ 非胆源性急性胰腺炎、慢性胰腺炎(结石嵌顿所致急性胰腺炎除外);④ 有胆道狭窄或梗阻,又不具有胆道引流技术者;⑤ 对碘过敏者,可改用等渗非离子造影剂(如优维显等),但术中要密切观察病人的反应;⑥ 同上消化道内镜检查的禁忌证。

(4) 术前准备:① 仔细询问病史;② 做好解释工作,使病人解除顾虑,主动配合;③ 病人在术前至少6 h应禁食、禁水;④ 检查前15 min常规注射地西泮5~10 mg(或哌替啶100 mg)和阿托品1 mg(东莨菪碱10 mg);⑤ 碘过敏试验,咽部局麻。

(5) 注意事项:病人于造影后2 h方可进食;造影过程中发现特殊情况者,应留观并做相应处理;由于该方法可能诱发急性胰腺炎和胆管炎等并发症,故造影后1~3 h及第二日晨各测血淀粉酶一次,并观察体温,白细胞计数和分类,若有异常应及时处理;遵医嘱预防性应用抗生素。

3. 术中及术后胆管造影 胆道手术时,可经胆囊管或胆总管穿刺,手术完毕时可通过置入的 T 管,注入造影剂进行造影。

(1) 目的:清晰地显示肝内外胆管,帮助确定是否需要探查胆总管,以肯定有无残留结石或狭窄等,插管至胆总管做胆道造影。术后拔除 T 管前,应常规行 T 管造影。

(2) 适应证:疑有胆道残余结石、狭窄或异物;胆总管切开留置 T 管者。

(3) 病人准备:向病人解释检查的必要性,以取得合作。一般术后造影检查在术后 2 周左右进行。嘱病人检查前排便,必要时灌肠排便,检查前禁食。

(4) 操作方法:术后造影病人取仰卧位,左侧躯干抬高约 15°。腹壁 T 形管局部常规消毒,经 T 形管抽出一定量胆汁,以排出空气。将事先抽好 20 ml 造影剂(泛影葡胺)的注射器接上 T 管,轻推注射器,注入造影剂后立即摄片。造影完毕,尽量抽出造影剂,T 形管接引流袋。

(5) 注意事项:造影时切忌注入空气,以免将气泡误诊为结石。造影后出现高热、黄疸时,除注意保持引流通畅外,遵医嘱给予抗生素治疗。

4. 电子计算机体层扫描(CT)、磁共振成像(MRI) 能清晰地显示肝、胆、胰的形态和结构,对结石、肿瘤或梗阻的存在与否,做出准确的判断。属于无创伤、准确性较高的诊断方法,临床上已广泛使用。

检查前向病人解释检查的目的及注意事项,以取得合作。① CT 检查前两天开始进少渣、产气少的食物以减少肠道内气体的产生;② 检查前一日做碘过敏试验;③ 4 h 内禁食;④ 近期内曾行钡剂检查者,应在钡剂排尽后再做 CT 检查,以防高密度钡剂形成大量伪影;⑤ 训练病人在平静呼吸下屏气;⑥ MRI 检查前应预先向病人解释检查过程中的一些现象,如梯度场启动会有噪声,使病人有心理准备;⑦ 询问病人是否有心脏起搏器、神经刺激器、人工心脏瓣膜、眼球异物、动脉瘤夹及金属节育环等,伴有此类物品者不可做此检查;⑧ 检查前取下病人身上的一切金属物品,如义齿、发卡、戒指、耳环、钥匙、钢笔、手表、硬币等,以免造成金属伪影,影响成像质量;⑨ 信用卡、磁盘、磁带也应取出,否则可发生去磁损坏;⑩ 幼儿、烦躁不安及幽闭恐惧症病人在检查前可给予镇静剂,如水合氯醛、地西泮等。

5. 核素扫描检查 因辐射物剂量小,故对病人无损害,为无创伤性检查。系将示踪剂 ^{99m} 锝标记的二乙基亚氨二醋酸(^{99m}Tc-EHIDA)经静脉注射,示踪剂经肝脏分泌、随胆汁进入胆道,用 γ 相机或单光子束发射计算机断层扫描仪连续摄影,做动态观察。适用于肝内外胆管及肝脏病变的检查,如肝内胆管结石、急慢性胆囊炎、胆道畸形、胆道术后观察以及黄疸的鉴别诊断。注意检查胆囊时,无需完全禁食,可进少量低脂肪素食早餐,间隔 2 h 以上再行检查;对急性胆囊炎病人,应禁食,必要时检查前做清洁灌肠。正常情况下,胆道和胆囊多在 15~30 min 内显影,最长不应超过 60 min。胆道梗阻时显像时间延迟和延长。

二、其他检查

纤维胆道镜检查用于协助诊断和治疗胆道结石,了解胆道有无狭窄、畸形、肿瘤、蛔虫等。应用胆道镜检查、治疗在外科范畴内通常有术中和术后检查取石 2 种,术中应用电子胆道镜检查有助于了解胆总管、肝内外胆管中结石的分布,有无结石嵌顿、胆道肿瘤及畸形等,以决定手术方式,并减少术后结石残留;术后经电子胆道镜检查取石成功率高,可解决术后胆道内的残留结石,避免行二次手术。

1. 术中胆道镜(IOC) 术中经胆总管切口直接放入胆道镜进行检查和治疗。适用于：①术前胆道疾病诊断不明；②术中发现与术前诊断不符；③胆囊造瘘取石术后及腹腔镜取石术后。

操作中应随时注意吸引溢出的胆汁及腹腔内渗出液。检查顺序为先肝内胆管,后肝外胆管。

2. 术后胆道镜(POC) 适用于：①胆道术后疑有残余结石、胆道蛔虫、狭窄、肿瘤等；②胆道出血。

术后单纯胆道镜检查应于术后4周、胆道镜取石于术后6周进行。病人取仰卧位,拔除T管后立即从窦道插入胆道镜,边进边观察,检查顺序为先肝外胆管后肝内胆管。检查后应注意观察病人有无发热、恶心、呕吐、腹泻、窦道穿孔、胆管出血等并发症。严重心功能不全、严重胆道感染、有出血倾向者禁忌做此检查。

第三节　胆石症与胆道感染

一、概述

胆石病指发生在胆囊和胆管的结石。是我国的常见病、多发病。自然人群中的发病率达10%左右。近年来由于饮食结构的改变,发病特点也发生了变化。胆囊结石的发病率高于胆管结石,有些地区胆囊结石与胆管结石的发病之比为1.5:1。胆固醇结石多于胆色素结石。女性发病高于男性。

【病因】 多数学者认为胆石病主要与胆道感染、梗阻和代谢异常等因素有关。

1. 胆道感染 由于各种原因所致的胆汁滞留,细菌或寄生虫入侵胆道而致感染。脱落的上皮、细菌、虫卵(常见为蛔虫、华支睾吸虫)和成虫的尸体常构成结石的核心。

2. 代谢异常 胆汁内的主要成分为胆盐、卵磷脂和胆固醇。正常情况下,该三种成分按一定比例组成混合胶粒呈溶解状态,如胆盐成分减少或胆固醇分泌过多,均可使胆固醇呈过饱和状态,析出结晶,沉淀成为胆固醇结石。此种胆汁被称为结石性胆汁。

【结石的类型及分部】 按结石的组成成分不同分为三类(图24-1)。

1. 胆固醇结石 占结石总数的50%,其中80%发生于胆囊。结石外观呈白黄、淡灰黄色或黄色。质硬,表面光滑,呈多面体、圆形或椭圆形,剖面见放射状排列的条纹,大小不一。X线检查多不显影。

2. 胆色素结石 占结石总数的37%,其中75%发生于胆管。以胆色素为主要成分。外观呈棕黑色或棕褐色,大小不一,形状可为粒状或长条状,质地松软易碎,剖面呈层状,无核心。松软不成形的胆色素结石,称为泥沙样结石。X线检查常不显影。

3. 混合性结石 占结石总数的6%,其中60%发生于胆囊,其余在胆管。主要由胆红素、胆固醇、钙盐等混合而成。结石剖面呈层状,有的中心呈放射状而外周呈层状。因其含钙盐较多,X线检查常显影。

按部位分为胆囊结石和胆管结石,胆管结石分为肝内和肝外胆管结石,胆固醇结石多发生在胆囊结石,胆色素结石多发生在胆管结石(图24-1)。

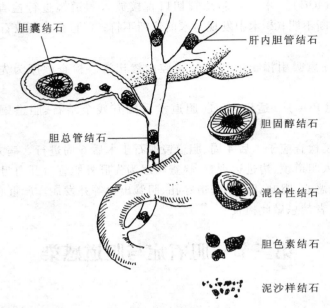

图 24-1　胆石分类和部位

二、胆囊结石与急性胆囊炎

　　胆囊结石是临床常见病、多发病,常与急性胆囊炎并存。主要见于成年人,以女性多见。

　　【病因】　　胆囊结石病人的胆汁中可能存在促成核因子,促使成核和结石形成;胆囊收缩功能减低,胆囊内胆汁淤滞也利于结石形成。急性胆囊炎的致病因素主要包括:① 胆囊管梗阻:80%由胆囊结石引起,其他因素如胆囊管扭转、狭窄和蛔虫堵塞等。当胆囊管受上述因素影响梗阻后,胆囊内胆汁浓缩,高浓度胆盐刺激胆囊黏膜上皮,引起炎症变化。② 致病菌入侵:可经胆道逆行或血循环入侵,致病菌主要为革兰阴性杆菌,如大肠埃希菌、产气杆菌和铜绿假单胞菌等。③ 创伤、化学性刺激:部分急性胆囊炎发生于较大的手术和严重创伤后,胆囊收缩功能降低,胆汁淤滞,胆盐浓度增高,刺激胆囊黏膜发生炎症反应;胰液返流入胆囊亦可引起非结石性胆囊炎等。

　　【病理】

　　1. 急性单纯性胆囊炎　　病变起始于胆囊管梗阻,导致胆囊内压升高,胆囊黏膜层充血水肿,渗出增加。

　　2. 化脓性胆囊炎　　炎症继续发展,累及胆囊壁全层,囊壁水肿、增厚和血管扩张,浆膜有纤维性和脓性渗出物。

　　3. 急性坏疽性胆囊炎　　胆囊内压持续升高,压迫囊壁致血液循环障碍,引起胆囊缺血坏疽。

　　4. 胆囊穿孔　　当胆囊壁血供持续障碍时,可致囊壁坏死穿孔,导致胆汁性腹膜炎。

　　【临床表现】　　可因结石的大小、部位、性质,有无梗阻、感染等而不同。1/3 病人终身无症状,仅在体检、手术时发现的结石,称为静止性胆囊结石。单纯性胆囊结石、无梗阻和感染时,常无临床症状或仅有轻微的消化系统症状。当胆囊结石嵌顿于胆囊颈部时,可出现下列症状和体征。

1. 腹痛　常发生于进油腻饮食后,表现为出现右上腹部突发剧烈绞痛,为阵发性,可向右肩胛部或背部放射。查右上腹部有压痛和肌紧张。有时可在右上腹部肋缘下触及肿大而有触痛的胆囊。若胆囊穿孔,疼痛程度加重,右上腹部肌紧张范围扩大、有明显压痛、反跳痛。检查者将左手平放于病人的右肋部,拇指置于右腹直肌外缘与肋弓交界处,嘱病人缓慢深吸气,使肝脏下移,若因拇指触及肿大胆囊发生疼痛而突然屏气,称为墨菲征(Murphy)阳性。

2. 消化道症状　常伴恶心、呕吐、食欲不振、腹胀、腹部不适等消化道症状。

3. 中毒症状　病变继续发展,胆囊坏死、穿孔,引起急性腹膜炎。病人出现不同程度的体温升高、脉搏加速等感染征象,严重全身中毒症状明显,出现寒战、高热和白细胞计数明显增高征象。

4. Mirizzi 综合征　结石持续嵌顿和压迫胆囊壶腹部和颈部,可造成胆囊管狭窄或胆囊胆管瘘,以及反复发作的胆囊炎、胆管炎和梗阻性黄疸,称 Mirizzi 综合征。

5. 辅助检查　实验室检查白细胞计数及中性粒细胞比例增高;有些病人可伴血清转氨酶及胆红素的异常。B 超检查示胆囊增大,囊壁增厚,大部分病人可见到胆囊结石影像。必要时可选择 CT 或 MRI 检查。

【治疗原则】

1. 手术治疗

(1) 胆囊切除术:适用于① 发病在 48~72 h 经非手术治疗无效且病情继续发展者;② 伴胆囊坏疽或穿孔、弥漫性腹膜炎、急性化脓性胆管炎、急性坏死性胰腺炎等;③ 无症状结石,存在慢性胆囊炎且胆囊增大或萎缩的,结石直径超过 2 cm,曾发生过胆原性胰腺炎的。

(2) 胆囊造口术:适用于极少数病情危重,不能耐受较长时间手术或局部炎症水肿、粘连严重者,仅在局麻下行胆囊造口术,达到减压引流的目的。3 个月后病情稳定时再行胆囊切除术。

2. 非手术治疗　病情较轻的急性胆囊炎、胆石症病人,可予以禁食、胃肠减压、补液、控制感染、解痉止痛等治疗。待病情缓解后,进一步查清病因,再择期手术。对年老体弱、全身情况差的病人可考虑溶石疗法。

三、慢性胆囊炎

慢性胆囊炎大多数继发于急性胆囊炎,是急性胆囊炎反复发作的结果,70%~95%合并胆囊结石。

【病因病理】　胆囊炎症反复发作,纤维组织增生,胆囊壁增厚,长此以往瘢痕形成,胆囊萎缩,失去收缩和浓缩胆汁的功能,并与周围组织粘连;胆囊管因结石嵌顿或炎症闭锁,胆汁中的胆色素被胆囊黏膜吸收,胆囊黏膜分泌黏液性物质,使胆囊内积液体呈透明无色状而称"白胆汁"。

【临床表现】

1. 症状和体征　常不典型,多数病人有典型胆绞痛病史。而后反复出现腹胀不适、厌食油腻、嗳气等消化不良症状及右上腹和肩背部隐痛。但较少出现畏寒、高热和黄疸症状。体检示右上腹有轻压痛和不适感。

2. 辅助检查　B超检查显示胆囊壁厚,胆囊腔缩小或萎缩,可伴有结石。核素扫描或胆囊造影表现为胆囊显影时间延迟或不显影,排空功能减退或消失。

【处理原则】

1. 症状明显且伴结石者　行胆囊切除术。除传统胆囊切除术外,腹腔镜胆囊切除术(LC),适用于多数慢性胆囊炎和(或)伴胆囊结石、胆囊息肉病人。操作者利用特殊器械,在电视腹腔镜的窥视下,通过腹壁小切孔,将腹腔镜手术器械插入腹腔内行胆囊切除术,因其损伤小,痛苦轻,术后恢复快等特点,已迅速广泛的普及。禁忌证为:急性梗阻性化脓性胆管炎、急性坏死性胰腺炎、慢性胆囊结石病有严重的腹腔内感染、严重出血性疾病、疑有胆囊癌等病人。

2. 症状轻且无结石者　可先非手术治疗,用抗生素控制感染,待症状缓解后,有计划地择期手术。

3. 年老体弱、不能耐受手术者　可采用非手术疗法,包括:限制油腻饮食,服用消炎、利胆、解痉药物,也可应用中草药、针刺疗法等。

四、胆管结石与急性胆管炎

胆管结石在我国发病率较高。

【分类】　根据结石的原形成部位和来源不同,分为原发性和继发性胆管结石。在胆管内形成的结石,称为原发性胆管结石,其形成与肝内感染、胆汁淤积、胆道蛔虫有密切关系,以胆色素结石或混合性结石为主;胆管内结石来自于胆囊者,称为继发性胆管结石,以胆固醇结石多见。根据结石所在部位,分为肝外胆管结石和肝内胆管结石。

【病理】

1. 肝外胆管结石　多位于胆总管下端,其病理改变主要有以下几个方面:

(1) 胆管梗阻:多为不完全性,梗阻近侧的胆管有不同程度的扩张,管壁增厚,胆汁淤积。

(2) 继发性感染:胆管梗阻后,胆管壁充血、水肿,炎性渗出,加重梗阻。继发化脓性感染,脓液积聚于胆管内,管腔内压力升高,细菌和毒素随脓性胆汁逆流入血液循环,导致脓毒症、感染性休克和多器官功能衰竭。

(3) 肝细胞损害:胆道化脓性感染可致肝细胞坏死或肝脓肿形成。长期胆汁淤积、继发感染可致肝细胞变性、坏死、肝小叶结构破坏,最终导致胆汁性肝硬化。

(4) 胆源性胰腺炎:胆石嵌顿于胆总管壶腹部时,致胰液排出受阻甚至逆流,可引起胆源性胰腺炎。

(5) 其他:感染还可引起胆道大出血、胆源性细菌性肝脓肿、胆管炎性狭窄。

2. 肝内胆管结石　时发生于左右肝管及其以上分支胆管内的结石,可局限于一叶肝内胆管,也可广泛分布于两叶,以左肝外叶和肝后叶居多。肝内胆管结石多合并肝外胆管结石,除具备肝外胆管结石的病理变化外,还有肝内胆管狭窄、胆管炎或肝胆管癌的病理变化。

【临床表现】　当结石导致胆管梗阻并继发感染时,可出现典型的夏柯三联征(Charcot征)即腹痛、寒战高热和黄疸。

1. 腹痛　剑突下或右上腹部绞痛,呈阵发性刀割样,或持续性疼痛阵发性加剧。常向右后肩背部放射,伴有恶心、呕吐。主要系结石嵌顿于胆总管下端或壶腹部,引起胆总管梗阻,刺激胆管平滑肌和 Oddi 括约肌痉挛所致。进食油腻食物和体位改变常为诱发因素。

2. 寒战、高热　多数病人胆绞痛后,出现寒战、高热,体温可高达 39～40℃,呈弛张热。是由胆管梗阻继发感染后,细菌和脓性胆汁逆流随肝静脉扩散所致体循环引起的全身感染症状。

3. 黄疸　结石堵塞胆管而不能松动后,胆红素逆流入血,病人出现黄疸。由于黄疸的轻重程度与梗阻的程度、是否继发感染及梗阻近段胆管扩张是否导致结石的松动有关,故临床上黄疸多呈间歇性和波动性变化。

4. 单纯性肝内胆管结石　可无症状或有肝区和患侧胸背部持续性胀痛,合并感染时除有 Charcot 三联症外,还易并发胆源性肝脓肿、胆管支气管瘘、感染反复发作可导致胆汁性肝硬化、门静脉高压症等,甚至并发肝胆管癌。

5. 辅助检查　合并感染时,白细胞计数及中性粒细胞比例明显升高;肝细胞损害时,血清转氨酶和碱性磷酸酶增高;血清胆红素、尿胆红素升高,尿胆原降低或消失,粪中尿胆原减少。B 超检查可显示胆管内有结石影,近端扩张。

6. 其他检查　必要时可行 CT、MRI、PTC、ERCP 检查,了解结石的部位、数量、大小及胆管梗阻的部位和程度。

【治疗原则】　胆管结石主要以手术治疗为主。原则是尽可能在手术中去尽结石,消除感染病灶,保证手术后胆管引流通畅。

1. 常用手术方法　① 胆总管探查或切开取石、T 管引流术:适用于单纯胆管结石,胆管上、下端通畅,无狭窄或其他病变者。若有胆囊结石,同时行胆囊切除术;② 胆总管十二指肠吻合或胆总管空肠吻合术:适应于胆总管扩张 ≥2.5 cm,下端梗阻且难以用手术方法解除,但上段胆管通畅者;③ Oddi 括约肌成形术:适用于胆总管扩张程度轻,不适于行胆肠吻合术者;④ 经内镜 Oddi 括约肌切开取石术:适用于胆石嵌顿于壶腹部和胆总管下端良性狭窄者。肝叶功能受限时可行肝叶切除。

2. 非手术治疗

（1）一般治疗:胆管结石并发感染,症状较轻、胆管不完全性梗阻,给予禁食、胃肠减压、补液、抗生素控制感染、解痉止痛等疗法。待症状控制后再择期手术治疗。

（2）取石、溶石:术后胆管内残留结石者,可经 T 管窦道插入纤维胆道镜直视下取石。对于难以取净的结石,可经 T 管灌注溶石药物溶石。

（3）中西医结合疗法:应用消炎利胆类中药、针灸等治疗。

五、急性梗阻性化脓性胆管炎

急性梗阻性化脓性胆管炎(AOSC) 是在胆道梗阻的基础上,并发胆道系统的急性化脓性细菌感染,亦称急性重症型胆管炎(ACST) 。

【病因】　常见原因是胆道结石,其次为蛔虫、胆管狭窄或胆管、壶腹部的肿瘤等。引起胆道感染的致病菌有大肠埃希菌、变形杆菌、克雷伯菌、假单胞菌、厌氧菌等;可为单一细菌感染,也可为两种以上细菌混合性感染。

【病理】　胆管完全梗阻后引起梗阻以上胆管扩张,胆管壁充血、水肿、增厚,黏膜糜烂,形成溃疡;肝脏充血、肿大、肝细胞肿胀、变性,肝内胆小管内胆汁淤积;继发感染后,胆管腔内充满脓性胆汁,胆道内压力升高,胆管内细菌和毒素即可逆行进入肝窦,造成肝急性化脓性感染、肝细胞坏死,并发多发性胆源性细菌性肝脓肿;胆小管破裂可与门静脉形成瘘,引起胆道出血。大量细菌、毒素进入血液循环,可导致脓毒症和感染性休克,甚至发生多脏器功能障碍或衰竭。

【临床表现】 病人多有胆道疾病史或胆道手术史。起病急骤,进展快,并发症凶险。临床表现除具有一般胆道感染的 Charcot 三联征外,还有血压降低休克、中枢神经受抑制的表现,故常称为 Reynolds 五联征。

1. 症状 病人突然发生剑突下或右上腹部胀痛或绞痛,继之寒战、高热伴恶心、呕吐。若病情继续发展,多数病人可出现明显黄疸;若为一侧肝内胆管梗阻,可不出现黄疸;近半数病人很快出现神经系统症状,如神志淡漠、烦躁、谵忘或嗜睡、神志不清,甚至昏迷,严重者可在短期内出现代谢性酸中毒、感染性休克的表现。

2. 体征 腹部触诊可有不同程度的上腹压痛或腹膜刺激征,可扪及肿大的肝脏、胆囊,肝区有叩击痛,Murphy 征阳性。若不及时救治可导致死亡。

3. 中毒症状 可见急性病容,神志改变,全身发绀,体温持续升高至 39~40℃ 以上,呈弛张热型,出冷汗,脉搏细速,可达 120 次/min 以上,血压下降。

4. 辅助检查 实验室检查白细胞计数升高,大于 $20×10^9/L$,中性粒细胞比例明显升高,可出现中毒颗粒;血小板计数降低;凝血酶原时间延长。影像学检查 B 超、CT、PTC 和 ERCP 检查有助明确梗阻部位、原因和程度。

【治疗原则】 紧急手术抢救病人生命。迅速解除胆道梗阻并置管引流,达到有效减压和减轻感染的目的。手术力求简单有效,通常采用胆总管切开减压、取石、T 管引流术。在准备手术的同时,必须:① 全身支持治疗,积极抗休克,补充血容量,改善微循环,纠正代谢性酸中毒,必要时使用肾上腺皮质激素、维生素、血管活性药物等以维持主要脏器功能,同时给予对症治疗,如降温、吸氧等;② 联合使用足量、有效的抗生素,控制感染。

第四节 胆 道 蛔 虫

【病因和病理】 蛔虫寄生在人小肠的中下段内,喜碱厌酸,并有钻孔习性。当人体胃肠道功能紊乱,发热、饥饿、妊娠、驱虫不当等寄生环境改变时,蛔虫上行钻入胆管内引起剧烈的绞痛。

【临床表现】 突然发生剑突下钻顶样剧烈绞痛,可向肩背部放射,疼痛发作时病人辗转不安、呻吟不止、大汗淋漓,可有恶心、呕吐,疼痛可突然缓解,缓解后如正常人,可反复发作,合并胆管感染时可有胆管炎症状。体征除剑突下深压痛外,没有其他异常,这种症状与体征的不符是本病的特点。

【辅助检查】 B 超为首选检查方法,可见蛔虫影并可见蠕动。

【治疗原则】 以非手术疗法为主,仅在特殊情况下才手术。非手术疗法包括:

1. 解痉止痛 疼痛发作时可给予阿托品、山莨菪碱、维生素 K 等,必要时给予强镇痛剂如哌替啶等。

2. 驱虫利胆 可用氧气驱蛔,以后给予乌梅汤、食醋、30% 硫酸镁等,驱蛔最好在疼痛缓解期,还可给予驱蛔药物。

3. 抗感染

第五节 胆道疾病病人的护理

【护理评估】

1. 健康史 一般资料有无反酸、嗳气、饭后饱胀、厌油腻食物或因此而引起腹痛发作史；有无呕吐蛔虫或粪便排出蛔虫史；既往有无类似发作史；有无胆石症、胆囊炎和黄疸病史。家族中有无类似疾病史。

2. 身体状况 右上腹疼痛的诱因、部位、性质、程度及有无放射痛；局部有无腹膜刺激征及其程度和范围。有无发热、寒战、黄疸、腹腔积液；有无食欲减退、恶心呕吐、体重减轻、贫血；有无神志淡漠、烦躁、谵妄、昏迷等意识障碍。

3. 辅助检查 胆道系统特殊检查及重要脏器功能检查的结果,如血常规、血生化检查、B超、CT、MRI、PTC、ERCP 等。

4. 心理社会

5. 手术后评估 术中情况、引流管的数量及引流部位,术后黄疸、发烧等。生命体征是否平稳,有无腹痛加剧及体温升高；引流管是否通畅,引流液的颜色、性质及量的变化情况；切口及引流管切口有无出血及感染等并发症发生。病人及家属对术后康复知识的掌握程度,是否担心并发症及预后。

【护理问题】

1. 疼痛 与胆道结石、胆道梗阻所致胆汁流出不畅,合并胆道感染,胆管及 Oddi 括约肌痉挛有关。也与手术切口疼痛有关。

2. 体温过高 与梗阻、胆道感染、术后吸收热有关。

3. 体液不足 与恶心、呕吐、发热、T 型管引流、感染性休克有关。

4. 营养失调 与发热、恶心、呕吐、食欲不振、感染、手术创伤、术后长时间禁食等因素有关。

5. 皮肤完整性受损 与皮肤瘙痒、引流液刺激管周皮肤有关。

6. 焦虑/恐惧 与胆道疾病反复发作,担心预后等有关。

7. 疼痛 手术、检查、疾病造成。

8. 潜在并发症 黄疸、胆道出血、胆瘘、感染、残余结石、休克等。

【护理目标】 疼痛减轻。体温恢复正常。病人体液平衡能有效维持。营养状况得到改善。情绪稳定,自述焦虑减轻。皮肤完整无破损。并发症得到及时发现和处理或无并发症发生。

【护理措施】

1. 术前护理

（1）病情观察:密切观察病人病情变化,若出现寒战、高热、腹痛加剧、腹痛范围扩大,神志淡漠、嗜睡、脉速、血压下降等,应考虑急症重症型胆管炎,要及时报告医师,积极进行处理。

（2）缓解疼痛

1）针对病人疼痛的部位、性质、程度、诱因,有无缓解和加重情形,及时查找原因并采取措施以缓解疼痛。先用非药物缓解疼痛的方法止痛,必要时遵照医嘱应用镇痛药物,并评估其效果。

2）指导、帮助病人采取舒适卧位卧床休息。

（3）改善和维持营养状态

1）准备手术者,给予禁食、休息,并积极补充液体和电解质,以维持水、电解质、酸碱平衡,术前置胃管和尿管。

2）非手术治疗者根据病情决定饮食种类,给予高蛋白、高碳水化合物、高维生素、低脂的普通饮食或半流质饮食。不能进食或进食不足者,给胃肠外静脉营养,包括足够的热量、氨基酸、维生素、电解质,以维持病人良好的营养状态。

（4）并发症的预防

1）拟行胆肠吻合术者,术前 3 日口服卡那霉素、甲硝唑等,术前 1 日晚行清洁灌肠。

2）纠正凝血机能障碍,肌内注射维生素 K_1 10 mg,每日 2 次。观察其疗效及有无副作用出现。

（5）心理护理

2. 术后护理

（1）病情观察

1）生命体征:连续动态监测呼吸、脉搏和血压,尿量能否达到 30 ml,体温有无异常升高。

2）意识障碍:注意有无因肝功能损害、低血糖、脑缺氧、休克等所致的意识障碍。

3）体征:观察有无脱水征,腹部体征是否局限化。

4）腹腔引流管:观察引流是否通畅及引流液体的量和性质变化情况。

5）观察:记录有无出血和胆汁渗出,包括出血量、速度及有无休克征象。胆道手术后易发生出血,出血量小,表现为柏油样便或大便隐血;出血量大,可导致出血性休克;若有发热和严重腹痛,考虑为胆汁渗漏引起的胆汁性腹膜炎,需立即报告医师处理。

6）黄疸程度:观察和记录大便的颜色,检测胆红素的含量。若黄疸加重,可能有胆汁引流不畅。

（2）一般护理

1）心理护理:加强心理护理,稳定和改善病人的情绪,为病人创造舒适安静的环境,必要时可适当给予镇静药物。

2）饮食:禁食水、胃肠减压,根据病人胃肠功能恢复情况,逐步恢复饮食,以清淡饮食为主,禁油腻食物,不能进食者,给静脉营养。

3）体液平衡:记录液体出入量,维持水、电解质及酸碱平衡。

4）保持有效引流:如发现引流管引流不畅,可以用手挤捏导管或用无菌生理盐水冲洗,但压力不宜过大。

5）预防感染:应用有效的抗生素预防感染

（3）T 管引流的护理:胆总管探察或切开取石术后,在胆总管切开处放置 T 管引流,由腹壁切口穿出体外,接引流袋。

主要目的是:① 引流胆汁:胆总管切开后,可引起胆道水肿,胆汁排出受阻,胆总管内压力增高,胆汁外漏可引起胆汁性腹膜炎、膈下脓肿等并发症。② 引流残余结石:将胆囊管及胆囊内残余结石,尤其是泥沙样结石排出体外;术后亦可经 T 管溶石、造影等。③ 支撑胆道:避免术后胆总管切口瘢痕形成、管腔狭窄。

1）妥善固定：术后除用缝线将 T 管固定于腹壁外，用胶布将其固定于腹壁皮肤。但不可固定于床上，以防因翻身、活动、搬动时牵拉而脱出。对躁动不安的病人应有专人守护，避免将 T 管拔出。

2）保持有效引流：平卧时引流管的高度不能高于腋中线，站立或活动时应低于腹部切口，以防胆汁逆流引起感染。T 管不可受压、扭曲、折叠，经常予以挤捏，保持引流通畅。若术后 1 周内发现阻塞，可用细硅胶管插入管内行负压吸引。1 周后，可用生理盐水加庆大霉素 8 万 U 低压冲洗。

3）观察并记录引流液的颜色、量和性状：正常成人每日的胆汁分泌量为 800~1 200 ml，呈黄或黄绿色，清亮无沉渣。术后 24 h 内引流量为 300~500 ml，恢复饮食后，可增至每日 600~700 ml，以后逐渐减少至每日 200 ml 左右。术后 1~2 日胆汁呈混浊的淡黄色，以后逐渐加深、变清亮，呈黄色。若引流量突然减少甚至无胆汁流出，则可能有受压、扭曲、折叠、阻塞或脱出，应立即检查，并通知医师及时处理。若引流量多，提示胆道下端有梗阻的可能。

4）预防感染：严格无菌操作。长期带 T 管者，应定期冲洗，每周更换无菌引流袋。引流管周围皮肤每日以 75% 乙醇消毒，管周垫无菌纱布，防止胆汁浸润皮肤引起发炎、红肿。行 T 管造影后，应立即接好引流管进行引流，以减少造影后反应和继发感染。

5）拔管：一般在术后 2 周，腹痛、发热、黄疸消退，血象、血清黄疸指数正常，胆汁引流量减少至 200 ml、清亮，胆管造影或胆道镜证实胆管无狭窄、结石、异物、胆道通畅，夹管试验无不适时，可考虑拔管。拔管前引流管应开放 2~3 日，使造影剂完全排出。拔除后残留窦道用凡士林纱布填塞，1~2 日内可自行闭合。

（4）并发症的观察和预防

1）黄疸：术前有肝硬化、慢性肝炎或肝功能损害者，术后可出现黄疸，一般于术后 3~5 日减退；若术前有较重的肝功能损害、胆管狭窄或术中损伤胆管，术后黄疸时间较长。护理应注意：密切观察血清胆红素浓度，发现问题及时报告医师，并遵医嘱肌注维生素 K_1。防止因黄疸所致皮肤瘙痒时抓破皮肤。以温水擦洗皮肤，保持清洁。

2）出血：术后早期出血多由于止血不彻底或结扎血管线脱落所致。观察病人出血量，若每小时出血大于 100 ml，持续 3 h 以上，或病人有血压下降、脉细速、面色苍白等休克征象，应立即与医师联系，并立即配合医师进行抢救。

3）胆漏：由于胆管损伤、胆总管下端梗阻、T 管脱出所致。注意观察腹腔引流情况，若病人伤口处有黄绿色胆汁样引流物，每小时 50 ml 以上者，应疑有胆漏，立即与医师联系协助处理。长期大量胆漏者，遵医嘱及时补充水和电解质，以维持平衡。长时期胆汁丢失将影响脂肪消化、吸收，可引起营养障碍和脂溶性维生素缺乏，应补充热量和维生素。能进食者，鼓励进低脂、高蛋白、高维生素饮食，少量多餐。

【健康指导】

（1）指导病人选择低脂、高糖、高蛋白、高维生素易消化的饮食，忌油腻食物及饱餐。肥胖者应适当减肥，糖尿病者应遵医嘱坚持药物和饮食治疗。养成良好的工作、休息和饮食规律，避免劳累及精神高度紧张。

（2）非手术治疗的病人，应遵医嘱坚持治疗，按时服药，定期复查。若出现腹痛、黄疸、发热、厌油腻等症状时,应立即到医院就诊。中年以上胆囊结石病人,应定期复查或尽早行胆囊切除术,防止胆囊癌发生。

(3) 向带 T 管出院的病人解释 T 管的重要性,告知出院后的注意事项,尽量穿宽松柔软的衣服,以防引流管受压;沐浴时采用淋浴,用塑料薄膜覆盖引流管处,以防增加感染的机会。日常生活中避免提举重物或过度活动,以免牵拉 T 管而致其脱出。在 T 管上标明记号,以便观察其是否脱出。引流管口每日换药 1 次,周围皮肤涂氧化锌软膏加以保护。若敷料渗湿,应立即更换。记录引流液的颜色、量和性状。若发现引流液异常或身体不适等,应及时就医。

实训　T 管的护理

【目的】　引流胆汁和残余结石、支撑胆管。

【物品准备】　消毒物品如碘酊或聚维酮碘、乙醇、纱布、胶布、注射器、盐水、引流袋、换药碗等。

【方法】　将 T 管置入胆管内,皮外固定,外接引流袋。

【注意事项】

(1) 专人看护,妥善固定,防止管脱落。

(2) 保持引流通畅,避免受压、折叠、扭曲等。

(3) 引流管口应低于胆管平面,1 周后堵塞管,可用盐水冲洗。

(4) 观察引流的量和性质,有情况及时报告给医生。

(5) 防止感染,每日更换引流袋,定期伤口换药。

(6) 置管 2 周可行 T 管造影,造影前可试夹闭 T 管。

(7) 造影和试夹闭管无异常,开放管 24 h 后可拔出 T 管,伤口愈合差者可适当延长。

思　考　题

一、名词解释

1. 原发性结石　2. 继发性结石　3. 墨菲征　4. 夏柯征　5. 致石性胆汁

二、填空题

1. 胆道结石按部位分为_____、_____、_____。

2. 胆道结石按成分分为_____、_____、_____。

3. 急性胆囊炎的病因主要有_____、_____、_____。

4. 胆囊的生理功能有_____、_____、_____。

三、单选题

1. 胆道疾病的首选检查方法有(　　)。

　　A. X 线　　　　　B. ERCP　　　　C. CT　　　　D. B 超　　　　E. 静脉造影

2. 体征与症状不相符的胆道疾病是(　　)。

　　A. 胆囊炎　　　　　　　　B. 胆石症　　　　　　　　C. 胆道蛔虫症

　　D. 肝内胆管结石　　　　　E. 胆总管癌

3. 下述不属于急性胆囊炎的病理的是(　　)。

A. 单纯性　　　B. 化脓性　　　C. 坏疽性　　　D. 穿孔性　　　E. 萎缩性

4. 墨菲征阳性主要诊断(　　　)。

　　A. 急性胆囊炎　　　　　B. 肝内胆管结石　　　　　C. 肝管结石

　　D. 胆总管结石　　　　　E. 胆囊癌

5. 关于胆道蛔虫症最有意义的是(　　　)。

　　A. 恶心呕吐　　　　　　B. 剧烈腹痛

　　C. 腹痛向右肩放散　　　D. 突然发作的剑突下偏右钻顶样剧烈疼痛

　　E. 静脉胆道造影

四、简答题

1. 简述 T 管引流的护理。

2. 简述胆道术后并发症的观察与护理。

（施学锋）

第二十五章　胰腺疾病病人的护理

【知识要点】

1. 概念　胰腺炎、胆源性胰腺炎、特发性胰腺炎。

2. 了解胰腺的解剖生理。

3. 熟悉急性胰腺炎的病因、病理、临床表现、辅助检查、临床分型及治疗原则；熟悉胰腺癌的辅助检查和治疗原则。

4. 掌握急性胰腺炎的护理措施、健康教育；掌握胰腺癌的护理措施。

第一节　概　　述

【解剖】　胰腺横卧于腹膜后，色黄红，质较软，是人体内仅次于肝的第二大消化腺，并兼有内分泌功能。胰腺长 15～20 cm，宽 3～4 cm，厚 1.5～3 cm，主胰管直径 2～3 mm，重 60～100 g。男性胰腺略比女性胰腺重，25～45 岁人的胰腺最重，老年人稍有减轻。

胰腺的形态一般可分为互相移行的头、颈、体、尾四部分（图 25-1）。

胰液从胰管输入十二指肠，胰管分主胰管和副胰管，约 85% 主胰管其末端与胆总管汇合而形成共同通路，开口于十二指肠大乳头（Vater 乳头），乳头内有 Oddi 括约肌；一部分主胰管与胆总管共同开口于十二指肠大乳头，但二者之间有分隔。这种共同通路或共同开口，是胰腺疾病与胆道疾病相互关联的解剖基础。

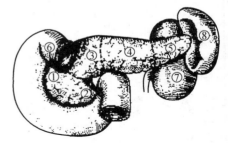

图 25-1　胰腺的分部
① 胰头部；② 钩突部；③ 胰颈部；④ 胰体部；
⑤ 胰尾部；⑥ 十二指肠球部；⑦ 肾；⑧ 脾

胰腺血液供应丰富，主要有胰十二指肠上、下动脉和胰上下动脉和脾动脉小分支供应，回流血液为门静脉系统。淋巴回流分别为腹腔淋巴结和肠系膜上淋巴结。神经受交感和副交感神经支配。

【生理】　胰腺具有外分泌和内分泌两种功能。

1. 外分泌　由腺泡细胞和导管细胞产生，成分为胰液。胰液每日分泌量为 750～1 500 ml，其主要成分是水、碳酸氢盐和消化酶，消化酶主要是胰淀粉酶、胰脂肪酶和胰蛋白酶，其次是糜蛋白酶、弹力纤维酶、磷脂酶、胶原酶等。胰腺的外分泌受神经和体液双重控制，但以体液调节为主，后者是指进食后胃泌素、胆囊收缩素和肠促胰液素等体液因子，对胰液分泌起强有力的刺激作用,这在治疗急性胰腺炎时具有重要意义。

2. 内分泌 胰腺内分泌来源于胰岛。胰岛是大小不一、形态不定的细胞集团,散布在腺泡之间,在胰体尾部较多。胰岛有多种细胞,其中以 B 细胞最多,产生胰岛素;A 细胞产生胰高血糖素;G 细胞产生胃泌素;D_1 细胞产生胰血管活性肠肽;还有产生抑生长激素、胰多肽、5-羟色胺等细胞。某种胰岛细胞发生病变时,即出现相应的内分泌失调症。

第二节　急性胰腺炎病人的护理

一、概述

急性胰腺炎是指胰腺及其周围组织被胰腺分泌的消化酶自身消化而引起的以急性化学性炎症为主的疾病,是常见的急腹症之一。它不仅是胰腺的局部炎症,而且常涉及多个脏器改变的全身性疾病。胰腺急性炎症较轻者有充血、水肿的改变;重者有出血和(或)坏死,不仅引起急性胰腺炎,而且常引起休克等并发症,危及病人生命。因此对本病必须及时诊断和治疗。

【病因】 本病的病因较复杂,尚未完全阐明,常见的发病原因如下:

1. **梗阻因素** 为本病最常见的原因。由于胆总管与主胰管常有共同通路,当局部因素引起胆、胰管共同开口梗阻,胆汁逆流入胰管,使胰酶活化;梗阻又可使胰管内压力增高,胰小管和腺泡破裂,胰液外溢,引起胰腺组织损害。引起梗阻最常见的原因为胆道疾病,称胆源性胰腺炎;其次是胰管梗阻、胰管结石、肿瘤或十二指肠梗阻等。

2. **乙醇中毒** 乙醇刺激胃酸分泌增多,胃酸在十二指肠又刺激促胰液素和胆囊收缩素的分泌,促使胰液增多。乙醇又可引起 Oddi 括约肌痉挛、水肿,使胰管引流不畅,胰管内压增高,破坏腺泡。此外,乙醇对胰腺还有直接毒性作用。

3. **暴饮暴食** 暴饮暴食可刺激胰腺过量的分泌,在伴有胰管部分梗阻时,可发生急性胰腺炎。

4. **感染** 腮腺炎病毒、肝炎病毒、伤寒杆菌等经血液、淋巴进入胰腺所致。

5. **外伤和手术** 胃、胆道手术或胰腺外伤 引起胰管破裂,使胰液外溢,再加上血运障碍和感染等导致胰腺炎;内窥镜逆行性胰管造影术后,也可并发胰腺炎。

6. **其他** 伴有高脂血症的妊娠,口服避孕药,长期应用雌激素和维生素 A 等可引起胰腺炎;甲状旁腺功能亢进或其他原因所致高钙血症,可促使胰石形成;药物如利尿剂、硫唑嘌呤、吲哚美辛可引起本病;精神情绪激动时,可使 Oddi 括约肌功能失常,引起发病。临床上还有一部分病例未能找出明显的病因,称为特发性胰腺炎。

【病理】 本病的发展是胰腺分泌产物(主要是胰酶)自体消化的过程。正常胰腺组织有一系列的防御机能,胰管上皮有黏多糖层保护,腺泡具有代谢活性,胰腺和血液中有抑制胰酶的物质,所以胰液不损害胰腺组织。当胰液引流受阻、逆向胰组织时,胰管上皮因内压增高(或加以逆流胆汁的损害作用)而受损,胰酶激活而对胰组织起消化作用。于是,胰腺发生充血、水肿,包膜紧张度增高。显微镜下可见急性炎症反应,但坏死病灶尚不多。此种改变称为水肿性胰腺炎。若能及时解除胰管梗阻因素,则炎症较易消退。若胰管梗阻因素不能及时解除,或者发病开始即有胰腺细胞的大量破坏(如酗酒或严重感染),则胰腺可发生广泛的自体消化。一般认为,这是由于胰蛋白酶原变为活性很强的胰蛋白酶,继而激活其他多种胰酶,如磷脂酶 A 使卵磷脂变为溶血卵磷脂,弹力纤维酶使血管壁损害。胶原酶使胶原纤维溶解,脂肪酶使中性脂肪分解等,导致胰腺出血和坏死,称为出血性和坏死性胰腺炎。严重的坏死使之失去腺体外廓。胰液广泛侵袭腹膜后和腹膜腔。腹腔有血性腹腔积液;大小网膜、肠系膜、腹膜后的脂肪组织发生坏死融解,有皂化斑(脂肪酸钙所形成);浆膜下多处出血斑或血肿形成;甚至胃肠道等也有水肿、出血等改变。出血坏死性胰腺炎和严重的水肿性胰腺炎可继发多种并发症。

(1) 最常见的并发症是休克,其原因是胰蛋白酶、血小板破坏、组织坏死或感染毒素等促使大量血管活性物质(如缓激肽、组胺等)释放,加以失液、心肌抑制因子、弥散性血管内凝血等因素。

(2) 其次常见的并发症是化脓性感染,如化脓性腹膜炎、胰腺周围脓肿、败血症等,主要的致病菌是来自肠道的革兰阴性菌。

(3) 在休克和感染的条件下,又可继发急性肾衰竭、急性呼吸窘迫综合征、中毒性脑病等多器官衰竭。

(4) 胰腺急性炎症控制后,可能形成胰腺假性囊肿或转化为慢性炎症。囊肿为胰液从胰腺漏出,局限于网膜内,为纤维组织包围所构成,有的可并发化脓性感染。慢性炎症时有胰腺组织内纤维增生、部分导管系统狭窄和扩张、钙化灶或导管内结石形成等,在某些条件下,慢性炎症又可转为急性过程,称为复发性胰腺炎。

大量胰酶被腹膜吸收入血液,使淀粉酶和脂肪酶升高,并通过激活体内多种活性物质作用,导致多器官功能衰竭。

重症急性胰腺炎的病程可分为 3 期:① 急性反应期:自发病到 2 周左右,因腹腔大量渗出,麻痹的肠腔内液体积聚、呕吐和出血,导致血容量减少,造成休克、呼吸衰竭和肾衰竭等并发症。② 全身感染期:自 2 周至 2 个月左右,以全身细菌感染、深部真菌感染(后期)或双重感染为主要表现。③ 残余感染期:发病 2~3 个月以后,主要表现为全身营养不良,后腹膜感染、肠瘘或胰瘘,部分病人可形成胰腺假性囊肿、慢性胰腺炎等。

重症胰腺炎的严重程度可分为:无脏器功能障碍为 Ⅰ 级,伴脏器功能障碍为 Ⅱ 级。

【临床表现】 本病发病急,主要表现有腹痛、腹胀、腹膜炎体征和休克等。因病变严重程度不同,具体病人的表现相应的有差别。

1. 腹痛 是主要症状,腹痛剧烈,位置与病变部位有关。胰头部以右上腹为主,向右肩部放射;胰体部以上腹部正中为主;体尾部以左上腹为主,向左肩部放射;累及全胰呈腰带状疼痛,向腰背部放射。腹痛为持续性并有阵发性加重。

2. 恶心、呕吐 腹痛开始即可出现,呕吐后腹痛不缓解为其特点。呕吐物为胃十二指肠内容物。

3. 腹膜炎体征 水肿性胰腺炎时,压痛只限于上腹部,常无明显肌紧张;出血性坏死性胰腺炎压痛明显,并有肌紧张和反跳痛,范围较广泛漫及全腹。深度休克时,体征反而不明显。

4. 腹胀 初期为反射性肠麻痹,严重时是由于腹膜炎麻痹性肠梗阻所致,排气排便停止。大量腹腔积液时加重腹胀。

5. 其他 体温增高为感染和组织坏死所致;胆总管下端有结石、胆管炎或胰头肿胀压迫胆总管时可出现轻度黄疸;严重病人出现休克;有的病例以突然休克为主要表现,称为暴发型急性胰腺炎。少数病人可在腰部出现蓝-棕色斑(Gray-Turner 征)或脐周围蓝色改变(Cullen 征),主要系外溢的胰液沿组织间隙达到皮下,溶解皮下脂肪,使毛细血管破裂出血所致,另外水、电解质紊乱、呕吐和胰周渗出,多数病人可有程度不等的脱水和代谢性酸中毒。还可因胃肠出血发生呕血、便血;血钙降低时,可出现手足抽搐。

【辅助检查】

1. 胰酶测定 对诊断有重要意义,目前常测定血、尿的淀粉酶和血清脂肪酶。血清淀粉酶在发病后 3~12 h 开始升高,24~48 h 达高峰,2~5 日后恢复正常;血清淀粉酶高于 128 温氏单位(正常 8~64 单位)或大于 300 索氏单位(正常 40~180 单位),即提示本病。尿淀粉酶在发病12~24 h 后开始上升,且下降较缓慢,超过 256 温氏单位或 500 索氏单位也提示为本病。但应注意,淀粉酶值的高低与病变的轻重不一定成正比,胰腺广泛坏死后,腺泡破坏严重,淀粉酶生成减少,血、尿淀粉酶值均不升高;血清脂肪酶在发病后 24 h 升高至 1.5 康氏单位(正常0.5~1.0 单位),是诊断急性胰腺炎较客观的指标。血清钙测定能反应病情的严重性和预后,当低于 1.87mmol/L,或严重到低于 1.75 mmol/L 时,病人死亡率较高。

2. 腹腔穿刺 对有腹膜炎体征而诊断困难者可行此检查。腹腔穿刺液中淀粉酶值增高有诊断意义。腹腔液外观常呈血性混浊,且可见脂肪小滴,并发感染后可呈脓性。

3. B 超和 CT 可以明确胰腺病变的性质、部位和范围,有无胰外浸润及范围和程度。定期 CT 检查可以观察病变演变的情况。

4. 腹部 X 线平片 可见横结肠、胃等充气扩张,或有左侧膈肌上升,左下胸腔积液等。

【临床分型】 急性胰腺炎在临床分轻型(水肿性)和重症(出血性坏死性)两类。

1. 水肿性胰腺炎 主要表现为腹痛、恶心、呕吐、腹膜炎体征、血和尿淀粉酶增高,经治疗后短期内可好转,死亡率低。

2. 出血性坏死性胰腺炎 除上述症状、体征继续加重外,高热持续不退,黄疸加深,神志模糊和谵妄,高度腹胀,血性或脓性腹腔积液,两侧腰部或脐周出现青紫淤斑,胃肠出血、休克等。化验检查:白细胞超过 $16×10^9/L$,血红蛋白和红细胞压积降低,血糖高于 11.1 mmol/L,血钙低于 2.0 mmol/L,PaO_2 低于 60 mmHg,血尿素氮或血肌酐增高,酸中毒等,甚至出现 ARDS、DIC、急性肾衰竭。但需注意个别重症出血坏死性胰腺炎病人早期临床表现不典型。

【治疗原则】 本病的治疗应根据病变轻重选择方法。一般认为,水肿性胰腺炎可采用非手术疗法;出血性坏死性胰腺炎,尤其合并感染者则采用手术疗法,胆源性胰腺炎大多需要手术治疗以解除病因。

1. 非手术疗法

(1) 加强观察与监测

1) 监测神志、血压、脉搏、呼吸、尿量、体温等生命体征。

2) 定期测定血尿淀粉酶、血电解质、血清钙、血糖、血细胞计数、血气分析等。如有条件,应行动态的 B 超、CT 检查。

3) 密切观察是否有全身并发症的发生,如休克,心、肺、肾功能的改变。

(2) 减少胰腺的分泌

1) 禁食和胃肠减压:使胃酸减少或吸出,以免进入十二指肠刺激胰液分泌,同时可减轻腹胀。

2) 抗胆碱药物:如阿托品、西咪替丁、雷尼替丁等抑制胃酸分泌,以达到减少胰腺外分泌功能的目的。

3) 近年来,应用生长抑素(如奥曲肽、施他宁)能有效地抑制胰腺的分泌功能。

(3) 抗休克、补充液体、加强营养支持,维持水与电解质平衡和补充热量。

(4) 抗生素的应用:对病情重或胆源性胰腺炎,发病早期即可使用抗生素,目的是预防性用药和防止肠道细菌移位感染,对后期感染治疗有利。有效抗生素是:环丙沙星、头孢拉定、头孢噻肟、复方新诺明、甲硝唑等。

(5) 抑制胰腺酶的作用:重症病人早期应用胰酶抑制有效。静脉点滴抑肽酶 10 万 U,每日 2 次,可抑制胰蛋白酶的活性。5-氟尿嘧啶 250~500 mg 加入 5% 葡萄糖 500 ml 内静脉滴注,每天 1 次,持续 3~7 日,抑制胰酶的合成。

(6) 诊断明确后可用哌替啶等镇痛,但勿用吗啡(以免括约肌收缩)。

(7) 腹腔灌洗:用于重症胰腺炎早期。方法:在脐上 2 指切口置入腹透管达胰腺水平,于脐下插入流出管达腹腔最低位,在 15 min 内经输液管灌入 1 000 ml,夹管 30 min 后,开放流出管 1 h,反复如此至腹腔灌洗液无混浊,淀粉酶测定正常为止。

(8) 营养支持:全胃肠外营养支持。

2. 手术疗法 有灌洗引流、坏死组织清除和规则性胰腺切除三种手术方法,其目的是将含有胰酶、毒性物质和坏死组织清除。

(1) 胰腺及其周围坏死组织清除:根据胰腺及其周围组织的病变,切开胰腺包膜以及周围的后腹膜,尽量清除坏死组织;有的则行规则性胰腺切除,但要慎重,以免将正常组织切除过多。

(2) 充分引流:由于胰腺炎的坏死过程是动态的变化,手术时尚未坏死的组织手术后仍可继发坏死,因此,清除坏死组织后需放置多条引流管;或者用盐水纱布开放伤口引流;以后又可在麻醉下再次清除坏死组织。也有人主张应用双套管引流,术后进行灌洗以继续引流坏死组织和渗液。每日 4 000~20 000 ml 液体灌注。

(3) 其他处理:术中应注意胆道病变,取出胆石、胆道内蛔虫等,置 T 管做胆总管引流。需要时,行胃造瘘以便做胃肠减压,行空肠造瘘以便输入营养要素。

二、护理

【护理评估】

1. 健康史 有无胆道疾病史,饮食不良、酗酒、手术、外伤、感染、用药等发病因素。

2. 身体状况 了解腹痛的部位、性质、程度、时间,呕吐物的量、性状和次数,意识、尿量、生命体征变化,呼吸节律、频率和呼吸困难变化,皮肤及内脏有无出血表现。有无腹膜刺激征和皮肤出血与淤血表现。

3. 辅助检查 血尿淀粉酶的变化,血钙的测定,B 超、CT、X 线等检查,水电解质酸碱平衡紊乱,血气分析、生化检查。

4. 心理社会 疾病有危险性,经济负担较重,病人和家属是否承受。

5. 手术后评估 手术有危险性,术后有并发症,预后不理想。

【护理问题】

1. 组织灌注不足 与禁食、呕吐、出血、炎症渗出有关。

2. 疼痛 与炎症有关。

3. 有感染的危险 与机体抵抗力下降、菌群失调有关。

4. 营养失调 机体消耗高于机体营养摄入量。

5. 知识缺乏 缺乏疾病和康复知识。

6. 水电解质酸碱平衡失调 与渗出、呕吐、发热等有关。

7. 潜在并发症 休克、MSOF、出血、感染、肠瘘或胰瘘。

【护理目标】 补液以补足血容量。疼痛减轻或控制。感染控制或消除感染。加强营养,使营养得到改善。熟悉疾病有关知识。纠正水电解质酸碱平衡紊乱。并发症得到预防、发现和处理。

【护理措施】

1. 体位 一般为平卧位,如无休克可改为半卧位。

2. 防治休克 及时给予补充液体,纠正水电解质酸碱平衡紊乱,保证有效循环血量,防止休克发生,保证各脏器功能正常,保证尿量正常。

3. 腹部疼痛、腹胀护理 禁食水、胃肠减压、给予解痉、抗胰酶药物、抑制胰腺分泌的药物,腹部按摩、体位改变等措施。

4. 维持有效地呼吸型态 氧气吸入,时刻根据病情调整流量,鼓励病人咳痰和深呼吸,保持呼吸道通畅,协助病人翻身、拍背。给予雾化吸入每日 2 次,每次 20 min。根据病情监测血气分析,如病人出现呼吸困难和缺氧表现,应行气管插管或气管切开,必要时应用辅助呼吸。

5. 病情观察

(1) 观察腹部症状和体征,腹痛、腹胀是否有变化、腹膜炎变化情况。

(2) 观察生命体征,注意有无休克表现,并注意体温、脉搏、血压的变化,观察有无呼吸衰竭、肾衰竭、感染等并发症的发生。

(3) 观察意识变化,皮肤黏膜有无出血斑、发绀等 DIC 表现。

(4) 监测血常规、生化和电解质、血气分析等,血糖、血钙变化。

(5) 准确记录 24 h 液体出入量,留置尿管观察尿量的变化。

6. 营养的有效支持 由于病人需长时间禁食、留置胃管、又有多根引流管,机体消耗比较大,因此要注意及时补充营养,使机体达到正氮平衡,以利于组织修复。营养支持分三阶段。第一阶段完全胃肠外营养 2~3 周,以减少对胰腺分泌的刺激;第二阶段肠道营养,采用经空肠造瘘口灌注要素饮食 3~4 周;第三阶段逐步恢复到经口进食。

(1) 有深静脉营养导管者,按中心静脉常规护理。

(2) 进行肠道内营养者,给予要素饮食要注意三度(温度、浓度、速度)。禁食期间给予静脉高营养或全胃肠外营养等疗法,补充营养物质,增加机体抵抗力,度过危险期,逐渐口服营养物质。

7. 抗感染 给予有效抗生素预防和治疗感染。

8. 对症治疗 体温高给予物理或化学降温,加强口腔、皮肤、肺部和泌尿系的清洁,防止并发症。

9. 术后引流管的护理 固定、清洁、通畅,观察其引流量、色、性状,及时更换引流袋并注意无菌,保护引流管口周围皮肤,动态监测引流液的淀粉酶情况。病人体温正常,并稳定 10 天以后,引流液每日 5 ml 可拔管,拔管后观察腹部情况和引流口情况,有情况随时报告给医生。

10. 伤口的护理

(1) 观察有无渗液,有无裂开,及时换药。

(2) 并发胰外瘘,要注意保持负压引流通畅,并用氧化锌糊剂保护瘘口周围皮肤。

11. 心理护理 指导病人减轻疼痛的方法,解释禁食水的意义,关心和照顾其生活,讲解本病的相关知识,增强安全感,消除不良因素。

12. 术后并发症的防治

(1) 多器官功能衰竭,多为手术后脏器功能恢复困难,引起一系列的并发症导致多器官功能衰竭。

(2) 大出血休克,一般为应激性溃疡引起,给予抗酸、止血、对症治疗。如为手术中止血不彻底引起,或创面渗血则危险性大,易引起生命危险。

(3) 胰外瘘,加强引流,并保护瘘口皮肤,及时换药,保持引流通畅。

(4) 胰腺脓肿、假性囊肿。一般为胰腺炎2周后发生,按腹腔脓肿处理。

(5) 胰腺组织部分切除后,往往会引起内、外分泌缺失之并发症。如过去有隐性糖尿病者,术后症状往往加剧;或因胰液缺乏,出现脂性腹泻。前者应根据检验报告,补充胰岛素;后者注意调节饮食,及补充胰酶制剂。

【健康指导】

(1) 避免暴饮暴食及酗酒。

(2) 有胆道疾病者应积极治疗。

(3) 告知会引发胰腺炎的药物种类,并强调勿乱服药的重要性。

(4) 出院后4~6周,避免举重物和过度疲劳。

(5) 门诊定期复查。

第三节　胰腺癌病人的护理

胰腺肿瘤包括胰腺各组织细胞的不同肿瘤,在临床上则以胰腺癌多见。壶腹部癌是指胆总管末段壶腹部和十二指肠乳头的恶性肿瘤,在临床上与胰腺癌有不少共同点,统称为壶腹周围癌。

一、概述

胰腺癌是常见消化系统恶性肿瘤之一,其发病率有逐渐增多的趋势。80%以上的病人年龄为40~70岁,男性比女性多见。该病早期诊断困难,手术切除率低,预后差为其特点。

【病理】

1. 组织学类型 以胰管上皮细胞发生的胰管癌最多见(约占90%),其余为腺泡细胞癌、胰岛细胞癌,未分化癌较少。

2. 部位 胰腺头颈部(称胰头癌)约占2/3,胰腺体尾部(称胰体癌)约占1/4,全胰癌较少。

3. 癌瘤转移方式 最多见为淋巴结转移和癌浸润;其次为胰内转移或直接浸润周围组织和脏器;少数病人行血行转移。

【临床表现】 本病无特异症状。首发症状极易与胃、肠、肝、胆等疾病相混淆,往往为医生和病人所忽视,而延误治疗,故应提高警惕,重视首发症状,是提高胰腺癌治愈率至关重要的条件。

1. 上腹痛和上腹饱胀不适 为最常见的首发症状。早期由于胰、胆管梗阻,管腔内压增高所致,疼痛由饱胀不适、钝痛乃至剧痛,可向右肩部或腰部放射。胰体部癌则以腹痛为主要症状,长期存在,夜间较白天明显。晚期癌浸润神经丛,或有慢性胰腺炎,腹痛剧烈,日夜无休止,常取膝肘位缓解疼痛;影响睡眠和饮食,加速体质消耗。

2. 黄疸 为胰头癌的常见的首发症状之一。黄疸一般是进行性加重,可伴有瘙痒症。大便可呈陶土色。

3. 消化道症状 如食欲不振、腹胀、消化不良、腹泻或便秘,恶心呕吐或呕血黑粪常见于癌瘤侵及十二指肠或胃。

4. 乏力和消瘦 患病初期即有此症状,为饮食减少、消化不良、休息睡眠不足、癌瘤增加能量消耗等多种原因所致。

5. 其他 少数病人以发热为首发症状,因有胆道梗阻合并感染,时有寒战,易与胆石症、胆道感染相混淆。腹腔积液形成腹部膨胀,出现移动性浊音。上腹部肿块,质硬、无移动性,常见于胰体尾癌。晚期呈现恶病质,肝、肺或骨骼等转移癌表现。

【治疗原则】 胰腺癌未有远处转移者,应争取手术切除。手术是胰头十二指肠切除术(Whipple 术),即:切除远端胃、胆囊、胆总管、十二指肠、胰头和空肠上段,切除后再将胆、胰、胃肠重建,重建有不同方式。近年来,对肿瘤侵及门静脉、肠系膜上静脉者可将其一段血管连同肿瘤切除,再行血管移植吻合,此种手术称扩大切除术。有的人为防止术后残胰复发,主张行全胰切除术。为达到根治目的,手术同时要将所属淋巴结清除。由于近年来的扩大切除以及小胰癌的早期发现,手术切除率有了明显提高。手术死亡率由 30% 下降到 5% 以下,5 年生存率可达 30%。辅助治疗包括化学治疗、免疫疗法、放疗、维生素、中药等。

二、护理

【护理评估】

1. 健康史 有无胰腺肿瘤或其他肿瘤的家族史,有无吸烟,高脂肪、高蛋白饮食,有无糖尿病或慢性胰腺炎病史。

2. 身体状况 了解病人黄染的程度以及不适感,了解营养状况,了解饮食与腹泻的关系,了解脏器功能情况,了解血糖水平,了解腹痛性质与程度等。

3. 辅助检查 B 超、X 线、CT、MRI、ERCP、肿瘤系列和血常规、便常规以及生化检查等。

4. 心理社会 该病手术风险大、术后并发症多、预后差、经济负担重,病人及家属是否能承受。

5. 手术后评估 引流管的部位、伤口情况等,及该病对生命的威胁。

【护理问题】

1. 术前术后疼痛 与疾病和伤口有关。

2. 焦虑 恐惧疾病有关。

3. 有感染的危险 手术后瘘和术后管理、机体抵抗力下降有关。

4. 营养失调 消耗量多于摄入量等。

5. 潜在并发症 休克、MSOF、出血、感染、肠瘘或胰瘘。

【护理目标】 处理疾病,疼痛减轻或控制。消除对疾病和手术的恐惧。感染控制或消除感染。加强营养,使营养得到改善。并发症得到预防、发现和处理。

【护理措施】

(1) 本病病情重手术范围大,术前应设法改善病人的营养状况以耐受手术,降低术后并发症。鼓励病人多进富有营养的食物,必要时给予胃肠鼻饲或静脉高营养。有明显黄疸者,需给予维生素 K_1,以改善凝血功能。

(2) 术后要密切注意血压、脉搏、呼吸,预防休克,保持水、电解质酸碱平衡。

(3) 如做胰十二指肠切除术,术中有较多的吻合,应密切观察腹腔引流管或烟卷引流条内渗出液的性状和量,以及有无胆瘘、胰瘘和出血等并发症。

(4) 如做胰体和胰尾切除术,要注意置于胰腺断面处的引流管内有无胰液渗出(胰液为清澈无色水样渗液),疑有胰瘘时应立即将引流管接持续负压吸引,对胰瘘周围的皮肤应用氧化锌糊剂保护。

(5) 对病人进行心理护理,增强战胜疾病的信心。

(6) 控制继发性糖尿病、脂肪吸收障碍(如腹泻、大便性质改变)。

(7) 化学疗法治疗按化疗常规进行护理。

(8) 其他护理措施同胰头癌病人的护理。

思 考 题

一、名词解释

急性胰腺炎

二、单选题

1. 急性胰腺炎的病因主要是(　　)。

    A. 胆道梗阻　　B. 酒精　　　　C. 高脂肪　　　　D. 药物　　　　E. 外伤

2. 关于急性胰腺炎的治疗,不是主要的是(　　)。

    A. 补液　　　　B. 抗生素　　C. 抗胆碱类药物　　D. 生长抑素　　E. 降温药物

3. 下列不是减轻胰腺炎腹痛的方式是(　　)。

    A. 胃肠减压　　B. 禁食水　　C. 解痉药物　　　　D. 体位　　　　E. 生长抑素

三、填空题

1. 急性胰腺炎临床上主要分为＿＿＿＿＿、＿＿＿＿＿胰腺炎。

2. 重型胰腺炎的急性反应分为＿＿＿＿＿、＿＿＿＿＿、＿＿＿＿＿。

3. 胰腺炎的营养分为＿＿＿＿＿、＿＿＿＿＿、＿＿＿＿＿。

四、简答题

1. 简述急性胰腺炎的病因、病理及临床表现。

2. 叙述急性胰腺炎非手术治疗的措施。

3. 急性出血性坏死性胰腺炎手术后的并发症有哪些?

4. 试述胰腺癌的临床表现及护理措施。

(施学锋)

第二十六章 泌尿及男性生殖系统疾病病人的护理

【知识要点】

1. 概念 尿频、尿急、尿痛、尿失禁、真性尿失禁、假性尿失禁、压力性尿失禁、血尿、脓尿、尿潴留、乳糜尿。
2. 掌握排尿异常、尿液异常及诊疗操作。
3. 熟悉肾、尿道及膀胱损伤病因、病理、临床表现及治疗要点。掌握肾、尿道及膀胱损伤护理。
4. 了解泌尿系结石的病因、病理,熟悉泌尿系结石的临床表现和治疗原则。掌握泌尿系结石的护理。
5. 了解泌尿系结核的病因、病理,熟悉泌尿系结核的临床表现和治疗原则。
6. 熟悉肾肿瘤、膀胱肿瘤病因病理、临床表现、治疗要点。掌握肾肿瘤、膀胱肿瘤的护理。
7. 了解良性前列腺增生的病因、病理,熟悉良性前列腺增生的临床表现和治疗原则。掌握良性前列腺增生的护理。
8. 了解泌尿系统肿瘤的病因、病理、临床表现、处理。
9. 掌握泌尿系统肿瘤的护理措施。

第一节 常见症状与诊疗操作的护理

一、常见症状

【排尿异常】

1. 尿频 排尿次数明显增多,尿量减少称为尿频。一般情况下,正常人排尿白天 3~5 次,夜间 0~1 次,每次排出尿量约 300 ml。排出量可因饮水量、年龄、气候及个人习惯而不同。尿频的原因有泌尿、生殖道炎症、前列腺增生、肿瘤、膀胱结石、尿崩症、糖尿病等原因引起。尿频分两种情况:① 排尿次数增多:每次排出尿量相差不多而一天的总尿量增多,多见于尿崩症、糖尿病、肾衰竭多尿期等疾病;② 排尿次数增多:每次排出尿量减少,一天的总尿量不变,常见于泌尿、生殖道炎症。

2. 尿急 有尿意时迫不及待地要排尿而难以自控,但尿量很少。常见于下尿路的急性炎症或膀胱容量显著缩小等情况。

3. 尿痛　排尿时尿道疼痛,可发生在排尿初、排尿中、排尿末或排尿后。疼痛呈烧灼样,与膀胱、尿道或前列腺感染有关。临床上把尿频、尿急、尿痛称为膀胱刺激征。

4. 排尿困难　尿液不能通畅排出,由膀胱以下尿路梗阻引起。有排尿延迟、射程短、排尿费力、尿线变细、无力、滴沥等表现。

5. 尿潴留　尿液潴留在膀胱内不能排出称为尿潴留,分急性与慢性两类。急性尿潴留多由膀胱颈部以下的严重梗阻或会阴部、腹部手术后惧怕用力排尿引起。慢性尿潴留见于膀胱出口以下不完全性梗阻或神经源性膀胱所引起的尿潴留。表现为排尿困难、膀胱区不适,膀胱充盈严重时可出现充溢性尿失禁。

6. 尿失禁　是指尿液不受主观控制而自行排出。可分为四种类型:① 真性尿失禁:又称完全性尿失禁,是尿液失去控制,连续从膀胱中流出尿液,膀胱空虚。常见于外伤、手术致尿道括约肌受损,还可见于先天性或获得性神经源性疾病。② 压力性尿失禁:是指腹内压力突然增高(如大笑、咳嗽、喷嚏、突然起立),尿液不随意地从膀胱内流出,常见于多产妇或产伤病人。③ 充溢性尿失禁:又称假性尿失禁,是指膀胱功能完全失代偿,出现过度充盈使尿液不断溢出,常见于各种原因所致的慢性尿潴留。④ 急迫性尿失禁:是指严重尿频、尿急,膀胱不受意识控制而尿液流出,多发于膀胱的严重感染。

【尿液异常】

1. 血尿　指尿液内含有血细胞称为血尿。血尿有镜下血液和肉眼血尿两种。

(1)镜下血尿:是指进行离心的尿液,每高倍镜视野下有 3 个以上红细胞为镜下血尿。常由泌尿系慢性感染、结石、急性或慢性肾炎或肾下垂所致。

(2)肉眼血尿:是指肉眼能看到血色或血凝块的尿液称肉眼血尿。多由急性膀胱炎、泌尿系肿瘤、膀胱结石或创伤等疾病引起。需要注意的是血尿的浓度与疾病严重程度不成正比。可分为初血尿、终末血尿、全程血尿。① 初血尿:排尿开始段有血尿。提示尿道或膀胱颈部有出血。② 终末血尿:排尿终末段才有血尿。提示出血部位在膀胱三角区、颈部或后尿道。③ 全程血尿:排尿的整个过程都是血尿。提示膀胱及以上部位出血。

血尿的颜色可因含血量、出血部位及尿 pH 的不同而异。来自膀胱病变的血尿或碱性尿色泽较鲜红,来自输尿管、肾病变的血尿或酸性尿,色泽较暗淡。严重血尿可有不同形状的血凝块排出。来自肾脏、输尿管的血凝块可呈蚯蚓状,来自膀胱的血凝块的形状各异。

值得注意的是,红色尿液不一定是血尿,如酚酞、大黄、利福平等物质可引起红色尿液;别嘌呤醇、环磷酰胺、肝素等可导致血尿。同时,还应注意区别月经血、血红蛋白尿或内痔出血污染尿液的颜色。

2. 脓尿　是指进行离心后的尿液在每高倍视野下看到 3 个以上的白细胞称为脓尿。提示有泌尿系感染,也见于泌尿系结核或结石病人。

3. 乳糜尿　含有乳糜或淋巴液的尿液称为乳糜尿。尿液中可含有蛋白质、脂肪、红白细胞或纤维蛋白原,呈乳白色。常见于丝虫病后遗症。若尿液中含红细胞数量较多,可呈红褐色,称为乳糜血尿。

4. 晶体尿　在各种复杂的因素影响下,尿液内的有机物或无机物质沉淀、结晶,形成晶体尿。多见于尿液中的盐类在过饱和状态时晶体析出。

5. 无尿或少尿　无尿或少尿是肾脏分泌的尿量减少。多见于急性肾衰竭。24 h 尿量少于 100 ml 称为无尿,少于 400 ml 称为少尿。

二、诊疗操作的护理

【实验室检查】

1. 尿常规检查 包括颜色、透明度、酸碱反应、相对密度,尿糖及显微镜检查。不离心的尿液标本,可有红细胞 0~2 个/Hp,但不能高于 3 个/Hp;白细胞 0~3 个/Hp,但不能高于 5 个/Hp。尿蛋白测定是当尿中蛋白含量每日超过 150 mg 时即为蛋白尿,正常尿液中不含有管型,可偶见透明管型。

2. 尿三杯试验 一次排尿分三杯收集,第 1、3 杯各 10~15 ml,分别为初尿和终末尿,第 2 杯取中段尿送检,从镜下判断血尿或脓尿来源和部位。

3. 尿液细菌学检查 尿标本采集方法:① 消毒尿道外口,收集中段尿。② 无菌导尿。③ 耻骨上膀胱穿刺抽取尿液(最准确)。普通细菌培养,细菌计数每毫升 10 万以上为尿路感染,应同时做药敏试验。检查结核杆菌需收集 24 h 尿,浓缩后抗酸染色,应连续做三天。

4. 尿细胞学检查 收集新鲜尿液的沉渣,涂片染色,镜查肿瘤细胞,肾盂癌或膀胱癌常可查见瘤细胞。采用荧光显微镜检可提高检出率。

5. 24 h 尿中内分泌物质测定 尿内儿茶酚胺及其代谢产物 3-甲氧基 4-羟基苦杏仁酸(VMA)、醛固酮、17-羟类固醇、17-酮类固醇等的测定对诊断肾上腺疾病有重要意义。

6. 尿液生化检查 尿液生化检查是留 24 h 尿,测定肌酐、尿素氮、钾、钠、钙、磷等。

7. 肾功能监测 肾功能检查包括尿相对密度、血肌酐、尿素氮、内生肌酐清除率(正常值为 80~120 ml/min),是肾功能损害的早期指标。

8. 前列腺液检查 经直肠指检按摩前列腺,收集尿道口的前列腺液,正常前列腺液的白细胞数目不超过 10/Hp,如白细胞大于 10/Hp,提示前列腺炎。

9. 前列腺特异性抗原(PSA) 前列腺特异性抗原正常值为血清小于 4ng/ml,作为检验前列腺癌的有效指标,当前列腺特异性抗原血清值大于 10ng/ml,无论直肠指诊有无异常,均应考虑为前列腺癌的可能,按摩前列腺会使前列腺特异性抗原升高,故指诊后 2 周才可再进行前列腺检查。

【经尿道器械检查】

1. 导尿检查 可用于收集标本、诊断和治疗。如采集膀胱内尿液作细菌培养,测定膀胱内残余尿;通过插入导尿管、注入造影剂检查尿道内有无梗阻、损伤或狭窄等情况;用于治疗尿潴留、监测尿量、灌注药物治疗膀胱病变等。常用的导尿管有气囊或 Foley 导尿管。以法制 F 为计量单位,例如 18F 表示导尿管的周径为 18 mm,直径为 6 mm。应该注意的是,每项操作都要严格执行无菌操作规程。

2. 尿道探子检查 用于扩张狭窄尿道,常选用 18~20F。操作时必须小心,让探条平滑地通过尿道进入膀胱,不能用强行推进,以免损伤或穿破尿道。

3. 尿道膀胱镜检查 是泌尿外科最重要的诊断、治疗方法。可直接窥查尿道及膀胱内有无异常,同时可取活组织做病理检查、钳取异物及碎石等(图 26-1)。

4. 输尿管镜和肾镜 适用于原因不明的输尿管充盈缺损、肉眼血尿、细胞学检查阳性或尿石症病人。禁用于全身出血性疾病、前列腺增生,病变以下输尿管梗阻及有膀胱镜检查禁忌者。可直接窥视肾盂、输尿管内有无病变,可直视下碎石、取石、电灼或切除肿瘤等。

5. 经皮肾镜 用于取肾、输尿管结石、取异物、诊断和肿瘤切除等,以及肾和输尿管结合处的狭窄等。

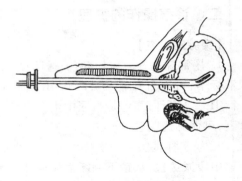

图 26-1 膀胱镜检查

【影像学检查】

1. X 线检查

(1) 尿路平片:检查范围包括双肾、输尿管、膀胱及尿道部位,能观察肾脏位置、轮廓及大小,骨骼的形态,尿路结石,肿瘤转移等情况。

(2) 排泄性尿路造影:碘过敏试验阴性者,用无毒性有机碘造影剂(泛影葡胺或醋碘苯酸钠)注入静脉,经血液循环到达肾脏并随尿液排泄,使尿路显影。常在注药后 5 min、15 min、30 min 摄片,观察尿路的形态及肾功能。

(3) 逆行性肾盂造影:将导管插管插入输尿管,把 12.5% 碘化钠或 20% 泛影葡胺经导管注入输尿管、肾盂及肾盏使其充盈显影。适用于禁忌做排泄性造影或显影不清晰的病人。

(4) 肾血管造影:经股动脉穿刺插管行腹主动脉-肾动脉造影、选择性肾动脉造影,可显示双侧肾动脉、腹主动脉等情况,适用于肾实质肿瘤、肾血管疾病,来自肾的血尿而其他检查未确诊的病人。

(5) 经皮肾穿刺:在 B 超引导下,刺入肾盂注入造影剂,显示上尿路形态。

(6) 直接膀胱和尿道造影:用造影剂注入膀胱和尿道,查看病变部位和程度,以及尿道狭窄程度。

2. 其他检查 B 超检查可明确肾脏的大小、位置,还能测定膀胱容量及残余尿量。对泌尿系结石、肿瘤、肾囊肿及肾积水等均有诊断价值。MRI、CT 等检查,检查前后不用作特殊准备和处理。

【膀胱冲洗】 通过留置导尿管或在耻骨上做膀胱造瘘管,将药液从导管注入膀胱,反复冲洗后再由导管排出,称为膀胱冲洗。多用于长期留置导尿管的预防感染、泌尿外科术前准备、膀胱手术后、前列腺等病人。密闭式冲洗法是常用冲洗方法,具体操作是把冲洗液倒入悬挂在床旁输液架上的输液瓶内,瓶高距病人骨盆 1 m 左右,将输液管、三腔气囊导尿管(或膀胱造口导管)和引流管连接,三腔气囊导尿管(图 26-2)的高度略低于耻骨联合水平面,利于膀胱彻底排空。

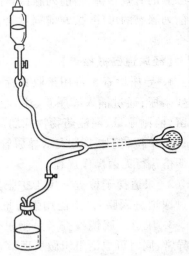

图 26-2 持续膀胱冲洗

【护理措施】

1. 心理护理 常因排尿异常或尿液异常而精神紧张,或有畏惧、自卑心理。护理人员应以高度的热情关心、同情、体贴病人,帮助病人解除精神压力。出现肉眼血尿及乳糜尿的病人多极度恐慌或焦虑不安,应向病人讲解引起血尿、乳糜尿的原因,以消除恐慌或焦虑。让病人积极配合治疗、护理。

2. 对症处理 有尿路刺激症状的病人,应充分休息、多饮水,增加尿量冲刷尿道。禁食辛辣刺激性食物。症状严重病人可服用溴丙胺太林或颠茄合剂,也可辅以镇静剂。椎管内麻醉术后所致尿潴留,通过改变体位、下腹部热敷、针刺等办法一般可以解除尿潴留。若无效,可在无菌操作下试行导尿(一次排出尿量不大于 800 ml)。若导尿失败,在耻骨上行膀胱穿刺术或膀胱造瘘术,排出尿液。

3. 生活护理 尿失禁、尿瘘病人的尿液外溢常污染被褥、内裤等,要及时更换。长期卧床的尿失禁、尿瘘病人,要及时更换床单、尿垫,保持床单位的清洁、干燥、无异味。每天用 0.9% 的盐水清洗会阴部 2~3 次,并涂滑石粉等护肤剂,防止皮炎发生。

4. 正确采集留送尿标本 采集尿常规标本以清晨第一次尿为宜,留取标本后及时送化验室检查;采集女性尿液时要避开月经期,清洗外阴后取中段尿。采集男性尿液时应翻起包皮后局部清洗,再留取尿液。注意留取 24 h 尿液者,要加防腐剂。密切观察尿液的性质和颜色深浅变化,根据不同情况进行相应护理。

5. 休息 根据引起乳糜尿、血尿、脓尿等的不同情况,应让病人适当休息或限制活动,若有活动性出血者必须绝对卧床。同时,密切观察生命体征变化。

6. 经尿道做器械检查的诊断、治疗操作时应做好下列护理

(1)术前准备:做上述器械检查前向病人做好解释,消除顾虑,并积极配合检查。做好会阴部皮肤清洗,检查前排空膀胱(除导尿外),准备好彻底消毒的检查器械及用品。

(2)协助检查:按不同检查项目的要求,给病人安置好体位,并消毒和铺单。按手术要求,调节膀胱冲洗液,保证所需物品及电源的及时供给。协助操作时应轻柔、仔细、有阻力时不能强行推进。

(3)器械检查时应严格按照无菌操作原则进行,术后遵医嘱服用抗生素 2~3 天,以预防感染。

(4)密切观察尿道有无出血情况,少量出血者用冷敷或纱布垫压迫会阴部。排尿不畅者热敷,多饮水增加尿量,能减轻尿痛及术后感染。

(5)对持续导尿的术后病人进行护理时注意:① 妥善固定引流管及引流袋,隔日更换;② 肉眼血尿病人,除遵医嘱护理外,嘱病人多饮水,2~3 日后能自愈;③ 保持尿道口及会阴部清洁;④ 密切观察尿液变化情况,并记录尿量;⑤ 长时间保留导尿管者,用管夹夹管 4~6 h 开放 1 次,避免膀胱挛缩。1~2 周更换导尿管 1 次可减少感染。

7. X 线检查及各种造影的护理要点

(1)保证 X 线片清晰度要好 3 项护理工作:① 在摄片前 2~3 天禁用硫酸钡、铋剂等不透 X 线的药物;② 摄片前一天要进少渣饮食;③ 摄片前晚服用缓泻剂,摄片日晨禁食并灌肠排除肠道内粪块与积气。

(2)静脉肾盂造影前除按肠道常规准备外,一日前应做碘过敏试验,阴性者才能做造影检查;注射造影剂前排空膀胱,避免尿液稀释造影剂影响造影效果。注射造影剂时,密切观察病人反应,若出现眩晕、恶心、呕吐、心悸及胸闷等,可能是碘过敏的早期反应,应立即停止注药,立即皮下注射 0.1% 肾上腺素 1 ml 并吸氧,注意观察病人表现。年迈体弱或耐受力较差的病人,若出现头昏、心悸、血压下降等虚脱症状,立即停止检查,并按医嘱做相应护理。

（3）逆行性肾盂造影前做肠道常规准备,不必严格禁饮、禁食,无碘过敏史者,一般不常规做碘过敏试验。

（4）肾血管造影前常规做肠道准备及碘过敏试验,造影过程中及造影后密切观察脉搏、血压、体温及尿量变化,以便能够及时发现有无血管损伤后出血、血栓形成及造影剂的毒性作用等情况。

8. 膀胱冲洗护理　冲洗前先排空膀胱,然后夹闭引流管,以每分钟 40～60 滴的速度让冲洗液流入膀胱,每次滴 50～100 ml 后夹住冲洗管,让冲洗液全部排空。注意冲洗时不能压迫膀胱。每次重复冲洗 3～4 遍。

膀胱冲洗注意点:① 常用冲洗液:可根据情况选用 0.02%呋喃西林、0.02%依沙吖啶、3%硼酸、0.9%盐水。② 水温以 36℃ 左右为宜,但有膀胱内出血时应用冷冲洗液。③ 每天次数及每次注入液量根据病人具体情况确定,没有特殊要求的每天冲洗 2～3 次,每次冲洗液量50～100 ml。若为膀胱手术后的冲洗,每次注入量不宜超过 50 ml。冲洗时按无菌操作规程执行,并密切观察病人反应。若出现新鲜血液流出、剧痛、回流量少于滴入量等,须立即停止冲洗并向医生报告。④ 准确记录液体出入量,以便计算实际尿量。

9. 泌尿外科各种引流导管护理的共同点

（1）固定:妥善固定各种导管,外接的引流皮管固定在床旁,病人翻身活动或进行各种操作需搬动时,注意防止脱出。要随时检查导管接口固定情况。

（2）无菌:严格按无菌操作规程操作,保持导管无菌,定时更换引流瓶、引流皮管。

（3）通畅:保持导管及引流管通畅,必要时做间歇或持续冲洗。

（4）观察:注意观察引流物的色泽、量及性状,及时做好记录,有异常情况者及时与医生联系并按医嘱处理。

第二节　泌尿系损伤病人的护理

泌尿系损伤以男性尿道损伤最常见,其次是膀胱和肾脏损伤,输尿管损伤少见。损伤后常出现血尿、排尿障碍或尿外渗,常合并有骨盆骨折或其他器官损伤。

一、概述

（一）肾损伤

【病因及分类】

1. 开放伤　多见于战时火器贯通伤或刀刃伤、平时则锐器伤,多合并有胸腹脏器损伤。

2. 闭合伤　多见于平时,其原因分为直接暴力和间接暴力。腰肌强力收缩可造成肾挫伤,出现血尿。病理肾脏受轻微外力可造成肾破裂,常被称为自发性肾破裂。

3. 直接暴力　腰腹部受撞击或挤压可造成肾脏损伤,暴力来自后方或前方可使肋骨突然前移或肾脏突然后移、作用于肾脏而导致损伤。多见于交通事故,土坡倒塌或从高处坠落腰腹部着力于硬物上,此为最常见的原因。

4. 间接暴力　高处跌落,足部或臀部着地及急剧刹车所产生的减速性损伤,这种间接暴力可引起肾蒂的撕裂或肾盂输尿管交界处破裂。

【病理】 肾脏损伤在临床上以闭合性损伤多见。按损伤程度可分四种(图 26-3)类型：① 肾挫伤：仅限于肾实质的轻微损伤，形成肾淤斑和(或)包膜下血肿。肾被膜和肾盂黏膜均完整，有轻微的血尿。② 肾部分裂伤：肾实质有部分裂伤，伴有肾盂黏膜或肾被膜破裂，有明显的血尿，可形成肾周围血肿或尿外渗。③ 肾全层裂伤：肾实质深度裂伤、包括肾盂黏膜、肾被膜均破裂。有大量血尿及大量血液、尿液外渗。④ 肾蒂损伤：肾蒂血管损伤较少见，肾蒂或肾段血管部分或全部破裂，血尿不明显，多数病人未到医院诊断治疗即死亡。

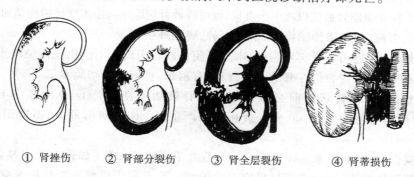

① 肾挫伤　　② 肾部分裂伤　　③ 肾全层裂伤　　④ 肾蒂损伤

图 26-3　肾损伤类型

【临床表现】

1. 休克　严重肾损伤，肾蒂裂伤或合并胸腹联合伤，常因损伤和失血发生休克。休克程度与肾损伤程度、有无其他脏器合并损伤有关。

2. 血尿　肾损伤病人多有血尿，肾挫伤血尿症状较轻，肾裂伤有大量肉眼血尿。血尿的程度与肾损伤的严重程度成正比。

3. 疼痛及肿块　出血或尿外渗可引起肾区肿胀、疼痛。在腰部能触及不规则包块。血块阻塞输尿管时可发生肾绞痛。

4. 合并伤的症状　可能合并胸、腹脏器及脊柱或远处组织损伤。临床上常相互掩盖其症状和体征，检查时应予注意。

5. 肾开放伤　根据伤道部位和方向及伤道漏尿推测有无肾创伤，但创口不一定有大量出血或漏尿，由于有合并伤，应早手术。

【辅助检查】

1. 实验室及其他检查

(1) 尿常规检查：镜下见数量较多的红细胞。

(2) 血液检查：血红蛋白与血细胞比容持续降低提示活动性出血；白细胞数量增多、中性粒细胞比例增高提示继发感染。

2. 肾动脉造影或排泄性尿路造影、B 超、CT、MRI 等检查：能明确肾损伤部位、程度、尿外渗、肾血管损伤及对侧肾脏损伤等情况。

【治疗原则】

1. 闭合伤的治疗原则

(1) 肾挫伤和表浅裂伤：一般采用非手术疗法。绝对卧床休息，至少 14 天。必要时输液或输血。止痛及止血药物。抗生素以预防感染。密切观察病情变化,生命体征、血红蛋白、红细胞压积、尿中血量及腹部包块大小的改变。出现下列情况之一,应及时改用手术治疗。休克未能纠正或经纠正后再度出现者。24 h内血尿未见减轻而进行性加重。或血红蛋白、红细胞进行性下降者。腰腹部包块逐渐增大。局部疼痛加重、体温升高,血白细胞增高有肾周围感染时。胸或腹部合并伤体征出现。

（2）较重的肾裂伤或粉碎伤及集合系统断裂有大量尿外渗时,应采取手术治疗。

2. 手术方法　闭合伤宜腹部切口,以便能探查腹内脏器有无合并伤,并能探查对侧肾脏情况。在探查伤肾前,应先阻断肾血流以减少出血量,也可降低肾切除率。手术疗法因伤情而各异。

（1）肾区引流:尿外渗伴感染时,清除血肿,腹膜外引流。

（2）肾修补术:适用于肾实质裂伤,术后腹膜外放置引流。不适用于污染较重的开放伤。

（3）肾部分切除:肾裂伤在肾的两极,修复有困难,可行部分切除术。

（4）肾切除术:伤肾切除前必须确定对侧肾脏功能良好。① 肾粉碎伤不能修复者;② 肾蒂血管伤已有血栓形成;③ 肾开放伤污染严重;④ 伤员病情危急,不能耐受较长手术时间者。

多数肾损伤病人,非手术治疗可治愈。少数非手术治疗无效(如休克无明显好转、血尿持续加重或腰部肿块继续增大)者积极采取手术治疗。手术方式根据肾损伤情况确定。尿外渗者需进行充分引流。有肾损伤及合并腹部内脏损伤者需及时剖腹探查。

（二）尿道损伤

【病因及分类】　尿道损伤主要见于男性,是由于解剖上的性别特点决定的,是泌尿系损伤中最常见的损伤。男性尿道以尿生殖膈为界分为前、后两部分,前尿道有阴茎部、尿道球部;后尿道有尿道膜部、前列腺部。前尿道损伤多发生在球部、后尿道损伤多发生在膜部。尿道损伤分为开放性损伤和闭合性损伤。锐器、弹片引起开放性损伤,常伴有阴茎、阴囊、会阴部贯通伤。会阴部骑跨伤能引起尿道球部损伤,骨盆骨折引起尿道膜部撕裂或撕断。器械检查尿道操作不当,引起尿道损伤。

【病理生理】　尿道损伤有四种病理类型:① 尿道挫伤:尿道内层损伤、阴茎筋膜完整。引起水肿和出血。② 尿道裂伤:尿道壁全层断裂,引起尿道周围血肿及尿外渗。③ 尿道断裂:尿道完全断离,断端退缩、分离,有明显血肿和尿外渗,可发生尿潴留。④ 尿外渗:尿道部分或全层断裂可形成血肿。尿液、血液经破损的尿道外渗至周围组织内,容易引起继发感染。

【临床表现】

1. 排尿困难与尿潴留　尿道部分断裂,因疼痛可引起反射性尿道括约肌痉挛,并可导致排尿障碍及尿潴留。

2. 尿道出血　前尿道损伤破裂时可见尿道口滴血,出血不多者,可自行停止。

3. 尿外渗　根据损伤部位及程度,出现不同范围的尿外渗(图 26-4、图 26-5)。

4. 休克　骨盆骨折病人可造成休克。

5. 疼痛　尿道损伤时,病人感到伤处疼痛、活动时加剧。

【辅助检查】

1. 导尿　可检查尿道是否连续、完整。能顺利插入导尿管说明尿道连续而完整。插入导尿管并留置导尿 1 周可起到支撑尿道和引流尿液的作用。

2. X 线 骨盆前后位平片显示骨盆骨折。必要时从尿道口注入造影剂以了解尿道损伤程度和部位。

3. 其他检查 血常规、尿常规以及其他生化检查。

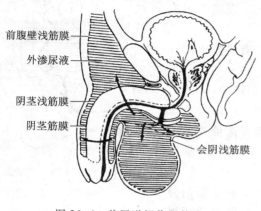
前腹壁浅筋膜
外渗尿液
阴茎浅筋膜
阴茎筋膜
会阴浅筋膜

图 26-4 前尿道损伤尿外渗

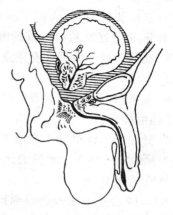

图 26-5 后尿道损伤尿外渗

【治疗原则】

1. 紧急处理 损伤严重疑有休克可能者做好抢救休克的准备;出现休克者积极抢救休克;有出血者及时处理出血。导尿管试插如成功应留置尿管 2 周,如未成功,且尿潴留未能立即手术或不宜导尿者,立即行耻骨上膀胱穿刺抽出膀胱内尿液。

2. 尿道损伤的手术处理 ① 导尿或手术恢复尿道连续性;② 手术切开尿外渗部位,引流渗出尿液和血液,以预防继发感染和组织坏死;③ 尿道损伤部位修复后,定期扩张尿道,防止尿道狭窄。

(三) 膀胱损伤

【病因及分类】

1. 闭合伤 膀胱充盈时,受直接暴力或骨盆骨折均可造成膀胱损伤,多见于交通事故或房屋倒塌等挤压伤。

2. 开放伤 多见于战时火器伤,常合并腹内脏器创伤。

3. 医源性损伤 膀胱内器械操作如膀胱镜检查、输尿管镜操作,腔内碎石等均可造成。盆腔内手术,输卵管结扎及疝修补术均有误伤膀胱可能。难产时胎头的压迫亦可造成膀胱阴道瘘。

4. 自发性破裂 病理膀胱如结核、肿瘤等,多由不被病人所注意的微小外力所引起。

【病理生理】 根据膀胱损伤后的病理改变分为膀胱挫伤和膀胱裂伤两种类型。膀胱挫伤仅有膀胱黏膜或肌层损伤,局部出血或形成血肿,可出现血尿。膀胱破裂依据裂口的位置可分为腹膜外型和腹膜内型两种类型(图 26-6)。腹膜内型膀胱破裂常发生在膀胱后壁和顶部有腹膜覆盖的部位。膀胱与腹膜腔相通,尿液流入腹膜腔引起腹膜炎。腹膜外型膀胱破裂常发生在膀胱颈部前壁,此处膀胱壁无腹膜覆盖,膀胱破裂而腹膜完整,外渗的尿液或血肿多聚集在膀胱周围及耻骨后间隙。

【临床表现】

1. 休克　骨盆骨折合并大出血、尿外渗或腹膜炎、疼痛等引起。

2. 腹痛　腹膜外型膀胱破裂,下腹部有压痛、肌紧张。腹膜内型膀胱破裂,疼痛由下腹部扩散至全腹,表现为尿液性腹膜炎,做直肠指检时有直肠前壁饱满感。

3. 血尿和排尿障碍　有尿意而无尿排出,有时排出少许血尿。

4. 尿外渗　外渗的尿液可引起感染或组织坏死。

【辅助检查】

1. 导尿及灌注试验　导尿管插入顺利,但无尿液流出或仅有少量血尿。注入一定量的无菌盐水(200 ml)后,再抽回盐水量明显减少。

2. X 线检查　注入造影剂行膀胱造影可见有造影剂外渗。亦可注入少量空气,如发现肝浊音界减少或消失或透视见膈下有游离气体,可明确腹膜内破裂诊断。

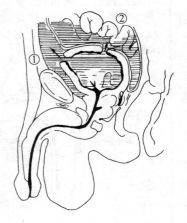

图 26-6　膀胱损伤图
① 腹膜外型　② 腹膜内型

3. B 超　B 超可见膀胱不完整,周围有渗液,或发现膀胱有破裂口,膀胱内容减少等。

【治疗原则】

(1) 膀胱挫伤:如无排尿困难,不需留置导尿管。膀胱挫伤、膀胱镜检查或经尿道手术不慎引起的膀胱损伤,尿液渗出量少,症状较轻者,可插入导尿管持续引流尿液 7～10 天,同时抗感染治疗。可不经手术而治愈。

(2) 膀胱破裂:先探查腹腔,检查有无腹膜内破裂或其他腹内脏器损伤。如无异常,关闭腹膜后,再切开膀胱进行探查。手术原则是缝合裂口,膀胱造瘘和腹膜外引流外渗的血和尿。

(3) 开放伤需手术探查,除处理膀胱创伤外,对合并伤做相应的处理。

(4) 应用抗生素和破伤风抗毒素。

膀胱破裂合并休克病人,须尽快纠正休克。待休克纠正后立即手术修复膀胱破裂处,同时做膀胱造瘘引流尿液。在尿外渗部位做多个切口引流,同时应用抗生素控制感染。

二、护理

【护理评估】

1. 健康史　评估肾脏、尿道、膀胱受伤的暴力性质、强度,受伤时间、地点及受伤程度,有无合并损伤等。评估盆腔手术、阴道手术、膀胱镜检查造成的意外损伤及膀胱本身病变引起的自发性膀胱破裂等情况。

2. 身体状况　泌尿系损伤伤情较复杂,与损伤的程度有关,合并胸腹部器官损伤时表现较为复杂。应评估以下几方面:① 受伤后 48 h 内血压、脉搏情况,并密切观察有无休克征象,动态观察红细胞计数、血红蛋白和红细胞压积,了解失血情况。② 对肾损伤病人定时检查尿液,记录每次排出尿量,留取标本,并按顺序编号,以便观察血尿变化。肉眼血尿消失后,仍要送检尿液观察镜下血尿,直到镜下血尿消失。③ 观察腹部体征及尿外渗变化,如腹膜刺激征、移动性浊音、肾区肿胀及包块大小改变等。除此以外应注意体温升高情况,结合白细胞计数,观察有无继发性感染情况。

3. **辅助检查** X 线检查查看病人骨盆骨折的程度和范围,B 超、CT 检查肾膀胱的形态、血尿外渗情况,血、尿常规检查血色素和尿中红白细胞情况、潜血等。

4. **心理社会** 由于肾、尿道、膀胱损伤多为突发性暴力损伤,病人及家属无心理准备,病人出现肉眼血尿、疼痛、排尿困难、尿道狭窄等情况时常有恐惧、焦虑不安。须评估病人及家属对疾病的认识和对治疗的支持程度。

5. 手术后评估

【护理问题】

1. **焦虑、恐惧** 与血尿、排尿障碍、疾病迁延反复、出现并发症等有关。

2. **疼痛** 与肾损伤后包膜紧张、尿外渗和出血刺激腹膜、血凝块堵塞输尿管、会阴部组织损伤等有关。

3. **有皮肤完整性受损的危险** 与尿液刺激造瘘口皮肤有关。

4. **尿潴留** 与尿道疼痛引起的括约肌痉挛、尿道完全断裂等因素有关。

5. **组织灌注量改变** 与膀胱损伤伴骨盆骨折及其他器官损伤等引起大出血有关。

6. **有感染危险** 与尿外渗、组织坏死、血肿及引流无效有关。

7. **潜在并发症** 感染、尿道狭窄、休克。

【护理目标】 焦虑、恐惧减轻或消失,积极配合治疗并对治愈疾病充满信心。疼痛不适减轻或消除。未发生感染或感染得到有效的控制。尿潴留解除。皮肤完整性得到保持。水、电解质、酸碱失衡得到及时纠正。未发生潜在并发症。

【护理措施】

1. 非手术疗法及术前护理

(1) 心理。

(2) 体位:肾损伤病人,遵医嘱绝对卧床休息 2~4 周,血尿消失后 1 周才能离床活动。尿道、膀胱损伤病人根据病情需要安置适当的卧位。

(3) 尿道、膀胱损伤诊断明确的病人,遵医嘱使用镇静、止痛药,并适当调整体位缓解疼痛。

(4) 诊疗操作应严格执行无菌操作,同时遵医嘱使用抗菌药物预防或控制感染。

(5) 密切观察病情,测量生命体征,伤后每隔 1~2 h 测脉搏、血压、呼吸一次;动态观察尿液、血红蛋白、血细胞比容及肿块变化情况,了解出血、尿外渗情况,腹痛与伤处局部疼痛的观察。

(6) 维持水电解质和血容量的平衡,合并有骨盆骨折、有活动性出血病人,迅速建立静脉通道,给予输血、输液、镇静、止痛或使用止血药,及时采取防治休克措施。

(7) 及时给尿潴留者导尿,对导尿失败者行耻骨上膀胱穿刺或膀胱造瘘术排出尿液。

(8) 能经口进食的病人,加强营养,给高热量、高维生素、高蛋白饮食及多饮水,提高机体的抵抗力,促进康复。

(9) 测定白细胞和体温,注意肾区外形,血尿检查情况,及时给予抗生素治疗。

（10）做好尿路造影检查前准备及其他术前常规准备工作。

2. 术后护理

（1）肾修补、肾部分切除术后病人，遵医嘱给予卧床休息2周。肾切除术后休息2~3天，预防术后出血。

（2）术后观察病人生命体征变化、伤口渗尿、渗血情况；引流液性质及量；血尿、尿量变化；血、尿常规、肾功能检查情况等。

（3）遵医嘱禁饮、禁食，待肠道功能恢复后从进流质饮食开始逐渐过渡到普食，少进易产气的食物以减轻腹胀。鼓励病人适当多饮水。

（4）遵医嘱使用有效抗菌药物预防感染。

（5）对肾切除病人输液速度不要太快，注意观察有无输液反应。

（6）各种引流管护理见本章第一节。

（7）保持手术切口干燥、清洁，保持大便通畅。

（8）导尿管拔除后有排尿困难病人，定期行尿道扩张术。

（9）做暂时性或永久性膀胱造口引流尿液的病人，应注意：① 保持引流通畅。有阻塞时，在无菌操作下用0.9%等渗盐水冲洗，使引流通畅。② 做好造瘘口周围皮肤保护，如果切口敷料被浸湿须及时更换，术后2~3日可根据情况拔除耻骨上负压引流管或引流条。③ 对暂时性膀胱造口管，一般应保留1~2周，拔管前先夹管，观察尿液能自行通畅排出，方可拔除。永久性造口病人须每2周在无菌操作下更换造口管1次。

【健康指导】

（1）给病人讲解泌尿系损伤后康复的有关知识；告诉病人加强营养，提高机体抵抗力；适当增加每天饮水量，保持足够尿量；禁用对肾脏有损害的药物；病情基本恢复后3个月内避免做重体力劳动及劳累。按要求定期到医院复查，动态掌握肾功能情况，一般5年内需定期复查。严重损伤切除一侧肾后应加强保护对侧肾。讲解引流物引流的意义及保持伤口敷料干燥的意义。

（2）对合并有骨盆骨折者要讲解长期卧床的注意事项，尿道有狭窄者需要定期扩张尿道，维持尿道的连续性和通畅。

第三节　泌尿系结石病人的护理

一、概述

泌尿系结石即尿路结石，又称为尿石症，是泌尿外科常见病，青壮年男性多见，男女之比约3:1。分上尿路（肾、输尿管）结石和下尿路（膀胱、尿道）结石。

【病因】

1. 流行病学因素　年龄、性别、职业、饮食成分和结构、气候、水分摄入量、代谢和遗传因素等影响尿路结石的形成。天气炎热、出汗多、尿液浓缩，水和饮食中含有过多的矿物质成分如草酸盐、尿酸盐等，易引起结石的发生。职业紧张状态的结石发生率较高，可能与下丘脑垂体对尿浓缩及成分的调节失常有关。女性尿石较男性为低，与女性尿内枸橼酸浓度较高，有助于防止尿内结晶的聚合有关。尿石形成与遗传的关系比较明显的只有胱氨酸和尿酸结石。

2. 尿液因素

（1）形成结石物质排出过多：尿液中钙、草酸、尿酸排出过多。主要成分有磷酸盐、草酸盐、尿酸盐等，如这些晶体在尿液中饱和度过高，则易引起析出、沉淀、结聚，以致尿石形成。如甲状腺旁腺功能亢进，血钙增高，血磷降低，尿钙增高；痛风病人嘌呤代谢紊乱，血中尿酸增高；特发性高尿钙症病人尿钙增高等均容易形成结石。

（2）尿 pH 改变：磷酸钙和磷酸铵结石宜在碱性尿中形成，尿酸结石和胱氨酸结石宜在酸性尿中形成。

（3）尿液浓缩以及尿中抑制晶体形成物质不足。尿内存在有晶体聚合抑制物质，如焦磷酸盐、枸橼酸、镁、多肽、尿素、黏多糖、透明质酸、甘氨聚糖等，这些抑制因子和晶体表面的某些特殊部位结合即可抑制晶体的再形成和聚合。

3. 泌尿系统的局部因素

（1）尿路感染：菌落、脓块、坏死组织等均可构成结石核心，细菌中特别是变形杆菌、葡萄球菌等，将尿素分解成氨，使尿液碱化，有利于磷酸盐、碳酸盐的沉淀而形成结石。

（2）尿路慢性梗阻：尿道狭窄、前列腺增生症、动力性排尿功能障碍均可引起尿流不畅，尿液淤积使晶体沉淀、聚合成石。

（3）异物：尿路内存留的异物，如长期留置的尿管，不吸收的手术缝线，病人自尿道外口放入的异物等，成为尿液中晶体附着的核心而形成结石。

【病理生理】 尿石成分以草酸盐、磷酸盐、尿酸盐为多见，其次为碳酸盐、胱氨酸、黄嘌呤等。肉眼观察，草酸盐结石多为棕褐色，质坚硬，表面呈颗粒或刺状如桑葚，X 线不易透光；磷酸盐结石多为灰白色，质脆，表面较粗糙，常存在分层结构，有时随肾盂形状长成鹿角形结石，X 线亦不易透光；尿酸盐结石多为黄色或棕黄色、质硬、表面光滑，圆形或椭圆形，X 线常能透光。绝大部分结石含钙，占尿石的 90% 以上。

尿路结石在肾、膀胱内形成，绝大多数输尿管结石、尿道结石是结石排出过程中停留在该处所致。输尿管有三个生理性狭窄，即肾盂输尿管连接处、输尿管跨过髂血管处、输尿管膀胱壁段。结石在输尿管中移动时，常在三个狭窄处停留或嵌顿。尿路结石可引起泌尿道直接损伤、感染、梗阻或恶变。其病理生理改变与结石大小、数目、所在部位、梗阻程度及继发感染等有关。

【临床表现】

1. 肾、输尿管结石 好发于男性青壮年，绝大部分输尿管结石是在肾内形成的。主要表现是疼痛和血尿。其程度与结石的大小、所在部位、活动度、梗阻、感染及有无损伤等因素密切相关。

（1）疼痛：是最突出的症状。在肾盂、肾盏活动度小的结石仅有患侧腰部隐痛，在输尿管内活动度较大或引起输尿管梗阻的结石，常引起肾绞痛。肾绞痛发作时常伴恶心、呕吐，有时大汗淋漓。疼痛多从患侧腰部开始，沿输尿管放射至同侧下腹、外生殖器或大腿根部内侧，疼痛持续数分钟至数十分钟不等。发作时肾区有明显叩痛，输尿管行经区域有深压痛。

（2）血尿：绞痛时常有血尿，以镜下血尿多见。

（3）其他症状：可继发急性肾盂肾炎，引起肾盂积水、肾积脓等。肾积脓者可有寒战、高热及脓尿出现。双侧上尿路完全梗阻时无尿排出。

2. 膀胱、尿道结石 膀胱结石有明显的地区差异性,原发性膀胱结石多发于 10 岁以下男孩。

(1) 尿频、尿急和尿痛:疼痛多位于耻骨上及会阴部,具有排尿突然中断,并感疼痛,常放射到阴茎头部,小儿常搓拉阴茎,体位改变时继续排尿等典型表现。常伴有尿频和尿急。

(2) 血尿:多为终末血尿。

(3) 排尿困难:若排尿时结石堵塞尿道内口,可出现尿流突然中断或尿流不畅,急性尿潴留等表现。

(4) 尿石嵌顿:结石在尿道内嵌顿可引起排尿障碍和局部疼痛。

【辅助检查】

1. 尿常规检查 可见红细胞、白细胞或结晶,尿 pH 在草酸盐及尿酸盐结石病人常为酸性;磷酸盐结石常为碱性。感染时出现较多的脓细胞,尿细菌学培养常为阳性,计数大于 10 万/ml 以上。多发性和复发性结石的病人,应测定血、尿的钙磷值、尿酸值等,以进一步明确结石的病因。

2. X 线检查 约 95% 以上的结石可在 X 线平片上显影。辅以排泄性或逆行性肾盂输尿管造影,可确定结石的部位、有无梗阻及梗阻程度、对侧肾功能是否良好、区别来自尿路以外的钙化阴影。

3. 其他检查 B 超可探及密集光点或光团,合并肾积水时可探到液平段。同位素肾图检查可见患侧尿路呈梗阻型图形。

【治疗原则】

1. 肾、输尿管结石

(1) 保守疗法:适用于直径在 0.6 cm 以下光滑的肾、输尿管结石、且没有并发症,或老年体弱不宜手术的病人。方法有大量饮水、控制感染、解痉止痛、调节饮食、调节尿 pH、中西医结合治疗等。

(2) 现代排石、碎石、取石疗法:目前在临床上选用体外冲击波碎石术、经皮肾镜取石或碎石术、输尿管镜取石或碎石术、腹腔镜输尿管取石术等新方法,疗效较好,使大多数肾、输尿管结石病人免于开放性手术。体外冲击波碎石术可反复应用,但必须间隔 7 日以上,最适宜结石直径小于 2.5 cm。

(3) 开放手术疗法:适用于结石直径在 0.6 cm 以上的肾、输尿管结石,非手术治疗没有排出的结石及伴肾功能受损、肾实质破坏的病人。手术方式可根据病人具体情况选择肾部分切除、肾切除术,肾实质切开取石术,肾盂、输尿管切开取石术等术式。

2. 膀胱、尿道结石 膀胱小结石可采用经膀胱镜机械、超声、激光、液电波碎石;过大过硬或有膀胱憩室的病人,从耻骨上膀胱切开取石。前尿道结石者,在麻醉下经尿道口注入无菌液状石蜡后,用手挤出或钩出、钳出结石。后尿道结石者,在麻醉下用尿道探条将结石推入膀胱后,按膀胱结石处理。

目前很流行钬激光治疗泌尿系结石,效果有待进一步观察。

二、护理

【护理评估】

1. 健康史 评估有无感染、血尿及异物排出史,有无饮食习惯改变、代谢紊乱、长期卧床等情况;评估有无使用糖皮质激素、维生素 C、维生素 D 及磺胺等药物史。

2. 身体状况 评估疼痛性质及叩痛区域,有无膀胱刺激征、血尿及尿路感染等情况。评估有无肾积水、尿路梗阻及肾功能状况,了解残余结石对泌尿系统功能的影响。评估结石排出后泌尿系统功能情况。评估病人的营养状况。

3. 辅助检查 血尿常规检查,B 超、CT 检查确定病变的部位,膀胱镜检、肾输尿管造影、或肾输尿管镜等检查,有助于病情诊断。

4. 心理社会 评估病人及家属对结石造成泌尿系统危害的认知程度,对康复知识、治疗方法及并发症的了解情况。

5. 手术后评估 手术后排尿以及脏器功能情况。

【护理问题】

1. 疼痛 与结石刺激、治疗后引起的疼痛有关。

2. 有感染的危险 与结石引起泌尿系黏膜损伤与管腔梗阻,削弱了组织抵抗力有关。

3. 并发肾功能不全 尿路梗阻、反复感染等均可造成肾功能严重受损。双侧肾、输尿管结石引起尿路完全性梗阻时,能导致肾后性肾衰竭。

4. 排尿障碍 与膀胱、尿道结石嵌顿引起的尿路梗阻有关。

【护理目标】 减轻疼痛,消除不适。预防并抗感染。预防和解除肾功能不全,保护肾功能。排尿通畅。

【护理措施】

1. 一般护理

(1)心理护理。

(2)疼痛护理:肾绞痛发作期间卧床休息,遵医嘱应用止痛解痉药,进行局部热敷、针灸等理疗。膀胱结石引起的疼痛,通过改变体位可缓解疼痛和解除暂时的排尿困难。

(3)促进排石多饮水:鼓励病人多饮水增加尿量,每日饮水超过 3 000 ml,睡前饮 250 ml 以上,尿量每日应在 2 000 ml 以上。遵医嘱用利尿排石中草药和溶石药物,并适当运动,可促进结石的排出。

(4)防治感染:使用抗菌药物。

(5)根据结石分析结果,指导病人合理饮食。

(6)现代排石、碎石、取石疗法护理:向病人说明其方法及疗效,解除恐惧心理,积极配合治疗。遵医嘱做好肠道准备,减少肠道积气。术后注意观察有无不良反应,如血尿(正常持续 1~2 日)或一过性的肾绞痛等。鼓励病人多饮水,遵医嘱使用抗生素及止血剂 2~3 日。复查 X 线片和 B 超了解排石、碎石、取石效果。

2. 开放性手术疗法护理

(1)手术前护理:测定重要器官功能和凝血功能;应用抗生素控制感染。

(2)手术后护理:泌尿系造影及结石术后,做肾盂或输尿管引流病人,按泌尿系引流管常规进行护理,肾盂造口管引流不畅时对引流管进行冲洗,一次冲洗液量不宜超过 5 ml,注入冲洗液时压力要低,病人有腰部胀感时立即停止冲洗。引流导管留置 10 日以上,拔管前夹管观察 2~3 日,无漏尿、腰痛及发热等现象,或经造瘘管注入造影剂造影,证实肾盂至膀胱引流通畅方可拔管。拔管后,用无菌敷料覆盖造口并固定,并嘱病人健侧卧位,以防漏尿。肾切开取石或肾部分切除者应绝对卧床 2 周,以减轻肾的损伤,防止再发出血。耻骨上膀胱切开取石术后应保持伤口清洁干燥,敷料浸透后要及时更换。

【健康指导】

(1) 多饮水:适当运动,遵医嘱用药,预防结石再生。

(2) 饮食:根据结石成分,调整饮食。如含钙量高的结石病人多食富含纤维素的食物,少食含钙、草酸成分较多的食物(马铃薯、菠菜、甜菜等草酸含量高;豆制品、巧克力、坚果、牛奶、奶制品等含钙量高),适量摄取动物脂肪、肉类、精制糖等;含尿酸盐成分多的结石病人,少食嘌呤含量丰富的食物(动物内脏及豆类嘌呤含量高),同时口服碳酸氢钠以碱化尿液,有利于溶解尿酸盐;含磷酸盐成分多的结石病人少食牛奶及蛋黄等,多食低钙、低磷食物。

(3) 药物预防:根据结石成分,血、尿中钙和磷,尿 pH 等检查结果,采用药物酸化或碱化尿液,预防结石生成和复发。出院前学会检测尿 pH 的方法,预防结石生成。

(4) 预防骨质脱钙:对于长期卧床病人,鼓励并协助多作床上活动。甲状旁腺组织功能亢进者,进行治疗。

(5) 体外震波碎石的病人,要注意尿量和尿的颜色,腰痛等症。

(6) 注意检查和复诊。

第四节 男性泌尿生殖系统结核病人的护理

一、概述

男性泌尿生殖系统结核多为继发性结核。肺、骨关节、肠等器官常是原发病灶,结核杆菌经血液循环播散引起肾结核,输尿管、膀胱、尿道结核多继发于肾结核。男性生殖系统结核既可继发于肾结核,也可直接由血液循环播散引起。

(一) 肾结核

【病因及发病机制】 肾结核主要为继发性结核,是慢性、进行性、破坏性病变。原发病灶几乎都在肺部。结核杆菌由血液循环播散到肾皮质,双侧肾脏几乎同时感染,多为粟粒状结节。肺结核经血循环播散到肾脏,形成结核病灶要经过 3~5 年或更长时间,因此,肾结核很少发生在 10 岁以内的小儿。

【病因生理】 结核杆菌从原发病灶经血液循环进入肾小球血管丛,在肾皮质形成粟粒状结节。若机体抵抗力强,多能自行愈合,没有明显临床表现。若机体抵抗力低下,则结核杆菌从肾皮质进一步侵入肾髓质,在肾髓质的局部形成结核病灶,在髓质的结核不能自愈,病灶进一步融合形成干酪样坏死,坏死物随尿液排出后,形成空洞性肾结核或无功能的结核性脓肾。含有结核杆菌的脓液随尿液进入输尿管、膀胱、尿道,在相应部位形成结核。如感染膀胱造成膀胱挛缩,引起对侧肾积水。

【临床表现】

1. **膀胱刺激征** 最早出现的症状多为尿频,以后出现尿急、尿痛。膀胱病变越严重,膀胱刺激征越明显。晚期膀胱挛缩,尿频次数增加,每天可达数十次,甚至出现尿失禁。

2. 血尿、脓尿　血尿多在继膀胱刺激症状后出现,多为终末血尿。若有膀胱及肾脏血管被破坏可为全程血尿。病灶侧肾脏排出干酪样坏死物,形成脓尿。

3. 肾区疼痛和肿块　有少数结核性脓肾病人,向腰部穿破形成瘘管,波及肾包膜及肾周围引起继发感染病灶,出现肾区疼痛和肿块。

4. 全身表现　多不明显。肾结核晚期或合并其他部位活动性结核病灶,可有低热、盗汗、消瘦、贫血、虚弱、食欲减退等结核中毒症状及红细胞沉降率增快表现。肾功能受损严重者,可出现尿毒症。

【辅助检查】

1. 尿液检查　尿呈酸性,尿蛋白阳性、有较多的红细胞及白细胞。晨尿离心沉渣抗酸染色,查找到结核杆菌者,对诊断肾结核具有决定意义。

2. X线检查　X线平片可见病肾钙化及肾脏形态;静脉肾盂造影或逆行性肾盂造影可显示肾盏、肾盂、输尿管虫蚀样破坏或空洞。

3. B型超声波检查　了解患病肾脏形态、大小、积水与积脓情况。

4. 膀胱镜检查　能直视病灶,并可取活组织检查。

【治疗原则】

1. 全身支持疗法　包括良好的环境、充分的营养、保证休息、适当的运动、避免劳累、健康的心理、多饮水。

2. 药物治疗　抗结核治疗药物方法与肺结核相同。

3. 手术治疗　病肾广泛破坏确已无功能,另一侧肾功能正常,全身情况好,能够耐受手术者,做病肾切除术。经过抗结核治疗,病变得到控制或局限者,行病灶清除术或肾部分切除术。手术前后遵医嘱配合药物治疗,术前服药不少于2周,术后继续服药。

（二）男性生殖系统结核

【病因及发病机制】　男性生殖系统结核包括前列腺结核、精囊结核及附睾结核,好发年龄为20~40岁。多继发于肾结核,由后尿道病灶蔓延而来。前列腺结核发病率最高,由于其所在部位隐蔽、又没有明显症状,不易被发现。附睾结核较多见,因其解剖特点易被发现。

【病理生理】　男性生殖系统结核的病理改变与一般结核相似。前列腺结核若形成脓肿向尿道内破溃时,整个后尿道可呈边缘不规则的空洞。前列腺、精囊腺纤维化后形成质地坚硬的肿块。输尿管发生结核可导致输尿管堵塞、输精管增粗变硬。附睾及睾丸产生结核病变,先从附睾尾部开始,逐渐蔓延到整个附睾,之后扩散到睾丸。附睾结核常侵犯鞘膜、阴囊等周围组织,若脓肿破溃,形成长期不愈的窦道。双侧附睾结核病人的精液内多数无精子。

【临床表现】

1. 前列腺和精囊结核　症状多不明显,轻症者直肠、会阴部有不适感,重症者有血精、性功能障碍、精液减少、不育等表现。直肠指检时可触及前列腺与精囊硬结,无触痛。

2. 附睾结核　附睾结核病灶生长缓慢,病变发展肿大形成寒性脓肿,与阴囊皮肤粘连,破溃形成窦道经久不愈,有稀黄色脓液流出。病变侧输精管变粗,有串珠状结节。

【治疗原则】　前列腺、精囊结核病人通过抗结核治疗可治愈。但须清除泌尿系统可能存在的结核病灶。附睾早期结核经过抗结核治疗多数可治愈,有附睾脓肿或阴囊皮肤窦道形成,且病变严重者,须在抗结核治疗配合下做附睾及睾丸切除术。手术中尽可能保留正常的睾丸组织。

二、护理

【护理评估】

1. 健康史　评估病人年龄、生活习惯、发病时间,既往有无肺结核病或其他结核病史,询问病人家庭中有无结核病病人,作为评估传染源的依据之一。

2. 身体状况　肾结核是否长期有血尿,尤其是终末血尿,有无脓尿及膀胱刺激症状。有无肾区疼痛、肿块、继发感染等情况。有无结核中毒症状。有无肾功能受损及尿毒症情况。前列腺、精囊结核评估有无直肠内、会阴部不适感,有无精液减少、血精、性功能障碍、不育等表现。直肠指检是否触及无痛性硬结。附睾结核要评估病灶生长速度,寒性脓肿,与阴囊皮肤粘连,破溃形成窦道等情况。评估病变侧输精管是否变粗,串珠状结节等情况。

3. 辅助检查　尿液检查、X 线平片、静脉肾盂造影或逆行性肾盂造影、B 超、膀胱镜检查等。

4. 心理社会　泌尿系统核病程长,反复发作,评估病人焦虑的心理反应程度。评估家庭成员对病人疾病的理解及治疗、护理的支持程度。

5. 手术后评估　有无尿瘘等并发症。

【护理问题】

1. 焦虑　与病程长,反复发作及影响生殖功能等有关。

2. 营养失调　与摄入量下降、消耗量增加有关。

3. 排尿障碍　与结核性膀胱炎的刺激引起尿急、尿频、尿痛有关。

4. 有肾功能不全的可能　与结核杆菌破坏肾皮质、髓质等有关。

5. 有中毒的危险　与长期使用抗结核药引起的毒性反应有关。

6. 潜在并发症　生殖功能障碍。

【护理目标】　焦虑减轻或消失。营养物质能够满足机体需要。排尿障碍减轻或消失。组织破坏得到控制,功能逐渐恢复。无中毒反应发生。未发生生殖功能障碍或得到一定程度恢复。

【护理措施】

1. 一般护理　加强对病人心理护理,有针对性地向病人讲解肾、前列腺、精囊及附睾等结核治疗、护理的长期性。使病人能够积极主动配合治疗。给病人安排舒适的休息环境,鼓励多进行户外活动,并加强营养,以提高机体的免疫力。

2. 密切观察抗结核药的治疗反应　术前遵医嘱进行抗结核治疗及护理,对肾切除术病人,须进行抗结核治疗 2 周以上;肾部分切除术病人,须抗结核治疗 3~6 个月,手术后继续抗结核治疗 3~6 个月。在使用抗结核药物治疗期间,注意观察抗结核药物的毒性反应,可定期抽血检查肝、肾功能。

3. 注意病人的膀胱刺激症状　观察病人血尿、脓尿以及夜尿情况,因为膀胱受刺激,夜尿增多,影响睡眠和休息,可行留置尿管引流尿液。

4. 术后护理

（1）密切观察出血及排尿情况：术后若发生结扎肾蒂血管的线结松脱,可导致大出血;肾部分切除术,创面极易出血,术后 24~48 h 内,遵医嘱定时测量血压、脉搏。观察切口渗血情况,保持敷料干燥,留置导尿管观察尿液的变化情况。

（2）禁食：术后禁食,待胃肠功能恢复后,逐渐恢复正常饮食。

（3）卧床休息：肾切除术后需要卧床休息 2~3 日,无异常情况,可下床活动;肾部分切除术后需要卧床休息 10~14 日,防止肾下垂和继发性出血。

（4）引流管护理：按泌尿系统引流管常规护理进行。

（5）健侧肾功能观察：是肾手术后观察最关键的一点,所以要观察术后第一次排尿时间、尿量和颜色,准确记录 24 h 尿量,如果术后 6 h 无尿或 24 h 尿量较少,预示健侧肾功能有问题,应及时采取措施。

（6）预防感染：合理应用抗生素,观察体温和白细胞变化,注意伤口和引流管情况,保持通畅充分引流,减少异物刺激,及时换药和去除分泌物等。

【健康指导】

（1）遵医嘱坚持药物治疗,避免结核病灶复发和扩散。注意药物的副作用,对肾有损害的药物要少用或不用。

（2）定期复查,每月进行尿常规复查和结核杆菌检查 1~2 次,3~6 个月泌尿系造影检查 1 次,5 年不复发可认为治愈。

（3）加强营养和锻炼,适当户外活动,避免劳累,以提高机体免疫力。有肾造瘘者,注意防止继发感染。

（4）并发膀胱挛缩症,要正规抗结核药物治疗,等膀胱病变痊愈后再手术,同时加强全身支持疗法,保护肾功能。

第五节 泌尿系统肿瘤病人的护理

一、概述

（一）肾癌

【病因】 肾癌的病因尚不清楚。可能与吸烟、某些化学物质(如二甲胺、铅、镉等)、遗传等因素有关。

【病理生理】 肾癌常累及一侧肾脏,多数为单发,瘤体呈类圆形,来源于肾小管上皮细胞,外有假包膜,切面呈黄色,可有出血、坏死和钙化,少数为囊状结构。若肿瘤细胞质内的大量胆固醇被溶解,在镜下则呈透明状。透明细胞是肾癌主要构成部分,此外,还有颗粒细胞和梭形细胞。以梭形细胞为主的肾脏肿瘤恶性程度高,较少见。肿瘤细胞穿透包膜后经血液循环和淋巴道向肺、肝、脑、骨等器官组织转移。淋巴转移的第一站为肾蒂淋巴结。还可直接扩展到肾静脉、腔静脉内形成癌栓。

【临床表现】

1. 血尿 主要症状是间歇性、无痛性全血尿。血尿出现时常是肾癌晚期,癌细胞多已经进入肾盏、肾盂。

2. 肿块　肿块较大时可在腹部或腰部触及,质地坚硬。

3. 疼痛　疼痛常为腰部钝痛或隐痛,血凝块阻塞输尿管时可引起肾绞痛。

4. 肾外表现　除上述表现外,还可有恶心、呕吐、血压升高、发热等肾外表现。肾癌的晚期可出现恶病质表现。

按 Robson 分类法分为四期:

Ⅰ期:肿瘤局限于肾实质;

Ⅱ期:病变突破肾包膜进入肾周脂肪囊;

Ⅲ期:癌栓进入肾静脉或下腔静脉,癌细胞进入淋巴结转移;

Ⅳ期:肿瘤侵及邻近器官或肿瘤发生远处转移。

肾癌可直接侵犯肾盂、肾盏而出现肉眼血尿。肾癌的转移主要是通过血运和淋巴,肾癌转移至肺的机会最多。

【辅助检查】

1. B超　能发现尿路造影没有改变、无症状临床的早期肾癌。

2. X线　X线平片检查可见肾脏外形增大,偶尔可见钙化影。静脉肾盂造影可见肾盂、肾盏被肿瘤挤压或侵犯,影像呈不规则的拉长、移位、狭窄、变形或充盈缺损等。肿瘤大、肾脏破坏严重时不显影。

3. CT、MRI、肾动脉造影　能提高肾癌诊断的准确率,可显示肿瘤部位、大小、邻近器官有无受累等情况。

【治疗原则】　早期行根治性肾切除术是肾癌最主要的治疗方法。肾癌直径小于 3 cm,可行保留肾组织的局部切除术,手术前后辅以化疗、放疗、中草药等提高疗效。

(二) 膀胱癌

【病因】　病因不十分明确,一般认为是多种因素共同作用的结果。已知因素:① 染料、橡胶和塑料等工业中的氨基苯酚及其他芳香族胺类物质;② 吸烟,约 1/3 膀胱癌与吸烟有关;③ 色胺酸、烟酸代谢障碍的中间代谢产物;④ 膀胱慢性感染与异物长期慢性刺激等。

【病理生理】

1. 组织类型　95% 以上是上皮性肿瘤,最多见的是移行性上皮癌,鳞癌和腺癌各占 2%~3%。

2. 分化程度　按肿瘤细胞形态、大小、核改变和分裂相等将细胞分化程度分为三级:Ⅰ级是高分化乳头状癌,为低度恶性肿瘤;Ⅱ级是中分化乳头状癌,为中度恶性肿瘤;Ⅲ级是低分化乳头状癌,属高度恶性肿瘤。

3. 生长方式　分为原位癌、乳头状癌及浸润癌。原位癌局限在黏膜,无乳头也无浸润基底现象。移行细胞癌多为乳头状,低分化者常有浸润。鳞癌和腺癌为浸润细胞癌。不同的生长方式可单独或同时存在。

4. 浸润深度　浸润深度是肿瘤临床(T)分期和病理(P)分期的依据,可分为原位癌 Tis;乳头状无浸润 Ta;限于固有层之内 T_1;浸润到浅肌层 T_2;浸润到深肌层或已穿透膀胱壁 T_3;浸润到前列腺或膀胱邻近组织 T_4。一般把 Tis、Ta、T_1 期膀胱癌称为浅表性膀胱移行细胞癌,将

T_2、T_3、T_4 期膀胱癌称为浸润性膀胱癌。

膀胱肿瘤主要分布在膀胱侧壁和后壁,其次是膀胱三角区和顶部,肿瘤在膀胱内可呈多中心生长,若累及输尿管、尿道及肾盂可并发尿路梗阻。

肿瘤的扩散主要向膀胱壁内浸润,继续扩散可累及膀胱外组织及周围组织。淋巴转移是向远处转移的最主要途径,血行转常发生在晚期,主要转移到肝、肺、骨和皮肤等处。

【临床表现】

1. 血尿 为早期最主要症状,病人常以间歇性无痛性肉眼血尿就诊。血尿的严重程度与肿瘤大小及恶性程度无关。血尿常为全程血尿,终末加重,可自行停止,很容易造成已经治愈的错觉而延误诊断治疗。

2. 膀胱刺激征 肿瘤病灶有坏死、溃疡或合并感染时可引起尿频、尿急、尿痛,多见于肿瘤细胞已经侵入肌层的病人。

3. 排尿困难 肿瘤侵及或阻塞膀胱出口可发生排尿困难或尿潴留。

4. 其他表现 膀胱肿瘤晚期,癌细胞侵犯膀胱外周组织或盆腔时,出现下腹部及会阴部疼痛、下腹部肿块,可伴有下肢水肿、消瘦、乏力、发热、贫血、肾积水等表现。

【辅助检查】

1. 尿脱落细胞检查 在浓缩的尿液中检测到脱落的癌细胞,可作为血尿病人初步筛选手段。

2. 膀胱镜检查 是诊断膀胱肿瘤的重要手段,能观察到肿瘤的大小、位置、数目、形态及浸润范围,同时可取活组织做病理检查,以明确诊断。

3. B超检查 可发现 0.5 cm 以上病灶。经尿道超声扫描,能了解肿瘤的浸润范围及深度。

4. X线检查 可了解肾盏、肾盂、输尿管有无肿瘤浸润及肾脏功能情况。

5. CT、MRI 可以比较准确地了解肿瘤浸润的深度及局部转移病灶。

【治疗原则】

1. 手术疗法 早期根治性切除是治疗膀胱癌的主要手段。根据病变情况,可选用膀胱镜电灼或电切除术、膀胱部分切除术、全膀胱切除术或根治性膀胱切除术等术式。

2. 化疗和放疗 是治疗膀胱癌的辅助疗法,配合手术,选用噻替哌或丝裂霉素进行膀胱内灌注或静脉注射。膀胱内灌注方法:丝裂霉素 20~40 mg 加生理盐水或蒸馏水 20~40 ml,病人排空尿液后行膀胱内灌注,药液保留 2~3 h,每周一次,共 6 次,以后改为每月一次,持续 2 年。其他灌注药物还有喜树碱、5-氟尿嘧啶、阿霉素、顺铂等。也可采用放疗做局部体外照射或膀胱内照射。

二、护理

【护理评估】

1. 健康史 了解有无家族遗传史及其他伴随疾病等。

2. 身体状况 40 岁以上成年人,是否有无痛性肉眼血尿发生,腰痛或排尿障碍等,腰部肿块,膀胱刺激征等。是否有癌前病变如膀胱炎、膀胱白斑等。

3. 辅助检查 B超、X线摄片或造影、CT及MRI等项检查,评估肾、膀胱有无病灶、大小和范围。膀胱镜检和脱落细胞学检查。

4. 心理社会　评估病人对病情、排尿形态改变、拟采取的手术方式等的认知程度。

5. 手术后评估　手术后排尿状况,脏器功能恢复情况,放化疗指征和副作用等。

【护理问题】

1. 焦虑或恐惧　与对自己所患疾病预后的担忧和害怕手术有关。

2. 营养失调　与肿瘤过度消耗、进食量少或不能进食有关。

3. 疼痛　与肿瘤向周围扩大、压迫周围组织有关。

4. 排尿异常　与肿瘤破坏膀胱组织有关。

5. 潜在并发症　术后出血、感染。

6. 知识缺乏　对肿瘤相关知识缺乏。

【护理目标】　消除病人的焦虑和恐惧。增加营养,进食和补充能量。寻找原因消除疼痛。排尿恢复正常。预防并发症和处理并发症。普及泌尿系肿瘤的相关知识。

【护理措施】

1. 心理护理　加强与尿流改道术后病人的交流与沟通,消除疑虑,尽快适应日常生活。

2. 饮食　加强营养,嘱病人多食富含营养、易消化的食物,以提高机体免疫力,促进愈合。

3. 手术前后护理

（1）术前护理

1）肾肿瘤、膀胱肿瘤按肿瘤病人术前和围术期护理常规进行护理。膀胱全切后肠管代膀胱术的病人,按结肠直肠手术进行肠道术前准备。

2）注意观察病人尿量、颜色、排尿时间等。

3）肾癌注意病人腰部疼痛的性质和持续的时间,膀胱癌注意有无膀胱刺激症状。

（2）术后护理

1）密切观察生命体征的变化,观察有无内出血表现。肾癌部分切除病人应卧床休息 1~2 周,以防出血。

2）监测尿量、尿相对密度及做尿液的生化检测。监测肾功能,记录 24 h 尿量。

3）做好各种引流管的护理。

4）维持水、电解质及酸碱平衡。可给镇静药、止痛剂等,减轻痛苦,增加活动,提高舒适度,促进脏器功能恢复。

5）注意观察病人有无呼吸困难、发绀,保证呼吸道通畅,鼓励咳嗽和咳痰,协助翻身拍背,防止肺部并发症。若痰液多应行雾化吸入,必要时采取其他措施。

6）膀胱肿瘤切除的病人,应常规冲洗 1~3 日,保证膀胱功能不受出血凝块的干扰。

7）全膀胱切除者,应持续胃肠减压,观察腹部并发症如肠梗阻的发生等。回肠代膀胱者,观察造瘘管的情况,保持造瘘口清洁,测量造瘘口大小。

8）预防感染:观察伤口、造瘘口、肺部情况,合理使用抗生素及其他防止肺炎发生的措施。

4. 放疗及化疗的护理　按肿瘤病人护理进行。

【健康指导】

（1）指导术后病人适当锻炼,加强营养,增强机体免疫力。

（2）嘱病人加强劳动保护，避免接触致癌物质。

（3）术后定期到医院复查，一般 3 个月 1 次，了解病灶情况。

（4）教会尿道改道术病人佩带接尿器的方法，学会自我护理，保持清洁干燥。

（5）观察尿液情况，慎用肾毒性药物。

第六节 泌尿系梗阻病人的护理

一、概述

泌尿系统由尿液形成和尿液排出两大部分组成，尿液排出一般分为上尿路和下尿路，上尿路是指肾盂至输尿管膀胱开口，下尿路是指膀胱及其以下至尿道外口。在任何部位发生尿液排出的障碍称为泌尿系梗阻，如果长期不解除则引起肾功能损害，双侧且为时间长，导致肾功能障碍，造成肾衰竭。

【病因】

1. 上尿路梗阻 先天性的狭窄、异位血管等。后天的结石、肿瘤、结核等。

2. 下尿路梗阻 主要在膀胱颈部，主要是前列腺增生、肿瘤、结石和异物等。

3. 尿道梗阻 是尿道炎症和损伤引起的狭窄。

【分类】 按性质分为机械性梗阻和动力性梗阻。按发病时间分为急性和慢性梗阻。按病变程度分为完全性和不完全性梗阻。按来源分为先天性和后天性梗阻。按症状分为间歇性和持续性梗阻。按对病人机体造成损害的程度分为暂时性和永久性梗阻。

【病理生理】 泌尿系梗阻的基本病理改变是梗阻以上的尿路扩张，管路内压升高，严重时影响肾小球的滤过，肾小管的重吸收和排泄，时间长，梗阻严重则造成肾功能障碍。上尿路梗阻初期，输尿管加强收缩，管壁变厚，克服梗阻阻力。晚期不能克服梗阻阻力，失代偿的情况下，管壁变薄，张力减退，输尿管平滑肌萎缩，不久导致肾积水。膀胱以下梗阻，早期膀胱起代偿作用，对肾功能影响小。晚期膀胱功能失代偿，输尿管口括约肌功能遭到破坏，尿液反流到输尿管，造成肾积水或肾功能损害。尿路梗阻后肾小球滤过率降低，部分尿液向肾盂周围外渗，降低肾小管的压力，此时尚能泌尿。如果不解除梗阻，肾盂内压升高，肾实质萎缩，但肾体积增大，引起肾积水，尤其是慢性肾积水，而急性梗阻则肾体积增大不明显。泌尿系梗阻后造成泌尿系感染的并发症，而感染可加速肾功能损害，另外梗阻还可造成泌尿系结石的形成。

【治疗原则】 治疗原则是去除病因、解除梗阻、防止感染、保护肾功能。

1. 去除病因、解除梗阻 治疗原发病，如结石或肿瘤引起，要取石或切除肿瘤，引流尿液，恢复尿路通畅，维护肾功能。

2. 防止感染 恰当应用抗生素，对肾有损害的抗生素慎用或禁用。

3. 保护肾功能 液体量补充宁少勿多，防止使用对肾有损害的药物或食物，合理使用利尿剂。

二、前列腺增生病人的护理

【病因及发病机制】 前列腺增生的病因及发病机制目前尚未完全清楚，多认为老龄和有功能的睾丸是前列腺增生的两个重要因素。35岁后的男性开始有不同程度的前列腺增生，50岁以后出现症状。前列腺的正常发育依赖雄激素，在青春期前切除睾丸，前列腺不发育，老年后前列腺也不会增生。将前列腺增生病人的睾丸切除后，增生的上皮细胞凋亡，腺体发生萎缩。随着年龄增长，体内性激素平衡失调及雌、雄激素的协同效应等是前列腺增生的重要原因。

【病理生理】 前列腺腺体分为围绕尿道腺体、外周腺体两个部分，整个腺分为前叶、后叶、左侧叶、右侧叶和中叶。前列腺增生是从围绕尿道精阜部的这部分腺体的纤维细胞增生开始，逐渐向其他部分腺体延伸，增生部分的腺体将周围组织压扁形成假包膜，两部分腺体分界线明显。腺体增生后压迫尿道或含有丰富 α-肾上腺素能受体的平滑肌收缩引起机械性和功能性排尿困难。

增生的前列腺组织压迫膀胱出口，使膀胱逼尿肌代偿性肥大，引起逼尿肌不稳定收缩，使膀胱出口梗阻，膀胱内压力增大，甚至出现尿失禁。若逼尿肌失代偿，则不能排空膀胱内尿液，出现残余尿，严重者可有膀胱收缩无力，出现充溢性尿失禁或无症状慢性尿潴留，尿液的反流导致上尿路积水、肾功能损害等。梗阻后的膀胱内尿潴留，容易形成膀胱结石，也可继发感染。

【临床表现】 前列腺增生早期可无症状，多在50岁后才开始出现症状，梗阻症状和增生腺体大小不成比例，症状轻重取决于引起梗阻的程度、增生的速度及是否合并感染等。

1. 尿频 尿频是早期症状，夜间更明显，随着尿路梗阻的不断加重，残余尿量的增多，膀胱有效容量的减少，尿频症状进行性加重。

2. 排尿困难 进行性排尿困难是前列腺增生的典型症状，轻度梗阻时排尿迟缓、断续、尿后滴沥。重度梗阻时排尿费力、射程缩短、尿线变细。

3. 尿潴留 由于膀胱残余尿量的增多，导致膀胱收缩无力，发生尿潴留，出现充溢性尿失禁。由于前列腺增生，同时受凉、饮酒、劳累等使前列腺充血、水肿，最终发生急性尿潴留。

4. 血尿 前列腺增生由于局部充血严重，可发生无痛性血尿。

5. 其他表现 合并泌尿系感染、结石的病人可出现膀胱刺激症状。少数病人晚期出现肾积水或肾衰竭。由于长期腹压增高，可诱发腹外疝、内痔等。

【辅助检查】

1. 尿常规检查 了解尿中是否有白细胞、红细胞、脓细胞，以判断是否有并发症发生。

2. 肾功能检查 测定血清尿素氮和肌酐了解肾功能情况。

3. 血清前列腺特异抗原(PSA)测定 测定PSA可排除前列腺癌。

4. B超 能明确前列腺的体积，结构是否突入膀胱，能测量膀胱内的残余尿量。

5. 尿动力学检查 测定尿流率可初步判断梗阻程度，最大尿流小于15 ml/s，表示排尿不畅，小于10 ml/s说明梗阻严重。

6. 直肠指检 可触及表面光滑、质韧有弹性的增生前列腺，中间沟变浅、消失或隆起。

【治疗原则】

1. 非手术疗法 适应于梗阻症状轻或全身情况差，不能耐受手术的病人。遵医嘱选用激素(如地塞米松)、α-受体阻滞剂(如特拉唑嗪)、5α-还原酶(如非那雄胺)等药物治疗，也可选用经尿道气囊高压扩张术、体外高强度聚焦超声、激光治疗等方法治疗。

2. 手术疗法 适用于尿路梗阻、肾功能损害、反复发生感染或残余尿量超过60 ml的病人。选用耻骨上经膀胱前列腺切除术、经尿道前列腺切除术、经尿道前列腺电切术(TURP)等办法治疗。目前流行钬激光治疗,效果满意。

3. 急性尿潴留处理　插入导尿管导尿并留置导尿管。若导尿失败,行耻骨上膀胱穿刺术或造瘘术排出尿液。

【护理评估】

1. 健康史　评估年龄、疾病诱因、过去排尿困难情况及治疗经过,有无伴发疾病,如心脑血管疾病、糖尿病、肺气肿等。

2. 身体状况　评估年龄在 50 岁以上的男性有无尿频、尤其是夜间尿频及进行性排尿困难。评估有无排尿断续、迟缓、尿后滴沥,排尿费力、射程缩短、尿线变细、终末滴沥等情况。评估是否发生过急性尿潴留。评估有无泌尿系感染、血尿、肾积水及肾衰竭等情况。

3. 辅助检查

(1) 直肠指诊:可摸到前列腺肿大,表面光滑及中等硬度。增生分为三度:第一度增生为腺体增大、中央沟变浅;第二度增生为腺体明显增大,中央沟消失或略凸出;第三度增生为腺体显著增大,中央沟明显凸出,甚至手指不能触及腺体上缘。直肠指诊前列腺不大时,不能否定其增生的存在。膀胱镜检:膀胱镜检查能直接观察前列腺各叶的增生情况,并可了解膀胱内有无其他病变,如肿瘤、结石、憩室等,从而决定手术治疗的方式。

(2) B 超检查:可测定前列腺的大小,正常的前列腺的横径为 4 cm,前后径 2 cm 左右,形态呈椭圆形,左右对称。

(3) 尿流动力学检查:最大尿流率<10 ml/秒,排尿期膀胱内压>70 mmHg。

(4) 放射性同位素肾图:了解两肾分泌功能及肾盂、输尿管引流情况。

(5) 残余尿的测定:可采用 B 超、排尿后导尿法、静脉尿路造影等方法。

(6) 膀胱造影:不能膀胱镜检查者可行膀胱造影,观察膀胱颈部充盈缺损、有无膀胱结石、肿瘤、憩室及输尿管反流等。

4. 心理社会　评估病人焦虑、烦躁等心理反应及对疾病的认知程度。评估病人家庭及周围人群对疾病治疗的支持程度。

5. 手术后评估　手术后排尿状况等。

【护理问题】

1. 焦虑或恐惧　与长期排尿困难,反复出现尿潴留相关。

2. 尿潴留　与前列腺增生导致尿路梗阻有关。

3. 潜在并发症　尿路出血、感染等。

【护理目标】　焦虑、恐惧减轻或消失。尿潴留得到及时解除或发生次数下降。未发生潜在并发症或并发症得到及时治疗。

【护理措施】

1. 术前护理

(1) 心理护理。

(2) 急性尿潴留病人:及时导尿或耻骨上膀胱穿刺抽出尿液。有较重的排尿困难或残余尿多的病人,留置导尿管持续引流尿液,改善膀胱逼尿肌功能和肾功能。

(3) 合并肺部、心血管疾病病人:遵医嘱积极治疗。嘱病人戒烟、戒酒,减少急性尿潴留发生。

（4）遵医嘱使用有效抗生素治疗或预防感染。

（5）鼓励病人加强营养、多活动,提高机体对手术的耐受能力。

2. 术后护理

（1）保持尿液排出通畅

1）防止发生急性尿潴留:鼓励病人多饮水。摄入粗纤维食物,忌饮酒及辛辣食物,防止便秘。

2）及时引流尿液:残余尿量多或有尿潴留致肾功能不良者,应留置导尿持续引流,改善膀胱逼尿肌和肾功能。

3）避免膀胱内血块形成:平卧 2 日后改半卧位,固定或牵拉气囊尿管,防止病人坐起或肢体活动时,气囊移位而失去压迫膀胱颈口之作用,导致出血。术后鼓励多饮水,并用生理盐水持续冲洗膀胱 3～7 日。但须注意:① 保持冲洗管道通畅,若引流不畅应及时施行高压冲洗抽吸血块,以免造成膀胱充盈或膀胱痉挛而加重出血。② 冲洗速度可根据尿色而定,色深则快、色浅则慢。前列腺切除术后随着时间的延长血尿颜色逐渐变浅,反之则说明有活动性出血,应及时通知医师处理。③ 准确记录冲洗量和排出量,尿量＝排出量－冲洗量。

（2）病情观察:测量病人生命体征,观察意识及重要器官功能状况及有无泌尿系和肺部感染情况。注意观察手术野出血、尿量及尿色变化等情况。术后护理重点是防止出血,通常情况下术后 48 h 内有血尿,血尿由深变浅,渐至正常。若出血较多,须检查放置的气囊导尿管内液体充满情况。一般情况下,术后气囊内充水蒸气 30～50 ml,压迫前列腺窝,达到止血目的。可遵医嘱在冲洗液内加入止血药物,注入药液后夹管约 30 min,也可全身应用止血药物止血。术后保留气囊导尿管 10 日左右,无异常情况可拔除。术后 7 日内禁止灌肠和肛管排气,避免损伤前列腺窝。便秘时,服缓泻剂,解除便秘,以减少出血。

（3）耻骨上膀胱造口导管的护理:注意各类导管的观察,固定、无菌操作、是否引流通畅和拔管时间。不同类型的引流管留置时间长短不一:耻骨后引流管术后 3～4 日,引流量很少时可拔除;耻骨上前列腺切除术后 5～7 日、耻骨后前列腺切除术后 7～9 日拔出导尿管;术后 10～14 日,若排尿通畅可拔除膀胱造瘘管,拔管后用凡士林油纱布填塞瘘口,排尿时用手指压迫瘘口敷料以防漏尿,一般 2～3 日愈合。

（4）遵医嘱应用抗生素预防感染,同时保持尿道外口清洁。

（5）加强对老年病人呼吸系统、泌尿系统及下肢静脉血栓、压疮等并发症的护理。指导病人进行肛门括约肌收缩锻炼。促进排尿功能的恢复。

3. 膀胱痉挛的护理　逼尿肌不稳定、导管刺激、血块堵塞冲洗管等原因均可引起膀胱痉挛,从而引起阵发性剧痛、诱发出血。遵医嘱留置硬脊膜外麻醉导管按需定时注射小剂量吗啡,效果良好,也可遵医嘱口服解痉药地西泮、硝苯地平、丙胺太林或用维拉帕米加入生理盐水内冲洗膀胱。

4. 并发症的预防与护理

（1）TUR 综合征:因术中大量的冲洗液被吸收使血容量急剧增加,形成稀释性低钠血症（水中毒）,病人可在几小时内出现烦躁、恶心、呕吐、抽搐、昏迷,严重者出现肺水肿、脑水肿、心力衰竭等称为 TUR 综合征,术后如有 TUR 综合征应减慢输液速度,给利尿剂、脱水剂,对症处理。

（2）感染：因病人手术后免疫力低下加之留置导尿管,易引起尿路感染和精道感染,应注意观察体温及白细胞变化,若有畏寒、发热症状,应注意观察有无附睾肿大及疼痛。早期应用抗生素,每日用消毒棉球擦拭尿道外口 2 次,以防感染。

（3）出血：加强观察。手术 1 周后,逐渐离床活动,保持大便通畅,避免腹压增高及便秘,禁止灌肠,以防前列腺窝出血。

（4）血栓和栓塞：鼓励病人早期下床活动,必要时在床上翻身和活动上下肢,预防血栓形成。

【健康指导】

1. 生活指导　非手术治疗者,应避免受凉、劳累、饮酒、便秘,以防急性尿潴留。术后进食高纤维食物,预防便秘。术后 1~2 个月内避免剧烈活动,防止继发性出血。

2. 康复性锻炼　术后前列腺窝的修复需 3~6 个月,可能会有排尿异常现象,应多饮水,定期化验尿、复查尿流率及残余尿量。锻炼提肛肌,以尽快恢复尿道括约肌功能,防止溢尿。

3. 心理指导　术后常会出现逆行射精,但不影响性交。少数病人出现阳痿,可采取心理治疗,查明原因,进行针对性治疗。前列腺经尿道切除术后 1 个月、经膀胱切除术 2 个月后,原则上可恢复性生活。

4. 经尿道前列腺电切术后病人有可能发生尿道狭窄。术后如尿线变细应及时复诊,可定期到医院复查行尿道扩张。

实训　膀胱冲洗

【目的】　膀胱和前列腺手术后防止膀胱内出血而阻塞尿道。

【物品准备】　引流管、膀胱造瘘管、三通器、输液架、引流瓶、生理盐水等。

【方法】　膀胱造瘘管置入膀胱内,接通三通,用盐水连续冲洗,引流管排出液体。

【注意事项】

（1）通过三通保持管路通畅,防止血块堵塞。

（2）根据冲洗液的颜色调节冲洗速度。

（3）冲洗过程中,要及时解除梗阻因素。

（4）鼓励病人多饮水,稀释尿液,减少感染和保持管路通畅。

（5）观察引流液的量、颜色及性状。

（6）准确记录尿量。

思　考　题

一、名词解释

1. 膀胱刺激征　2. 尿潴留　3. 尿失禁　4. 血尿　5. 脓尿　6. 乳糜尿

二、填空题

1. 尿失禁可分为四种类型_____、_____、_____、_____。

2. 前列腺增生的典型症状_____。

3. 尿道损伤的四种病理类型是_____、_____、_____、_____。

4. 上尿路结石指的是_____、_____,下尿路结石是指_____、_____。

5. 肾癌的辅助检查中最常用而简便的检查方法是_____。

6. 肾结核最早出现的症状是_____。

三、单选题

1. 输尿管结石的主要症状为(   )。
   A. 无痛性血尿　　　　　　B. 尿痛、尿频　　　　　　C. 肾绞痛+镜下血尿
   D. 排尿困难　　　　　　　E. 病人肾区疼痛

2. 上尿路结石最常见的类型是(   )。
   A. 草酸钙结石　　　　　　B. 磷酸钙结石　　　　　　C. 尿酸结石
   D. 胱氨酸结石　　　　　　E. 混合性结石

3. 中老年男性出现无痛性肉眼血尿,应首先考虑(   )。
   A. 肾结核　　　　　　　　B. 前列腺炎　　　　　　　C. 泌尿系结石
   D. 泌尿系肿瘤　　　　　　E. 膀胱炎

4. 肾结核的发生主要由(   )的结核病灶播散。
   A. 肺　　　　　　　　　　B. 心脏　　　　　　　　　C. 颈部淋巴组织
   D. 肠　　　　　　　　　　E. 胃

5. 前列腺增生的早期症状是(   )。
   A. 排尿困难　　　　　　　B. 尿频　　　　　　　　　C. 进行性排尿困难
   D. 尿后滴沥　　　　　　　E. 血尿

6. 前列腺切除术后护理的重点是(   )。
   A. 做好病人心理护理　　　B. 遵医嘱使用抗生素防治感染　　　C. 进行性排尿困难
   D. 防止出血　　　　　　　E. 血尿

四、简答题

1. 对持续导尿的术后病人进行护理时应注意哪些事项?

2. 对于做暂时性或永久性膀胱造口引流尿液的病人进行护理时应注意哪几方面?

3. 对泌尿系结石病人的一般护理有哪些方面?

4. 泌尿外科各种引流导管护理有哪些共同点?

五、护理病例

病人,男,50岁,间歇性、无痛性血尿两天前来就诊,诉左侧腰部隐痛或钝痛,检查时触及左腹部有一鸡蛋大小肿块,质地坚硬。静脉肾盂造影提示左侧肾盏、肾盂被破坏。临床诊断为左侧肾癌。请回答以下问题:

1. 写出该病人的护理评估、护理问题、护理目标、护理措施?

2. 如何对该病人进行健康指导?

(张婉君)

第二十七章　骨、关节和运动功能障碍病人的护理

【知识要点】

1. 概念　骨折、病理性骨折、开放性骨折、陈旧性骨折、骨筋膜室综合征、缺血性肌挛缩、Colles 骨折、直腿抬高试验及加强试验、脱位、解剖复位、功能复位、杜加斯征(Dugas)、托马斯征(Thomas)、断肢再植。

2. 掌握骨科常用技术及护理。

3. 掌握骨折病人的分类、愈合过程、并发症、护理。

4. 熟悉骨与关节疾病的病因、诱因、防治原则,掌握其护理措施。

5. 熟悉骨与关节脱位的临床特点,掌握护理措施和健康指导。

6. 了解骨科感染性疾病的临床特点和治疗原则,掌握其护理措施。

骨骼与关节是维持人体运动和姿势的重要组成部分。骨骼是人体的支架和运动杠杆,关节是支点,肌肉是运动的动力。

第一节　骨科常用技术与护理

一、牵引术及护理

牵引是利用持续的适当牵引力和反牵引力,以达到整复和维持复位的技术,是骨科治疗中应用较广的治疗方法。

【牵引目的和作用】

(1)骨折、脱位的整复和维持复位。

(2)预防和矫正肢体关节挛缩畸形。

(3)解除肌肉痉挛,改善静脉回流,消除肢体肿胀,为骨与关节的手法或手术治疗创造条件。

(4)制动固定、预防畸形和病理性骨折、减轻疼痛。

【牵引种类】

1. 皮肤牵引　借助紧贴在于伤肢皮肤上的胶布或海绵带,利用肌肉在骨骼上的附着点,使牵引力间接传递到骨骼,又称间接牵引。皮肤牵引的特点是操作简便,无创伤性,易于接受;牵引重量不能承受过大牵力,一般不超过 5 kg;牵引时间一般 2~4 周;常用于儿童和年老体弱

病人的四肢骨折,分为胶布牵引和海绵带牵引。

(1) 胶布牵引:洗净伤肢,剃去汗毛,涂安息香酸酊;在未完全干燥前,沿肢体纵轴将胶布平贴于伤肢内外侧皮肤上,不可缠绕,胶布宽度最少为肢体周径 1/2,大腿牵引上端起自大腿中上 1/3,小腿起自胫骨结节,骨突处衬垫棉花或纱布块,外用绷带包扎固定;半小时后加上牵引锤牵引。

(2) 海绵带牵引:将海绵带平铺于床上,需牵引的肢体用大毛巾或柔软的棉布包裹,骨隆突处垫棉花或纱布,将海绵带裹敷肢体,扣上尼龙搭口,松紧适度,拴好牵引绳进行牵引,用于胶布过敏的病人。

2. 兜带牵引　利用布带或海绵兜带,托住身体突出部位施加牵引力。

(1) 枕颌带牵引:用枕颌带托住下颌和枕骨粗隆部,两带向上合二为一,向头顶方向牵引,牵引时使枕颌带两上端分开,保持比头稍宽的距离,牵引重量 3~10 kg。适用于颈椎骨折、脱位,颈椎间盘突出症和神经根型颈椎病等。

(2) 骨盆带牵引:用骨盆牵引带包扎于骨盆,保证其宽度的 2/3 在髂嵴以上的腰部,两侧各一个牵引带,所牵引的重量相等,方向一致,总重量为 10 kg,抬高床脚 20 cm,使人体重量作为对抗牵引力。适用于腰椎间盘突出症及腰部肌肉痉挛等腰部软组织疾病病人。

(3) 骨盆悬吊牵引:用骨盆悬吊带通过滑轮及牵引支架进行牵引,同时进行双下肢的皮肤或骨牵引,牵引重量以臀部稍离床面为宜。适用于骨盆骨折有明显分离移位或骨盆环骨折有向上移位和分离移位者。

3. 骨牵引　把不锈钢针穿入骨骼的坚硬部位,通过牵引钢针直接牵引骨骼,又称直接牵引法。骨牵引的特点是牵引力量较大,持续时间长,对皮肤无刺激,且能有效地调节,牵引初期力量大有复位作用,骨折复位后减轻重量以维持固定;骨牵引常用的部位有颅骨骨板、尺骨鹰嘴、股骨髁上、胫骨结节、跟骨等部位;常用于颈椎骨折、脱位及肢体开放性骨折等病人。持续牵引的优点是可解除肌肉痉挛,并因肌肉的牵张而形成骨折四周的"软组织夹板"作用以促进碎骨片聚拢复位,有利于开放性损伤伤口的观察及换药,便于功能锻炼。缺点是一般不能早期下床活动,有损伤皮肤和感染的可能,牵引力太小可致畸形愈合,牵引过度可致愈合障碍等。

【牵引用物】

1. 牵引床　常用骨科特制的硬板牵引床。其特点为:床板分为两节,根据需要升高头侧床板,使病人改为半卧位,将脚侧床板升高可作为对抗牵引;附有带拉手的床架及滑轮装置,供活动及牵引使用(图 27-1)。

2. 牵引架　有很多种类,常用的有布朗架、托马斯架和双下肢悬吊牵引架等。

3. 牵引器具

(1) 牵引弓:常用的有颅骨牵引弓、普通牵引弓和马蹄铁式张力牵引弓。

(2) 牵引针:有骨圆针和克氏针两种,为不锈钢。骨圆针直径 4~6 mm,用于成人和较粗大骨骼的牵引;克氏针直径 0.75~2 mm,易折弯,用于儿童和较细小的骨骼牵引。

(3) 牵引绳和滑车:牵引绳必须无伸缩性,结实光滑,如尼龙绳、塑料绳或细麻绳;滑车由金属或聚乙烯材料制成,其光滑、转动灵活,且有较深的沟槽,适宜牵引绳在沟槽内滑动而不易脱出。

(4) 牵引重量:有重量标记,禁用没有标准重量的重物作牵引重量,常用为金属重锤或

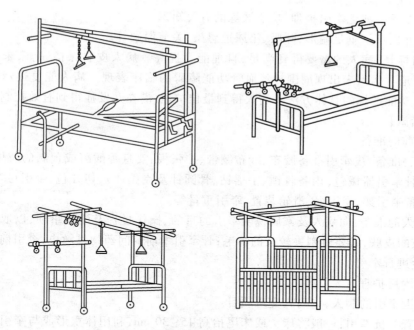

图 27-1　骨科特制的各种硬板牵引床

沙袋。

（5）扩张板：用于皮肤牵引，可使两侧胶布在肢体远端撑开以免夹伤肢体。一般有大、中、小三种型号，它用厚约 1 cm 的小木板制成，宽度根据肢体大小而定，木板中心有一圆孔，以备穿牵引绳用。

（6）常用的穿针用具有手摇钻或手钻、锤子等。

（7）床脚垫：常用的高度有 15 cm、20 cm、25 cm 三种，大多为木制的墩。

【护理评估】

1. 健康史　评估病人的年龄、体重、健康状况；有无糖尿病、高血压、心脏病、肝脏及肾脏疾病等，以判断病人对牵引治疗的耐受力。

2. 身体状况　重点评估意识、体温、呼吸、脉搏、血压、排尿等，观察有无并发症的发生；观察病人肢体的血运、感觉、活动情况及关节活动度；评估牵引是否有效合理，如牵引方向、牵引重量、牵引锤距地面的距离是否合适、牵引绳是否受压、身体及肢体的位置是否适宜等；了解皮肤牵引病人有无胶布过敏、海绵带有无松动，骨牵引针处有无分泌物或痂皮，牵引针有无偏移等。

3. 心理社会　病人对牵引治疗有无充分认识，能否积极配合完成。家属对牵引治疗的认知和支持程度。

4. 其他　牵引方法、牵引效果、有无并发症等。

【护理问题】

1. 身体移动障碍　与外伤、牵引等有关。

2. 皮肤完整性受损的危险　与长期卧床及对胶布过敏有关。

3. 周围血管神经功能障碍的危险　与牵引所致局部压迫有关。

4. 知识缺乏 缺乏牵引护理、功能锻炼的有关知识。

5. 潜在并发症 垂足畸形,呼吸、泌尿道感染,关节僵硬等。

【护理目标】 病人的需要得到满足,自理能力提高。病人皮肤保持完整,未出现局部破溃、糜烂和压疮。病人未出现周围神经血管功能障碍的临床表现。病人能复述牵引固定期间的注意事项、功能锻炼的具体方法。病人得到最佳护理,潜在并发症得到有效控制。

【护理措施】

1. 牵引前的准备

(1) 用物准备:皮牵引准备胶布、纱布绷带、扩张板、安息香酸酊或预制的肢体牵引带;骨牵引应准备骨牵引器械包(内备骨锤、手摇钻、骨圆针及克氏针)、切开包、牵引弓等手术器械;牵引时还需备牵引架、牵引绳、滑轮装置、牵引重量等。

(2) 病人的准备:向病人及家属说明牵引的目的、操作过程及注意事项,以取得病人的配合;清洗患肢的皮肤,必要时剃去较长的毫毛;骨牵引术前询问药物过敏史;牵引前摆好病人体位,协助医生进行牵引。

2. 牵引术后护理

(1) 新上牵引的病人,应列入交班项目。

(2) 设置对抗牵引:一般将床头或床尾抬高 15~30 cm,利用体重形成与牵引力方向相反的对抗牵引力。

(3) 保持有效牵引:牵引重量(铁砝码)应保持悬空,其重量不能随意增减或移去;牵引绳与被牵引肢体长轴应成直线,牵引绳不应脱离滑轮的滑槽;被毯、衣服等不应压迫牵引绳;牵引的肢体远端也不能抵住床栏或枕被等而受到阻挡;皮肤牵引应注意胶布有无滑移及松脱。

(4) 持续牵引的观察:观察患肢远端感觉、运动或血液循环情况,特别是皮牵引易致局部血管、神经的压迫,如出现青紫、肿胀、发冷、麻木、疼痛、运动障碍及脉搏细弱时,应详细检查、分析原因并报告医生;定时观察记录患肢长度的变化,与健侧对比,以防牵引过度。

(5) 预防并发症:鼓励病人利用拉手架抬起上身多做深呼吸,注意保暖,预防坠积性肺炎;保持肢体功能位,指导病人进行功能锻炼,预防关节僵硬、足下垂等;鼓励病人多饮水,多摄入含有纤维素的食物,预防便秘。

1) 牵引针滑脱:牵引重量大、针孔过浅引起。注意牵引力大者,应根据针孔情况采用牵引力量,牵引力大针孔不能浅。

2) 皮肤破溃、压疮:牵引前保护皮肤,涂安息香酸酊,出现水泡要处理,必要时改骨牵引。保持床单位整洁,骨隆突处加垫,多擦浴、多按摩、多活动、保持皮肤干燥。

3) 牵引针孔感染:穿刺处皮肤应保持清洁,预防感染,每日针孔处滴 75% 乙醇 2 次;避免钢针左右移动;针孔局部血痂不要随意清除。

4) 测量肢体:每日测量双侧肢体长度,防止过度牵引或牵引力度不足,而引起肢体长短不一,造成后遗症。

5) 关节僵硬:复位固定后,应加强肢体功能锻炼,但应循序渐进。

6) 足下垂:牵引时要保持足部功能位,卧位也不要使足部受压,要有支架保护,且应保暖。

7) 坠积性肺炎:呼吸不畅、咳嗽无力易引起,鼓励病人咳嗽、深呼吸,可采用翻身拍背,雾化吸入等措施。

8）泌尿系感染和结石：预防感染、多饮水、保持卫生。

二、石膏绷带固定术病人的护理

【石膏的特性】

（1）天然生石膏加热脱水即为熟石膏。当熟石膏遇到水时，可重新结晶而硬化。

（2）石膏干固时间　石膏粉从浸湿到硬固定型，一般需 10～20 min；石膏包扎后从初步硬固到完全干固需 24～72 h。提高水温或水中加入少量食盐，可使硬化时间缩短。包扎后石膏中水分的蒸发时间与空气中的温度、湿度及空气流通等因素有关。

（3）石膏粉应贮存在密闭容器内，防止受潮而失效，也应避免过热、干烤或过分脱水而影响其硬化效果。

（4）石膏的 X 线穿透性较差。

【石膏的目的和作用】

（1）骨折整复后的固定。

（2）关节损伤和关节脱位后的固定。

（3）周围神经、血管、肌腱断裂或损伤，手术修复后的固定。

（4）骨与关节急慢性炎症的局部制动。

（5）矫形手术后的固定。

【石膏类型】

（1）固定躯干的石膏背心、石膏围领和石膏围腰。

（2）固定肩部的肩人字形石膏。

（3）固定上肢的长臂石膏管型及石膏托，短臂石膏管型及石膏托。

（4）固定髋部的髋人字形石膏。

（5）固定下肢的长腿石膏管型及石膏托，小腿石膏管型及石膏托。

【石膏绷带术的操作】

1. 石膏绷带包扎前的准备

（1）用物准备：根据肢体的长度、周径，预订石膏的尺寸及数量，各种衬垫（棉垫、棉纸卷、棉织筒套、毛毡块等）、绷带、石膏刀和剪刀等。

（2）病人准备：向病人说明石膏固定的主要目的、操作过程、注意事项，取得病人的配合；对拟行石膏固定的肢体应擦洗干净，不必剃毛，在骨突处垫以棉垫或绵纸，以免压迫皮肤形成压疮，如有伤口，应更换敷料，不用环绕包扎及胶布固定；安置病人的体位，肢体的位置必须放于功能位或特殊体位。

（3）人员准备：一般石膏需要 1 人或 2 人，大型石膏需要3～4 人，穿好橡胶围裙。

2. 石膏包扎法

（1）浸泡石膏：石膏绷带浸入在 35～40℃的温水中，至水中停止冒气泡时，两手持石膏卷两头取出，并向石膏中间轻挤，挤出过多的水分（图 27-2）。

（2）石膏条的制作：打开石膏卷后迅速根据所需要的长度，在木板上平铺并来回折叠达到 6～8 层。

（3）包扎：石膏卷由肢体的近端向远端滚动，将石膏绷带抹平，切忌拉紧，保证石膏层层紧贴，上下厚薄一致，平整。关节和石膏边缘加固 2～3 层，肢端外露，松紧均匀，并随手将其按抚妥帖；当石膏绷带卷经过肢体上粗下细、周径不等之处时，必须用左手打"褶裥"，且要保持平整。切忌手指按压石膏。

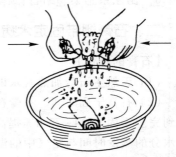

图 27-2　石膏绷带浸水法

（4）四肢石膏绷带包扎时应露出远端指（趾），以便观察肢体末端血液循环、感觉和运动，同时可做功能锻炼。

（5）石膏未干硬前，适当塑形、整理，多余部分剪除，注明包扎日期。

（6）为了检查伤口、拆除缝线、伤口换药等目的，在石膏未干之前可在相应部位开窗。

【石膏的开窗、剪开、拆除】

1. 开窗　当石膏型内需要观察和换药、或由于局部石膏压迫则需要开窗。先标记开窗部位大小，用石膏刀斜切，边切边向上提拉，切开后修整边缘，切开内衬，如处理完毕用切下的石膏片还原盖上窗口。

2. 剪开　当石膏包扎过紧时，标记好位置大小剪开石膏，注意勿损伤皮肤，管型石膏剪开困难较大，目前四肢多以石膏托为主。

3. 拆除　目前石膏托拆除比较容易，管型石膏则用刀、剪、锯拆除，难度大的用热水浸泡后再拆除。

【护理评估】

1. 健康史　了解病人年龄、体重、健康状况和生活自理能力程度等。

2. 身体状况　重点观察病人意识、体温、呼吸、脉搏、血压等，判断有无并发症发生；仔细观察肢体远端皮肤的温度、颜色、感觉，指或趾的活动、肿胀情况，有无疼痛、感觉异常等，判断有无血运障碍；评估石膏干固程度及松紧度，石膏绷带有无污染、软化、折断，石膏边缘及骨突出部位有无疼痛、红肿及皮肤损伤，石膏局部有无渗液、渗出液的性质、范围等。

3. 心理社会　重点询问病人对石膏固定治疗有无充分认识；有无焦虑、急躁、厌倦等心理和情绪反应；家属对病人暂时丧失自理能力的认知和支持程度。

4. 石膏固定后评估　评估术后病人肢体活动和感觉情况，有无并发症、肢体功能恢复情况。

【护理问题】

1. 焦虑/恐惧　与担心治疗效果和预后有关。

2. 皮肤完整性受损的危险　与石膏固定、躯体活动受限有关。

3. 周围神经血管功能障碍的危险　与石膏过紧有关。

4. 体移动障碍　与石膏固定后体位限制有关。

5. 肌肉萎缩　石膏固定、关节僵硬。

6. 知识缺乏　缺乏石膏护理、功能锻炼的有关知识。

【护理目标】　病人焦虑/恐惧程度减轻。病人的皮肤保持完整，无压疮发生。病人的周围血管、神经功能正常。病人的需要得到满足，自理能力提高。防止肌肉萎缩。病人能复述有关石膏固定期间的注意事项、功能锻炼的方法。

【护理措施】

1. 石膏护理　石膏未干前（10～20 min 内）垫妥肢体，避免肢体活动而使石膏折裂，必要时用灯烤或电吹风吹干，烤灯照射时，应距石膏 30～50 cm，避开伤口，以防局部渗血增加；石膏干固前尽量不要搬动病人，搬运时用手掌支托，不能用手指支托石膏，避免在石膏上压出凹陷，形成压迫点；保持石膏的清洁、干燥，石膏污染时可用布蘸洗涤剂擦拭，清洁后立即擦干；经常检查石膏型有无松脱或断裂而失去固定作用。

2. 体位　四肢石膏固定的病人，应抬高患肢，有利于肢体远端的血液回流，减轻肿胀，并保持肢体功能位；石膏背心及人字形石膏病人勿在头下垫枕，避免胸腹部受压。

3. 病情观察　观察肢体远端的颜色、感觉、运动、血液循环情况，了解有无石膏局部压迫现象，如有无疼痛、麻木、发绀、活动障碍等异常表现，防止发生骨筋膜室综合征；如果石膏固定部位有持续疼痛时，勿填塞棉花敷料，勿使用止痛药，必要时开窗检查或打开石膏型；观察石膏表面有无渗出，渗出的颜色、范围的变化，并用笔做好标记；观察有无感染迹象，如生命体征变化、石膏内异味及血象的变化等；躯干部位石膏固定的病人，应注意有无石膏综合征的发生，如病人出现持续性腹痛、腹胀、恶心、呕吐等症状，及时通知医生。

4. 指导病人进行功能锻炼，在病情允许的情况下，鼓励病人日常生活尽量自理。循序渐进，由小到大，由弱到强，防止出现肌肉萎缩、关节僵硬、骨质脱钙。

5. 拆石膏的护理　拆石膏前需向病人解释工作，如石膏锯使用时可有振动、压迫及热感，不会有痛感，不会切到皮肤；拆除石膏后用温水清洗皮肤后，涂上皮肤保护剂。

6. 并发症的预防护理

（1）压疮：包扎石膏前，把骨隆突部位加衬垫，避免用手指按压石膏，协助病人翻身、更换体位，不可向石膏内塞东西，如发现局部疼痛要警惕压疮的可能，必要时更换石膏。

（2）关节僵硬和失用性骨质疏松：长期卧床病人不能活动，会发生关节僵硬，引起骨质疏松脱钙。

（3）骨筋膜室综合征：有两种可能，一是肢体骨筋膜内由于各种原因压力增高；另外是肢体包扎过紧，要及时发现，及时减压。

（4）化脓性皮炎：石膏长期固定，皮肤脱屑、出汗和石膏摩擦，使皮肤瘙痒，出现水泡，破损破溃易于感染。

（5）石膏综合征：大型管型石膏包扎过紧，胸腹部石膏包扎，可造成胸闷呼吸费力、进食困难和腹胀。

第二节　骨折病人的护理

一、概述

骨折是骨的完整性或连续性发生部分或完全中断。

【病因】

1. 直接暴力作用　暴力直接作用的部位发生骨折,如汽车碾压小腿引起的腓骨骨折。

2. 间接暴力作用　暴力经过传导、杠杆、旋转作用使外力作用点以外的骨骼部位发生骨折,如跌倒时手掌撑地致肱骨髁上骨折,高处坠落时双足着地导致胸腰椎压缩性骨折等。

3. 肌肉牵力作用　肌肉突然猛烈收缩,造成肌肉附着点撕脱性骨折,如踢足球时股四头肌猛烈收缩引起髌骨骨折。

4. 积累性损伤　骨骼某处长久地承受一种持续应力,使该处发生骨折,称疲劳性骨折,如长途行军,第二、三跖骨容易骨折。

5. 骨骼病变　由于骨骼本身的病变,在轻微的外力,或在正常活动中发生骨折,称病理性骨折,如骨肿瘤、骨髓炎、骨质疏松等。

【分类】

1. 根据骨折端与外界是否相通分类

(1) 闭合性骨折:骨折处皮肤或黏膜完整,骨折端与外界不相通。

(2) 开放性骨折:骨折处皮肤或黏膜破损,骨折端与外界直接或间接相通,如骨盆骨折合并膀胱或尿道破裂,尾骨骨折合并直肠破裂,都为开放性骨折。

2. 根据骨折的程度及形态分类

(1) 不完全骨折:骨的完整性或连续性发生部分中断,如裂缝骨折、青枝骨折、骨膜下骨折等(图 27-3)。

(2) 完全骨折:骨的完整性或连续性全部中断,如横断骨折、斜形骨折、螺旋骨折、粉碎骨折、嵌插骨折、压缩性骨折、骨骺分离等(图 27-4)。

3. 根据骨折端的稳定程度分类

(1) 稳定性骨折:骨折端不易移位或复位后在适当外固定下不易再发生移位的骨折,如不完全骨折及横断、嵌插骨折等。

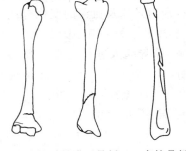

裂缝骨折　　骨膜下骨折　　青枝骨折

图 27-3　不完全性骨折

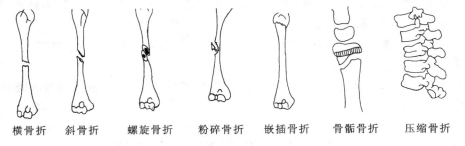

横骨折　　斜骨折　　螺旋骨折　　粉碎骨折　　嵌插骨折　　骨骺骨折　　压缩骨折

图 27-4　完全性骨折

(2) 不稳定性骨折:骨折端易发生移位或复位固定后易再发生移位的骨折,如斜形、螺旋、粉碎性骨折等。

4. 根据骨折后时间长短分类

(1) 新鲜骨折:指骨折后短期内(2 周内)骨折端尚未形成纤维性连接,此期是手法复位的理想时期。

（2）陈旧性骨折：指骨折端血肿已机化，已形成纤维性粘连（多发生于骨折 2 周后），此时手法复位较难，可能需手术处理。

大多数骨折的骨折端会发生不同程度的移位，由于暴力作用的性质、大小、方向，肢体骨折远端的重量，肌肉牵拉力及治疗和搬运不当，均可造成骨折端移位。常见的有成角移位、侧方移位、缩短移位、分离移位、旋转移位（图 27-5），而临床上常常几种移位同时存在。

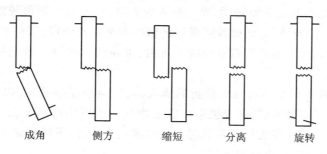

| 成角 | 侧方 | 缩短 | 分离 | 旋转 |

图 27-5 骨折段 5 种不同移位

【临床表现】

1. 全身表现

（1）体温升高：骨折后病人一般体温在正常范围。有大量内出血，血肿吸收以及组织损伤后的反应，体温可略升高，一般不超过 38℃。

（2）休克：多见于多发性骨折、股骨干骨折、骨盆骨折及严重的开放性骨折，病人常由于大量出血、剧烈疼痛、合并伤等导致病人休克。

2. 局部表现　除具有创伤的一般表现外还有特殊表现。

（1）疼痛和压痛：骨折处有明显疼痛，疼痛随肢体活动而加剧，固定后疼痛可减轻，触诊骨折部位常出现较显著的压痛。

（2）肿胀和瘀斑：骨折发生后局部血肿形成及创伤性炎症反应使患处肿胀，肿胀组织张力较大时还可出现皮肤水疱，血肿浸润皮下可见瘀斑。

（3）功能障碍：骨折后由于肢体支架作用障碍以及局部疼痛等，使肢体丧失部分或全部活动功能。

以上 3 项表现也可见于软组织创伤，故依此不能诊断骨折，也不能排除骨折。

3. 骨折专有体征

（1）畸形：骨折端移位后，使受伤局部发生缩短、成角、弯曲等特殊形态改变。

（2）假关节活动：在肢体没有关节的部位出现不正常的假关节样活动。

（3）骨擦音和骨擦感：骨折端互相摩擦而产生声音和感觉。

以上 3 项体征，只发现其中之一，即可诊断。但未发现此 3 项体征时，也不能排除骨折的可能，如裂纹骨折、青枝骨折、嵌插骨折可不出现骨折的专有体征。检查时绝不可故意测试，以免加重局部的损伤和病人的痛苦。

4. X 线检查　可显示骨折的部位、形态和有无移位，能明确诊断。X 线摄片包括正位、侧位或斜位，并包括邻近关节，有时还要加摄特定部位、取特殊姿势，或与健侧相应部位对比。必要时 CT、MRI 进一步明确诊断。

【骨折的急救】

1. 抢救生命　骨折发生后,应迅速评估病人的生命体征及一般情况,注意有无颅脑、胸、腹部合并伤,如有颅脑外伤或意识障碍者,应取仰卧位,头偏向一侧,以保持呼吸道通畅;如有气胸、窒息等,应紧急给予相应处理;如有休克,在条件允许时应迅速输液输血、保暖、吸氧等;如有伤口大出血,应利用三角巾、绷带等加压包扎止血,必要时可应用止血带。

2. 伤口包扎　检查时动作要轻柔,除去病人衣服时,应先脱健侧再脱患侧,必要时可剪开衣袖或裤管。发现伤口者,用无菌敷料或现场清洁的布类包扎伤口,以免加重污染。外露骨折端一般不要进行现场复位,如骨折端自行滑入皮内,可在病人衣服上做记号,同时必须向接诊医生说明情况。

3. 妥善固定　凡有骨折或可疑有骨折的病人,均应给予妥善固定,以免骨折端移位造成软组织再损伤,同时可减轻疼痛,便于搬运。固定物具一般使用特制夹板,但在现场可就地取材,如木棍、树枝、木板等。在无材料可取时上肢可固定于胸部,下肢固定于健侧下肢。若肢体畸形明显,可先行手法牵引,再行固定。

脊柱骨折的急救方法:

(1) 脊柱骨折伴休克的病人不宜立即搬运,应就地抢救,待休克纠正后再搬运。

(2) 搬运工具最好选用硬板担架或木板。搬运时必须保持脊柱中立位,切忌背驮、抱持等方法,以免脊柱扭曲、旋转致骨折处移位而引起或加重脊髓的损伤。搬运的具体方法是:先将病人两下肢伸直并拢,两上肢贴于躯干两侧,三人分别托扶病人的头背、腰臀及双下肢部位,协调动作,平稳置于硬板担架或木板上,或沿纵轴方向使病人躯体及四肢成一整体滚动至硬板担架或木板上(图 27-6)。

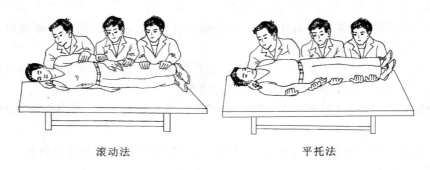

滚动法　　　　　　　平托法

图 27-6　脊柱骨折病人正确搬运法

(3) 对疑有颈椎损伤的病人,搬运时需有一人固定头部,沿纵轴向上略加牵引,使头颈随躯干一起缓慢搬运。移至木板上后,头部应用沙袋或衣物加以固定。切记勿扭曲或旋转病人的头颈,以免加重神经损伤引起呼吸肌麻痹而死亡。

4. 迅速转运　病人经初步抢救和妥善包扎后,应迅速平稳地转送医院,进行正规治疗。病情复杂者,应有医护人员陪送。

【治疗原则】　复位、固定、功能锻炼是骨折治疗的三大原则。

1. 复位　将移位的骨折段恢复正常,接近正常的解剖位置,重建骨骼的支架作用。理想的复位是使骨折两端有完全的对合,纠正侧方移位、旋转或成角畸形,达到对位对线良好,称为解剖复位。有时经过努力,仍不能达到解剖复位,虽然纠正了成角畸形,而侧方移位尚未完全纠正,但愈合后能维持正常的肢体功能,此种复位称为功能复位。常用的复位方法有:

(1)手法复位:大多数骨折均可手法复位。手法复位尽可能做到一次成功,以免反复多次复位加重软组织损伤,影响骨折愈合;若肢体肿胀严重,可抬高患肢待肿胀消退后及时进行复位。手法复位应行麻醉以解除疼痛,使松弛肌肉,然后沿着肢体纵轴牵引骨折远端,并保持骨折近端的有效对抗牵引,使骨折复位(图27-7)。掌握以骨折远端去对骨折近端的原则。复位后需 X 线检查复诊。

(2)牵引复位:持续牵引有复位、固定双重功能。适用于手法复位有困难或夹板、石膏固定有困难者。

(3)手术复位:是采用手术切开后直视下骨折复位,同时使用对人体组织无不良刺激的金属内固定物。适用于手法及牵引复位失败、骨折端有软组织嵌入、关节内骨折手法复位达不到解剖复位、骨折合并主要血管神经损伤、多处或多段骨折、陈旧性骨折或骨折不愈合者等。

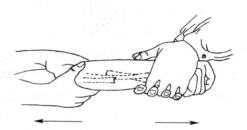

图27-7 手法复位的牵引与对抗牵引

2. 固定 骨折愈合需要一定的时间。因此,骨折复位后,为保持其良好的位置,必须对骨折肢体加以固定。固定的方法有外固定和内固定。外固定多采用石膏固定、牵引固定、小夹板固定等;内固定采用钢丝、钢针、接骨板、髓内钉等固定物直接固定于骨折两端。

3. 功能锻炼 功能锻炼的主要目的是恢复局部肢体的功能和全身健康,防止肌肉萎缩、关节僵硬、骨质脱钙等并发症的发生,而病人往往由于害怕疼痛或由于缺乏功能锻炼的知识而不敢或难以进行功能锻炼。因此,护士应在不影响固定的前提下指导病人进行合理的功能锻炼。

【骨折的愈合】

1. 骨折愈合过程 骨折后经过正确的治疗与护理,如果没有并发症,成人骨折愈合一般需3~4个月,其过程大体可分为三个阶段。

(1)血肿机化期:骨折后,骨折端及周围软组织内血肿形成。外伤6~8 h后,凝血系统被激活,凝成血块,几天后新生的毛细血管、成纤维细胞、吞噬细胞侵入血块,血肿机化吸收,逐渐转化为纤维组织,使骨折断端形成纤维性连接,达到纤维愈合(图27-8)。该过程需2~3周。

(2)原始骨痂形成期:由骨折断端的骨内、外膜增生,血管长入,骨折端形成的骨样组织逐渐钙化而成新生骨,形成内、外骨痂,称膜内化骨。髓腔内和骨折断端间的纤维组织逐渐转化为软骨组织,软骨组织进一步增生、钙化形成腔内骨痂和环形骨痂,即桥梁骨痂,称软骨内成骨(图27-9)。内、外骨痂和桥梁骨痂三者融合,环形骨痂及腔内骨痂汇集融合成为骨断端的支持,成为原始骨痂。原始骨痂不断加强,使骨折处能抗拒由肌肉收缩引起的各种应力时,骨折即达到临床愈合。此期需4~8周。

(3)骨痂改造塑形期:随着肢体的活动和负重,在应力轴线上的骨痂不断得到加强,其余骨

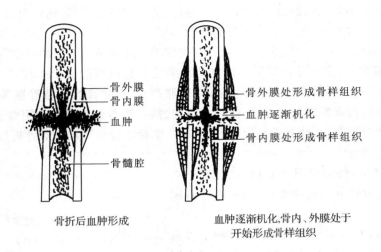

骨折后血肿形成　　　　　　　血肿逐渐机化,骨内、外膜处于
　　　　　　　　　　　　　　　　　开始形成骨样组织

图 27-8　骨折愈合过程的血肿机化期

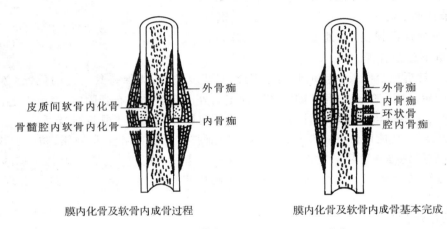

膜内化骨及软骨内成骨过程　　　　　膜内化骨及软骨内成骨基本完成

图 27-9　骨折愈合过程的原始骨痂形成期

痂逐渐被清除,骨髓腔沟通,原始骨痂改造塑形为永久骨痂,即骨性愈合。此期需要8~12周。

2.影响骨折愈合的因素

（1）全身因素:骨折的愈合与年龄、健康状况有关。如儿童骨折愈合快,老年人愈合慢;患有营养不良、糖尿病、低蛋白血症及代谢紊乱、恶性肿瘤等疾病时,愈合较慢。

（2）局部因素:骨折局部的血液供应差,周围软组织损伤严重,骨折断端分离或有软组织嵌入,骨缺损过多及局部感染、治疗与护理不当等,均可引起骨折愈合延迟或不愈合。

（3）骨折的治疗方法:治疗方法也与愈合有关,如手术复位较闭合复位愈合时间长,牵引过度、反复多次的手法复位、固定不当及过早或不恰当的功能锻炼等也能影响骨折的愈合。

3.骨折临床愈合的标准

（1）骨折局部无压痛和纵向叩击痛。

（2）自行抬高患肢无不适感。

（3）用适当力量扭转患肢，局部无反常活动。

（4）X线摄片显示骨折线模糊，有连续骨痂通过骨折线。

（5）外固定解除后伤肢能满足以下要求：上肢能向前平举1 kg重量达1 min；下肢能不扶拐平地连续步行3 min，且不少于30步。

（6）连续观察2周，骨折处不变形。

（3）、（5）两项的测定必须慎重，可先练习数日，然后测定，以不损伤骨痂发生再骨折为原则。

【骨折的并发症】

1. 早期并发症 休克、血管损伤、神经损伤、内脏损伤、骨筋膜室综合征、脂肪栓塞、感染。

2. 晚期并发症 关节僵硬、骨化性肌炎、创伤性关节炎、缺血性骨坏死、缺血性肌挛缩、愈合障碍、畸形愈合。

二、常见四肢骨折

（一）肱骨髁上骨折

肱骨髁上骨折是指肱骨远端内外髁上方的骨折。

【病因与类型】 肱骨髁上骨折可分为伸直型和屈曲型，以伸直型最为常见。

1. 伸直型 较常见，多为间接暴力引起，即跌倒时手掌着地，肘关节呈半屈或伸直位，地面的反作用力经前臂传到肱骨下端，导致肱骨髁上部位伸直型骨折。骨折远端向后上方移位（图27-10），常同时有桡偏或尺偏位；骨折近端向前移位，可压迫或刺伤肱动、静脉或正中神经（图27-11），发生缺血性肌挛缩。

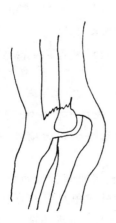 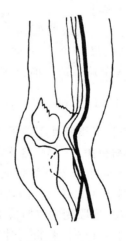

图27-10 肱骨髁上伸直型骨折典型移位　　　　　图27-11 肱骨髁上骨折损伤肱动脉

2. 屈曲型 此型骨折较少见，跌倒时肘关节屈曲，肘后着地，暴力由后下方向前方撞击尺骨鹰嘴，使肱骨髁上发生屈曲型骨折。

【临床表现】 患侧肘关节处疼痛、肿胀、压痛,肘关节主动活动功能丧失;肘关节处可见畸形,但肘后三点关系正常;如有血管、神经损伤,早期可有剧烈疼痛,桡动脉搏动减弱或消失,手部皮肤苍白、发凉麻木。

【辅助检查】 X线检查确定骨折的部位、程度、成角移位等情况。

【治疗原则】

1. 手法复位后外固定 肘部肿胀较轻,桡动脉搏动正常者,可行手法复位后石膏托固定肘关节于60°～90°屈曲或半屈位,注意根据末梢血运情况随时调整角度,以免引起远端肢体血运障碍。

2. 持续骨牵引 如受伤时间较长,肘部肿胀严重,并有水泡形成,但末梢血运良好者,可行尺骨鹰嘴牵引3～5日后肿胀消退,再行手法复位。

3. 手术治疗 肘部严重肿胀,桡动脉搏动消失,患肢剧痛、苍白、麻木、发凉,被动伸直时有剧烈疼痛者,应立即做臂丛阻滞或肌肉注射血管扩张剂,解除肱动脉痉挛。如仍不能改善情况,应行手术探查治疗。

(二) 桡骨下端骨折

桡骨下端骨折是指桡骨下端2～3 cm范围内骨折。多见于中老年有骨质疏松者。

【病因】 以伸直型骨折(亦称Colles骨折)为常见,即跌倒时前臂旋前,腕部背伸,手掌着地,间接暴力使骨折远端向背侧桡侧移位。

【临床表现】 腕关节明显肿胀、疼痛、压痛、功能障碍;局部典型移位在侧面观呈"餐叉"畸形,在正面观为"枪刺刀"畸形(图27-12)。

【辅助检查】 X线检查确定骨折的部位、程度、成角移位等情况。

【治疗原则】 在局部麻醉下行手法复位,复位后用特制小夹板或背侧面石膏托固定腕关节于旋前、屈腕、尺偏位3～4周;肘关节也必须固定,防止腕关节旋后或旋前。

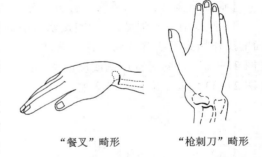

"餐叉"畸形　　　　"枪刺刀"畸形

图27-12 桡骨下端骨折后的手畸形

(三) 股骨干骨折

股骨干骨折指股骨小转子以下、股骨髁以上部位的骨折,多见于青壮年。

【病因与分类】 多于强大的直接或间接暴力所致。直接暴力可致横断骨折或粉碎性骨折,间接暴力可引起斜性骨折或螺旋骨折。

1. 股骨上1/3骨折 因髂腰肌、臀中肌、臀小肌、髋外旋诸肌牵拉使近骨折段呈屈曲、外旋、外展移位;远段受内收肌群的牵引而向后上移位,造成向外成角及缩短畸形。

2. 股骨中1/3段骨折 骨折端移位多与暴力方向有关,无一定规律性。

3. 股骨下1/3段骨折 因腓肠肌牵拉使骨折远段向后移位,易致腘动脉、腘静脉和坐骨神经损伤(图27-13);近骨折段内收向前移位。

【临床表现】 主要表现为大腿疼痛、肿胀、活动障碍;畸形、假关节活动、骨擦音;患肢内

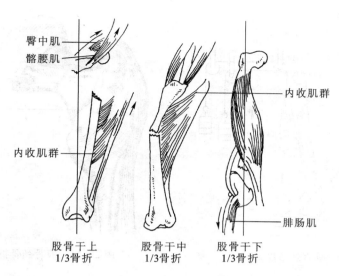

臀中肌
髂腰肌

内收肌群

内收肌群

腓肠肌

股骨干上   股骨干中   股骨干下
1/3骨折   1/3骨折   1/3骨折

图 27-13   股骨干骨折移位的机制

出血可达 500~1 000 ml,可引起出血性休克。

【辅助检查】   X 线检查确定骨折的部位、程度、成角移位等情况。

【治疗原则】

(1)若有休克,首先处理休克,伤肢用夹板固定。

(2)牵引、固定:3 岁以内的小儿,用双腿垂直悬吊皮牵引,牵引的重量以能使臀部稍离床面为宜(图 27-14);骨牵引用于成人各类型骨折的术前固定和复位。

(3)切开复位内固定:非手术治疗失败、伴有多发损伤或血管神经损伤、老年人不宜长期卧床或病理性骨折者,应切开复位行内固定。

(四)股骨颈骨折

股骨颈骨折多发生于老年人,以女性为多见。

【病因与分类】   股骨颈骨折的发生多为跌倒时,下肢突然扭转,臀部着地,暴力沿着下肢传导至股骨颈,引起骨折。由于老年人骨骼肌肉退行性变,即使无明显外伤的情况下也可发生。

1. 根据骨折线部位   可分为:头下骨折、经颈骨折、基底骨折(图 27-15)。头下骨折与经颈骨折属于关节囊内骨折,因血运中断或严重破坏,易并发股骨头缺血性坏死及不愈合;基底部骨折近端血运影响不大,骨折较易愈合。

2. 按骨折线角度大小   可分为:① 内收型骨折,指远端骨折线与两髂嵴连线的延长线所形成的角度(pauwels 角)大于 50°,属于不稳定骨折;② 外展型骨折:pauwels 角小于 30°,属于稳定骨折。

3. 按移位程度即 Garden 分类   分为不完全骨折、完全骨折、部分移位的完全骨折、完全移位的完全骨折。

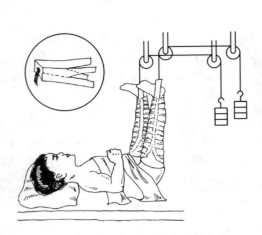

图 27-14　垂直悬吊皮牵引

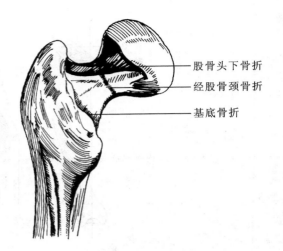

股骨头下骨折
经股骨颈骨折
基底骨折

图 27-15　股骨颈骨折的不同部位

【临床表现】　主要表现为患髋疼痛、移动患肢时疼痛更明显,活动障碍;患肢呈缩短外旋畸形;股三角和大粗隆部有压痛和叩击痛。但嵌插骨折的病人,畸形不明显,有时仍可能勉强行走或骑自行车,易造成漏诊,使无移位的稳定骨折变成移位的不稳定骨折。

【辅助检查】　X 线检查确定骨折的部位、程度、成角移位等情况。必要时 CT 检查。

【治疗原则】

1. 持续皮肤牵引　对外展嵌插骨折用持续皮肤牵引 6~8 周,保持患肢中立位。牵引期间注意股四头肌、踝关节的功能锻炼,3 个月后考虑扶拐下地行走,但患肢不负重,6 个月后弃拐行走。

2. 手法治疗　对内收骨折、有移位骨折及青少年骨折,先做皮牵引或骨牵引,尽早在 X 线透视下手法复位,后经皮多针(图 27-16)或加压螺丝钉内固定;60 岁以上老人、股骨头下骨折有明显移位或旋转者,宜行人工股骨头置换术。

(五) 胫腓骨干骨折

胫腓骨干骨折指自胫骨平台以下至踝以上的部分发生骨折。多见青壮年和儿童。

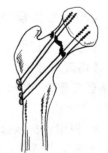

图 27-16　股骨颈骨折多针内固定

【病因与分类】　直接暴力可致横断骨折或粉碎骨折;间接暴力可致斜形或螺旋骨折,儿童多为青枝骨折。胫骨上 1/3 骨折易压迫腘动脉,引起小腿缺血;胫骨中 1/3 骨折易致骨筋膜室综合征;胫骨下 1/3 骨折,由于血运差,软组织覆盖少,易发生骨折延迟愈合,甚至不愈合。腓骨上端骨折易损伤腓总神经。

【临床表现】　骨折局部有疼痛、肿胀、压痛、功能障碍;患肢缩短或成角畸形,出现反常活动,骨折端有骨擦感;开放性骨折可见骨折端外露;若继发骨筋膜室综合征,小腿肿胀明显、张力增加、感觉消失等;合并胫前动脉损伤,则足背动脉搏动消失,肢体苍白、冰凉。

【辅助检查】 X线检查确定骨折的部位、程度、成角移位等情况。

【治疗原则】

1. 手法复位外固定 对于稳定性横骨折或短斜骨折,行闭合手法复位后,用长腿石膏或小夹板固定。

2. 牵引 对于斜行、螺旋形或轻度粉碎性骨折,行跟骨牵引5周左右,待纤维愈合后除去牵引,用长腿石膏托或小夹板继续固定至愈合。

3. 手术治疗 手法复位失败可采用切开复位内固定。

三、脊柱骨折

脊柱骨折又称脊椎骨折,最常见的并发症是脊髓损伤,常导致截瘫,可使受伤平面以下感觉、运动、反射等功能全部或部分丧失,还可继发其他并发症,危及病人的生命。

【病因与分类】 脊柱骨折绝大多数由间接暴力引起,如高空跌落,头、肩着地常致颈椎的损伤,足、臀着地易引起胸、腰段处椎骨损伤;少数因直接暴力所致,如枪弹伤、车祸等。

1. 根据受伤暴力作用方向分为 屈曲型、伸直型、屈曲旋转型、垂直压缩型。

2. 根据损伤程度和部位分为 胸、腰椎骨折与脱位、颈椎骨折与脱位、附件骨折。

3. 根据骨折的稳定程度分为 稳定型骨折,单纯压缩性骨折,椎体压缩不超过原高度的1/3,骨折无移位;不稳定型骨折,椎体压缩超过原高度的1/3以上的压缩性骨折,椎体粉碎骨折,椎体骨折合并脱位等,复位后容易再移位。

【临床表现】

（1）受伤局部疼痛,脊柱活动受限 颈椎损伤时,头、颈痛,活动受限,病人常用两手扶住头部;胸腰椎损伤时,病人可有局部疼痛,腰背部肌肉痉挛,翻身困难,不能站立或站立时腰背部无力、疼痛加剧,常伴有腹胀、肠蠕动减慢等,可能是腹膜后血肿刺激自主神经所致。

（2）损伤部位的棘突有明显压痛;胸腰段损伤时,常有局部肿胀和后突畸形。

（3）当合并脊髓损伤时有相应的症状和体征。

（4）严重损伤者,可出现神志及生命体征改变。

【辅助检查】 X线检查确定骨折的部位、程度、成角移位等情况。必要时CT、MRI检查以明确诊断,进一步采取治疗。

【治疗原则】 脊柱损伤病人伴有颅脑、胸、腹脏器损伤或并发休克时,首先处理危及生命的损伤。

1. 颈椎骨折和脱位 较轻者用颌枕带做卧位牵引复位(图27-17);较重者用持续颅骨牵引复位(图27-18),牵引重量一般不超过5 kg,复位后用头颈胸石膏固定3个月。

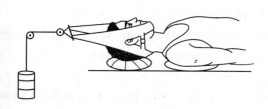

图27-17 颌枕带牵引

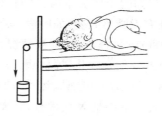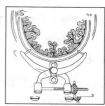

图27-18 颅骨牵引

2. 胸腰椎骨折和脱位　单纯压缩性骨折,椎体压缩不超过 1/3 者,可仰卧于硬板床上,在骨折部位加枕垫,使脊柱过伸,2~3 日后进行腰背肌锻炼(图 27-19),利用背肌的肌力及背伸姿势,使脊柱过伸,借椎体前方的前纵韧带和椎间盘纤维环的张力,使压缩的椎体自行复位,恢复原来形态。

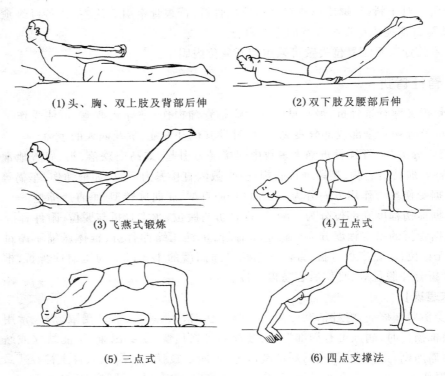

(1)头、胸、双上肢及背部后伸　　(2)双下肢及腰部后伸

(3)飞燕式锻炼　　(4)五点式

(5)三点式　　(6)四点支撑法

图 27-19　腰背肌功能锻炼

第 3 个月开始可稍下地活动,但以卧床休息为主,3 个月后开始逐渐增加下地活动时间;严重胸腰椎骨折和骨折脱位,可适当进行腰背肌功能锻炼,使骨折获得一定程度的复位,或用两桌法、双踝悬吊法复位,复位后做石膏背心固定 3 个月;有关节突绞锁者,需手术治疗,做植骨和内固定。

四、骨折病人的护理

【护理评估】

1. 健康史　重点询问受伤的原因、时间、外力的方式与性质,受伤时体位和环境,急救处理经过等;了解既往有无骨骼病变,如肿瘤、炎症等;有无骨折外伤史。

2. 身体方面　重点评估病人的全身情况,如病人的意识、体温、呼吸、血压、尿量、伤口出血等,了解有无休克及其他合并伤;评估病人的局部情况,如局部有无肿胀、疼痛、功能障碍、畸形、异常活动、骨擦音;评估局部感觉、运动、动脉搏动、温度、色泽等。

3. 辅助检查　骨折主要是 X 线检查,必要时给予 CT 检查或 MRI 检查,对于复合伤,还要有血常规、B 超等检查,确定病变的范围、程度。

4. 心理社会 骨折发生一般比较突然,因疼痛及肢体活动受限,病人易出现紧张、焦虑、烦躁等心理问题;骨折后长时间的治疗、生活不能自理、担心肢体致残,病人常表现不安、恐慌和抑郁;当肢体有永久性的功能丧失时,病人会有悲观失望甚至轻生的心理反应,故要了解病人的心理反应。同时应评估病人家庭经济情况及家属对骨折后康复知识的了解和支持程度。

5. 手术后评估 有无血管、神经、肌腱等损伤情况,以及各组织功能恢复情况。

【护理问题】

1. 疼痛 与创伤有关。

2. 体液不足的危险 与创伤后出血有关。

3. 自理能力缺陷 与骨折肢体制动或石膏固定、牵引等有关。

4. 知识缺乏 缺乏骨折相关的诊断、护理、预后及术后功能锻炼等知识。

5. 焦虑 与担心骨折后肢体功能恢复程度有关。

6. 皮肤完整性受损 与长期卧床有关。

7. 潜在并发症 感染、脂肪栓塞、关节僵硬、损伤性骨化(骨化性肌炎)、创伤性关节炎、缺血性骨坏死、缺血性肌挛缩、骨筋膜室综合征等。

【护理目标】 病人感觉舒适,疼痛逐渐减轻,最后消失。病人的生命体征稳定,无水、电解质紊乱发生。病人卧床期间的基本要求得到满足,生活自理能力逐渐恢复。病人能说出预防并发症和康复锻炼的有关内容。病人焦虑症状减轻或消失。保持皮肤完整性。病人并发症得到预防或早期发现并进行了及时处理。

【护理措施】

1. 一般护理

(1) 心理护理:及时了解病人的心理状态,有针对性地进行健康教育;护理操作要轻柔,在病人面前谈话适当,每天注意向病人报告病情好转的信息,树立战胜疾病的信心和勇气;适时进行康复指导,帮助病人找出不利于疾病康复的因素和解决克服的措施,使病人自觉配合治疗和护理;对于遗留严重残疾的病人,要注意保护他们的自尊心,使之既要面对现实,以要树立战胜伤残的勇气。

(2) 加强生活护理,满足病人基本的生活需要,增加病人舒适感。

(3) 饮食护理:供给病人富含营养的易消化食物,应多吃水果蔬菜,防止便秘;长期卧床易发生骨质脱钙,应多饮水,预防泌尿系结石和感染。

(4) 疼痛护理:① 加强观察,明确疼痛的原因:如创伤骨折所致疼痛多在整复固定后随肢体肿胀消退而日趋缓解,抬高患肢,减轻水肿,早期局部冷敷,晚期如超过 24 h 热敷;外固定包扎过紧或患肢严重肿胀压迫局部血管神经时,尤其是四肢的患肢有剧烈疼痛时,应警惕骨筋膜室综合征的发生;② 根据引起疼痛原因,采取相应措施,切忌盲目给予止痛药,如发生骨筋膜室综合征,应及时解除压迫,必要时配合手术切开减压,石膏绑带过紧则禁止向石膏内塞纱布或棉花等;③ 指导并教会病人学会缓解疼痛的方法,如分散或转移其注意力、放松疗法等;④ 在进行护理操作时,动作轻柔,在移动病人前先做好解释工作,在移动过程中重点托扶损伤部位;⑤ 药物镇痛:对疼痛严重者,应遵医嘱给予镇痛药,减轻病人的痛苦。

2. 病情观察

(1) 全身情况:观察病人意识、生命体征、尿量,必要时监测中心静脉压,认真做好记录,便于及时发现及处理并发症,如失血性休克、脂肪栓塞等。

(2) 局部情况:观察骨折远端肢体有无发凉、肿胀、发绀、脉搏减弱或消失、皮肤感觉异常、运动障碍等,以判断患肢的血运情况。

3. 骨科病人手术前后护理 部分骨折病人需要手术复位内固定治疗。除围术期一般护理和骨科一般护理外,还应重点注意以下几点:

(1) 皮肤准备:骨科手术多是严格的无菌手术,手术后如果合并伤口感染,极可能造成整个治疗的失败。所以,要重视术前皮肤的准备(方法见围术期护理)。

(2) 意外伤害的预防:由于病人躯体活动障碍,易发生跌倒或继发性骨折等意外伤害。应加强基础护理,为病人提供安全、舒适的医疗护理环境。

(3) 观察患肢的血液循环:随时观察患肢有无疼痛、肿胀、肢端麻木,检查局部皮肤的颜色、温度、活动度及感觉,发现异常应查明原因,及时处理。

(4) 功能锻炼:指导病人术后进行合理的功能锻炼,预防长期固定带来的并发症。

4. 功能锻炼 主要目的是恢复局部肢体的功能和全身健康,防止肌肉萎缩、关节僵硬、骨质脱钙等并发症的发生,而病人往往由于害怕疼痛或由于缺乏功能锻炼的知识而不敢或难以进行功能锻炼。因此,护士应在不影响固定的前提下指导病人进行合理的功能锻炼。

(1) 向病人宣传功能锻炼的意义和方法,使病人充分认识到锻炼的重要性,与病人一起制订适宜的锻炼计划。

(2) 保持肢体功能位,防止畸形:如肩关节应外展 45°、前屈 30°、外旋 15°;肘关节应屈 90°,前臂中立位;腕关节应背伸 20°~30°;掌指及指关节应拇指对掌,且各指成半握拳状;髋关节应前屈 15°~20°,外展 10°~20°,外旋 5°~10°;膝关节应屈曲 5°;踝关节应中立位。

(3) 一切功能活动都应在医护人员指导下进行:随着骨折部位稳定程度的增长及周围损伤软组织的逐步修复,功能锻炼活动范围由小到大,次数由少渐多,时间由短至长,强度由弱增强,且是一个连续的过程;功能锻炼以主动活动为主,被动活动为辅。具体锻炼方法大体可分为三个阶段。

1) 骨折早期:伤后 1~2 周内,伤肢肿胀疼痛,骨折端不稳定,容易再移位。此期功能锻炼的主要形式是在关节不活动的情况下患肢肌肉做等长的收缩舒张活动,每日数次,每次 5~10 min。原则上骨折部上下关节不活动,身体其他部位关节、肢体均应进行正常活动。此期间的功能锻炼的主要目的是促进患肢血液循环,以利消肿和稳定骨折。

2) 骨折中期:受伤 2 周后,伤肢肿胀消退,疼痛减轻,骨折端已纤维性连接,骨痂逐渐形成,骨折部位趋于稳定。此期锻炼的主要形式除继续增强患肢肌肉等长舒缩活动外,在医护人员或健肢的帮助下进行骨折部位上下关节的活动,并逐渐由被动活动转为主动活动,活动范围渐扩大,但动作缓慢,不宜作患肢持重或负重活动。

3) 骨折后期:此期骨折已达临床愈合,外固定已解除。此期功能锻炼的主要形式是加强患肢关节的活动和负重,从最简单的上肢提重物,下肢踢沙袋开始到各种的机械性物理运动。其目的是增强肌力,克服挛缩与恢复关节功能。

(4) 功能锻炼以恢复肢体的固有生理功能为主:上肢锻炼以恢复手指的抓、捏、握等功能为中心;下肢锻炼应围绕负重、站立、行走为中心。

(5) 功能锻炼以病人不感到疲劳,骨折部位不发生疼痛为度:锻炼后患肢轻度肿胀,经晚间休息后能够消肿的可坚持锻炼;如果肿胀较重伴有疼痛,应抬高患肢,减少活动,待肿胀疼痛消失后再恢复锻炼;如果肿胀疼痛加重,经对症处理无明显好转并伴有关节活动范围减少,或骨折部位突发疼痛时,应暂停锻炼,进一步检查,警惕发生新的损伤。

(6) 功能锻炼应严格控制不利于骨折愈合的活动,如胫腓骨骨折,禁止在膝关节伸直状态下旋转大腿运动;踝部骨折限制踝关节跖曲活动;外展型肱骨外科颈骨折,禁止肩关节的外展活动等。

5. 预防并发症　骨折短期内或在愈合过程中都有可能发生各种全身和局部并发症,因此在护理过程中应密切观察,及时发现问题并与医师联系。

(1) 休克:多为长干骨骨折、骨盆骨折及多发性骨折而引起的失血性休克。主要护理措施:① 监测生命体征、尿量、局部出血情况;② 及时补充血容量;③ 吸氧、保暖;④ 患肢应尽量不搬动,及时固定,减少出血。

(2) 血管损伤:邻近骨折部位的重要动脉或静脉有损伤可能,如肱骨髁上骨折可伤及肱动脉,股骨下 1/3 或胫骨上 1/3 骨折可损伤腘动脉。应注意检查伤肢桡动脉、足背动脉搏动,并加强生命体征的监测及做好手术的准备工作。

(3) 神经损伤:如肱骨干骨折可致桡神经损伤,肘关节周围骨折可致尺神经或正中神经损伤,腓骨颈骨折可致腓总神经损伤,脊椎骨折可致脊髓损伤而出现不同程度截瘫等。主要护理措施:① 观察肢体的感觉,有无垂足、垂腕现象;② 肢体作功能位的石膏和支具固定,防止在运送或活动时加重神经损伤;③ 观察神经功能恢复情况。

(4) 内脏损伤:如肋骨骨折可合并肺实质损伤,引起血胸、血气胸及肝、脾破裂;骨盆骨折可合并膀胱、尿道和直肠损伤。加强生命体征、排尿情况等观察,并做好手术的一切准备工作。

(5) 脂肪栓塞综合征:骨折后,骨折断端血肿张力较大,使骨髓腔中脂肪滴进入破裂的静脉窦内,随血液循环进入肺、脑、肾等器官引起栓塞,而危及生命。肺脂肪栓塞症表现为烦躁不安、呼吸困难、咳嗽、发绀、心率快、血压降低等。脑脂肪栓塞症表现为意识障碍、烦躁、肌肉抽搐等。肢体脂肪栓塞症主要表现为肢体苍白、冰冷和麻木。主要的护理措施是:① 一经确诊,应及时转入监护病房或重病房;② 安置病人于半坐位,有利于呼吸;③ 给予高浓度氧气吸入,尽早使用呼吸机辅助呼吸,以减轻和抑制肺水肿发生;④ 监测血气分析、生命体征,在纠正休克的基础上,严格控制液体输入量,防止酸碱平衡失调;⑤ 遵医嘱,应用肾上腺皮质激素,有利于减轻肺水肿;⑥ 早期应用抗生素防止感染。

(6) 骨筋膜室综合征:骨筋膜室是由深筋膜与骨、骨间膜、肌间隔所围成的容量有限的软组织间室。骨筋膜室综合征是由于骨折时形成的血肿和严重软组织水肿,导致间室压力增高,使软组织的血液循环障碍,肌肉、神经急性缺血而出现的一系列症候群。常见于前臂掌侧和小腿。主要表现为:肢体组织因缺血和受压而剧烈疼痛;局部肿胀、严重压痛;指或趾呈屈曲状、活动受限,被动牵拉时疼痛加剧;因动脉供血障碍或静脉回流障碍,皮肤颜色苍白或潮红、发绀;远端动脉搏动可正常,但严重时可减弱或消失。一经确诊,应紧急充分切开深筋膜及肌间隔以缓解间室压力。此外,肢体外绷带包扎过紧或肢体主要动脉、静脉损伤也可引起骨筋膜室综合征。此病人禁忌抬高下肢,以免加重缺血。

(7) 感染:开放性骨折易发生化脓性感染和厌氧菌感染,并可造成化脓性骨髓炎或败血症。① 现场急救及时正确,注意保护伤口,避免二次污染及细菌进入深层组织,争取时间,尽早实施清创术；② 遵医嘱，使用有效抗生素控制感染；③ 注意观察伤口情况，有无红肿、疼痛，一旦发生感染，及时报告医生，并协助医生进行处理伤口。

（8）压疮：截瘫、严重外伤及老年病人，由于长期卧床，护理不周易引起骨突部位皮肤血液供应障碍而形成压疮。

（9）坠积性肺炎：骨折病人若长期卧床不起，可发生坠积性肺炎，严重时可危及生命。主要护理措施是加强胸部理疗。

（10）关节僵硬：受伤肢体长时间固定，未能及时有效进行功能锻炼，关节囊和周围肌肉挛缩，使关节内外发生纤维粘连，造成关节僵硬。① 长期卧床病人，应卧硬板床、穿矫正鞋将足踝固定于功能位，被子等物不要压在足趾上，防止发生垂足畸形；② 四肢关节一般应安置于功能位，除病情及治疗需要采取特殊体位外；③ 对瘫痪肢体要经常按摩、理疗，并注意坚持被动活动锻炼，防止发生关节挛缩、肌肉萎缩等畸形；④ 骨折病人如病情允许，应及早按计划进行功能锻炼，避免发生关节僵硬。

（11）损伤性骨化：关节附近的骨折致骨膜剥离后形成骨膜下血肿，若处理不当，大的血肿经机化、骨化后，在关节附近的软组织内形成骨化样组织，引起疼痛，影响关节活动功能。① 损伤后及时复位，减轻骨膜损伤和局部出血；② 早期功能锻炼，以病人自主肌肉活动为主，勿活动受伤关节，以防加重出血。

（12）创伤性关节炎：关节骨折未准确复位致畸形愈合，因关节面不平整导致关节活动时引起疼痛。骨折后准确复位是预防本病的关键。若活动后疼痛是创伤性关节所致，要告诉病人注意减少负重活动，以免增加关节面的磨损和破坏。

（13）缺血性骨坏死：骨折段因血液供应被切断，骨骼因缺血而坏死。多见于股骨颈骨折。目前尚无有效预防办法。对易发生缺血性坏死的骨折，注意延长固定及下床活动时间。

（14）缺血性肌挛缩：是骨筋膜室综合征的严重后果。缺血肌群变性、坏死、机化而出现挛缩，如临床常见的尺桡骨骨折后所造成的前臂缺血性肌痉挛，形成特殊的"爪形手"畸形（图 27-20）。护理时注意及时调整外固定的

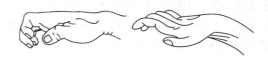

图 27-20 爪形手

松紧度，观察肢体有无疼痛、肿胀、肌张力减弱、皮肤发红、温度升高、感觉异常等早期征象。一经确诊，立即松开外固定物，将肢体放平，并做好手术准备。

【健康指导】

（1）向病人及家属讲解有关骨折的知识，平时注意安全，进食含钙丰富的食品或适当补钙，预防骨质疏松，以减少骨折发生的可能性。

（2）为预防骨折后期并发症，使关节功能得到最大限度的恢复，告诉病人要坚持按计划进行功能锻炼，并鼓励病人生活上最大限度地自理。

（3）带石膏出院的病人，应向病人和家属详细说明有关石膏的护理知识，如石膏的保护、石膏的清洁、功能锻炼的方法、体位及可能发生的问题。如有肢体肿胀或疼痛明显加重，骨折远端肢体感觉麻木、肢端发凉，石膏变软或松动等，应立即来医院复查。

（4）向病人讲清内固定去除时间、来院复诊时间及注意事项。

第三节　关节脱位病人的护理

一、概述

关节脱位是指关节面失去正常的对合关系,俗称脱臼。部分失去正常对合关系,称为半脱位。临床中上肢关节脱位多于下肢关节脱位,常见有肩关节、肘关节及髋关节脱位。关节脱位以损伤性脱位最多见,多发生于青壮年、儿童,老年人较少见。

【病因】

1. 创伤性脱位　指直接暴力或间接暴力作用于正常关节引起的脱位。

2. 先天性脱位　是与胚胎发育不良或胎儿在母体内受到外界因素影响引起的脱位,如髋臼发育不良的先天性髋关节脱位。

3. 病理性脱位　关节结核或化脓性关节炎等疾病使关节结构破坏而发生脱位。

4. 习惯性脱位　创伤性关节脱位后,关节囊及韧带松弛,或在骨性附着处被撕脱,使关节结构不稳定,以致轻微外力作用下即可反复发生再脱位,反复多次脱位形成习惯性脱位,如习惯性肩关节脱位、习惯性颞下颌关节脱位。

【分类】

1. 脱位发生的时间可分为　新鲜脱位,脱位时间未满 3 周;陈旧性脱位,脱位时间超过 3 周。

2. 有无伤口通入关节内分为　闭合性脱位和开放性脱位。

3. 脱位程度分为　全脱位(关节面对合关系完全失常)和半脱位(关节面对合关系部分失常)。

4. 远侧骨端关节面移位方向分为　前脱位、后脱位、侧方脱位等。

【临床表现】

1. 关节脱位的一般表现　局部疼痛、肿胀、功能障碍。

2. 关节脱位的专有体征

(1) 畸形:关节脱位后,关节处有明显畸形,肢体缩短或延长等。

(2) 弹性固定:脱位后由于关节周围韧带及肌肉牵拉,关节囊的牵制,使患肢固定在异常的位置,被动活动时感到弹性抗力。

(3) 关节盂空虚:脱位后触诊可发现关节盂空虚,在邻近可触及移位骨端。

3. 并发血管、神经损伤　如肘关节后脱位时,可合并正中神经或尺神经损伤,偶尔可损伤肱动脉;髋关节后脱位时,可合并坐骨神经损伤。

4. X 线检查　X 线摄片检查可进一步明确脱位的类型、方向、程度、有无合并骨折。

【治疗原则】　尽早复位、固定、功能锻炼,以恢复关节的解剖关系和功能。

1. 复位　包括手法复位和切开复位,主要采取手法复位。复位应尽早及时进行,手法要轻巧。一般按脱位时骨端脱出的途径逆行复回原处,手法复位应适当麻醉,在无痛和肌肉松弛条件下进行。对合并关节内骨折、软组织嵌入、陈旧性脱位等,且手法复位失败者,可行手术切开复位。

2. 固定　复位后用适当外固定使关节处于稳定位置 2~3 周,以便受伤的关节囊、韧带、肌肉等软组织顺利修复,避免发生习惯性脱位或骨化性肌炎。陈旧性脱位应适当延长固定时间。

3. 功能锻炼　固定期间要经常进行关节周围肌肉的伸缩活动和患肢其他关节的主动活动。固定解除后逐渐加大受伤关节的活动范围,切忌粗暴的被动活动,同时配合理疗、按摩、中药烫洗等,促使关节功能恢复。

二、常见关节脱位

(一) 肩关节脱位

肩关节是全身活动范围最大的关节,由于关节盂面积小而浅,肱骨头相对大而圆,关节囊松弛,周围韧带较薄弱,关节结构不稳定,容易发生肩关节脱位。肩关节脱位好发于青壮年,男性多于女性。

【病因与分类】　肩关节脱位多由间接暴力所致。分为前脱位、后脱位、下脱位和盂上脱位,以前脱位多见。由于侧位跌倒时,手掌撑地,肩关节呈外展外旋位,肱骨头在外力作用下突破关节囊前壁;或为肩关节后方直接受到撞伤,使肩关节前方关节囊出现破口,肱骨头滑出肩胛盂窝而位于关节囊的前方,发生肩关节前脱位。

【临床表现】

1. 局部疼痛、肿胀、功能障碍　患肢轻度外展不敢活动,以健手托患侧前臂,头和身体向患侧倾斜。

2. "方肩"畸形　三角肌塌陷,肩部失去正常轮廓,原肩胛盂处空虚,肱骨头可在肩关节盂外触及(图 27-21)。

3. 杜加斯征(Dugas)阳性　即患侧手掌搭到健肩时,肘部不能贴近胸壁,患侧肘部紧贴胸部时,手掌不能搭到健肩上。

【治疗原则】

1. 复位　诊断明确后,及早进行复位,一般在局麻下行手法复位,常用方法有手牵足蹬法及牵引回旋复位法。

2. 固定　复位后用三角巾悬吊上肢,将肩关节固定于内收、内旋位,肘关节屈曲 90°,患侧腋下垫棉垫。

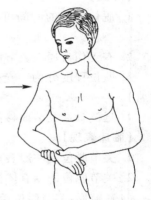

图 27-21　肩关节脱位

3. 功能锻炼　疼痛、肿胀减轻后,可指导病人健侧缓慢推动患肘外展与内收活动,活动范围以不引起患肩疼痛为限;3 周后指导病人进行弯腰、垂臂、甩肩锻炼,具体方法:病人弯腰 90°,患肢自然下垂,以肩为顶点作圆锥形环转,开始范围小,逐渐扩大画环的范围;4 周后指导病人做手指爬墙和举手摸顶锻炼,使肩关节功能完全恢复。

(二) 肘关节脱位

肘关节由肱骨滑车和尺骨半月切迹、肱骨头和桡骨小头近端关节面构成。由于关节囊前后无韧带加强,尺骨半月切迹前端冠状突小,容易发生肘关节脱位。

【病因与分类】　多由间接暴力所致。以后脱位最为常见,即病人跌倒后,手掌着地,肘关节呈伸直位,前臂旋后位,暴力经前臂传递至尺、桡骨上端,在尺骨鹰嘴处产生杠杆作用,使尺、桡骨近端同时脱向肱骨远端的后方。

【临床表现】

（1）肘关节肿胀、疼痛、功能障碍。

（2）肘关节弹性固定于半伸直位约135°,病人以健手支托患肢前臂;肘部变粗,上肢变短,肘后凹陷,鹰嘴后突显著,肘后三点失去正常关系;肱骨下端在肘窝前方触及。

【治疗原则】

1. 复位　大多采用手法复位,对于手法复位失败者,可切开复位。

2. 固定　复位后用超过肘关节夹板或长臂石膏托固定肘关节于屈曲90°,再用三角巾悬吊胸前2~3周。

3. 功能锻炼　固定期间可做伸指、握拳等锻炼。外固定去除后,练习肘关节的屈伸活动、前臂旋转活动及肘关节周围肌力的锻炼。锻炼时注意观察患肢血液循环及手指的活动和感觉。

（三）髋关节脱位

髋关节由股骨头和髋臼构成,髋臼为半球形,深而大,能容纳股骨头的大部分,关节囊周围有坚强的韧带与肌群,结构相当稳定,脱位发生率较低。

【病因与分类】　髋关节脱位多由强大暴力所致。按股骨头脱位后的位置可分为后脱位、前脱位和中心脱位,其中以后脱位最常见。当髋关节屈曲或屈曲内收时,暴力从膝部向髋部冲击,使股骨头穿出后关节囊,或在弯腰工作时,重物砸于腰骶部,使股骨头向后冲破关节囊造成髋关节后脱位。

【临床表现】　患侧髋部疼痛、关节功能障碍;伤肢呈屈曲、内收、内旋、缩短畸形（图 27-22）;脱位的股骨头可在臀部触及,大转子上移。

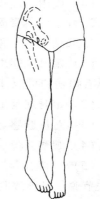

图 27-22　髋关节后脱位典型畸形

【治疗原则】

1. 复位　脱位后常在腰麻或全麻下行手法复位,力争在24 h内复位。常用复位的方法有提拉法和旋转法。

2. 固定　复位后用持续皮牵引固定患肢于伸直、外展位3周。

3. 功能锻炼　固定期间可进行患肢踝关节的活动及其余未固定关节的活动;4周后,去除皮牵引,指导病人扶双拐下地活动。3个月内,患肢不负重,以免发生股骨头缺血性坏死或因受压而变形;3个月后,经X线检查证实股骨头血液循环良好后才能尝试弃拐步行。

三、护理

【护理评估】

1. 健康史　重点询问受伤的原因、时间、外力的方式与性质,受伤时体位等;有无关节反复脱位的病史,有无骨骼病变,如肿瘤、炎症等。

2. **身体状况** 重点评估病人的全身情况,如病人的意识、体温、呼吸、血压、尿量、伤口出血等,了解有无关节脱位所致的全身性并发症;评估病人的局部情况,如局部有无肿胀、疼痛、功能障碍、畸形等;评估局部感觉、运动、动脉搏动、温度、色泽等。

3. **辅助检查** X线检查确定脱位的类型和程度。

4. **心理社会** 评估病人及家属对脱位的心理反应,对复位后康复知识的了解程度。

【护理问题】

1. **疼痛** 与关节脱位、局部软组织损伤等有关。

2. **身体移动障碍** 与脱位后患肢功能障碍、制动等有关。

3. **有血管、神经损伤的危险** 与关节脱位压迫血管、神经有关。

4. **知识缺乏** 缺乏关节脱位后的治疗及功能锻炼等知识。

【护理目标】 病人疼痛得到缓解。病人患肢功能恢复,生活能自理。病人无血管、神经功能障碍。病人能说出复位后治疗的重要性及正确功能锻炼的相关知识。

【护理措施】

1. **止痛**

(1) 移动病人时,应托扶固定患肢,动作轻柔,避免因活动患肢引起疼痛加重。

(2) 脱位当天,局部冷敷可达到消肿止痛的目的,伤后24 h局部热敷可减轻肌肉痉挛牵引起的疼痛。

(3) 早期正确复位固定,可使疼痛缓解或消失。

(4) 应用心理暗示、转移注意力等方法缓解疼痛,必要时遵医嘱给予止痛药。

2. **固定** 石膏固定或牵引固定者,做好相应护理(详见本章第一节)。

3. **病情观察** 移位的骨端可压迫临近的血管、神经,引起患肢缺血和感觉、运动障碍。

(1) 定时观察患肢末端的血液循环,若发现患肢苍白、冰冷、大动脉搏动消失等,提示大动脉有损伤的可能,应及时通知医生处理。

(2) 定时观察患肢的感觉和运动,以了解神经损伤程度及恢复情况。

(3) 对皮肤感觉功能障碍的肢体要防止烫伤。

(4) 观察复位后再次脱位。

(5) 对伴有骨折要及时发现,合理治疗;加强护理,密切观察病情进展,促进功能恢复。髋关节脱位可导致股骨头坏死,切忌伤后3个月内患肢负重。

4. **体位** 抬高患肢,促进静脉回流,减轻肿胀;注意保持关节功能位,如髋关节脱位后行持续皮肤牵引时,要保持患肢于外展位,防止髋关节屈曲、内收、内旋,防止发生再脱位。

5. **功能锻炼** 指导病人进行正确的功能锻炼,防止关节粘连、肌肉萎缩等并发症的发生。

6. **心理护理**

【健康指导】

(1) 向病人及家属宣传有关疾病治疗和康复的知识,使之增强对复位后治疗的重视,预防习惯性关节脱位发生。

(2) 教会病人外固定护理及功能锻炼的方法。

(3) 对于可能出现的并发症及相应的临床表现,应交代清楚,让病人了解在什么情况下需立即来院检查。

（4）根据发生脱位的原因，教育病人平时生活中注意安全，减少或避免事故发生。

第四节　常见骨关节感染疾病病人的护理

一、急性血源性骨髓炎

急性骨髓炎是由化脓性致病菌引起的骨膜、骨质、骨髓的急性化脓性感染。感染的途径有：身体某一部位存在化脓性感染病灶，病菌经血液循环播散至骨髓，称血源性骨髓炎；由创口直接感染或手术后引起，如开放性骨折或骨骼手术后感染，称创伤后骨髓炎；邻近软组织感染病灶直接蔓延至骨骼，称外来性骨髓炎。其中以急性血源性骨髓炎为最多见。化脓性骨髓炎按病情缓急分为急性和慢性。

【病因】　急性血源性骨髓炎最常见的致病菌是金黄色葡萄球菌，其次是乙型溶血性链球菌。在某种损伤使肢体局部抵抗力下降或某种疾病使全身抵抗力下降情况下，身体其他部位感染病灶（如疖、痈、扁桃体炎、咽喉炎、中耳炎等）内细菌经血流所致骨膜、骨质、骨髓的急性化脓性感染。常见于儿童，发病部位多在胫骨、股骨、肱骨等长骨的干骺端。因干骺端血管网丰富，血流缓慢，细菌易于沉积；此处靠近关节易受损伤，使局部抵抗力下降，故易发生感染。

【病理】　基本病理变化是骨质破坏、骨吸收和死骨形成，同时出现反应性骨质增生。早期以骨质破坏和死骨形成为主，晚期以修复性新生骨增生和骨性死腔为主。大量菌栓进入长骨的干骺端，阻塞小血管，迅速发生骨坏死，形成局限性骨脓肿。形成的脓肿可由 3 条途径扩散蔓延（图 27-23）：① 穿过骨密质形成骨膜下脓肿。骨组织的感染及骨膜被脓肿剥离而造成骨的缺血坏死，而成为死骨。② 骨膜下脓肿经骨小管（哈弗管）蔓延至骨干骨髓腔，或干骺端病灶直接扩散至骨髓腔而形成弥漫性骨髓炎，同时骨膜下脓肿破裂后，即可引起软组织感染或形成窦道。病灶周围骨膜因炎症充血和脓液刺激产生新骨，包围在死骨外，形成骨性包壳，并将死骨、脓液和炎性肉芽组织包裹，成为骨性死腔。③ 干骺端脓肿穿入附近关节，继发化脓性关节炎。大片死骨不易吸收和清除，长期滞留在体内，引起慢性骨髓炎。

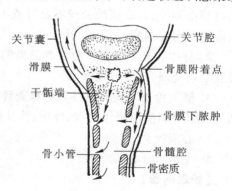

图 27-23　急性骨髓炎蔓延途径

【临床表现】

1. 全身症状　起病急骤，全身中毒症状明显，表现为寒战、高热、体温可达 39℃ 以上，伴有脉快、头痛、呕吐、烦躁不安等症状。

2. 局部症状与体征　患肢局部持续性、进行性加重的疼痛，活动受限，病人因疼痛而拒绝做主动与被动活动，局部皮肤温度增高，数天后局部肿胀、压痛明显。当脓肿穿破骨膜形成软组织深部脓肿时，疼痛减轻，但局部红、肿、热和压痛更明显。脓肿穿破皮肤，体温下降，但局部形成经久不愈的窦道，附近关节可有反应性积液。由于骨骼受到炎症破坏，1~2 周后可能发生病理性骨折。

【辅助检查】

1. 实验室检查　血白细胞增多,中性粒细胞增高,核左移。

2. 血培养　可为阳性。

3. 脓肿分层穿刺　早期局部分层穿刺,可能在骨膜下或骨质内抽出脓性混浊液。抽出脓液即可明确诊断。同时做细菌培养和药物敏感试验。

4. 影像学检查　X 线摄片在早期无异常发现,2~3 周后可见骨破坏征象及骨膜反应;CT 检查可较早发现骨膜下脓肿。

【治疗原则】　早期诊断、早期治疗、控制并防止炎症扩散,及时切开减压引流脓液,防止死骨形成,演变为慢性骨髓炎。

1. 全身支持疗法　多休息多饮水,给予高蛋白、高糖、高维生素饮食,静脉补液,必要时少量多次输新鲜血。

2. 抗感染　早期联合应用有效抗生素,可选用一种抗革兰阳性细菌抗生素,另一种为广谱抗生素,待细菌培养及药敏结果出来后再做相应的调整,直至体温正常后继续用药 2~3 周。

3. 患肢制动　患肢用皮牵引或石膏托固定于功能位,抬高患肢,以减轻疼痛、防止畸形和病理性骨折的发生。

4. 尽早开窗引流　目的是引流脓液、减压或减轻毒血症症状,防止转变为慢性骨髓炎。一般应用抗生素治疗 2~3 日未能控制感染,局部分层穿刺抽得脓液或炎性液体时,即在病灶处骨密质钻孔、开窗减压,于窗洞内放置两根导管,近端导管供滴入抗生素冲洗液,远端导管用于负压吸引引流。

二、护理

【护理评估】

1. 健康史　发病前大多有原发性感染病灶,如软组织常见的化脓性感染,开放性损伤的伤口感染等,当原发病灶处理不及时或不当,加上机体抵抗力下降,化脓性致病菌即由病灶进入血流而引起本病。

2. 身体状况　急性血源性骨髓炎的全身症状、局部体征、早期患处持续性剧痛及深压痛,患肢活动受限,皮肤温度增高。

3. 辅助检查　实验室及其他检查评估病人的检查结果,特别是白细胞计数、分类;分层穿刺或关节穿刺抽出液体的量、性质;涂片检查是否发现脓细胞。血常规、B 超等检查。

4. 心理社会

5. 手术后评估

【护理问题】

1. 体温过高　与急性感染有关。

2. 疼痛　与局部炎症刺激,骨髓腔、关节腔内压力增高有关。

3. 皮肤完整性受损　与炎症、溃疡、窦道有关。

4. 自理能力低下　与疼痛、制动、骨折及关节畸形有关。

5. 焦虑　与疾病迁移不愈、担心功能障碍等有关。

【护理目标】　病人疼痛减轻或消失。病人感染控制,体温维持正常。及时引流并保持通畅，皮肤炎症得到控制。病人无外伤、骨折发生，生活得到照料。病人情绪稳定，心态平稳。

【护理措施】

1. 病情观察　观察生命体征及神志变化，以了解有无感染性休克发生；观察伤口引流情况；注意局部肿、热、痛，局部穿刺情况；注意观察药物毒、副作用。

2. 缓解疼痛

（1）制动，局部用皮牵引或石膏托妥善固定，以减轻疼痛、预防病理性骨折。对于固定的病人，做好牵引或石膏的常规护理。

（2）患肢抬高并维持功能位，以促进静脉回流，减轻肿胀或疼痛；移动患肢时，支托上、下关节，动作轻柔，尽量减少刺激。

（3）转移病人注意力，按医嘱给予止痛药。

3. 控制感染　注意病人有无用药后的过敏反应及毒副作用；细菌药敏结果出来后及时调整。

4. 降温　高热期间，应采取有效的降温措施。体温高于 39℃时，采取物理降温；必要时，遵医嘱给予药物降温，并观察病人体温的变化。

5. 加强全身支持　给予易消化、高热量、高蛋白、富含维生素的食物，高热期间给予流质或半流质饮食；静脉补液，维持水、电解质、酸碱平衡，必要时少量多次输血。

6. 局部伤口冲洗的护理

（1）引流管与一次性负压引流袋或负压引流瓶相连，并保持负压状态。引流袋或引流瓶要低于创口 50 cm。

（2）合理调节药物灌注速度，及时更换灌洗液，一般每日创口内滴入抗生素溶液 1 500~2 000 ml，其中抗生素量相当于每日全身用量的 1~2 倍，24 h 连续冲洗引流，术后 12~24 h 内应快速滴入，以后减慢至 50~60 滴/min，直至引流液清亮，细菌培养阴性，可停止冲洗。

（3）密切观察并记录冲洗液的量，引流液的量、性质。若出入量差额较大时，提示有管道堵塞，应调整引流管位置，加大负压吸引或加压冲洗，以冲出管道内的阻塞物。冲洗时应严格无菌操作。

7. 促进皮肤愈合　保持石膏、敷料清洁、干燥；伤口敷料湿透后要及时更换，保持伤口干燥；加强皮肤护理，预防压疮发生。

8. 患肢功能锻炼　急性炎症控制后指导病人练习患肢肌肉的等长收缩，帮助病人按摩患肢，未固定的肢体应做关节全方位的活动。

9. 术后护理　患肢护理包括制动，患肢进行肌肉等长收缩，未制动部分进行功能锻炼，以防关节僵硬和肌肉萎缩。引流管护理要保持通畅、固定，防止阻塞和扭曲，冲洗滴入瓶高于床面 60~70 cm。引流瓶低于床面 50 cm。引流速度为手术后第一日快速滴入，以后维持 50~60 滴/min。及时记录引流液的性质、量。伤口及时换药，保护好引流管。

10. 心理护理　护士应关心病人，提供娱乐活动，分散注意力，耐心地解释疾病的相关知识，使病人正确对待疾病，保持心理健康。

【健康指导】

（1）向病人及家属解释长期彻底治疗的重要性，强调出院后继续服用抗生素的重要性。

（2）指导病人进行有计划的功能锻炼，活动时注意防止意外伤害及病理性骨折。

（3）安排复诊时间，提供药物及家庭健康服务。

第五节　骨关节结核病人的护理

一、概述

【病因病理】　骨与关节结核是骨与关节的特异性感染，本病好发于青少年及儿童，30岁以内的病人占80%以上。发病部位以脊柱最多见，其次是膝、髋、肘、肩、腕关节。它是继发性感染，90%继发于肺结核。结核杆菌由原发病灶经血循环或淋巴管到达骨与关节，病变初期多为单纯骨结核或单纯滑膜结核，关节软骨面完整。若抵抗力强，治疗及时正确，关节功能可完全或大部分保存。若病变进一步发展，关节的骨端、软骨和滑膜同时受累，则成为全关节结核。局部病理改变是结核性炎性浸润、肉芽增生、干酪样坏死及寒性脓肿形成，滑膜、骨质、关节软骨被破坏，晚期可导致病理性脱位或骨折、肢体畸形或残废。

【临床表现】

1. 全身表现　一般不明显，可有低热、夜间盗汗、食欲减退、消瘦、乏力、贫血等结核中毒症状，在病变活动期表现较明显。

2. 局部表现

（1）疼痛：病变关节早期即有轻度疼痛，随着病变发展疼痛加重，尤其在活动或负重时疼痛更明显。脊柱结核多为钝痛，咳嗽、打喷嚏、持重物时疼痛加重；髋关节结核早期即有髋部疼痛，但儿童常诉说同侧膝部疼痛；膝关节结核在全关节结核早期疼痛较明显，单纯滑膜和骨结核疼痛较轻；儿童的髋关节和膝关节结核常有"夜啼"，因为熟睡后，患病关节周围的保护性肌痉挛解除，在活动肢体或翻身时即发生突然疼痛而哭叫；肩关节结核早期有酸痛感，以肩关节前侧为主，有时可放射到肘部及前臂。

（2）功能障碍：病变关节的疼痛及周围肌肉的保护性痉挛，常使肢体活动受限或出现异常姿势。如髋关节结核早期就有跛行，检查时可见托马斯征（Thomas征）阳性，即在平卧时两下肢平置时，见腰部生理性前屈加大；让病人双手抱紧健侧膝部，骨盆平置，则患侧髋与膝呈屈曲状态，此征阳性说明髋有屈曲畸形存在（图27-24）。又如腰椎结核病人，腰部活动受限，常挺腰屈膝下蹲状去捡拾地上物品，此征象称为拾物试验阳性（图27-25）。

（3）肿胀与畸形：早期四肢关节结核可见轻度肿胀；晚期因关节肿胀重且附近肌肉失用性萎缩，使病变关节呈梭形肿胀，如膝关节结核呈"鹤膝"畸形，或因积液过多而出现浮髌试验阳性，脊柱结核可能发生后突畸形，即呈"驼背"。

（4）寒性脓肿与窦道：寒性脓肿形成后一般局限在病灶附近，但脊柱结核脓肿可以沿肌肉及筋膜间隙流向远处，如颈椎结核可有咽后壁脓肿，可流注到锁骨上窝；胸椎结核多表现为椎旁脓肿；胸腰段结核可同时有椎旁和腰大肌脓肿；腰椎结核脓液汇集在腰大肌鞘内，可沿髂腰肌流注到腹股沟部、小转子，甚至到腘窝部；腰骶段结核可同时有腰大肌脓肿和骶前脓肿。脓肿破溃后可形成窦道，经久不愈，常易并发混合性感染。

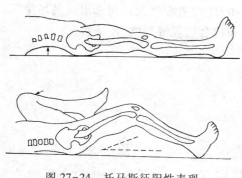

图 27-24 托马斯征阳性表现

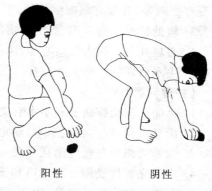

阳性　　　阴性

图 27-25 拾物试验

（5）截瘫：胸椎结核截瘫发生率最高，颈椎次之。脊柱结核并发截瘫的原因，在早、中期或病变活动期，多是因脓肿、干酪样坏死物质、肉芽组织、死骨等直接压迫脊髓引起，称为骨病活动型截瘫。在病变后期或愈合后，因脊柱的后凸、脊柱病理性脱位、椎管前方骨嵴等压迫或磨损脊髓使之纤维变性而引起截瘫，称为病变静止型或骨病治愈型截瘫。活动型截瘫手术减压效果较好，而静止型截瘫，手术效果较差。此外，脊髓血管栓塞导致脊髓变性、软化，也可发生截瘫，这种截瘫常为不全性。

【辅助检查】

1. 实验室检查　血沉加快，脓液结核杆菌培养阳性率为 70% 左右。

2. 影像学检查　X 线或 CT 检查：对该病的诊断非常重要，可了解病变进展情况及程度等。早期常为骨质疏松，关节间隙及椎间隙的狭窄模糊，继之见骨纹理紊乱，密度减低，溶骨、死骨、新生骨、骨空洞、脓肿阴影等改变。

【治疗原则】

1. 全身治疗　加强支持疗法，提高机体抵抗力；合理应用抗结核药物，用药过程中注意其毒副作用，脊柱结核一般用药连续 2 年。

2. 局部治疗

（1）适当休息或限制活动，适用于关节结核疼痛和肌痉挛较严重的病例。

（2）手术治疗：非手术治疗不能控制病变发展，死骨明显形成、脓肿较大，经久不愈的窦道，或合并截瘫等，应在积极的术前准备下行结核病灶清除术及关节融合术。单纯髋关节滑膜结核，腔内注药后牵引固定，骨结核病灶清除，牵引固定，晚期术后固定 3 个月。膝关节单纯滑膜结核，腔内注药，不见效则滑膜切除，单纯骨结核病灶切除后植骨，固定 3 个月。

二、护理

【护理评估】

1. 健康史　了解病人年龄、活动和饮食情况，有无全身中毒症状表现，有无解除结核病人的历史，有无药物过敏和手术史，有无用药情况和治疗方法。家族史，营养状况。

2. 身体状况　病人的生命体征、营养状况、疼痛的情况、有无放射，药物效果和有无不良反应。脊柱四肢有无畸形，有无寒性脓肿的形成，有无窦道，病人感觉和运动情况，走路与运动有没有受限等,有没有截瘫症状等。

3. 辅助检查　血常规、血沉等情况;X线检查和CT检查看病人骨质和滑膜破坏情况。

4. 心理社会　病人恐惧心理,承受能力、家庭和社会的理解程度、经济状况。

5. 手术后评估　有无并发症,以及复发等。

【护理问题】

1. 疼痛　与结核病变和手术有关。

2. 活动障碍　与结核、手术、固定或截瘫有关。

3. 营养失调　与慢性消耗有关。

4. 皮肤完整性受损　与窦道和长期卧床有关。

5. 焦虑　与疾病长期性、用药、预后有关。

6. 药物中毒的危险　长期服药有药物毒性。

7. 潜在并发症　骨折、关节脱位畸形、截瘫等有关。

【护理目标】　缓解疼痛。逐渐功能恢复。营养加强。保护皮肤完整性。合理服药。消除或避免并发症。

【护理措施】

1. 改善营养,提高机体抵抗力　给予高热量、高蛋白、高维生素饮食;有贫血者,可少量多次输血,保持血红蛋白在 100 g/L 以上。

2. 缓解疼痛　局部固定、制动,以减轻疼痛,并防止病理性骨折或截瘫的发生。对石膏固定及牵引的病人按牵引及石膏病人护理常规进行;同时指导病人应用放松疗法或转移注意力等以减轻或缓解疼痛。

3. 遵医嘱应用抗结核药物　用药过程中要密切观察毒副作用的发生及预防。

4. 卧床休息,保护皮肤　提高抵抗力、减轻疼痛,防止并发症,保护肢体功能。保护皮肤外伤,维持床单位整洁,避免压疮,及时换药,遵守无菌原则。

5. 心理护理　因结核病程长,治疗持续时间较长,病情严重者可残疾。因此,注意病人有无焦虑、恐惧、悲观等不良情绪反应。应理解病人,尽量转移病人注意力;帮助病人采取正确的应对措施适应身体的各种变化;鼓励病人家属、亲友及社交成员多与病人接触,关心照顾病人,给病人以身体上和心理上的支持。

6. 手术前护理　除常规护理外,还应做到:

(1) 至少抗结核治疗 2 周。

(2) 有窦道者应用抗生素至少 1 周。

7. 手术后护理

(1) 病情观察:严密监测生命体征,术后 1~3 h 内,每 30 分钟测定一次生命体征,平稳后 24 h 内,每 12 h 测定一次。若胸椎结核术后,病人出现胸闷,胸部听诊手术侧呼吸音减低,叩诊呈鼓音,考虑为胸膜破损引起的呼吸困难,应立即报告医生。少量积气可自行吸收,不必处理;若积气量较大,协助医生做闭式抽气;若气胸量较大,宜做胸腔闭式引流。同时注意观察肢体温度、皮肤弹性、色泽、毛细血管充盈反应、尿量等,如有血容量不足,应加快输液速度。

(2) 体位及制动:脊柱手术后脊柱不稳定,应卧硬板床,局部制动,防止假关节形成或植骨块脱落等。关节结核,行滑膜切除术的病人要保持有效牵引。关节融合术者,常用石膏固定,注意加强护理。

（3）抗结核治疗：术后需继续抗结核治疗3~6个月。

（4）并发症的预防：脊柱结核合并截瘫者,术后按截瘫常规护理进行,预防呼吸道、泌尿道感染,压疮及肌肉萎缩、关节僵直等并发症的发生。

（5）功能锻炼：鼓励病人主动进行肌肉、关节等功能锻炼,锻炼时应循序渐进,持之以恒,以最大限度地恢复关节功能。

【健康指导】

（1）加强结核病防治宣传工作。

（2）加强营养,多食高蛋白、高热量、富含维生素饮食,增强机体抵抗力。

（3）教育病人坚持抗结核治疗的重要性,告诉病人及家属用药的种类、用法,毒副作用的观察,定期复检肝、肾功能及随诊。

（4）帮助病人及家属了解功能锻炼的正确方法,最大限度地恢复关节功能。

第六节 断肢再植病人的护理

一、概述

对完全离断或离断不完全的肢体进行清创、血管吻合、骨骼固定、肌腱和神经修复等一系列手术后,肢体恢复原来全部或大部分功能和形态,称为断肢再植,为自体移植,不存在排异反应,但存在术后血管痉挛、血栓形成、感染等问题。术后护理极为重要,与手术成功有很大的关系。

【分类】 根据离断的程度分为：

1. 完全性断离 指离断的肢体与人体完全分离,没有任何相连的组织,或相连的组织是皮肤和部分肌腱,但在断肢再植前清创时需要离断者,称为完全离断。

2. 不完全离断 指肢体大部分已经断离,其断面伴有脱位或骨折,主要血管已断裂或有血管栓塞者,相连的组织不到断面周径的1/4（断手指为1/8）；残留的皮肤不到断面周径的1/8,伤肢具有损伤的肌腱相连；伤肢的远端不能为断离肢体提供血液供应,使断离肢体处于严重缺血和无血状态,如不施行断肢再植将使肢体坏死,这些称为不完全断离。

3. 多发性断离 指完全性断离和不完全性断离的肢体,断离远端又发生一处或多处的完全断离或不完全断离,称为多发性断离。

根据断肢的损伤性质分为5大类：切割性断离、挤压性断离、碾轧性断离、撕裂性断离、特殊性断离。

【急救和术前准备】

1. 急救病人的残肢 伤后迅速用无菌或清洁物品包扎受伤残端,免受污染,严格止血,但要保护好组织,其他抢救同创伤。

2. 断肢保存和转运 有规定离体组织室温下缺血6 h即可坏死,所以伤后立即用无菌单包裹好离断的肢体,外套塑料袋,周围用冰块作冷藏,保持低温4℃左右,立即将病人和断肢一起送往医院,途中要保持冷水进入塑料袋内,切忌将断肢浸泡在任何液体中。记录受伤时间和到达医院的时间,迅速将断肢送往手术室,并将断肢用肝素盐水液灌注,冲洗后保存于 2~4℃ 冰箱中,待手术用。

3. 术前准备　应迅速有效的组织力量进行手术,包括手术医生、麻醉师、护士等,并进行简单的术前检查和其他准备,也包括家属和病人的思想工作,以及心理准备。给予病人各项检查、吸氧、置尿管等,全过程密切观察病人的情况。

二、护理

【护理评估】

1. 健康史　评估病人受伤的部位、程度、范围、时间、地点、有无污染、有无处理、伤肢是否整齐、是什么原因造成的断肢。急救处理情况,肢体保存情况,有无其他疾病和血液性疾病。

2. 身体状况　是联合伤还是单纯伤,有无出血、疼痛、休克、断肢是否整洁、肢体功能和活力,有无其他病变,如糖尿病等。肢体离断情况,损伤性质和程度,血循环障碍的程度,急救处理是否得当等。

3. 辅助检查　X线检查受伤骨折部位和程度,血尿常规及生化检查判断有无疾病历史,以及各脏器功能情况。联合伤检查有无脏器损伤。

4. 心理社会　突发事件,有可能恐惧和紧张感,有致残可能,对生活失去信心,失去生活和劳动能力,家庭对病人的支持和理解程度,经济负担、社会关心的力度等。

5. 手术后评估　功能恢复、肢体成活、有无并发症等。

【护理问题】

1. 体液不足　与断肢出血和术中出血有关。

2. 有栓塞可能　与术后血管痉挛、血管吻合处栓塞有关。

3. 有感染的危险　与损伤和手术有关。

4. 肢体活动障碍　与断肢和手术有关。

【护理目标】　补足液体量。防止血管栓塞。抗感染保证伤口愈合。恢复功能和活力。

【护理措施】

1. 术前护理　观察病情,主要是生命体征,补液以及记录 24 h 液体出入量,使用破伤风抗毒素注射,做好急诊手术的准备,如病人不能立即手术则将断肢移交,保存以便病情稳定后,再行断肢再植手术。

2. 术后护理

（1）消毒隔离和预防感染的措施:术后病人住隔离消毒的房间,室内物品和空气均需要消毒,室温维持在 23~25℃,湿度为 60%~70%,专人护理,限制探视病人,室内严禁吸烟,应用广谱抗生素治疗。

（2）加强对再植肢体的观察和护理

1）再植肢体皮肤颜色的观察:皮肤颜色是断肢再植手术后观察的主要指标,由于肢体离断后无神经支配,术后颜色与健侧颜色相一致,皮肤由红润变苍白,提示动脉血管栓塞和痉挛;皮肤有瘀斑,提示静脉有栓塞,如皮肤出现大片或全部发暗而呈紫色,提示动静脉完全栓塞。

2）再植肢体肿胀:由于手术、外伤、血液重建、淋巴管的破坏,可有再植肢体的肿胀,若发动静脉栓塞则肢体发生严重的肿胀。

3）再植肢体的皮肤温度：一般再植肢体皮温应保持在 33~35℃，与健侧相比温差在 2℃ 以内，应在同一条件下测量体温，如定部位、压力、时间等，随时与健侧对比，并同时测量室温。术后 10 日内，每小时测定皮温一次，再植肢体一侧高于正常皮温 1~2℃，如皮温突然下降或健侧与患侧皮温相差 3℃ 以上，说明有动脉栓塞；如缓慢下降，在 1~2 日相差 3℃ 以上，说明有静脉栓塞。

4）再植肢体的毛细血管充盈时间：方法是用手指和竹签按压指腹和指甲，按压后如由红润转为苍白，松压后马上恢复原状，如动脉栓塞毛细血管充盈时间延长或消失，而静脉栓塞毛细血管充盈时间早期缩短后期消失。无论动脉还是静脉痉挛，毛细血管充盈时间均不会消失。当毛细血管充盈时间短于 1 s，患肢肿胀，皮肤发紫，为静脉回流障碍，如毛细血管充盈时间延长至 2 s，皮肤苍白，发凉则为动脉供血障碍。肢体肿胀应追踪测肢体周径，查找原因并及时报告给医生，随时处理。所以毛细血管充盈时间可以鉴别痉挛或栓塞。

（3）抬高肢体到心脏平面，保证静脉有效回流，严禁患侧卧位。

（4）去除血管痉挛情况。

3. 再植肢体并发症观察与护理

（1）急性肾衰竭：多为碾轧伤引起，早期表现为肾衰竭表现，所以要注意病人尿量变化、意识情况、血钾等变化，及时采取措施，防止肾衰竭。

（2）脂肪栓塞综合征：多在 72 h 内发生，病死率高，在 72 h 内密切观察病人的意识，呼吸症状、脉率等，如心率大于 140 次/min，呼吸急促、体温高达 38.5℃ 以上，血压下降，应通知医生及时处理。

（3）血容量不足：多发生在大的肢体离断并伴有出血，或伴有其他脏器损伤，或疼痛引起的病人神经性休克等，应给予补液对症治疗，维持有效循环血量，升高血压等措施。但避免使用外周血管收缩药物，以免引起断肢再植肢体缺血，造成再植体成活率受影响。

（4）切口感染：为常见并发症，多因损伤重，清创不彻底，导致切口感染，影响肢体功能恢复，直至再植失败。所以应彻底清创，保持伤口清洁，及时换药，无菌操作，抗生素的应用，防止交叉感染的发生。

（5）血管危象

1）动静脉血管痉挛或栓塞的病因与表现见表 27-1。

表 27-1 动、静脉血管痉挛或栓塞的病因与表现

	动脉血管痉挛或栓塞（动脉危象）	静脉血管痉挛或栓塞（静脉危象）
病因	再植术后寒冷、刺激、受压、吸烟、精神因素如恐惧和紧张、血管收缩药物	再植术后寒冷、刺激、受压、吸烟、精神因素如恐惧和紧张、血管收缩药
表现	再植体皮肤苍白、皮温低、低于 2℃、伤口无渗血、指腹张力低、毛细血管充盈时间延长 3 s	再植体皮肤紫红、皮温低、低于 2℃、指腹张力高、肿胀、组织无弹性、毛细血管充盈时间缩短小于 1 s、有动脉搏动、切口渗血明显、先渗暗红色血液、后鲜红色血液

2）护理措施：动脉血管痉挛和栓塞：① 保温措施有提高室温，肢体保暖，手术后 1 周内可用灯光照射，促使血管扩张，灯距为 30~40 cm，用无菌布遮盖再植体和灯头，防止灼伤；② 严

禁吸烟;③ 镇静止痛,包括稳定病人的情绪,操作仔细轻柔,必要时使用止痛剂;④ 适当应用抗凝解痉药物,可静滴低分子右旋糖酐等药物;⑤ 使用镇痛泵,即止痛又达到扩血管目的;⑥ 补液即达到补充血容量又达到稀释血液的目的;⑦ 有条件的地方使用高压氧舱治疗,会取得一定的效果。

静脉血管痉挛或栓塞:① 查明原因,及时处理;② 如因肿胀引起可手术探查,如因感染或静脉栓塞段大应采用放血疗法,并遵医嘱给予肝素化治疗。

4. 加强基础护理

(1) 饮食易用温暖食物,高热量和高蛋白食物,避免冷凉食物,给予纤维性食物,防止大便干燥而引起便秘。

(2) 用药观察:使用抗凝药物期间,应及时监测出凝血时间和血小板的量,观察有无皮肤出血和腔道出血,更注意伤口出血等。

5. 功能锻炼 断肢再植后要保持功能位,绝对休息,适当活动和按摩,有骨折时 4 周后被动活动,骨折愈合后主动活动,恢复肢体功能。

(1) 术后早期:指术后 3 周内,再植体轻微活动,促进血液循环,预防感染,消除肿胀,防止肌肉和关节功能障碍。

(2) 手术后中期:指手术后 4~6 周。主要恢复运动和感觉,以主动运动为主,被动运动为辅,适量适度的运动。促进感觉恢复和预防肌肉萎缩和关节僵硬等。

(3) 手术后晚期:指手术 6 周以后。主要包括运动、感觉、精细动作、理疗等,可以借助器械锻炼,达到良好的目的。如 3 个月后效果不佳,可以考虑再次手术,真正达到正常人体同样组织和器官的基本功能。

6. 心理护理 断肢是一个残酷的现实,可能面临功能障碍和废用。影响功能和美观,病人感到羞愧,家属内心不安,要和病人、家属共同协商,尽可能积极抢救,保留肢体功能和外观,术后配合锻炼,安慰病人,尽可能达到医患配合,达到最佳效果。

【健康指导】

(1) 避免外伤,严格按操作规程和劳动安全制度工作。

(2) 发生外伤后,正确处理,不可慌乱,保护好断肢,迅速转运。

(3) 移植成功后,加强功能锻炼,逐渐恢复功能。

(4) 有情况及时来院处理。

实训 小夹板固定术

【目的】 通过使用小夹板达到了解小夹板的作用。

【物品准备】

1. 用物准备 选择相应规格的预制夹板、固定衬垫等。

2. 病人准备 向病人说明石膏固定的主要目的、操作过程、注意事项,取得病人的配合。

【操作方法】 老师示教,找一人或模型,把小夹板贴在肢体上,用绑带包扎,而后同学分组操作。

【注意事项】

（1）夹板外捆扎的布带，松紧度应适度，一般应使捆扎带的带结能向远近两侧较容易地各移动 1 cm。如果捆扎过松会使固定作用于失效，捆扎过紧可能会造成肢体软组织或血管、神经等受压。

（2）小夹板固定前后均应注意观察患肢远端的感觉、运动、血液循环等情况。

（3）抬高患肢，有利于肢体血液回流，减轻疼痛与肿胀。

思 考 题

一、名词解释

1. 骨折　2. 开放性骨折　3. 陈旧性骨折　4. 骨筋膜室综合征　5. 脂肪栓塞　6. 缺血性肌挛缩　7. Colles 骨折　8. 截瘫　9. 脱位　10. 弹性固定　11. 假关节活动　12. 杜加斯（Dugas）征　13. 托马斯（Thomas）征。

二、填空题

1. 新鲜骨折是指_____周内的骨折。

2. Colles 骨折的典型畸形是_____、_____。

3. 为防止骨牵引过度，应反复观察_____。

4. 急性血源性骨髓炎最早病灶部位常在_____。

5. 骨科卧床病人预防尿路结石的主要措施是_____。

6. 骨折治疗的原则包括_____、_____、_____。

7. 防止骨科病人关节僵硬的护理措施主要是_____。

8. 托马斯征是_____疾病的表现。

9. 关节脱位后一般需固定_____周。

10. 骨折的专有体征包括_____、_____、_____。

11. 根据断肢离断程度将断肢分为_____、_____、_____。

三、单选题

1. 骨折表现最有诊断意义的是（　　）。
   A. 局部剧痛　　　　　B. 局部肿胀　　　　　C. 局部皮下淤血
   D. 肢体活动障碍　　　E. 假关节活动

2. 下列不是骨折的专有体征的是（　　）。
   A. 创伤处畸形　　　　B. 假关节活动　　　　C. 功能障碍
   D. 骨擦音　　　　　　E. 骨擦感

3. 骨折后期并发关节僵硬的主要因素是（　　）。
   A. 营养不良　　　　　B. 老年人　　　　　　C. 缺少功能锻炼
   D. 肌萎缩　　　　　　E. 神经损伤

4. 关节脱位的特征表现是（　　）。
   A. 疼痛　　　　　　　B. 肿胀　　　　　　　C. 淤血
   D. 弹性固定　　　　　E. 活动受限

5. 急性血源性骨髓炎最早病灶部位多在（　　）。

A. 干骺端   B. 骨骺端   C. 骨髓腔

D. 骨皮质   E. 骨膜下

6. 急性血源性骨髓炎护理中不妥的是(　　　)。

A. 患肢必须固定   B. 物理降温、预防惊厥

C. 高蛋白、高糖、高维生素饮食   D. 体温正常后,还继续用抗生素

E. 体温正常后可下床活动

7. 护理石膏固定病人时,不妥的是(　　　)。

A. 固定48 h内重点注意肢体受压症状   B. 固定期间抬高患肢

C. 常练习石膏型内肌肉舒缩活动   D. 拆除石膏型前,应摄X线片

E. 拆除石膏后,保持肢体低垂

8. 骨牵引护理错误的是(　　　)。

A. 每天用75%乙醇滴针孔1~2次   B. 避免牵引针左右移动

C. 定时测量肢体长度   D. 除去针孔的血痂

E. 取适当牵引重量

9. 脊柱骨折的病人急救运送方法,正确的是(　　　)。

A. 用软担架搬运   B. 三人平托放于硬板抬送

C. 二人抱持搬运   D. 一人抱持搬运

E. 一人背负搬运

10. 女病人,前臂行石膏绷带包括后1 h,自觉手指剧痛,护士观察见手指发凉、发绀,不能自主活动。首先考虑(　　　)。

A. 室内温度过低   B. 石膏绷带包扎过紧

C. 神经损伤   D. 体位不当

E. 静脉损伤

11. 男性病人,股骨干骨折行持续骨牵引,下列护理措施不妥的是(　　　)。

A. 抬高床头15~30 cm   B. 每天用乙醇滴牵引针孔

C. 保持有效的牵引作用   D. 定时测量肢体长度

E. 指导病人功能锻炼

12. 张先生,右肩部外伤后,诉肩部疼痛、右上肢活动障碍,检查发现杜加斯(Dugas)征阳性,可能是(　　　)。

A. 锁骨骨折   B. 肩关节脱位

C. 肱骨外科颈骨折   D. 臂丛神经损伤

E. 肩胛骨骨折

四、简答题

1. 牵引术后护理要点是什么?

2. 简述骨折病人功能锻炼的原则。

3. 简述骨折急救要点。

4. 骨折病人可能会出现哪些并发症?

5. 简述急性血源性骨髓炎感染扩散的三条途径。

五、护理病例

王某,女,65 岁。摔伤后右髋部疼痛 3 天收住入院。病人 3 天前走平路时跌倒,臀部着地,右髋被压于身体下面,当时觉右髋疼痛,站立后仍能忍痛行走,未介意。回家后卧床两天,疼痛未见减轻,且髋关节活动时疼痛加重,大腿根部出现肿胀,故来院就诊。

护理查体:生命体征正常,病人可自行站立,但右下肢持重困难,平卧时,右足呈外旋位,双下肢等长,右腹股沟区饱满,腹股沟中点深压痛,右下肢纵向叩痛阳性,活动右髋时,各方向均有轻度阻抗并引起髋痛。由于家庭经济不富裕,思想负担很重。

X 线片:右股骨颈可见骨质不连续,骨折线呈斜形,有微小移位,股骨颈稍变短,Pauwels 角 30°。

初步诊断:右股骨颈骨折(外展型)。

治疗原则:持续皮肤牵引 6~8 周,牵引期间行股四头肌舒缩运动,踝关节和足趾做屈伸运动。定期拍片,骨折愈合后,一般 6 个月可开始练习行走。请回答:

1. 列出病人的主要护理问题及相关因素。
2. 写出主要护理措施。

(穆万丹)

第二十八章　周围血管功能障碍病人的护理

第一节　单纯性下肢静脉曲张病人的护理

一、概述

【解剖生理】　单纯性下肢静脉曲张是由于下肢浅静脉血液回流障碍使静脉迂曲并呈扩张状态。下肢静脉系统由深静脉、浅静脉和交通静脉组成。下肢皮下的主要浅静脉是小隐静脉和大隐静脉。在大隐静脉注入股静脉、小隐静脉注入腘静脉处存在较坚韧的静脉瓣膜，能有效阻止腘静脉和股静脉内的血液反流（图 28-1）。下肢远端深静脉和小腿前静脉分支的管壁比近端静脉壁薄，但承受的静脉压力比近端静脉压力高，所以容易发生静脉曲张。

【分类】

1. 原发性　原发性静脉曲张最多见，是下肢浅静脉本身的解剖或病变所致。如先天性静脉壁薄弱、静脉瓣膜稀少或缺如，长期使下肢静脉内压力增高的任何因素（如习惯性便秘、长期站立、妊娠、慢性咳嗽等）都可导致其静脉管腔增大，瓣膜逐渐松弛而不能正常关闭，使下肢静脉血回流受阻。

2. 继发性　少见，常见的病因病理是下肢深静脉瓣膜功能不全，深静脉阻塞，深静脉形成血栓后综合征，先天性深静脉瓣膜缺如综合征。其他是深静脉以外的病变，如盆腔肿瘤、妊娠子宫压迫髂外静脉而

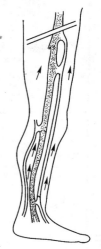

图 28-1　正常下肢
静脉回流示意图

引起下肢静脉曲张,先天性动静脉瘘也可引起下肢静脉曲张。

【病因】 下肢静脉曲张的主要原因是先天性或后天性因素所致的下肢静脉壁薄弱、静脉瓣膜缺陷及下肢浅静脉内的压力升高。

1. 先天因素 约有70%的单纯性下肢静脉曲张病人有家族史,先天性静脉壁薄弱、静脉瓣膜稀少或缺如,其发生与遗传因素有关。

2. 后天因素 长期使下肢静脉内压力增高的任何因素(如习惯性便秘、长期站立、妊娠、慢性咳嗽等)都可导致其静脉管腔增大,瓣膜逐渐松弛而不能正常关闭。

【临床表现】 下肢浅静脉迂曲、隆起、扩张、蜿蜒是单纯性下肢静脉曲张的主要表现。早期仅在长时间站立后感觉小腿肿胀不适,后期在深静脉和交通静脉瓣膜功能出现障碍后,有踝部轻度肿胀和足靴区皮肤营养不良表现,如皮肤瘙痒、萎缩、色素沉着、脱屑、皮肤和皮下组织形成硬结、湿疹和溃疡等,并可伴有血栓性静脉炎、曲张静脉出血等表现。

【辅助检查】

1. 特殊检查

(1) 深静脉通畅试验(Perthes 试验):病人站立,待静脉充盈曲张后,用止血带阻断大腿浅静脉主干,嘱病人做下蹲活动或连续用力踢腿 20 次左右后观察小腿,若曲张静脉充盈消失或充盈程度减轻,说明深静脉通畅。若充盈不消失或充盈更明显,甚至出现下肢胀痛,表明深静脉不通畅。

(2) 大隐静脉瓣膜及交通支瓣膜功能试验(Brodie Rrendlenburg 试验):病人平卧,使患肢抬高,让曲张静脉内淤血排空之后在大腿上 1/3 处扎上止血带,松紧度以能阻断浅静脉血流为度。然后嘱病人站立,放松止血带,若静脉血液在 10 s 内自上而下迅速充盈,说明大隐静脉瓣膜关闭不全。若未放开止血带前,其下方的静脉在 30 s 内充盈,则说明交通支静脉瓣膜关闭不全。应用同样的方法,在腘窝部扎上止血带,检测小隐静脉瓣膜的功能。

(3) 交通支静脉通畅功能试验(Pratt 试验):病人仰卧,让其抬高患肢,在大腿根部扎止血带。之后从足趾向上至腘窝缚第一根弹性绷带,再从止血带处开始向下缚第二根弹性绷带,并同时自上而下解开第一根弹性绷带。如果在二根绷带之间的间隙内出现曲张的静脉,则说明该处有功能不全的交通支静脉。

2. 影像学检查

(1) 下肢静脉造影术:能观察到深静脉是否通畅、静脉的形态改变、瓣膜位置和形态。下肢静脉造影术是目前检查下肢静脉是否通畅和瓣膜功能的最有效和可靠的办法。

(2) 无创伤性血管检查:超声多普勒血流仪检查,能确定静脉血液反流的程度和部位,可观察到静脉瓣膜关闭活动及血液是否逆向流动。

【治疗原则】

1. 非手术疗法 年老体弱或有其他疾病不能耐受手术或症状较轻者,妊娠期妇女等,主要采用患肢穿弹力袜或弹性绷带,使曲张静脉处于萎瘪状态,并避免久站、久坐。较明显的局限性静脉曲张者试用硬化剂注射治疗,适用于病变小而局限者,术后局部复发或手术后残留的曲张静脉。将硬化剂 5%鱼肝油酸钠溶液注入曲张的静脉内,方法是将硬化剂 1~2 ml 注入静脉内,用手指同时压住静脉两端约 1 min,使硬化剂不被血液稀释和流动到其他地方造成栓塞,同时保证硬化剂和静脉壁有良好的接触,造成化学性无菌性炎症,从而造成静脉纤维化导致静脉闭塞,注射完后用绑带加压包扎 3~6 周,避免久站,但应鼓励行走。

2. 手术治疗　是治疗下肢静脉曲张的根本手段,适用于肢浅静脉瓣膜和交通支静脉瓣膜关闭不全,且深静脉通畅者。症状明显的下肢静脉曲张,通常有浅静脉和交通支瓣膜功能不全同时存在,多采用大隐或小隐静脉高位结扎术,加曲张静脉分段剥脱术治疗。合并小腿溃疡的病人,控制局部感染后仍不愈合者行溃疡切除术并植皮多能愈合。

3. 并发症及处理　① 血栓性浅静脉炎:抬高下肢,抗生素、蛋白酶类药物的应用,采用局部热敷等治疗,有局部硬结并与皮肤粘连者,症状消退后手术治疗。② 湿疹和溃疡形成:有湿疹和瘙痒形成者,经湿敷创面、抬高患肢及局部换药后可愈合。③ 曲张静脉破裂出血:多数在足靴区及踝部发生,采用抬高患肢和局部加压包扎多能止血,必要时缝扎止血,以后再做手术治疗。④ 溃疡恶变:应做病理学检查,证实后给予皮肤癌处理。

二、护理

【护理评估】

1. 健康史　评估病人是否存在先天因素。同时评估有无诱发或加重下肢静脉曲张的后天因素,如慢性咳嗽、妊娠、习惯性便秘、长期从事站立工作或重体力劳动等。

2. 身体状况　评估下肢静脉曲张的程度及营养状况,有无患肢酸胀、乏力,下肢的局部有无静脉炎、溃疡、皮疹、出血等病变。

3. 心理社会　评估下肢静脉曲张及并发症是否影响病人生活和工作;有慢性溃疡、创面经久不愈的病人情绪是否焦虑不安;病人对本病基本知识的了解程度;家属及其周围人群是否对病人给予心理安慰,对疾病的治疗是否能够给予大力支持等。

4. 辅助检查　波氏试验检查深、浅静脉是否通畅,其他瓣膜和交通支瓣膜试验检查瓣膜功能,B 超检查有无血栓形成,下肢静脉造影确诊病变程度和范围。

5. 术后评估　麻醉方式、手术类型、患肢血液循环和局部伤口情况。

【护理问题】

1. 不舒适与活动无耐力　与下肢静脉曲张并血液淤滞有关。

2. 皮肤完整性受损　与皮肤营养障碍有关。

3. 知识缺乏　对本病的预防知识缺乏。

4. 潜在并发症　小腿局部慢性溃疡、伤口出血或感染、深静脉血栓形成。

【护理目标】
患肢肿痛减轻,活动耐力逐渐增加。并发症得到预防和及时处理并逐渐愈合。皮肤保持完整、无损。病人能够描述对本病的预防知识。

【护理措施】

1. 非手术治疗病人的护理

(1) 按外科一般手术护理常规护理。

(2) 减少下肢静脉血液淤滞及水肿:① 采用弹性绷带缚扎患肢或穿弹力袜,促进患肢静脉回流。② 休息时维持良好姿势(坐时双膝勿交叉过久),以免影响腘窝静脉回流,减少水肿形成。③ 避免引起腹内压和静脉压增高的因素:嘱病人多吃富含纤维性食物,如新鲜蔬菜、水果等,以保持大便通畅、防止便秘;避免尿潴留;避免长时间站立。④ 卧床休息时抬高患肢,以抬高 30°~40°为宜,促进下肢静脉血液回流。⑤ 减肥、不穿紧身内衣裤。

（3）加强对下肢皮肤薄弱处的保护，预防受损，协助医生处理好曲张静脉溃疡，促进康复，抬高患肢减轻症状，严格备皮、淋浴和修剪指甲等，利于术后伤口恢复，如有小腿溃疡，换药包扎处理，避免污染。

2. 手术治疗病人的护理

（1）卧床休息：术后卧床休息时抬高患肢20°～30°，同时做踝部屈伸运动，以促进患肢静脉血液回流。

（2）弹性绷带包扎患肢：应用弹性绷带自下而上包扎，包扎时以不妨碍关节活动，包扎后扪及足背动脉搏动、足背部皮肤温度正常则松紧度适合。包扎的弹性绷带通常需要维持2周方可拆除。

（3）手术切口和肢体观察：观察有无手术切口渗血，有无局部红、肿、压痛等感染征象。术后观察肢体颜色、皮温、足背动脉搏动。

（4）早期活动：指导术后病人做足背的屈伸运动；鼓励病人早期下床活动，以避免下肢静脉血栓形成。

（5）小腿有慢性溃疡者：做继续换药处理，并使用弹性绷带。

（6）预防和处理并发症：当发现病人下肢伤口有出血、感染和血栓性静脉炎时应及时报告给医生处理，有下肢静脉栓塞，预防肺栓塞应遵循下列措施：① 发病之日起严格卧床2周。② 下肢血栓形成严禁按摩。③ 禁止对患肢有压迫性的检查。④ 出现栓塞24 h内应限制自身运动，保持呼吸节律，通知医院等待医治。

【健康指导】

（1）避免患肢外伤，防止曲张静脉破裂引起急性出血。

（2）嘱咐病人配合治疗及护理，了解非手术疗法和手术疗法的具体方法和意义。指导病人进行正确的体育锻炼，增强血管弹性。

（3）教会病人应用弹性绷带或弹力袜的方法，出院后继续使用1～3月。弹力袜的选择要符合患肢腿部周径，穿时无皱褶。短袜应在膝下3 cm处结束，长袜应在腹股沟下3 cm处结束。注意宽紧适度，插入一手指为宜，包扎前排空静脉，从远端开始，包扎后注意远端色泽和温度等，根据不同疾病和手术选择包扎方法，周径适合。

（4）休息时保持良好的姿势，避免站立时间过长，坐位时双膝交叉时间不宜过久，休息时抬高患肢。避免使用紧身腰带、吊袜和紧身衣物等。

（5）多食新鲜蔬菜、水果以保持大便通畅，同时避免肥胖的发生，坚持适量运动，嗜烟者须戒烟。

第二节　血栓性闭塞性脉管炎病人的护理

一、概述

血栓性闭塞性脉管炎是一种以周围血管非化脓性炎症、节段性和周期发作为特点的慢性闭塞性疾病。累及四肢远端中、小动脉和与其伴行静脉，多发生于下肢，好发于男性青壮年。我国北方地区发病率较高。

【病因及发病机制】 病因尚未明确,可能与下列两方面因素有关:① 外在因素:外伤、吸烟、感染及居住在寒冷与潮湿的环境中。② 内在因素:机体激素调节紊乱、免疫功能紊乱及遗传因素、全血黏度和血浆黏稠度均较正常人明显升高。

【临床表现】 临床上按患肢缺血的发展进程大致分三个阶段:

1. **局部缺血期** 这一阶段以动脉血管痉挛、狭窄为主。出现功能性变化,如患肢怕冷、麻木、针刺样等感觉;当行走一段距离后出现患肢疼痛,被迫停下来,休息几分钟后疼痛缓解,再行走一段距离后又疼痛,这种现象称为间歇性跛行,是局部缺血期的典型表现。此期足背或胫后动脉搏动减弱,少数病人出现游走性浅静脉炎,表现为局部皮肤红肿、压痛,大约 2 周后逐渐消失。局部缺血区域皮肤温度比健侧略低,其色泽较苍白。

2. **营养障碍期** 这一阶段除血管痉挛继续加重外,有明显的血管壁增厚及血栓形成,即使是休息期间也难以满足患肢供血。间歇性跛行逐渐加重,有持续性静息痛,夜间尤甚也叫休息痛,即在夜间休息状态疼痛剧烈,迫使病人屈膝抱足而坐,或将患肢垂于床缘,以达到增加血供缓解疼痛目的。患肢的皮肤温度明显降低,皮肤苍白明显或发绀,小腿肌肉萎缩,皮肤无汗、干冷、趾甲增厚变形,足背和(或)胫后动脉搏动消失。

3. **坏死期** 这一阶段患肢动脉完全闭塞,侧支循环不足以代偿下肢血供,患处发生干性坏疽,如趾端发黑、干瘪、坏疽、溃疡等。若继发感染,干性坏疽则转为湿性坏疽,常伴全身中毒症状。

【辅助检查】

1. **一般检查** ① 测定病人跛行距离和跛行时间。② 测定皮肤温度:测定双侧肢体对应部位皮肤温度,若相差 2℃ 以上,提示患肢动脉的供血量减少。③ 肢体抬高试验(Buerger 试验):让病人平卧,将患肢抬高 45°,若在 3 min 后出现麻木、疼痛、足部特别是足趾、足掌的皮肤呈苍白或蜡黄色为阳性。再让病人坐起,下肢垂于床缘以下,若患肢足部皮肤出现潮红或斑片状发绀,提示患肢供血严重不足。④ 解张试验:通过硬膜外腔或蛛网膜下腔阻滞麻醉,比较麻醉前后患肢的温度变化,若麻醉后患处皮温明显升高,提示为动脉痉挛;若无明显改变,提示病变动脉已经严重狭窄或完全闭塞。

2. **特殊检查** ① 肢体血流图:电阻抗和光电血流仪检测时,显示峰值降低,提示血流量减少。显示降支下降速度减慢,说明流出道阻力增加。其改变与病变严重程度成正比。② 多普勒超声检查:显像仪能够显示动脉的形态、直径和血液的流速等,可了解病变部位和缺血的严重程度。③ 动脉造影:能明确患肢动脉阻塞的部位、程度、范围及侧支循环建立等情况。

【治疗原则】 治疗原则采用多种综合方法治疗,力求防止病变进展,改善或促进患肢的血液循环。

1. **一般治疗**

(1) 改善居住环境以防止受冷、受潮和外伤,但不做热疗,以免组织需氧量增加而加重症状。

(2) 嗜烟者严禁吸烟。消除烟碱对血管的刺激而引起血管收缩。

(3) 锻炼患肢,促进侧支循环建立。

(4) 止痛。疼痛是本病的主要症状,尤其是在患肢有溃疡、坏疽和继发感染时疼痛更为严重,一般镇痛药难于制止,可适当应用吗啡类药物,但应注意成瘾,也可采用普鲁卡因股动脉内注射和腰交感神经封闭术等,如腰交感神经封闭有效则行腰交感神经节切除术。

2. 药物治疗 以血管扩张药、抗凝剂、激素等为主。

(1) 中医中药:常用祛湿、活血化淤、消炎止痛等方剂。

(2) 血管扩张剂和抑制血小板聚集的药物:选用妥拉唑啉、前列腺素 E_1(PGE_1)、硫酸镁溶液、低分子右旋糖酐等。右旋糖酐具有抗血小板黏聚、减少血液黏稠的作用,因而能改善微循环。

(3) 抗生素:有溃疡并发感染者,选用广谱抗生素,也可根据药物敏感试验,选用有效抗生素。

3. 高压氧疗法 促进患肢血氧的弥散,提高血氧含量,改善组织的缺氧程度。并且对溃疡的愈合有一定的作用。

4. 创面处理 干性坏疽的创面,消毒后进行包扎,预防继发性感染。感染创面则用湿敷办法处理。

5. 营养疗法 对于病情重体质差的病人应加强支持治疗,给予高营养和维生素,必要时输血补液。

6. 针刺疗法 可调节肢体神经血管功能,缓解肢体血管痉挛,促进侧支循环,改善缺氧情况。

7. 手术治疗 可酌情选用下列手术方式治疗。

(1) 腰交感神经节切除术 可缓解血管痉挛,促进侧支循环形成。适用于局部缺血期和营养障碍期病人。

(2) 血管重建术 先采用动脉造影证实属于节段性闭塞,有良好的流出通道。可选用动脉扩张术、游离血管带蒂大网膜移植术、血栓内膜剥脱术、原位静脉动脉化转流术等术式。

(3) 截肢术 肢体远端坏死、且界限分明者,可做截肢(趾、指)手术。

二、护理

【护理评估】

1. 健康史 评估病人年龄、性别,询问病人家族中有无类似病史,询问有无吸烟嗜好,有无长期在湿冷环境下工作史及外伤、感染史。

2. 身体状况 评估患肢疼痛的程度、性质及持续时间,有无采取相应的止痛措施及止痛效果。评估患肢皮肤颜色、温度、感觉及足背动脉搏动情况。并了解患肢(趾、指)有无溃疡、坏疽与感染。

3. 辅助检查 通过辅助检查了解患肢动脉闭塞的部位、程度、范围、性质及侧支循环建立情况。

4. 心理社会 评估病人的焦虑、悲观心态;了解病人家属及其周围人群对病人的心理支持程度;评估病人对本病有关知识的了解情况。

5. 手术后评估 评估麻醉方法、手术方式、手术中情况、手术后切口情况,以及肢体温度、颜色、动脉搏动情况。

【护理问题】

1. 疼痛 与患肢缺血、组织坏死有关。

2. 焦虑　与患肢疼痛、久治不愈、缺乏信心,担心致残有关。

3. 活动无耐力　与患肢肢端供血不足有关。

4. 有皮肤完整性受损的危险　与趾(指)端或更高平面缺血坏疽有关。

5. 潜在并发症　感染与肢端溃疡。

6. 知识缺乏　病人缺乏预防及相关知识。

【护理目标】　疼痛减轻;情绪稳定;活动耐力逐渐增加;破损皮肤得到修复或无破损发生;并发症未发生或得到及时处理及预防;知道本病的预防知识及学会锻炼方法。

【护理措施】

1. 心理护理　护理人员应以极大的同情心去关心和体贴病人,耐心细致地做好病人的思想工作。通过护患交流,帮助病人消除悲观情绪,树立信心,积极配合治疗和护理。

2. 一般护理采用以下措施改善患肢血液循环、预防组织损伤。

(1) 戒烟:对嗜烟病人,让病人绝对戒烟,解释烟碱对血管起收缩作用,可加重患肢的缺血,同时讲解吸烟对生命的危害性。

(2) 注意患肢保暖:避免患肢受寒,减少血管的收缩,外出应穿暖,不要暴露肢体。但要避免局部加温,局部加温可增加组织耗氧量,加重肢体坏疽,室内温度应在21℃以上。

(3) 体位:睡觉或休息时取头高脚低位,改善患肢供血。避免长时间保持同一姿势(站或坐)不变,坐位时不能将一腿搁在另一腿的膝盖上,以避免腘动、静脉受压而影响血液循环。

(4) 保持足部清洁、干燥:每天用温水洗脚,不用肥皂水或有刺激性的药液洗脚,洗前用手先试水温,避免用足试水温,以免烫伤。

(5) 保护皮肤:皮肤瘙痒时,不能用手搔抓,采用涂擦止痒剂方法止痒,避免穿紧身衣服和鞋袜。避免皮肤开放性损伤及继发感染,如有溃疡应换药处置,遵嘱给予抗生素,选用敏感抗生素湿敷。

(6) 情绪稳定:避免情绪激动,鼓励病人放松心情。

3. 缓解疼痛　疼痛较轻的早期病人可用血管扩张剂或中医药治疗缓解疼痛。疼痛剧烈的中、晚期病人可采用麻醉或切除病变同侧 2~4 腰交感神经节和神经链方法止痛。姿势以肢体下垂位为佳,可促进血液循环,改善缺氧和组织灌注不足。

4. 休息和运动

(1) 加强锻炼:以步行较好,鼓励多走路,活动量以患肢出现轻微的疼痛为度。

(2) 指导病人进行 Buerger 活动,促进侧支循环的建立:方法是让病人平卧,抬高患肢45°,保持 2~3 min。然后将双足下垂床缘,保持 2~3 min,同时足跟着地,做踝及趾的屈伸或左右摆动运动。再让病人平卧,放平患肢,休息 2 min。如此重复 4~5 次,每天进行 3~4 次。须注意的是有腿部发生溃疡及坏死、动脉或静脉血栓脱落的情况不宜做此项活动。

5. 患处皮肤溃疡或坏死的护理　卧床休息,减少损伤部位组织的耗氧量。加强对已感染创面的换药,并遵医嘱应用抗感染药物。已形成溃疡的创面,应保持创面清洁、干燥,并加强保护及换药。

6. 术前准备　按术前常规准备,需植皮者,做好植皮区及供皮区的皮肤准备。

7. 术后护理

(1) 体位:动脉疾病术后,平放患肢。静脉疾病术后抬高患肢30°,促进静脉血液的回流。

（2）病情观察：密切观察血压、脉搏、呼吸、患肢温度及切口渗血情况；对血管重建术及动脉血栓内膜剥除术后病人，观察患肢远端皮肤色泽、感觉、温度和足背动脉搏动强度，判断患肢供血情况。若动脉重建术后出现皮肤颜色发紫、皮温降低、肢体肿胀等表现，说明重建血管发生痉挛或继发性血栓形成，立即向医师报告，并协助处理。

（3）制动：静脉血管重建术后须卧床制动 1 周，动脉血管重建术后须卧床制动 2 周。

（4）活动：指导卧床制动病人在床上做局部运动，促进患肢血液循环。

（5）防治感染：加强观察与保护，防止感染和出血，若伤口有红、肿现象，须及时处理，遵医嘱使用抗生素。

【健康指导】

（1）耐心解释吸烟对生命的危害，尤其是对血栓性闭塞性脉管炎的危害。

（2）坚持戒烟，有利于治疗。

（3）指导病人进行锻炼，教会 Buerger 锻炼法，同时教会病人自理生活方法及缓解疼痛方法。

（4）避免受寒及外伤，保持肢体清洁、干燥。

（5）对截肢术后病人，指导在适当的时间配置假肢及学会使用。

思 考 题

一、名词解释

1. 单纯性下肢静脉曲张　2. 血栓性闭塞性脉管炎　3. 间歇性跛行

二、填空题

1. 常用的下肢静脉功能试验检查有_____、_____、_____。

2. 单纯性下肢静脉曲张的并发症有_____、_____、_____。

3. 血栓性闭塞性脉管炎在临床上大致分三个阶段_____、_____、_____。

三、单选题

1. 单纯性下肢静脉曲张术后使用弹力绷带，下列正确的是（　　）。

　　A. 弹力绷带越紧越好　　　　　　　B. 促进静脉回流

　　C. 自上而下包扎弹力绷带　　　　　D. 包扎弹力绷带不包扎关节，有利于关节活动

　　E. 能尽早拆除弹力绷带

2. 下列是下肢浅静脉曲张主要临床表现的是（　　）。

　　A. 下肢浅静脉扩张、蜿蜒　　　　　B. 曲张静脉破裂出血

　　C. 静脉曲张处皮肤色素沉着　　　　D. 静脉曲张处溃疡形成

　　E. 患肢沉重

3. 做 Pratt 试验检查的目的是（　　）。

　　A. 深静脉是否通畅　　　　　　　　B. 大隐静脉是否通畅

　　C. 交通支静脉是否通畅　　　　　　D. 深静脉瓣膜功能是否正常

　　E. 大隐静脉功能是否通畅

4. 下列不是下肢静脉曲张原因的是（　　）。

　　A. 习惯性便秘　　　　　　　　　　B. 长期站立工作

C. 先天性静脉壁薄弱   D. 静脉狭窄

E. 慢性咳嗽

5. 血栓性闭塞性脉管炎病人屈膝抱足而坐,或将患肢垂于床缘的目的是(　　)。

A. 增加患肢血供缓解疼痛   B. 减少患肢肿胀

C. 促进患处侧支循环形成   D. 减少血栓形成

E. 减少肢端麻木

6. 下列不是血栓性闭塞性脉管炎护理措施的是(　　)。

A. 告诉嗜烟病人戒烟   B. 保持足部清洁干燥

C. 保护皮肤   D. 指导病人加强锻炼

E. 形成溃疡者切除溃疡

四、简答题

1. 减少下肢静脉血液淤滞及水肿的护理措施有哪些?

2. 采用哪些护理措施可改善血栓性闭塞性脉管炎病人患肢血液循环及预防组织损伤?

五、护理病例

病例　男,30岁,教师。双下肢浅静脉曲张、蜿蜒扩张,踝部轻度肿胀,站立时间长时有酸痛、沉重等感觉。经检查明确诊断为单纯性双下肢静脉曲张。请回答:

1. 写出该病人的护理评估。

2. 制定对该病人的护理措施。

3. 如何对该病人进行健康指导?

（陈　伟）

参考文献

1. 吴在德,吴肇汉.外科学.7 版.北京:人民卫生出版社,2008.
2. 陈孝平,汪建平.外科学.8 版.北京:人民卫生出版社,2013.
3. 曹伟新,李乐之.外科护理学.4 版.北京:人民卫生出版社,2006.
4. 李乐之,路潜.外科护理学.5 版.北京:人民卫生出版社,2012.
5. 黄秋学,陈伟.外科护理.北京:高等教育出版社,2010.
6. 黄秋学.外科护理学.2 版.上海:上海科技出版社,2011.

护理微信教学平台

护理专业教材均配套建设基于微信的教学平台。您可以打开手机微信，查找公众号"护理专业资源库"，或者扫描教材封底的二维码添加关注。

该微信平台融医护最新信息推送与护理专业资源库教学内容于一身，对应护理专业多门主干课程，可直接查询各知识点、技能点对应的微课、图片、动画、视频、虚拟仿真等全媒体资源，并支持学生在线自测以及错题汇总，能有效服务于移动教学的需求。